U0349020

国家科学技术学术著作出版基金资助出版

针灸三通法操作图解

主编　贺普仁

协编　张馨月　贺小靖　方培泉

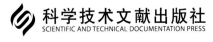

科学技术文献出版社

SCIENTIFIC AND TECHNICAL DOCUMENTATION PRESS

·北京·

图书在版编目（CIP）数据

针灸三通法操作图解 / 贺普仁主编. —北京：科学技术文献出版社，2017.8（2024.8 重印）

ISBN 978-7-5189-3167-5

Ⅰ.①针… Ⅱ.①贺… Ⅲ.①针灸疗法—图解 Ⅳ.① R245-64

中国版本图书馆 CIP 数据核字（2017）第 186521 号

针灸三通法操作图解

策划编辑：付秋玲　　　　　　责任编辑：付秋玲　郝瑞霖　　　　　　责任出版：张志平

出　版　者	科学技术文献出版社
地　　　址	北京市复兴路15号　邮编 100038
编　务　部	（010）58882938，58882087（传真）
发　行　部	（010）58882868，58882870（传真）
邮　购　部	（010）58882873
官 方 网 址	www.stdp.com.cn
发　行　者	科学技术文献出版社发行　全国各地新华书店经销
印　刷　者	北京虎彩文化传播有限公司
版　　　次	2017 年 8 月第 1 版　2024 年 8 月第 8 次印刷
开　　　本	787×1092　1/16
字　　　数	692千
印　　　张	38　彩插2面
书　　　号	ISBN 978-7-5189-3167-5
定　　　价	138.00元

贺普仁教授简介

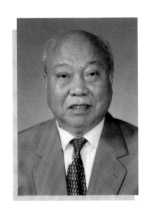

　　贺普仁教授，字师牛，号空水，汉族，1926年5月26日出生，河北省涞水县人。北京中医医院针灸科主任医师、教授。现任中国针灸学会高级顾问，北京针灸学会会长，针灸三通法研究会会长，中国四届科协委员，中国和平统一促进会理事等职。贺普仁教授自幼师从京城针灸名家牛泽华，深得老师器重，22岁悬壶应诊，1956年调入北京中医医院任针灸科主任30年之久，1990年被国家授予"中国名老中医"称号。

　　贺普仁教授认为，尽管病因有七情六淫、饮食劳倦、跌打损伤等，但在任何疾病的发生、发展过程中，气滞是不可逾越的主要病机。气滞则病，气通则调，调则病愈，故称"病多气滞"。针灸治疗疾病之根本就是调理气机，使之通畅，从而治愈疾病。为了使针刺调畅气机的效果更有效，他对传统的毫针疗法、火针、灸法、拔罐疗法、放血疗法等做了大量的挖掘整理和提高的工作，并将针灸的诸多疗法概括为微通、温通、强通三种独特的针灸治疗方法。

　　临床上，这三类疗法有机的结合，对证应用，对于调畅气机、治愈疾病效果颇好，概括称为"三通法"。

　　"贺氏针灸三通法"是传统医学理论与针灸临床实践相结合的产物，对中国针灸医学发展的作用和重要意义在于以下三点：

　　1. "贺氏针灸三通法"提出了中医针灸病机学的新理论，即"病多气滞论"。这个理论揭示了疾病发生、发展过程中的客观规律，提供了进一步探索传统腧方学、针灸治疗学的正确途径，为指导针灸临床实践创立了切实可靠的理论依据。

2."贺氏针灸三通法"扩大了传统针灸治疗的病种范围，提高了针灸治疗的效果。大量临床医疗实践证明，运用三通治疗疾病，可治愈许多传统针刺疗法治疗范围以外的疾病，使得一些疑难病症有了克星。

3."贺氏针灸三通法"揭示了针灸治疗机制的实质，是针灸学的创举和发展。

60年来，贺普仁教授潜心钻研针灸技法，治疗了多种疑难病症，如针刺治疗输尿管结石，曾获北京市科技进步成果奖。其著作《针灸治痛》、《针具针法》、《针灸歌赋临床应用》等已成为针灸医学的宝贵财富。几十年来，贺教授培养了大批优秀弟子，并担任针灸学研究生导师。其提出的医德、医术、医功三位一体的针灸医生培养方针，见解独到，高屋建瓴。

贺教授非常重视学术交流工作，先后赴十几个国家和地区交流、讲学。其精湛的医术使国外医学界同仁惊叹不已，被誉为"针灸泰斗"。1992年日本同仁成立起"日本针灸三通研究会"、"贺氏针灸三通法"享誉海内外。

贺普仁教授医术精湛、医德崇高。在庆祝贺教授从医50周年的时候，全国政协主席李先念为庆祝大会题词"银针寓深情，耄耋爱人心"，这也正是贺普仁教授医学生涯的写照。

序　言

　　贺氏针灸三通法是全国名医贺普仁教授在自己从医几十年的实践经验中,逐步总结和凝练出的一套临床治疗疑难杂症的学术思想和方法学体系。尽管三通法以三种方法命名,但并非只是三种疗法,其蕴含了贺老对中医药学、对针灸医学深刻的理解和认识。领悟贺老的学术思想不但是掌握三通法的关键,也会对中医药同仁在继承基础上发展、创新中医药有众多的启迪。

通经脉、调气血是针灸治疗的根本原理

　　随着人们生活水平的提高和工作模式的改变,与生活行为、饮食习惯等相关的慢性非传染性疾病已经成为威胁人们生命、降低生活质量和影响正常生活的重要疾病。此类疾病均为多因素疾病,往往经过比较长时期的量变过程,形成了不可逆转的病理变化,而成为难治病。这些病证往往久病入络、经脉阻滞,影响人体气血的正常流通与布散,不但使脏器关窍失养而受损,而且常常伴随久治不愈的病痛。尽管每个人的病因都有所不同,但贺老认为"气血不通"是疑难杂症的根本原因。所以选择适当的针灸方法,通过不同的渠道,疏通经络、调理气血,以通为用,则是针灸之所以可以治疗这类疾病的根本原理。以"通"作为三通法命名的基础,可见贺老对中医药理论和针灸治疗机制的深刻认识。

多法结合是针灸治疗疑难杂症的重要途径

　　近50多年来,由于受新的医疗体系的分科方式和就医模式的限制,针灸

科在医院中往往成为临床各科难治疾病的"收容所"，许多病人首先是在相关疾病科室经过药物等方法治疗后，才到了针灸科。疑难杂症已经成为针灸科治疗的重点。如何在久治不愈的疑难杂症治疗中取得较好效果，贺老总结自己临床诊治的经验，提出灵活应用针灸诸法，给我们很多的启迪和启发。

　　针灸治疗方法很多，《灵枢》就有针、有灸、也有刺络放血等方法，而在针刺方法中，又有"九针"等。当代针灸的治疗方法更是层出不穷，如何将众多针灸方法使用好，如何通过多种方法的有机结合取得效果。贺老将众多针灸方法根据其作用途径、作用机制等方面归纳为"毫针"调气通经，"火针"、"灸法"温阳顺气通经，"三棱针"等放血通经"三法"。这三法可以说是基于贺老几十年的行医经验而提出，是针灸诸法的代表，是对其他各法精髓的体验。如果掌握了三法，也就从根本上掌握了其他诸法使用的核心技术和理论精要。疑难杂症病因多端，临床表现多样，如果能够灵活而正确地使用不同的针灸方法，通过不同的途径或将几种方法结合应用，不但可以提高疗效，同时可以扩大针灸的治疗范围，使针灸医学得到弘扬。这也可以说是贺老临床治疗往往取得意想不到效果的诀窍吧！

三通法之妙在于"术"

　　针灸是一门技术性很强的实践医学，临床选穴、手法等操作技术性很强。贺老将数十种针灸疗法的精髓凝练为"三法"，简化了学习掌握的难度，也为深入掌握"三法"奠定了基础。贺氏三通法中，微通法主要用毫针操作，贺老之所以将其称为"微通"，除了取之古代称毫针为"微针"、"小针"，以及《灵枢·九针十二原》云："欲以微针通其经脉，调其血气"之意外，更是在于强调毫针的操作技术。用一个"微"字，道出了毫针操作中从持针、进针、行针、补泻，直到留针、出针各个环节都要用心领悟，"守神"、"守机"，达到"易用而难忘"的境界和水平。为达此境，贺老总结了一整套修炼针术之法，尽管行医几十年还经常习之。同样,对于"温通"、"强通"贺老均有修炼的方法。这也告诫我们,要掌握和使用三通法取得好的效果,掌握"形"、"关"这些通过文字描述的知识外,更重要的是要练习基本功,要与具体疾病相结合去体验"三法"操作的技巧,使法-术-人-效紧密结合,才能真正体验出三法神妙之处。

　　贺氏针灸三通法是贺老几十年实践的结晶,其在治疗疑难杂症中的作用已经多次报道。我自己的体会是,三通法尽管简单常用,但要真正掌握,并能在临床实践中取得神奇效果,还要在实践过程中,用"心"去修炼"术"。目前,对"三通法"临床疗效的科学评价已经有了开端,但由于其本身是一种"复杂干预",其作用的产生涉及"法"、"术"、"人",以及刺激部位等多种因素,如何通过临床探索性研究,在搞清楚各因素间关系的基础上,再通过临床试验研究来验证其效果,发现其治疗特点和优势,将是进一步科学研究的难点和重点。

中国针灸学会副会长兼秘书长

北京针灸学会副会长

世界针灸学会联合会执委

中国中医科学院副院长

刘保延

二〇〇六年三月十八日

前　言

　　贺氏三通法是我从医 50 余年,以《黄帝内经》为理论基础,并吸收历代医家思想之精华,融合自己的学术上的见解于 20 世纪 80 年代提出的针灸治病理论学说。我从医 60 余年,在研读歧黄宝典以及历代医籍的同时,始终与临床实践相结合,我认为针灸理论必须与实践结合才能体现其作用。通过几十年的实践过程,不断加以总结提高,在众多的针灸疗法中取其精华,命名为"三通法",即以毫针刺为主的"微通法";以火针、艾灸疗法为主的"温通法";以三棱针刺络放血的"强通法"。近年来这一提法得到越来越多的针灸同仁的重视与呼应。这次修订把以前出版的关于三通法的小册子都汇集起来出版更进一步地继承、发扬,使针灸三通法得以普及与推广。并于 1991 年 11 月成立了"贺氏针灸三通法研究会",在此基础上使"三通法"的学术基础更加完善。

一、贺氏针灸三通法以"通"为其根本

　　"通"有贯通的意思,指由此端至彼端,中无阻隔,"通"又有通顺的意思,指往来,交接,勾结。(《辞海》)作为维持人体正常生命活动,保证机体内外环境的协调统一,经络系统起到了重要的作用,正如《灵枢·海论》所论:"夫十二经脉者,内属于脏腑,外络于肢节";《灵枢·本藏篇》也说:"经脉者,所以行血气而营阴阳,濡筋骨,利关节者也"经络在人体运行气血,联络脏腑,贯通上下,沟通内外表里,无处不到,无处不有,同时手足阴阳表里之经又按照一定的

次序交接,使营卫气血流注往复,循环不已,这就是经络"通"的作用,这就是人生命活动的基本生理特性。疾病的发生恰恰是对这生理功能的破坏,出现了或表或里,或在脏或在腑的经气血脉的不通,营运之不畅,如《素问·调经论》所说:"血气不和,百病乃变化而生。"孙思邈在《千金方》中也指出:"诸病皆因血气壅滞,不得宣通。"我经数十年的临床验证,并博览群书,深谙古训,抓住一个"通"字,总结出:尽管临证病变万千,病因有外感六淫,内伤七情,饮食劳倦之不同,然其病机归根结底只有一个,那就是经络,血气的运行不畅或阻隔不通,造成气血逆乱,营运无序,血气壅滞,运行不畅,乃至气滞血瘀等病理与诸多病症的产生。针灸的方法多种多样,尽管手段不同,但使经络得"通"是相同的,针灸疗法最终目的就是要恢复经络"通"的功能,以"通"取其效,如《灵枢·九针十二原》所云:"欲以微针,通其经络,调其气血,营其顺逆,出入之会……"以"通"为法,以"通"为用,只有"通"才能使阴阳调和,只有"通"才能扶正祛邪,补虚泻实,达到治病的目的。正如高士宗在《素问直解》中的一段论述:"但通之之法各有不同,调气以和血,调血以和气,通也;下逆者使之上升,中结者使之旁达,亦通也;虚者助之使通,寒者温之使通,无非通之之法也。若必以下泄为通,则无妄矣。""以通为本"则是贺氏针灸三通法学术思想之精髓。

二、贺氏针灸三通法以微通、温通、强通三法为其基本方法

　　源自远古的砭石与九针,历经发展到现代的针灸疗法,大凡以经络学说为理论依据的针法或灸法已有几十种,贺氏针灸三通法,是通过我几十年的临床实践,在掌握的多种刺法中选择出的 3 种基本法。

　　1. 微通法

微通法指的是以毫针刺为主的一种针法。我将临床最常用、最基本的毫针刺法命之曰微通法，是有其深刻含义的。其一，从微通法所选用的针具看，早在《内经》中就有"微针"之称，《灵枢·九针十二原》记有"欲以微针通其经脉，调其血气"的文字，后世《标幽赋》也指出："观夫九针之法，毫针最微"又说"众穴主持"。"微"在此有细、小之意，说明针尖如"蚊虻喙"，针身细巧的毫针，可以针刺全身各部的穴位，应用广泛。其二，"微"字的深刻内涵还在于毫针刺法的微妙。应用毫针，从持针法，进针法，进针后的行针导气法，补泻法的实施，直到留针，出针针刺全过程中的各个环节，都有很高的技术要求，有诸多具体的方法，然而最重要、最关键的，其要领还在于治神、守神，并使针刺后达到"气至"，亦即使针刺达到"得气"和"气至病所"，这是毫针针刺手法的基本要求，实践证明，针刺后能否得气，是能否获取疗效的关键，正如《灵枢·九针十二原》所说："刺之要，气至而有效，效之信，若风之吹云，明乎若见苍天"，又如《标幽赋》所说："气速至而速效，气迟至而不治"。从古至今，历代针灸医家都把治神、守神、得气看作判断针灸医生医术高低的一个重要标准，正如《灵枢·九针十二原》指出的："粗守形者，守刺法也，上守神者，守人之血气有余不足，可补泻也"；又解释曰："粗守关者，守四肢而不知血气正邪之往来也，上守机者，知守气也"。由此，粗工、上工一目了然。我经长期实践，积累了丰富的毫针刺法经验，在针刺手法上，尊古而不泥古，有继承有发扬。将"微通法"运用于临床，治疗内、外、妇、儿各科常见病、多发病，以及急重疑难病症，其疗效，是有目共睹的，通过对针刺手法进一步整理，加以继承，其在"微通法"上的学术观点尚需进一步发掘，予以发扬。

2. 温通法

温通法指以火针和艾灸为主的刺灸方法。"火针"即是针具的名称，又是一种针法的名称。从针具看,火针即古代九针中之"大针"早在《灵枢·九针十二原》、《九针论》、《官针》及《素问·针解篇》中对其形状及用途都有具体论述。从针法看,火针刺法是用火将针烧红后,迅速刺入人体一定的穴位或部位,以达治病目的的一种方法,从这个意义上看,火针又有"燔针"、"烧针"、"白针"之称。如《灵枢·官针》曰:"凡刺之要,各有所施也",根据九针长短大小的不同,《灵枢·官针》又曰:"凡刺有九,以应九变……九曰焠刺,焠刺者,刺燔针则取痹也"。仲景先师在《伤寒论》中对火针的应用进行了详细的阐发,以后有唐·孙思邈的《千金方》、《千金翼方》;宋·王执中的《针灸资生经》;明·高武的《针灸聚英》;明·杨继洲的《针灸大成》等多部古医籍,都对火针疗法做了专题讨论,可见,这一方法在针灸疗法中的重要位置和它的实用价值。自 20 世纪 50 年代始我就致力于火针疗法的应用与研究,我将火针与常用的艾灸疗法并称为"温通法",其关键就在于"温",这两种方法的优势与特色就在于它的"温热"刺激。《素问·调经论》说:"人之所有者,血与气耳。"又说:"血气者,喜温而恶寒,寒则泣不能流,温则消而去之。"《素问·八正神明论》更指出:"血气者,人之神",气血是人体生命活动的动力与源泉,我认为,温通法借助火针的火力,艾灸的温热刺激,激发人体的阳气,启动下焦命门之元阳、真火,增强经络对气血的营运与推动作用,以开闭、决塞、疏通脉络,既可"借火助阳"以补虚,又可"开门祛邪"以泻实,乃至"以热引热"使火郁壅滞得泄,这就是火针、艾灸的独特效用。我通过几十年的实用经验,在"温通法"作用机制的阐发上,尤其是火针治疗的适应证上,都有其独到的见解,亦须继承,整理提高。

3. 强通法

贺氏三通法中的"强通法"指以三棱针刺为主的刺络放血法。三棱针在

《灵枢·九针十二原》等篇所记载的九针中属"锋针"，专为刺出血用，刺络放血法也是针灸疗法中应用广泛，独具特色的一种传统针法，我将此针法命名为"强通法"，也是有其学术价值的。"强"有勉强、强迫、迫使的意思，又有强大，有力的意思，这种方法就是利用较毫针强劲有力的特种针具，如三棱针，在人体一定的穴位或某浅表部位，刺破血络，强迫出血，放出少量血液，以达治疗疾病的方法。这种方法颇受历代医家的重视，在《黄帝内经》中，约有40余篇或多或少的论及刺络放血的内容，以后历代医籍多有记载，不仅反映在针灸专著中，也反映在其他内、外各科，著名医家的著作中，如宋·陈自明的《外科精要》，金元四大家张从正的《儒门事亲》，李东垣的《脾胃论》，其弟子罗天益的《卫生宝鉴》等，在我国少数民族的蒙医、藏医中，也有运用。这也充分说明了刺血疗法的实用价值。我在几十年的医疗工作中，对放血疗法也做了广泛的应用，颇有见的，放血疗法之所以见效，关键就在一个"强"字，通过灵巧的手法，适病适症准确的出血量，迫血外泄，强刺、快速，使邪随血出，祛瘀通闭，疏通脉络，使经气通畅，营血顾达，从而达到令邪热外泄，祛腐生新，活血祛瘀醒神开窍，安神定志等全方位的功效，我将此法广泛应用于临床各科疾病的治疗，尤其在一些危急重症的急救中，常见立竿见影的效果。

　　为了更好地继承和发扬针灸学宝贵遗产，为更好地继承总结中医丰富的临床经验，为更好地指导临床医生提高针灸疗效，我编写《针灸三通法操作图解》一书，在编写过程中，我特参考了已出版的《针灸治痛》、《针具针法》、《灸具灸法》等几部专著和相关的报刊杂志，是针灸教学、科技人员、临床各科医生及针灸爱好者的重要参考书。

目　　录

第一篇　微通法

第二篇　温通法

第一章　温通法（火针疗法）操作规范图说　185

第三篇　强通法

第四篇　针灸三通法的临床医案与基础研究

第五篇　贺普仁临床治疗秘诀点滴

第一篇　微通法

导读　"微通法"——即毫针刺法。古人将毫针称为"微针"、"小针",其作用在于通经络,调气血。此法广泛用于针灸临床,且内伤外感、虚实寒热、男女老少皆宜,可以说没有"微通法"就没有针灸治疗学,它是一切针法的基础之法。"温通法"、"强通法"都是在"微通法"的基础上发展起来的,它是针灸学科研究的重点内容。凡从事针灸医疗的同仁都需要熟练掌握此法、研究此法,为针灸学科做出贡献。

《黄帝内经》中云:"小针之要,易陈而难入。"大意是说毫针刺法入门并不难,但要掌握精微就相当困难了。尽管针灸工作者每日都与毫针打交道,但是,鉴于针刺手法研究较少,某些著作中又讲得很玄奥,实际操作中又存在滥用手法的现象等,致使真正将刺法练到炉火纯青地步的,毕竟是少数。为此,我们有必要全面系统详细地研究和探讨"微通法"。

第一章 微通法(毫针疗法)操作规范图说

第一节 针 具

"微通法"是使用毫针的刺法,在介绍"微通法"之前,必须先了解毫针。

一、毫针的结构

毫针是用金属制作的,一般以不锈钢所制者为佳,因为用不锈钢制作的毫针具有较高的强度和韧性,针体挺直、光滑,并能耐热和防锈,不易被化学物品腐蚀,所以目前临床上被广泛采用。其他金属制作的毫针,如金针、银针一般临床应用比较少,至于铁针和普通钢针,因容易锈蚀,且弹性、韧性及坚固程度比较差,除偶用于磁针法外,目前已不采用。

毫针可分为针尖、针身、针根、针柄、针尾五部分(图1-1),针身的尖端锋锐部分称为针尖,又称针芒;针尖至针柄间的主体部分称为针身,又称针体;针身与针柄连接的部分称为针根;用金属丝缠绕以便于执针的部分称为针柄;针柄的末梢部分称为针尾。

毫针在使用前,如发现损坏或不合要求者,须剔除,或修复后再用。应注意以下几点:

● 针尖部分有钩曲或毛刺。用拇、食、中三指执住针柄,一面捻转,一面用无名指抵住针尖,如有钩刺等,即能察觉。

● 针身部分若粗糙,斑驳、锈蚀明显或有折痕,肉眼观察即可发现,也可将毫针平放在光洁的桌面上轻轻滚动,如某处不能与桌面紧贴而隆起者,则表示该处有折曲。如斑驳、锈蚀较小者,须用放大镜检查才能发现,所以针身,尤其是针根处要仔细检查。

● 检查针柄是否松动,可用一手执针柄,另一手紧捏针身,两手用力离合拉拔,或做方向相反的捻转,就可觉察。

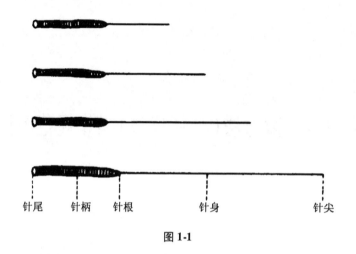

针尾   针柄   针根   针身   针尖

图 1-1

二、毫针的规格

毫针主要因针身的长短和粗细不同而有不同的规格（表 1-1、表 1-2）。一般临床以长 25 ~ 75 mm（1 ~ 3 寸）和 28 ~ 30 号（φ0.32 ~ φ0.38 mm）粗细者最为常用。短针多用于耳针及浅刺，长针多用于肌肉丰厚部穴位的深刺。

表 1-1　毫针粗细规格表

号数	26	27	28	29	30	31	32	34
直径（mm）	0.45	0.42	0.38	0.34	0.32	0.30	0.28	0.23

表 1-2　毫针长度规格表

新规格　旧规格	$\frac{1}{2}$ 寸	1 寸	$1\frac{1}{2}$ 寸	2 寸	$2\frac{1}{2}$ 寸	3 寸	4 寸	5 寸	6 寸
针身长度（mm）	15	25	40	50	65	75	100	125	150
针柄长度 （mm）	25	35	40	40	40	40	55	55	55
	—	30	35	35	—	—	—	—	—
	20	25	25	30	30	30	40	40	40

三、毫针的选择

毫针质量的优劣,除制针材料的好坏以外,优质的毫针,针尖要端正、光洁度高、尖中带圆,形如"松针",锐利适度,进针阻力小。针身要光滑挺直、圆正匀称、坚韧而富有弹性;针根处不可有剥蚀伤痕;针柄缠丝要牢固,便于捏持施术。花盘(盘龙柄)缠绕成花式,较为粗大,便于持针捻转;普通针柄针尾部有横向突出,略呈"T"字形,有利于观察捻转的角度和方向,如装裹艾绒作温针时,使艾绒团不易掉下;针柄无此"横突"部分者称"平柄"。

第二节　"微通法"的概念

"微通法"的实质就是研究和探讨在针刺过程中刺激形式、刺激量和刺激效应,以及这三者之间的相互关系,这包括一针一穴的手法运用,还有整个机体的手法运用。

在传统的针灸文献中对针刺手法的记载很多,几乎各个历史时期的针灸学者对针刺手法都给予足够的重视,从不同角度分别记述过手法的内容,现在人们习惯地将前人的经验称为"针刺十四法"(包括动、退、搓、进、盘、摇、弹、捻、循、扪、摄、按、爪、切),进而又有复式的针刺十四法,包括进气法、青龙摆尾、白虎摇、苍龟探穴、赤凤迎源、烧山火、透天凉、阴中引阳、阳中引阴、子午捣臼、留气法、抽气法、抽添之诀、龙虎交战。后世讨论手法大多是在上述单式和复式手法的基础上加以补充和发展而来的。目前的临床实践中有泛用"平补平泻"的倾向,有的著作借助于现代医学的认识,把"兴奋、抑制、诱导"等概念引入到针刺手法的研究中,还有的把针刺手法简化为"强刺激、弱刺激、中等刺激"。

随着科学的发展和研究的深入,尤其是对针灸疗法机制的研究;经络学说解剖生理特点的阐明;针刺麻醉原理的探讨;针刺后生化方面的改变等,把针灸学术研究提到一个划时代的阶段,针刺手法已成了重要的研究课题。很多研究资料都确认,针刺效果的产生,除了辨证、配穴外,与"有否针感,针感的强弱,针刺的手法,针刺的强度深浅、时间和次数以及所用针具的种类等因素有关,这些因素不但可影响针刺的效应,并可影响针刺作用的性质。"无疑这些基础学科的成果,为临床工作者研究针刺手法提供了理论依据,并能指导具体的临床实践。

但是,史料记载庞杂,汇编性或评注性的文字记载多,在复习针灸文献、考查针刺手法的同时,感觉到,具体详细的操作记载少,缺乏统一性和标准化,存在很多弊端。同样,现代实验室内的研究到临床实践,从认识论的角度看还需要有一个"飞跃",还需要大量的工作和漫长的时间,才能得以完成,故此,有必要从针灸临床的角度,结合临床实践研究针刺手法,具体地指导针灸治疗。

在临床治疗中每位针灸医生都曾体验过针刺同样的穴位,效果却不一样;同样大多数患者也曾体验过,为什么此大夫与彼大夫针刺同样穴位,自我感觉却不一样。这就涉及针灸实践中最关键的问题——刺法。

刺法是指针刺时,医者运用手指操纵针体在穴位上做不同空间和形式的刺激,使其对患者产生不同的感觉和传导,从而达到最佳治疗效果,这包括了针刺过程中刺激形式、刺激量、刺激效应3个方面。其中刺激形式是指进针到出针过程中医者的具体操作及补泻规律;刺激量是指术者操作时,患者自我感觉的反应;刺激效应是指针刺全过程对患者整个机体的治疗作用。这三者之间既相互作用、相互影响,共同发生治疗作用,也有局部和整体的关系,每一针一穴、一招一式都须认真对待,这关系到整个机体对总刺激的综合反应,是衡量针灸治疗的标志、毫针治疗的关键。

在针灸治疗中,辨证配穴、取穴准确、针具相当、刺法得当,四者配合施治才能达到治疗疾病的目的,其中刺法又是重要因素之一。首先,刺激形式是在辨证的基础上施治的重要手段,由刺激形式决定了刺激量,只有刺激形式恰当,刺激量适度,才能出现最佳刺激效应,也就是患者才能从疾病状态下康复。反过来,刺激量又调整着刺激形式,如患者得气不理想,甚或未能得气,那就需要医者调整自己的手法。同时,刺激效应也指导着刺激形式,如若采用的刺激形式未能达到预期的目的,即刺激效应不明显或是没有效应,这样就必须再根据病情等诸多因素,来改变刺激形式,以期达到目的。其次,刺激量和刺激效应之间的关系更为密切,可以说刺激量到刺激效应是对一种疾病治疗从"量"到"质"的飞跃,从每一针一穴的刺激量反映到全身便是刺激效应,可以说刺激效应是刺激量的"合力",是刺激量的"综合效益"。同样,刺激效应也调整刺激量的大小、多少、快慢,又通过刺激量调整刺激形式。这样使得刺激形式与刺激效应也发生直接关系,刺激效应是刺激形式的检验,只有获得最佳治疗效果,才是刺激形式的目的,而刺激形式也决定着刺激效应的结果。最后,刺激形式与刺激效应的关系,也是局部和整体的关系,因为刺激形式需要一针一穴去完成,每一针每一穴虽然都有它们特定的刺激效应,但反映到全身则是对整个机体状态的调整与补充。尤其是针刺技术，非药物可以比拟，仅以"针"为根，以"刺"为术，调整机体的营卫气血，虚实寒热，祛疾除病。因而一针一穴的刺激形式决定着全身的刺激效应，同样全身的刺激效应也牵动着刺激形式，使两者相辅相成，协调统一。

总之，刺激形式、刺激量和刺激效应三者互相作用，共同构成"微通法"的核心。只有三者互相调整，有机结合，才能针下生花，使毫针治疗出现妙不可言的效果，产生绚丽多彩的局面。

第三节　练针先练身　练气后运针

针刺手法是针灸治疗学中的重要组成部分。左手循按揉切俞穴并非主要手法，右手为刺手是针灸疗法中的重要手法；疗效好坏，皆在于两手手法及功力，且主要功力在于拇指、中指及食指三个指头上；指端为人体最小的一部分，其运力在于指节，并借助腕臂之力，甚至运动全身之力于指端，才能使针体轻巧无痛楚努入穴位。三个指头之功力能有几许？所以必须先将拇、中、食三指练出一番好功力，使其功力可以在针刺时，借针体为媒介透入到人体，方能在临床施术中获得良效。练此功夫宜两手同时练习，若单习一手三指，则不能随心所欲左右手同时进针。

指力努劲与针刺手法有密切关系，不学针灸则已，欲学针灸必须练习手指努劲，仅就拇、中、食三指而言，其中拇、食指为主，中指为辅，只要把拇、食指功力练好，其功成矣。练习指力的方法很多，笔者介绍自己练习指力的经验，学者可循其理所在，更加以阐发，自己不难触类旁通。

第一种习法是练习八卦掌。笔者自青年时期练习八卦掌，在此基础上练习二指禅功，练习此法，首先站立于桌案之前待稳，吸气使气下沉入丹田，然两手臂向前抬起伸直，随之弯腰向前，双手拇指腹搭桌案边上（图1-2），自觉丹田之气上贯两肩、臂、肘、腕乃至指端，初练时必觉甚为费力，不能耐久，此时可调换食指，按于桌案边上（图1-3）。

如此交替习之，练习日久之后，则不觉其苦，至此可以增加练习时间，一般要循序渐进，不可急于求成。初练时每次5分钟，每日1~2次，根据习者的身体素质不同，以后每日练习时间可增至15分钟，大约100天后即可取得初效。入门后不可间断，仍需平日习之，大约习3年后大功成就。

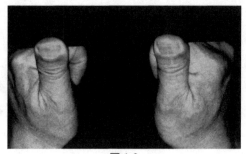

图1-2

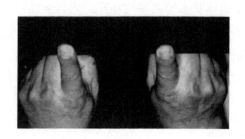

图1-3

　　第二种习法是顶指法:初练时空手习之,紧并中、食二指,屈成钩形,而以拇指屈置中、食二指之间,使三指尖相顶,紧紧扣牢,虎口成圆形,猛力扣5分钟,每日有空即练,不限次数 (图1-4)。

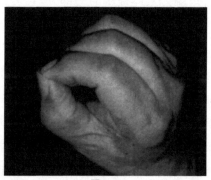

图1-4

　　第三种方法是夹木锥法:此法用二小木锥,夹于左右拇、食、中指肚之间紧捏之,木锥长约3寸,粗约1寸许,根粗尖细,以花梨紫檀质地坚硬者为佳。每日有暇则练,半年功可成矣(图1-5)。

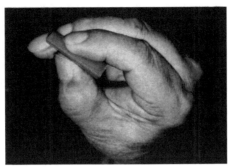

图1-5

　　练习以上诸法不仅有助于提高针灸疗效,对强健身体也有裨益。

　　第四种为捻线法:练习捻线法不用任何工具,但以拇、食、中三指肚紧贴,虎口呈三角形,三指肚相贴之处,以三指之第一节为限,指肚相贴之后,乃贯全臂之力于指,拇指徐徐向前捻若干次,然后拇指再向后捻若干次,其捻数目前后相等。每日不限次数,有暇即练,非常便利。

　　第二步功是打坐:针灸医生指功不可不练,而坐功又不可不行。初行功时,应谨守规矩,调息坐功时,正其心身,巍然竖直,胸硬腰挺,不可佝偻,左腿抱右腿,两手翻置于膝上,眼观鼻,鼻观心,徐徐吐纳,由浅入深,先徐徐将胸中之浊气吐出,再吸入新鲜空气。初甚微细,采天地之灵秀,取日月之精华,吐胸中之恶浊,纳自然界之清气,由鼻吸入,从胸中经过然后纳入丹田,丹田即气海,在脐之下小腹之上。初练时气随入随出,不能收留,坚持打坐终能存于丹田,气满而道成。为针术者以有形练习之力,加之无形调息练习之气,用于针刺则能事半而功倍。

第四节　微通法的组穴原则

一、选穴

　　临床治疗时,根据病情确立治则治法,选择俞穴,组成处方,这是完成医疗诊病的基本环节,为微通法应用之纲要。

（一）选穴原则

针灸选穴原则可概括为"效、精、便"。"效"就是指所取的穴位对治疗本病要有确凿的疗效。"精"是指穴位要少而精，力争做到取穴最少疗效最著。"便"是指取穴时考虑穴位所处的位置，以方便病人及医生施术。

（二）选穴方法

俞穴的选择与配伍是处方的前提。选穴的依据，一是通过辨证，明确病变所属经络，选择针对病情的经穴，即所谓"辨证归经，按经取穴"，这是针灸选穴处方的规律。二是根据俞穴的"主治"作用选取，每一俞穴均有它一定的主治作用，可针对病情选用。三是要注意选取具有"特殊作用"的俞穴，如五输、俞募、原络、郄、八会穴等。取穴法有：

1. 近取法：包括病变部位及其附近取穴皆属之。

2. 远取法：是指选用离病变部位较远的俞穴。

3. 远取近取结合：近取与远取两法，可以单用亦可合用。对于较复杂或较重的病证，往往需要合并使用，才能照顾全面，取得良效。

4. 随证取穴：针对全身性的某些疾病，结合俞穴的特殊作用的一种取穴方法，如外感发热身痛可取大椎、合谷等。

5. 特定穴：古人在长期的临床实践中，发现许多俞穴的治疗作用，既有其特异性又有它的共同规律。从而总结出四肢肘膝关节以下的五输穴，原、络、郄穴以及胸腹背部的俞募等穴。由于它们各有特定的名称，故称之为特定穴。这些穴位，在临床上应用最广，故为选穴中的重要内容。

二、处方原则

针灸治疗时首先根据病情选择针对性强的俞穴，确定主次，随证制宜，制定出结构合理、主治明确的针灸处方。

《素问·至真要大论》云："主病之谓君，佐君之谓臣，应臣之谓使。"提出了君、臣、佐、使4个概念，这一理论不仅在中药处方中使用历史较长，严谨见效，而且也可以用来指导针灸处方。比如针灸处方中的主穴、配穴，亦可称为君穴、臣穴。

君穴是在处方中起主导作用的穴位,它针对主证(症)或主病而选用,决定处方的主治作用及治疗手段,是处方中不可缺少的部分。臣穴是为了加强君穴的主要治疗作用而选用的穴位,它与君穴组成处方中的主要配伍。

第五节　微通法的施术

"微通法"即毫针施术的方法与技巧,在指力成熟能完成进针、候气、行气、补泻、留针、出针六个步骤后,须达到补泻适宜,针刺总量适度,才算完成"微通法"的全部内容。

一、进针

毫针针尖透过穴位的真皮称为进针,要求医者心手相合、手眼相合、眼心相合,即针刺三合,定会做到使患者不感或尽可能少的感到疼痛,减轻痛苦。引起进针疼痛的还有其他因素,如:①病人精神过于紧张;②穴位的部位靠近血管或皮肤有瘢痕;③针尖不锋利;④医者技术不佳,内功不足,指力不够,或精神不集中。《内经》有"未得其术也"之说,应努力克服。

自古以来,进针的要求极不统一,《内经》云:"用针者,必先察其经络之虚实,切而循之,按而弹之,视其应动者,乃后取之而下之。"《难经·七十八难》:"当刺之时,先以左手压按所针荥俞之处,弹而努之,爪而下之,其气之来,如动脉之状,顺针而刺之。"主要是强调针刺前对针刺部位的按压有疏通气血、缓解肌肉紧张、减少针刺疼痛的作用,准确定位有助于治疗的作用。金人何若愚著《流注指微论》:"针入贵速,既入徐进,出针贵缓,急则多伤。"稍后的窦汉卿著《针经指南》则主张"左手重而多按,欲令气散,右手轻而徐入,不痛之因"。如近代更有主张使用肌肉注射药物进针方法。总之,是为了进针时不痛或少痛。根据笔者的体会和临床习惯,采用的是努劲单手进针,临床上常常由于治疗需要双手同时在两个穴位上进针,因此单手进针就更为必要了,方法是用拇食二指捏紧针体,微露针尖2~3分置在穴位上(图1-6),以同手中指按压穴位的旁边,把屈曲的拇食二指突然坚实而有力地伸直努劲(图1-7),使针尖迅速透过表皮及真皮。除了一些特殊穴位(如井穴)大多用这种努劲单手进针法。

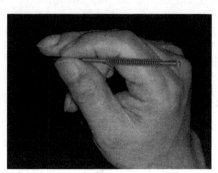 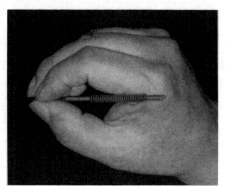

图1-6   图1-7

临床实践证明,这种努劲单手进针法是不痛的或极少疼痛的,而且对病人任何体位和穴位操作起来都十分方便。当然,双手进针较之为难,需要有一定的"内功"和"指力"训练。

进针时不痛,操作方便,是"得气"、"感传"或"补泻",以及取得较好治疗效果的重要基础。因此,进针的手法是值得重视和讲究的。

二、候气

进针后把针尖缓慢地送至应达到的深度(如足三里约 1.2～1.5 寸,内关约 5 分～1 寸;环跳约 2～4 寸)就开始了候气阶段,"候气"是指针刺后,使机体对针的刺激产生"反应",患者常常有针下的异常感觉,术者指下常常有沉紧、吸着等感觉。由于取穴不当,手法操作不当,以及患者气血虚实、经气不通畅、滞涩等原因,所以这种"反应"有迟、速等差异。应用手段促进"反应"的产生和显现,这就是候气阶段的内容,也叫作"催气"、"气至"、"导气"等。

候气时,若取穴不当,手法操作不当(如针刺过深、过浅、方向、角度、刺着血管、针体弯曲等),除应予及时认真校正外,还应根据疾病的性质、患者的机体状态采用相应的候气法,务使气至才能进入下一个步骤。主要的候气法有:

● 弹指法——手离针柄,以指弹动针柄,使针体振动。食指向外弹为泻法,拇指向内弹为补法,是候气的方法之一。

- 刮针法——以食指压按针柄,拇指指甲缓缓刮滑针柄。实证向上刮,虚证向下刮,也是一种候气法。

上述两法都要反复操作才能出现效果,不应操之过急、过重,要有等候的耐性。

- 飞针法——以拇食二指捻转针柄,旋即放手,再捻再放,如李梴《医学入门》:"以大指次指捻针,连搓三下,如手颤之状,谓之飞",文献所述适用于气血、经气不畅的病人。

- 捣针法——用右手腕部抖动,使针穴在原部位上下作小幅度频繁提插。适用于局部有麻木、顽疾、死血的疾病。

上述两法对疼痛性的疾患,催气作用强,有催促的意思。

候气的方法还很多,但应该注意的是,不要以为深刺、大幅度捻转就可以使气至,临床反复证明粗暴的、剧烈的刺激产生的感觉不但是无益的,有时反而是有害的。

临床上,大部分患者应用了上述方法多能"气至",但也有个别患者、个别穴位仍不"气至",即应该考虑辨证、立法、配穴的得当与否,必要时可调整穴位或改变治则,如灸法、放血、火针等,以期在留针过程中得到解决。例如,腰痛委中放血疗效不佳,可改用灸肾俞。内关治恶心呕吐如无效可刺金津、玉液放血。痹症用毫针刺能奏效,如果无效时改用火针。

三、行气法

行气法是在气至的基础上,扩大针感面,延长感传线的阶段。要根据疾病的性质和候气中对患者机能状态的了解,选择好的针刺形式,而适当地增添针刺质量,使针感面和感传线尽可能扩大和延长,充分发挥针刺即时效果。

这个阶段实际上是候气法的延伸,也是补法或泻法的开始。

四、补泻法

"补泻"是针灸学术中泛化了的概念,针对机体的虚实状态,在针灸治疗学中广泛使用补(虚)泻(实)的概念,针刺手法中也是如此。针刺手法中的补泻,也只有结合了机体的虚实才有意义,凡是有助于改善机体虚的状态的手法,就可以称为补法;反之,则称为泻法。虽然经络本身有调整作用,穴位本身有双向治疗作用,但补泻手法仍具有很大的导向作用,同时也存在着相对性的特征。尽管有这种相对性,历代文献以及我们的临床实际体验仍然表明,针刺手法在大多数情况下,仍然有较明显地改善机体"虚"的状态的作用;而另一类针刺手法,在大多数情况下,自然有较明显地改善"实"的状态的作用。例如,有助于改善顽麻、冷木症状的手法谓之"补";有助于改善肿胀、热痛症状的手法谓之"泻"等。这是我们讨论针刺手法补泻的客观依据。

针刺手法的补泻实施,要根据机体的状态而定,配穴的目的,在每一针一穴具体完成后必须改善机体状态。机体或虚或实的状态,针刺前就客观地存在着,或补或泻,从进针阶段直到针刺完毕都应予以考虑。因此,根据辨证施治,在全部针刺过程中,采取什么样的刺激形式,给予什么样的刺激量,对机体产生什么样的刺激效应,对机体状态产生什么样的影响等,都对补泻分别有不同的要求。在临床实践中,有以下几点。

（一）补法

针刺形式以轻、柔、徐为主;刺激量以小、渐、久为主;对机体产生作用的性质以酸、柔、热为好;对机体的影响以舒适、轻快、精神振奋为目的。

具体操作法:进针后,采用"探索式"刺入地部,所谓"探索式",就是徐徐渐进而轻巧地把针尖纳入地部,要求得气过程由小渐大,行气时如履薄冰,如待贵人,以小角度的捻转法或微弱的雀啄法,要求感传面慢慢扩大,感传线细而缓,在这个基础上,以柔和的单向持续捻转,角度一般以180°为宜,同时再送针深入1~2分,然后留针。在留针过程中,针感缓缓增加,至起针时仍存在(图1-8)。要求留针过程中,针感持续存在,甚至较前略加明显,然后慢慢减弱消失。一般重补时用此手法。如需要轻补时,操作手法为进针得气时不再继续操作。此时患者穴位处无明显感觉,但留针过程中患者常感到局部酸麻胀或沿经线向某一方向感传,产生欣快感、舒适感等,而且这种感觉逐渐增强(图1-9)。

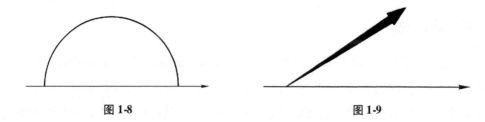

图 1-8　　　　　　　　　　　　　　　　图 1-9

（二）泻法

针刺形式以重、刚、疾为主；针刺质量以大、迅、短为主；对机体产生作用的性质以触电样、快传导的清凉感为好；对机体的影响以明显的、触电性的麻酥感为佳，从而达到祛邪的目的。

具体操作方法：进针后，迅速将针尖插入地部，要求得气过程要快、大，行气时频捻针柄或快而大地提插针体，要求感传面大并且迅速，感传线粗而疾，在这个基础上，以快速的左右角度相等的捻转，同时辅以快的提插动作，使针感显著，达到最大的感传面和最远的感传距离。如此反复操作 3～5 次后，把针提起 1～2 分。然后留针 10 分钟左右。一般重泻法采用此术（图 1-10）。

如病情需要轻泻时，进针后得气，经过捻转提插等动作，使局部产生酸、麻、胀的感觉，此刻即停止手法操作（图 1-11）。

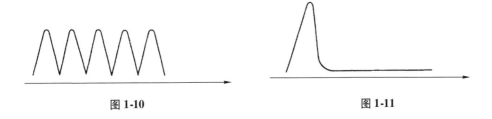

图 1-10　　　　　　　　　　　　　　　　　　图 1-11

（三）补泻中刺激量的有关问题

针刺手法的目的，就是在特定的穴位上，给予一定的刺激强度并能持续一定的时间，而达到适当的刺激量。这种刺激量在针刺疗法中所起的作用是，促进机体调整气血，通经活络，是促进机体状态转化的外因条件，是解决矛盾的重要方法。

适宜的刺激量是在具体实践中慢慢体会到的一种针感，可以说，一切针刺手法都是为了诱导针感。

补泻手法在刺激形式上是完全不同的、互相对立的两种情况，因而在刺激量的给予方式上也完全不同。刺激量在绝对值上无法比较，因为它是结合患者的机体状态和疾病的性质，以及患者的个体差异个人感受的结果。只能分析补泻法在针刺总量给予方式上的不同。把图 1-12、图 1-13 并在一起，比较二者针刺总量给予有所不同。经比较清楚地看到,补法的针刺刺激总量是在全部针刺过程中缓缓地给予;而泻法的针刺刺激总量则是在短暂的时间内迅速而集中地给予。补法的针刺总量呈持续状上升或在先升后降中输入;而泻法的刺激量则是爆发式地在折返升降中输入,或在一次性爆发,留针过程中输入。认识刺激量在补泻手法中给予方式的不同,对分析繁多的补泻手法有很大指导意义。对正确掌握和运用补泻两种截然不同的手法也有指导意义。

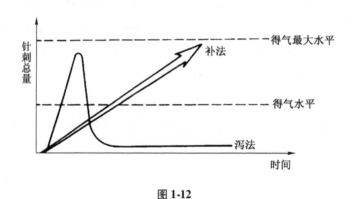

图 1-12

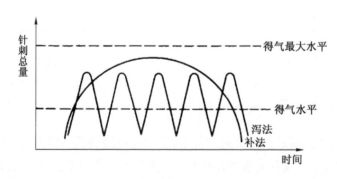

图 1-13

五、留针法

是指针刺施用补泻法后,将针置于穴位上的停留阶段。目前,大多留针 20 ~ 30 分钟,不分病情、病种,不分补泻,千篇一律,这是不恰当的。我们认为需要根据病情、病种,分清补泻,根据补泻决定刺激形式和留针时间的长短。补法中可留待针穴松动时出针,也可以再施予单向捻转,以待到第二次针穴松动时出针,或重复几次,亦可在针感消失时出针,此为补法。泻法中,留针时期可间断地施以泻法的操作,直到刺激量够了,就可以出针,亦可一次给足刺激量,然后留针至针穴松动时起针。

六、出针法

出针又称"起针",其手法很重要,起得好,可以使病人少受痛苦,或不受痛苦。起得不好,则易出血、肿胀、疼痛,甚至产生晕针现象。更不可粗枝大叶,起针不净,丢在病人身上。

● 起针必须聚精会神,如思想不集中,就容易丢针,或漫不经心一抽而出,引起出血或造成血肿。

● 起针时,左手拿棉球按住穴位,右手拇食二指握住针柄往外提拔,然后左手轻轻按揉针孔,以免出血。

● 有的穴位局部血管多,组织疏松,如头部的太阳穴、听宫、睛明、翳风、下关等穴处,起针时如不马上揉按,很容易引起血肿,这些穴位应当特别注意。

● 补泻手法起针的不同:在补泻不同的手法中,起针为使其补或泻的机能状态延续,我们主张补法中起针宜缓,不应在出针时对机体再施以刺激,特别对于留针短,针下仍有沉、紧感觉的时候,应把针体"顺"至松动后,再徐徐出针,揉按针孔。泻法中,起针宜速,轻轻覆盖针孔即可,不必揉按。

古代针刺手法文献中,提到的手法种类名目繁多,而真正能够应用于临床者则较少。除了过于烦琐或者过于简单的以外,还有许多手法我们还难以理解,或是因为历史条件的影响,或是我们的知识经验水平有限。总之,对于刺法仍然缺乏研究,真正有力的实验室研究也仅是一针一穴,综合研究还是空白,有待于今后进一步探讨。

第六节 正确的刺激量从何而来

针刺采用不同的手法,其目的是产生大小、快慢、久暂、多少等不同的刺激量,而刺激量是否恰当,影响着刺激效应。那么,正确的刺激量从何而来?在此之前,应首先明确什么是刺激量。所谓刺激量是在辨证施治、取穴准确的基础上,针刺使机体产生一定反应,改善机体病理状态所需要的强度。既包括施术者刺法娴熟的程度,也包括患病者的机体状态和敏感性、反应性。个体对刺激量的反应差别极为悬殊,同一针刺法,对某甲可能合适,但对某乙可能不足,而对某丙又嫌太过。因而正确的刺激量一定是从临床实践中来,从对具体的分析中来。

主要有以下几个方面:

● 临床症状的分析　临床上每一位病人都要按照四诊八纲进行辨证施治,根据病情久暂,气血的虚实,以明轻重缓急,确定扶正祛邪的方案,配选好适当的穴位处方。

凡新病、证实者,以攻邪为主,用泻法,尽快挫败病势,因此,取穴相对要多,针具较粗大,手法相应要加强,以期邪去而正自安。

若病延日久,正气已虚,而邪气不去酿成痼疾者,用补法,此时用针要稳,不能急于求成,少取穴,轻手法,步步为营,转弱为强,得到满意的疗效,千万不可不顾一切轻举妄动,给病人造成不应有的痛苦。假若临床中见到中风闭证,应该以祛邪为主;相反,见到脱证,就应该扶正为先。还有高血压患者大多是上实下虚,就应该攻补兼施,配穴可以多些;但对肝经的俞穴手法宜轻,肝亢于上也应该用轻刺激,因为肝为将军之官,其性刚暴,体阴而用阳,主升、主动,如手法太重更能助其升动,而血压越高。只能用柔和手法,以缓其上升之势,血压亦随之而下降。

临床上还有一些病适合于泻法重刺激,如炎症、痉挛、抽搐,以及各种疼痛。反之,麻痹、麻木、肺痨、心脏病、消化不良、遗尿等疾病,以及一切机能衰退之症,则适合于补法轻刺激。

● 年龄的大小　幼少青壮老是人类生命发展的自然规律,在人类生存活动过程中,一般说,体质的发育是由小到大,由弱到强,然后由强到衰。思想活动也是由简单到复杂、由低级到高级。由于机体智慧的发育各个阶段不同,体质和胸襟都有差别,故所患之病,亦不完全一样。如儿童多患停食着凉外感病,同时必须注意儿童皮肉脆嫩,故刺激宜巧,多不留针;青年人以饮食所伤居多,其证多属实,用泻法,刺激量宜大;壮年人以起居失宜独胜,其证多虚实夹杂,刺激量居中;老年人以七情所伤为主,其证多虚,用补法,刺激量宜轻。

● 工作的性质　社会一刻不停地向前发展,社会的分工亦随之日益精细,不同性质的工作,即有不同性质的劳动与强度,四肢百骸、五脏六腑等所承担的任务,亦因工作性质的需要而各有差异。关于各行各业的人,其临床症状因人而异、变化多端,对针刺总量所耐受程度也大不相同,因此,在治疗时,应给予不同的对待,千万不可千篇一律。

一般地说,从事工农业生产的人,其皮坚肉厚,肢体粗壮,气盛血充,其病实证较多,虚证少见,故对这样的患者于针刺时,只有用泻法加大刺激量,才能起到立竿见影的效果。反之,则往往形成杯水车薪,轻描淡写,无济于事。而从事文教工作的脑力劳动者,其皮肉单薄、肢柔体弱,所患之证虚多实少,针治时用补法,刺激量宜小。反之,不但无益,反增其症。从事商业者,介于两者之间,宜中等刺激,用平补平泻手法。《灵枢·根结》云:"刺布衣者,深以留之,刺大人者,微以徐之。"也讲职业不同,对待不同。

- 性别的关系　男女性别不同,生理上各有特点,所患之病亦不完全一致。妇女因受胎产经带的影响,体质多虚,男子一般较妇女健壮。在治疗时二者相比较,相对的刺激量男子用泻法宜重,妇女用补法宜轻。这些都是辨证论治的依据,针刺时不可忽略。但也不是绝对的,女子亦有用泻法之证,男子亦有用补法之时。

- 胖瘦的区别　体质的胖瘦同用一种刺激量,可以产生完全不同程度的反应,临床上也不能忽视。例如,我们常说的"结核质",即瘦人,用补法,刺激量宜轻。而中风质类型的病人,用泻法,刺激量则宜大。

- 季节及气候的影响　自然界的变化,首先是寒来暑往,大自然规律对人的影响极大,在治疗时亦应循着时令节气的次序推移,按照客观进行诊治。例如,春夏之季,阳气上浮,人之气亦上浮,针刺时宜轻而浅。秋冬之时,阴气下沉,人之气亦然,故针刺宜重而深。

- 水土习惯　所谓水土习惯,是指某一地区的气候变化、地理环境、生活习惯等。宇宙之大,天涯海角都有人烟,但由于地土方宜各不相同,因而人们的体质发展亦不一样。《素问·异法方宜论》云:"东方之域……鱼之地……其病皆为痈疡,其治宜砭石。"又云:"南方者,天地所长养(长养:谓南方法夏,气候水土,适应于"长养"万物)……其病挛痹,其治宜微针。"这段经文出自 2000 多年前的记载,但到现在仍有参考价值。这就告诉我们,在针刺治病时,必须因地制宜,不能机械地、一成不变地给予同等程度的刺激量,应当区别对待。一般南方人体质多瘦弱,因而多用补法刺激量较小,北方人体质强壮,所以用泻法刺激量较大,特别是内蒙古一带。

- 部位的不同　全身穴位不计其数,十四经的穴位《针灸大成》计 359 个,现在的讲义里是 361 个(目前经外奇穴和阿氏穴尚无准确数字),分布在机体的头面、躯干及四肢。有的在筋骨之间,有的靠近脏腑和器官。由于所在部位的不同,它的知觉敏感与迟钝,亦有所不同。因此,在针刺时,必须根据部位的不同而给予不同的刺激量。一般的头面部、靠近脏腑器官以及四肢远端(腕踝以下)的穴位刺激量应小些。躯干部的穴位,应采用中等量的刺激。肌肉丰满的部位刺激量宜大。

以上这些属于一般规律。特殊情况,仍应灵活掌握,适当处理,特别是在错综复杂的情况下,尤其是这样。

因此,针刺手法在临床应用中,不仅需要有熟练的手法技巧,需要有一定水平的辨证配穴理论,还需要有比较丰富的临床应用经验,才能较好地应用针刺手法,以达到提高疗效的目的。

第七节　刺激效应与临床实践

"微通法"的治疗特点是根据病情进行阳阴表里、寒热虚实辨证,选择相应的俞穴处方,施术于患者,以求各部阴阳调和,祛除疾病,保持健康。相对其他"二法","微通法"取穴、用穴较多,施术时一针一穴地完成,而刺激效应则综合反应在临床效果中。机体的状态在施术前是稳定存在的,根据八纲,其治疗原则是"虚则实之,满则泻之,菀陈则除之,邪盛则虚之",俞穴处方基本是多个俞穴共同组成,也就是说是若干俞穴总的刺激效应,是使机体状态逐渐趋于六经调和。因而刺激形式不单纯地表现在一针一穴上,而且更要重视其全身的综合刺激效应。例如,阴虚证,需滋阴,也应潜阳,以使阴阳平衡,对于全身来说应该是"补",但对于某些穴位来说则不同,其中滋阴的俞穴应用"补"法,而潜阳的俞穴则应用"泻"法,但对机体的刺激综合效应主要应该是滋阴。

另外,俞穴本身可变性很大,基本上都具双向性治疗作用,由于刺激形式的不同,使俞穴可表现为"补",也可以表现为"泻",这是很好理解的,因此我们称之为双向性治疗作用。例如,天枢穴在脾不健运、大便溏泄时用"补"法,可以止泄,又如阳明燥结,大便干燥时用"泻"法,可以通便。关元既能治尿闭,又可治遗尿。还有,俞穴在配穴处方中还具有相对特异性,即同一穴位在不同的疾病中、不同症状里,可表现出不同的治疗作用,因而认为其治疗作用对于某一种疾病或某一证候是谓相对特异性,而处方中俞穴与俞穴相互配伍后,则构成综合的相对特异性。例如,我们在临床中多次体验到听宫穴就具有很明显的相对特异性,听宫穴可主治中风,肢体肿胀;也可以治疗多种情况的耳聋;还治疗失音、斜视等。虽然上述情况在病因方面有内因、外因、不内外因,在病的性质方面有实证、虚证、热证、寒证,在病位方面有表证也有里证等区别,但是听宫穴都表现出很好的治疗作用,因而可以认为穴位与药物不一样,它不是固定不变的;相反,穴位的性质可变性很强。总之,由于俞穴具有双向性治疗作用和相对特异性,这样使出现综合刺激效应有了必然性,又由于经络体系的互相影响,俞穴与俞穴之间的联系密不可分,这样又给引起综合刺激效应提供可能性,临床效果应该认为是综合刺激效应的结果。

从临床实践的角度看,综合刺激效应是每一针一穴的刺激效应的全面反映,因而我们在施术时,不能只见树木,不见森林,必须在全局观念、整体观念的指导下,重视一针一穴的刺激形式。针灸治病的作用机制是诸因素的综合体现,它包括患者的机体状态,患病的时间,选取的俞穴,针刺手法和医者的技术水平等因素。它是一个高度复杂的治疗体系,是协调一致的连续过程,在某一个环节上出现误差,都会影响治疗效果。因此,效果的出现,反过来又调整上述诸因素,使治疗过程成为一个不断发展、不断改善的认识过程。

第八节　适应证及注意事项

经过临床实践的考验,"微通法"广泛用于内、外、妇、儿、五官、皮肤等科多种病证,病种大约在 300 种以上,其中有确切疗效的约在 100 种以上。"微通法"不仅适用于多种慢性疾病如麻痹、慢性皮肤病、妇女病等,同时对一些急症、重症如晕厥、高血压状态、脑震荡、中风等也有起死回生之效。"微通法"在施术时必须有极其负责的态度,对技术精益求精的精神,练好基本功,熟练掌握针刺刺法,对重要穴位和邻近重要脏器的部位,更要注意在任何情况下都不可粗心大意,以防出现异常情况。万一出现异常情况,施术者不可慌乱,要沉着冷静,妥善处理。一般情况下只要认真负责,及时处理,多不会造成严重后果。

第二章 各 论

第一节 内科病证

一、感冒

感冒是感受触冒风邪所导致的常见外感疾病。四时皆可发生,以冬春季节为多见。本篇讨论范围,包括普通感冒(伤风)及时行感冒的辨证施治。

(一)病因病机

感冒是由于六淫、时行疫毒侵袭人体而致病。当人体卫外功能不能适应外界变化时,则邪气侵入。风邪为六淫之首,其性轻扬,多犯上焦,以致卫表不和,肺失宣肃而发病。在不同季节,风邪往往与其他当令之时气相合而伤人,如冬季多属风寒,春季多属风热,夏季多挟暑湿,秋季多兼燥气,梅雨季节多挟湿邪。一般以风寒、风热两者为多见。

(二)辨证分型

1. 风寒束表:恶寒,发热,无汗,头痛身痛,鼻塞流清涕,喷嚏,舌苔薄白,脉浮紧或浮缓。

2. 风热犯表:发热,恶风,头胀痛,鼻塞流黄涕,咽痛咽红,咳嗽,舌边尖红,苔白或微黄,脉浮数。

(三)治疗

1. 法则:祛风散寒;清热肃肺。

2. 取穴

（1）风寒束表:列缺(图1-14)　风门(图1-15)　风池(图1-15)

（2）风热犯表:大椎(图1-15)　曲池(图1-16)　合谷(图1-16)

（3）随症加减:①高热:大椎(图1-15)　攒竹(图1-17)放血

②咽痛红肿:少商(图1-18)放血

③鼻塞流涕:迎香(图1-17)　上星(图1-17)

3. 刺法:以毫针浅刺,泻法。列缺向上斜刺0.3寸,风门斜刺0.5寸,风池向鼻尖斜刺0.5寸,大椎向上斜刺0.5寸,曲池直刺1寸,合谷直刺0.5寸。放血时以三棱针点刺,大椎加拔火罐,借以吸出血液,约1~2分钟将罐启下,迎香斜刺或平刺0.5寸,上星平刺0.5寸。

4. 方义:列缺为肺经络穴,可宣肺止咳;风门为督脉与足太阳膀胱经的交会穴,疏风调气;阳维主阳主表,故取足少阳、阳维之会穴风池以疏解表邪,三穴共济散风宣肺之功。大椎为诸阳之会,可振奋全身阳气,解表退热,清脑宁神;曲池、合谷为手阳明之合穴、原穴,手阳明大肠经与手太阳肺经相表里,二穴可清肺退热;大椎、攒竹放血可奏发汗退热之效;少商为肺经井穴,治咽喉疼痛效果最佳。上星属督脉,有通利鼻窍的作用,配合局部穴位迎香以治鼻塞流涕。

5. 按语:针灸治疗感冒有较好效果。治疗期间,患者要多饮水、勿劳累,重者应卧床休息,注意室内空气的流通。

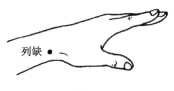

图1-14

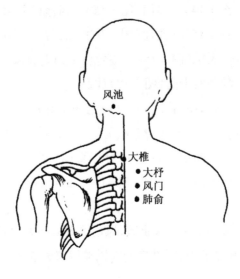

图 1-15

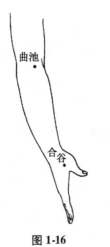

图 1-16

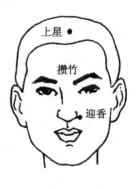

图 1-17

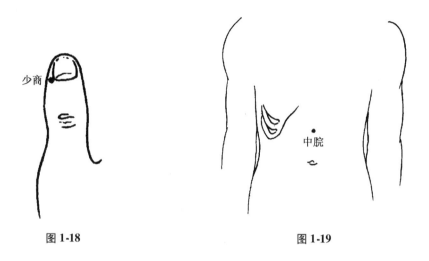

图 1-18　　　　　　　　　　　　　　　　图 1-19

二、咳嗽

咳嗽是肺系疾病主要证候之一,有声无痰为咳,有痰无声为嗽。咳嗽常见于上呼吸道感染、急慢性支气管炎、支气管扩张、肺结核等疾病。

(一)病因病机

1. 外感:多因气候突变,六淫之邪从口鼻、皮毛而入,肺卫受邪,肺气不得宣发而引起。因四时气候不同,外邪性质有风寒、风热之异,以风邪挟寒者居多。

2. 内伤:肺脏虚弱或其他脏腑有病累及肺均可引起咳嗽。如肺脏虚弱,阴伤气耗,清肃无权而咳;脾虚失运,饮食不当,痰浊内生,上犯于肺而咳;肝郁化火,肝火犯肺,炼津为痰,肺失肃降而咳。

(二)辨证分型

1. 风寒袭肺:咳嗽声重,咯痰稀薄色白,恶寒,或有发热,无汗,舌苔薄白,脉浮紧。

2. 风热犯肺:咳嗽气粗,咯痰黏白或黄,咽痛或咳声嘶哑,或有发热,微恶风寒,口微渴,舌尖红,苔薄白或黄,脉浮数。

3. 痰湿蕴肺:咳声重浊,痰多色白,晨起为甚,胸闷脘痞,纳少,舌苔白腻,脉滑。

4. 肝火灼肺:咳呛气逆阵作,咳时胸胁引痛,甚则咯血,舌红,苔薄黄少津,脉强数。

5. 肺阴亏耗:干咳少痰,咯吐不爽,痰黏或带血丝,咽干口燥,手足心热,舌红,少苔,脉细数。

(三)治疗

1. 法则:散风祛邪;健脾化痰;泻肝肃肺;益阴清热。

2. 取穴

(1)主穴:大杼(图 1-15)　风门(图 1-15)　肺俞(图 1-15)

(2)风寒袭肺:风池(图 1-15)　合谷(图 1-16)

(3)风热犯肺:大椎(图 1-15)　曲池(图 1-16)

(4)痰湿蕴肺:中脘(图 1-19)　丰隆(图 1-20)

(5)肝火灼肺:阳陵泉(图 1-20)　行间(图 1-20)

(6)肺阴亏耗:太渊(图 1-21)　太溪(图 1-22)

3. 刺法:主穴以 1 寸毫针刺入穴位 0.5～0.6 寸深,先补后泻。风寒、风热型浅刺用泻法,风池向鼻尖斜刺 0.5 寸,合谷直刺 0.5 寸,大椎向上斜刺 0.5 寸,曲池直刺 1 寸。痰湿及肝火型用平补平泻法,中脘、丰隆、阳陵泉直刺 1 寸,行间斜刺 0.5 寸。肺阴亏耗型用补法,太渊避开桡动脉,直刺 0.3 寸,太溪直刺 0.5 寸。

4. 方义:主穴均属足太阳膀胱经,而太阳主一身之表,大杼为手足太阳经交会穴,风门为风之门户,为足太阳经与督脉之会,肺俞为肺脏之气输注之所,三穴共济宣肺止咳之效。风池、合谷散风祛寒,大椎、曲池清热宣肺;取胃之募穴中脘与胃之络穴丰隆以健脾祛湿化痰;阳陵泉为胆经合穴,行间为肝经荥穴,五行属木,与阳陵泉共为清泻肝火之要穴;太渊、太溪分别为肺经、肾经之原穴,"五脏六腑之有疾者,皆取其原也。"肺为气脏,而肾主纳气,肺肾之阴充盈则咳止。

5. 按语:慢性患者平素可让家人协助灸风门、肺俞等穴,坚持较长时期,可预防咳嗽发作。

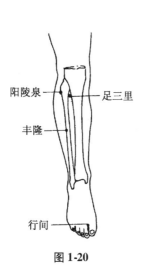

阳陵泉
丰隆
足三里
行间

图 1-20

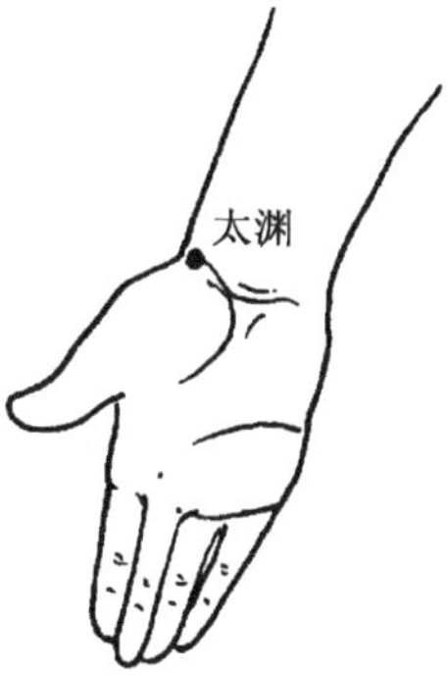

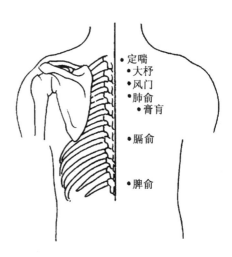

太渊

图 1-21

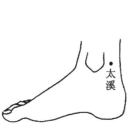

太溪

图 1-22

定喘
大杼
风门
肺俞
膏肓
膈俞
脾俞

图 1-23

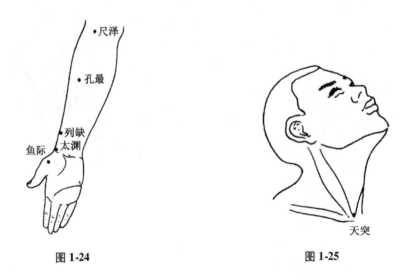

图 1-24　　　　　　　　　　　　　　　图 1-25

三、咯血

咯血是肺络受伤,血溢脉外,以咳嗽、咯血或痰中带血等为主要表现的病证。多见于支气管扩张、肺结核等疾病过程中。

(一)病因病机

1. 感受外邪:风、热、燥等外邪犯肺,损伤肺络而引起咯血。

2. 情志过极:肝气郁结,肝火犯肺,血随火升而致咯血。

3. 久病或热病之后:阴津伤耗,阴虚火旺,迫血妄行;或正气亏损,气虚不摄,血溢脉外;或久病入络,血脉瘀阻,血行不畅,血不循经而致出血。

(二)辨证分型

1. 燥热伤肺:喉痒咳嗽,痰中带血,或有身热,舌红,少津,苔薄黄,脉数。

2. 肝火犯肺:咳呛气逆,咯血鲜红,胁痛善怒,面赤口苦,舌红苔黄少津,脉细数。

3. 阴虚肺热:咳嗽痰少,痰中带血或反复咳血,血色鲜红,口干咽燥,颧红,潮热盗汗,舌质红,脉细数。

（三）治疗

1. 法则:清热润肺;清肝泻肺;滋阴养肺;宁络止血。

2. 取穴

（1）主穴:肺俞(图 1-23)　膈俞(图 1-23)　脾俞(图 1-23)　膏肓(图 1-23)

（2）燥热伤肺:尺泽(图 1-24)　孔最(图 1-24)

（3）肝火犯肺:阳陵泉(图 1-20)　行间(图 1-20)

（4）阴虚肺热:鱼际(图 1-24)　太溪(图 1-22)

3. 刺法:主穴施以补法,以 1 寸毫针刺入 0.5 ~ 0.6 寸;辅穴用泻法,尺泽、孔最、阳陵泉直刺 1 寸;行间、鱼际、太溪直刺 0.5 寸。

4. 方义:肺脏之气输注于肺俞穴,膈俞为血会,可行血凉血,取脾俞、膏肓为培补后天,调补肺气之意,四穴共济固肺止血之功。尺泽为肺经合穴,属肺之子穴,与肺经郄穴孔最共用以泻肺清热止血;阳陵泉、行间清泻肝火;鱼际为肺经荥穴,"荥主身热",太溪为肾经郄穴,既可滋阴,又可泄血中之热。

5. 按语:患者应忌食辛辣和烟酒等刺激物。肺结核患者的痰液、餐具等应进行消毒,防止传染;并结合抗结核治疗,以增加疗效。

四、哮喘

哮喘是一种反复发作性疾患,哮为喉中鸣响,喘为呼吸困难,二者常同时并发。可包括支气管哮喘、喘息性支气管炎及阻塞性肺气肿等疾病。

（一）病因病机

1. 实喘:风寒侵袭或外邪行动寒饮,卫阳闭郁;风热伤肺或痰热内盛以致肺气壅塞;情志不畅,肝气郁结,逆乘于肺,肺失清肃。多方面原因均可致肺失宣降,肺气上逆而发病。

2. 虚喘:脏腑虚弱可致哮喘,饮食不当,贪食生冷、鱼虾、肥甘等物,以致脾失健运,痰浊内生,上干于肺;脾胃虚弱,化源不足使得肺气虚弱,不能自制,气无所主;或肾虚失纳,肺失肃降,肺气上逆,发为哮喘。

（二）辨证分型

1. 实喘：呼吸急促，喉间哮鸣声，甚至张口抬肩，伴有咳嗽、咯吐稀痰，形寒无汗，头痛，口不渴，苔薄白，脉浮紧；亦可见咳吐黄黏痰，咳引胸痛，或身热口渴，便秘，苔黄腻，脉滑数。

2. 虚喘：呼吸急促，喉间哮鸣声，甚则张口抬肩，气息短促，语言无力，动则汗出，舌淡，脉沉细无力。

（三）治疗

1. 法则：宣肺祛风，顺气化痰；或调补肺肾。

2. 取穴

（1）主穴：大杼（图 1-23）　风门（图 1-23）　肺俞（图 1-23）

（2）实证：列缺（图 1-24）　尺泽（图 1-24）

（3）虚证：太渊（图 1-24）　太溪（图 1-22）　足三里（图 1-20）

（4）喘甚：天突（图 1-25）　定喘（图 1-23）

3. 刺法：实证用补法，虚证用泻法。主穴刺入 0.5~0.6 寸深；列缺向上斜刺 0.3 寸，尺泽直刺 1 寸；太渊、太溪直刺 0.5 寸；足三里直刺 1 寸；天突先直刺 0.2 寸，然后将针尖转向下方，紧靠胸骨后方刺入 1~1.5 寸，要防止刺伤血管，定喘穴直刺 0.5 寸。主穴可配用灸法或拔火罐。

4. 方义：主方与咳嗽取穴相同，以宣肺平喘。列缺、尺泽分别为肺经络穴、合穴，加强散邪宣肺之力；太渊、太溪补肺益肾，足三里培补后天；天突、定喘属近部取穴法，为降气平喘之效穴。

5. 按语：本病为反复发作、不易根治的慢性顽固病，应坚持治疗，尤其在夏秋季节，缓解期亦应坚持，以巩固疗效。患者应预防感冒，属过敏体质者，须避免接触致敏原和进食过敏食物。

五、胃痛

胃痛部位在上腹胃脘部近心窝处。多见于胃、十二指肠炎症、溃疡、痉挛等疾病。

（一）病因病机

1. 实证：外感寒邪，内客于胃，胃气不和而痛；饮食不节，胃失和降而痛；情志不畅，肝木横逆犯胃，亦可致胃痛。

2. 虚证：饥饱失常，劳倦过度，或久病脾胃受伤，可致脾阳不足，中焦虚寒；或胃阴受损，失其濡养而胃痛。

（二）辨证分型

1. 寒邪客胃：胃痛暴作，恶寒喜暖，得热痛减，口不渴，喜热饮，舌苔薄白，脉弦紧。

2. 饮食停滞：胃脘胀满，嗳腐吞酸，吐后痛减，或不便不爽，舌苔厚腻，脉滑。

3. 肝气犯胃：胃脘胀闷，攻撑作痛，脘痛连胁，嗳气频繁，大便不畅，遇怒则胃痛加剧，苔多薄白，脉沉弦。日久郁热者则见胃脘灼痛，泛酸嘈杂，便秘尿赤，舌红苔黄，脉弦数。

4. 脾胃虚寒：胃痛隐隐，喜温喜按，泛吐清水，纳差便溏，神疲乏力，舌淡脉弱。

5. 胃阴亏虚：胃痛隐隐，口燥咽干，大便干结，舌红少津，脉细数。

（三）治疗

1. 法则：温中散寒；消食导滞；疏肝和胃；健脾益胃。

2. 取穴

（1）寒邪客胃：中脘（图 1-26）　足三里（图 1-28）

（2）饮食停滞：上、中、下三脘（图 1-26）　天枢（图 1-26）

（3）肝气犯胃：左内关（图 1-27）　右足三里（图 1-28）　中脘（图 1-26）　日久郁热者加梁门（图 1-26）

（4）脾胃虚寒：左内关（图 1-27）　右足三里（图 1-28）

（5）胃阴亏虚：内关（图 1-27）　足三里（图 1-28）　中脘（图 1-26）

3. 刺法：前三型属实证用泻法，后二型为虚证用补法。腹部穴直刺 1 寸左右，不超过 1.5 寸；足三里直刺 1~1.5 寸；内关直刺 0.5 寸。寒邪客胃及脾胃虚寒者中脘可加灸。

4. 方义：中脘为胃之募穴，可和胃疏理中焦气机，足三里为胃之合穴，"合治内腑"，配合胃脘部施灸可散寒止痛；上、中、下三脘善于消导，配用大肠之募穴天枢，可化食消滞；内关为手厥阴心包经之络穴，通于少阳经，少阳乃气机之枢纽，可助脾胃之升降，常与足三里相配合,有温中健脾,疏肝理气之功;梁门善于泻肝和胃,制酸止痛,常用于肝气犯胃,郁久化热之胃痛。

　　5. 按语:患者平时应注意饮食规律,忌食刺激性食物;针刺不缓解者,应详查病因,对溃疡病出血、穿孔等症,应及时采取其他措施。

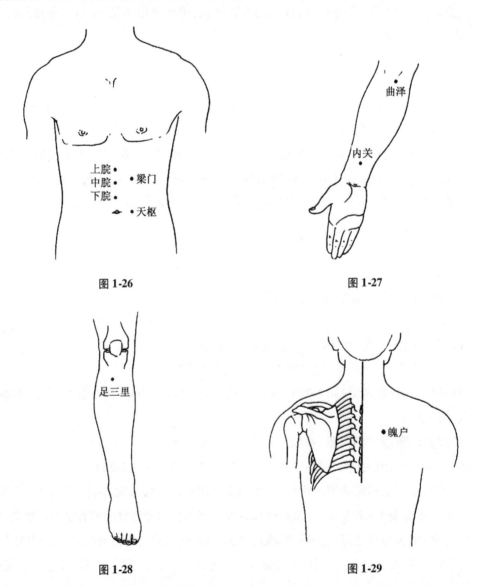

图 1-26　　　　　　　　　　　　　图 1-27

图 1-28　　　　　　　　　　　　　图 1-29

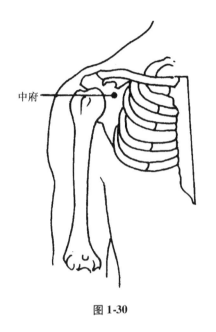

图1-30

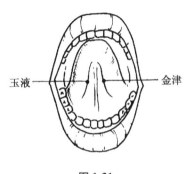

图1-31

六、呕吐

呕吐系因胃失和降,胃气上逆,而出现胃内容物从口吐出为主要表现的病证,可见于急性胃炎、肝炎、贲门痉挛或梗阻、胰腺炎、胆囊炎等疾病。

（一）病因病机

1. 实证:外邪如风、寒、暑、湿之邪及秽浊之气犯及胃腑,可致胃失和降;饮食不节,可致伤胃滞脾,胃气上逆;恼怒伤肝,肝失条达,横逆犯胃,胃气不降,发生呕吐。

2. 虚证:素体中阳不足,或久病年迈,脾运无力,水谷不化,阻于中焦;或胃阴不足,失于濡养,不得润降,而致呕吐。

（二）辨证分型

1. 实证:外邪犯胃所致呕吐发作突然,可伴胸脘满闷,发热恶寒,头身疼痛,苔白腻,脉濡缓;饮食停滞者呕吐酸腐,嗳气厌食,大便臭秽而溏,苔厚腻,脉滑实;痰饮内阻者,呕吐多为清水痰涎,脘闷不食,苔白腻,脉滑;肝气犯胃者呕吐吞酸,胸胁闷痛,嗳气频繁,舌边红苔黄腻,脉弦。

2. 虚证:脾胃虚寒者呕吐时作,食不甘味,大便微溏,神疲肢软,舌质淡,脉濡弱;胃阴不足者呕吐反复发作,时作干呕,口燥咽干,似饥而不欲食,舌红津少,脉细数。

（三）治疗

1. 法则:和胃降逆止呕。

2. 取穴

（1）主穴:内关(图1-27)　　足三里(图1-28)　　魄户(图1-29)　　中府(图1-30)

（2）呕吐严重者加金津(图1-31)　　玉液(图1-31)

（3）实证:曲泽(图1-27)

（4）虚证:胃脘部位加灸

3. 刺法:内关直刺0.5寸;足三里直刺1寸;魄户外平刺0.5寸;中府向外斜刺或平刺0.5寸,不可向内深刺,以免伤及肺脏;金津、玉液放血;曲泽直刺1寸,或放血。实证用补法,虚证用泻法。

4. 方义:内关、足三里健脾和胃,为消化系统疾患常用穴位,魄户、中府乃为笔者治呕的经验效穴;金津、玉液放血可止较为严重的呕吐;曲泽为手厥阴之合穴,可降逆止呕泄热;虚证加灸以增强温养降逆之力。

5. 按语:针灸止呕效果较好。患者平时应注意饮食规律。

七、呃逆

本病以气逆上冲,喉间呃呃有声,声短而频,令人不能自制为主症,即膈肌痉挛。临床可见于胃神经官能症、胃炎、胃扩张,脑血管疾病、肝硬化晚期、尿毒症等多种疾病过程中。

（一）病因病机

1. 实证:过食生冷或辛辣,过用寒药或温补,以致寒邪阻遏中焦或胃火上逆而致呃逆。

2. 虚证:劳累过度,年高体弱,久病久痢等可致脾肾阳虚;热病后期伤津或汗吐下太过而致胃阴不足,二者均可使胃失和降,胃气上逆而呃逆发作。

（二）辨证分型

1. 实证：胃中寒冷者，呃声沉缓有力，膈间及胃脘不舒，得热则减，舌苔白润，脉象迟缓；胃火上逆者，呃声洪亮，冲逆而出，口臭烦渴，喜冷饮，便结溲赤，舌苔黄，脉滑数。

2. 虚证：脾肾阳虚者，呃声低弱无力，气不得续，手足不温，食少困倦，舌淡苔白，脉沉细弱；胃阴不足者，呃声急促而不连续，口干舌燥，烦躁不安，舌质红而干或有裂纹，脉细数。

（三）治疗

1. 法则：和胃降逆止呃。

2. 取穴

（1）主穴：左章门（图1-32）　右合谷（图1-33）

（2）辅穴：内关（图1-35）　足三里（图1-36）　气海（图1-34）　期门（图1-28）　膻中（图1-34）

（3）虚证：膻中（图1-34）　气海（图1-34）　加灸

3. 刺法：实证用泻法，虚证用补法。先针主穴，若仍不止，酌情加辅穴。章门直刺1寸，合谷直刺0.5寸；内关直刺0.5寸；足三里直刺1寸；气海直刺1寸；期门平刺或斜刺0.5寸；膻中平刺0.5寸。

4. 方义：章门为脾之募穴，又为脏会穴，可健脾理气；合谷为多气多血之阳明经的原穴，可补气调气，二穴共济降逆止呃之功。气海为强壮要穴，期门为足厥阴、足太阴与阴维交会穴，膻中为气会，与内关、足三里共用可理气宽胸而止呃。

5. 按语：针灸治疗实证呃逆效果较好，虚性呃逆则效果略差。在慢性疾病过程中出现呃逆不止，可能为病势转向严重的预兆。

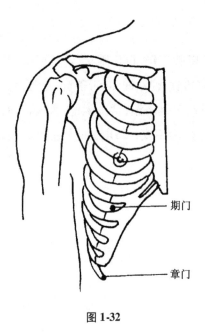

期门

章门

图 1-32

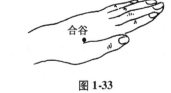

合谷

图 1-33

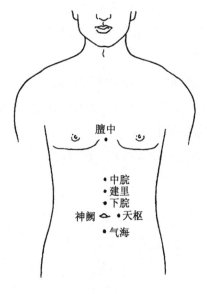

膻中

中脘
建里
下脘
神阙 天枢
气海

图 1-34

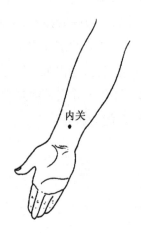

内关

图 1-35

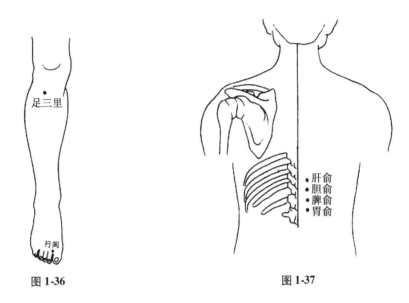

图 1-36　　　　　　　　　　　　　　图 1-37

八、腹痛

腹痛,是指胃脘以下,横骨以上范围内发生的疼痛,是临床常见症状之一,可见于内、外、妇科等多种疾患中,这里只讨论内科中病因较为单纯的腹痛。

（一）病因病机

1. 寒邪内积:恣食生冷,损伤中阳,积寒留滞;风寒之邪,内袭胃肠,寒邪内盛,痹阻气机,不通而痛。

2. 脾阳不振:素体阳气亏虚,健运无权,气血化源不足,腹部脉络失于温养,拘急而痛。

3. 饮食停滞:饮食不节,食滞不化,壅滞胃肠,气机阻滞而痛。

4. 肝郁气滞:恼怒过度,肝失条达,气血郁结,肝胃不和而致腹痛。

（二）辨证分型

1. 寒邪内积:痛势急暴,喜温怕冷,大便溏薄,四肢不温,舌淡苔白润,脉沉紧。

2. 脾阳不振：腹痛绵绵，时作时止，喜温喜按，神疲畏寒，大便溏薄，舌淡苔白，脉沉细。

3. 饮食停滞：脘腹胀满，痛处拒按，或痛则欲泄，泄后痛减，恶食，嗳腐吞酸，苔腻，脉滑。

4. 肝郁气滞：脘腹胀痛，连及胁肋，痛无定处，遇怒则痛作或加剧，嗳气或矢气则痛减，苔薄白，脉弦。

（三）治疗

1. 法则：温中散寒；健运脾胃；消食导滞；疏肝理气，通络止痛。

2. 取穴

（1）寒邪内积：天枢（图1-34）　下脘（图1-34）　建里（图1-34）　足三里（图1-36）灸神阙（图1-34）

（2）脾阳不振：中脘（图1-34）　足三里（图1-36）　脾俞（图1-37）　胃俞（图1-37）

（3）饮食停滞：合谷（图1-33）　足三里（图1-36）　中脘（图1-34）　天枢（图1-34）

（4）肝郁气滞：章门（图1-32）　肝俞（图1-37）　胆俞（图1-37）　行间（图1-36）

3. 刺法：脾阳不振型用补法，余用泻法。腹部穴位直刺 1～1.5 寸；神阙用隔盐灸；足三里直刺 1.5 寸；背俞穴内斜刺 0.5～0.8 寸；合谷直刺 0.5 寸；章门直刺 1 寸；行间斜刺 0.5 寸。

4. 方义：天枢为大肠募穴，可分利水谷糟粕，清导浊滞；下脘、建里健运除胀，灸神阙逐散寒邪，寒得温而散，腹痛遂解；中脘、足三里、脾俞、胃俞共济振奋脾阳之功，脾俞、胃俞亦可加灸；合谷行阳明之气，通调肠胃；中脘、足三里健运脾胃；天枢消食导滞，恢复肠胃传导之机，使食积得化；章门为肝经穴位，又为脾之募穴，可健脾疏肝；肝俞、胆俞、行间可平横逆之肝气，肝条达而脾土健则腹痛止。

5. 按语：针灸治疗腹痛效果较好，但痛势急暴而针灸不缓解者，应尽快查明原因，采取相应措施，以免延误病情。

九、黄疸

黄疸以目黄、身黄、小便黄为主症，尤以目睛黄染为特征。本证可包括肝原性黄疸、阻塞性黄疸和溶血性黄疸。

（一）病因病机

黄疸的病因以湿邪为主,脾气不升,胃气不降,肝失疏泄,胆液不循常道,上泛于目,外溢于肌肤,下渗于膀胱而出现黄疸。

1. 阳黄:阳盛热重,胃火素旺,外感湿邪,湿从热化,热重于湿而为阳黄。

2. 阴黄:阴盛寒重,脾阳素亏,酒食不节,湿从寒化,湿重于热而为阴黄。

（二）辨证分型

1. 阳黄:身黄、目黄,鲜明如橘色,小便黄赤短少,发热,口干口苦,渴喜冷饮,胸中懊侬,腹部胀满,恶心欲吐,苔黄腻,脉弦数。

2. 阴黄:面目俱黄,其色晦暗,或如烟熏,神疲头重,身困纳少,脘痞腹胀,大便不实,口淡不渴,舌淡苔腻,脉濡缓或沉迟。

（三）治疗

1. 法则:疏肝利胆,清热利湿;健脾利胆,温化寒湿。

2. 取穴

（1）主穴:丘墟（图1-38）　阳陵泉（图1-38）

（2）阳黄:腕骨（图1-39）

（3）阴黄:足三里（图1-40）　三阴交（图1-41）　中脘（图1-42）

3. 刺法:阳黄以泻法,阴黄平补平泻。可在中脘及下腹部加灸。丘墟直刺0.5~0.8寸,阳陵泉直刺1~1.5寸,腕骨直刺0.3~0.5寸,余穴直刺1寸。

4. 方义:丘墟、阳陵泉分别为胆经原穴、合穴,有疏肝利胆之效。实验研究发现,针刺丘墟、阳陵泉等穴,胆总管引流者于30分钟后,可出现明显的胆总管规律性收缩,蠕动明显增强。腕骨为手太阳小肠经之原穴,亦为利胆退黄之效穴。足三里、三阴交、中脘健脾利湿,温中散寒而黄疸可退。

5. 按语:黄疸患者在急性期应严格执行消毒隔离制度,针具专用,以采用综合疗法为宜。

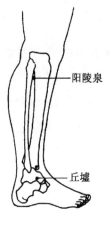

图 1-38

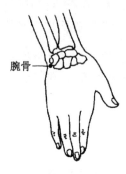

图 1-39

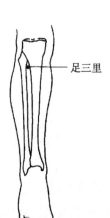

图 1-40

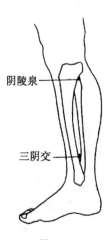

图 1-41

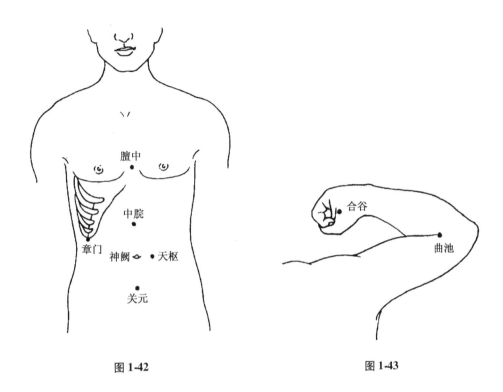

图 1-42　　　　　　　　　　　　　　　图 1-43

十、痢疾

痢疾以腹痛、里急后重、下痢赤白脓血为主症。多发于夏秋季,属肠道传染病。

(一)病因病机

1. 外感时邪:暑湿、疫毒之邪,侵及肠胃,湿热郁蒸,或疫毒弥漫,气血凝滞,脏腑脉络受损而致痢下脓血。

2. 内伤饮食:嗜食肥甘,湿热内蕴,或恣食生冷、误食不洁之物,损伤脾胃,水湿内停,湿从寒化,气血瘀滞,发为痢疾。

3. 久痢:痢疾迁延日久,正虚邪恋,稍有不慎则反复发作而成慢性。

(二)辨证分型

1. 急性痢疾:湿热痢可见腹痛,里急后重,下痢赤白,肛门灼热,小便短赤,心烦口渴,苔黄腻,脉滑数。寒湿痢者下痢白多赤少或纯白黏胨,喜暖畏寒,胸脘痞闷,口淡不渴,苔白腻,脉濡缓。疫毒痢可见发病急骤,壮热,口渴,头痛烦躁,甚则昏迷惊厥,或腹痛剧烈,里急后重,痢下鲜紫脓血,舌红绛,苔黄燥,脉滑数。

2. 慢性痢疾:虚寒痢可见久痢不愈,腹部隐痛,下痢稀薄,带有白胨,口淡不渴,食少神疲,畏寒肢冷,舌淡苔薄白,脉细弱。

若下痢时发时止则成休息痢,发则下痢脓血,日久不愈,倦怠祛冷,纳差,舌淡苔腻,脉濡缓。

（三）治疗

1. 法则:清热解毒;温化寒湿;健脾清肠。

2. 取穴

（1）急性:曲池（图 1-43）　足三里（图 1-40）

（2）寒湿痢:中脘（图 1-42）　关元（加灸）（图 1-42）

（3）疫毒痢:委中放血（图 1-44）

（4）慢性:长强（图 1-45）　灸关元（图 1-42）

3. 刺法:急性用泻法,慢性用补法。急性所用穴位直刺 1 寸,委中以三棱针放血。长强紧靠尾骨前面斜刺 0.8 ~ 1 寸,勿直刺,以免伤直肠。

4. 方义:曲池为多气多血之手阳明经合穴,可泄热清肠,配用健运脾胃之足三里,共为急性痢疾之主穴;中脘、关元温化寒湿;委中为足太阳经合穴,放血可解毒凉血泄热;长强为督脉络穴,善治"肠风下血",具有温补脾肾、调理肠道之功;灸关元更可祛寒、扶正而止痢。

5. 按语:发病期间须控制饮食或禁食,实行床边隔离。病情急暴凶险者,应采取综合措施救治。

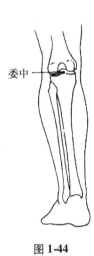

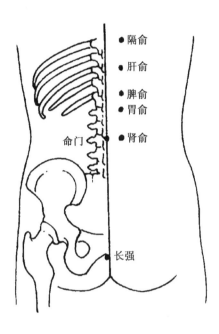

图 1-44

图 1-45

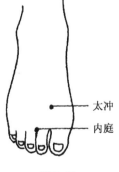

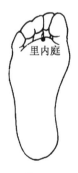

图 1-46

图 1-47

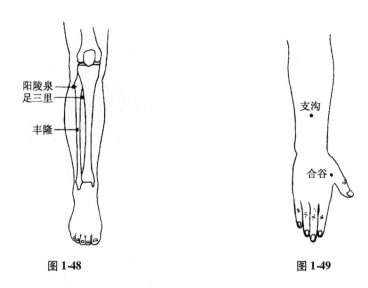

图 1-48　　　　　　　　　　　　　　　图 1-49

十一、泄泻

泄泻的主要症状为排便次数增多,粪便稀薄,甚至如水样。急慢性肠炎、肠结核、肠功能紊乱、结肠过敏等消化器官的功能性或器质性病变均可出现泄泻。

（一）病因病机

1. 急性泄泻:饮食生冷不洁,兼受寒湿暑热,外邪扰于肠胃,运化、受盛、传导失常,水谷相混,清浊不分,而致急性发作。

2. 慢性泄泻:思虑伤脾,脾胃素虚;郁怒伤肝,乘侮脾土或肾阳不振,命门火衰,均可致慢性泄泻。

（二）辨证分型

1. 寒湿泄:粪质清稀,水谷相杂,肠鸣腹痛拒按,脘闷纳呆,舌苔白腻,脉濡缓。

2. 湿热泄:粪色黄褐而臭、肛门灼热,泻下急迫或泻而不爽,便秘尿赤,舌苔黄腻,脉濡数。

3. 伤食泄:泻下粪便臭如败卵而黏,泻后腹痛减轻,脘痞纳呆,嗳腐吞酸,舌苔厚腻,脉滑。

4. 脾胃虚弱:大便溏薄,饮食不慎即泻,神疲肢软,不思饮食,舌淡苔白,脉无力。

5. 肝郁乘脾:泄泻常与精神抑制有关,泻而不爽带青汁,腹痛连胁,舌淡红,脉弦。

6. 肾阳不足:五更泄,腹部隐隐胀痛,肠鸣辘辘,腹泻如注,腰膝酸软,舌淡苔白,脉沉细。

（三）治疗

1. 法则:祛除邪气,调整胃肠;健脾和胃;疏肝解郁;温补肾阳。

2. 取穴

（1）主穴:长强（图 1-20）

（2）寒湿泄:灸神阙（图 1-42）

（3）湿热泄:曲池（图 1-43）　内庭（图 1-46）

（4）伤食泄:天枢（图 1-42）　合谷（图 1-43）　里内庭（图 1-47）

（5）脾胃虚弱:脾俞（图 1-45）　胃俞（图 1-45）　章门（图 1-42）

（6）肝郁乘脾:肝俞（图 1-45）　脾俞（图 1-45）　太冲（图 1-46）

（7）肾阳不足:肾俞（图 1-45）　命门（图 1-45）

3. 刺法:前三型为急性泄泻用泻法,慢性者用补法。长强靠尾骨前面斜刺 0.8～1 寸,曲池直刺 1 寸,天枢直刺 1 寸,背俞穴斜刺 0.5～0.8 寸,章门直刺 0.8～1 寸,手足穴位直刺 0.5 寸。脾胃虚弱及肾阳不足者背俞穴亦可加灸。

4. 方义:长强为督脉络穴,又靠近肛门,可调理肠道气机,故为主穴;灸神阙温中散寒;曲池、内庭分别为大肠合穴、胃经荥穴,可清泄肠胃湿热;天枢消食导滞;合谷调气清肠;里内庭为治疗食积效穴;取脾、胃背俞穴及脏会穴章门健脾和胃;肝俞、脾俞配用肝之原穴太冲共济疏肝解郁之功;肾俞、命门则温肾壮阳,脏腑得以温煦而水谷可化,泄可止。

5. 按语:泄泻频繁脱水者,应及时补液。平时应注意饮食卫生。

十二、便秘

便秘是指大便秘结不通,排便时间延长,或虽有便意,而排便困难。西医所称的习惯性便秘,各种原因导致的肠蠕动减弱性便秘均可参考论治。

（一）病因病机

1. 胃肠燥热:素体阳盛,或嗜食辛辣,致使胃肠积热;或邪热内燔,下移大肠,均可消灼津液,腑气不通而成便秘。

2. 肝郁气滞:情志不畅,气机阻滞,胃失和降,大肠失于传导,糟粕内停而便秘。

3. 气血虚弱:病后、产后气血未复;年迈体弱,气血亏损;或肺脾气虚,化源不足,传导无力,肠失润下而大便不畅。

4. 肾阳虚弱,肾阳不足,温煦无权,阴寒凝结,腹气不通而成便秘。

（二）辨证分型

1. 热秘:大便干结不通,腹部痞满,按之有块作痛,矢气频传,终难排出,面红身热,头痛口干,小便短黄,舌苔黄燥,脉滑实。

2. 气秘:大便秘而不甚干结,腹部胀痛,连及两胁,嗳气频作,纳少,苔薄白,脉弦。

3. 虚秘:大便不干,便意频,但排便费力,便后汗出,气短,面白神疲,头晕心悸,舌淡苔薄白,脉虚。

4. 冷秘:大便坚涩,排出困难,小便清长,面色㿠白,四肢不温,喜热怕冷,腹中冷痛。舌淡苔白,脉沉迟。

（三）治疗

1. 法则:清热润肠;顺气行滞健脾益气,温阳通便。

2. 取穴

（1）主穴:丰隆（图1-48）　支沟（图1-49）

（2）热秘:内庭（图1-46）　天枢（图1-42）

（3）气秘:中脘（图1-42）　太冲（图1-46）

（4）虚秘:足三里（图1-48）

（5）冷秘:灸关元（图1-42）

3. 刺法:热秘、气秘用泻法,虚秘用补法。丰隆、支沟直刺1寸,腹部穴及足三里直刺1寸,足部穴直刺0.5寸。

4. 方义:丰隆为足阳明之络穴,"主大小便涩难",可推动腑气下行;支沟为手少阳之经穴,宣通三焦气机,二穴共为主穴以通调腑气;内庭、天枢清热导滞;中脘、太冲疏肝行气;足三里补益气血而润肠;灸关元以温通下焦,肠道温煦则便自通。

5. 按语：患者平素应注意饮食调摄，加强锻炼，并养成定时排便习惯。

十三、胸痹

胸痹是指胸部闷痛，甚则胸痛彻背，短气，喘息不得卧为主症的一种疾病。多见于冠状动脉硬化性心脏病。

（一）病因病机

1. 寒邪内侵：素体阳衰，胸阳不足，阴寒之邪乘虚侵袭，寒凝气滞，痹阻胸阳而发病。

2. 饮食不当：饮食不节，脾胃运化失健，聚湿成痰，心脉受阻，胸阳失展而成胸痹。

3. 情志失调：忧思伤脾，脾虚生痰；郁怒伤肝，肝郁气滞，二者均可阻滞心脉而发病。

4. 年迈体虚：年过半百，肾脏渐衰，肾之阴阳不足可致心阳不振，心阴亏虚，而致胸阳失运，心脉阻滞，而成胸痹。

（二）辨证分型

1. 阴寒凝滞：胸痛彻背，感寒痛甚，胸闷气短，心悸，重则喘息，不能平卧，面色苍白，四肢厥冷，苔白，脉沉细。

2. 痰浊壅塞：胸闷胸痛，或痛引肩背，气息短促，肢体沉重，苔浊腻，脉滑。

3. 心血瘀阻：胸部刺痛，固定不移，入夜更甚，时或心悸不宁，舌质紫暗，脉沉涩。

（三）治疗

1. 法则：温阳散寒；豁痰开结；活血化瘀。

2. 取穴
（1）主穴：膻中（图1-42）　内关（图1-50）
（2）阴寒凝滞：灸膻中（图1-42）　关元（图1-48）
（3）痰浊壅塞：中脘（图1-42）　丰隆（图1-48）
（4）心血瘀阻：然谷放血（图1-51）

3. 刺法：以泻法为主。膻中平刺0.5寸，内关直刺0.5～1寸，使针感上下传导为佳。中脘、丰隆直刺1寸，然谷以三棱针放血。

4. 方义:膻中为气会,可调畅气机,气行则心脉可通;内关为心包经络穴,别走少阳之经,且与阴维相会,"阴维为病苦心痛",二穴共为主穴,宽胸理气止痛;灸膻中、关元,温阳散寒;中脘、丰隆长于祛痰化浊;然谷为肾经荥穴,心与肾为同名经,然谷放血可祛胸中瘀血,心脉通畅而痛可止。

5. 按语:针灸治疗胸痹效果可靠,针刺内关穴可使心肌缺血性心电图得到明显改善。对于急重病人,应及时采取综合治疗措施。

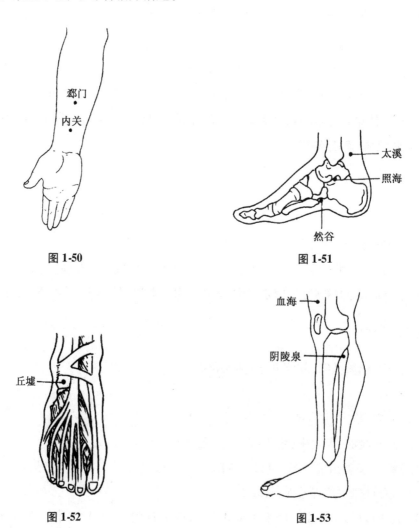

图 1-50　　　　　　　　　　　图 1-51

图 1-52　　　　　　　　　　　图 1-53

十四、惊悸

惊悸是指病人自觉心动异常,心慌不安,甚则不能自主的一类症状。多见于风心病、冠心病、肺心病以及神经官能症等疾病。

(一)病因病机

1. 实证:水饮内停或痰热上扰,阻塞胸阳,心气不宁而发惊悸。
2. 虚证:素体虚弱,心虚胆怯,遇险临危而心悸神摇;或心血不足,心失所养而发病。

(二)辨证分型

1. 实证:心悸,胸闷,烦躁不安,少寐多梦,口苦,舌红苔黄,脉滑数。
2. 虚证:心悸,胸闷,气短,面色无华,倦怠乏力,形寒肢冷,舌淡红苔薄白,脉细数。

(三)治疗

1. 法则:宁心安神;益气补血。
2. 取穴:膻中(图1-42) 内关(图1-50) 郄门(图1-50)
3. 刺法:实证用泻法,虚证用补法。膻中平刺0.5寸,内关直刺0.5~1寸,郄门直刺1寸。
4. 方义:膻中宽胸理气定悸。有报道,单刺膻中穴可治疗阵发性心动过速;内关、郄门分别为手厥阴心包经之络穴和郄穴,常配合使用治疗心脏疾患,可通心脉,定惊悸。
5. 按语:对于惊悸由心肌异常,如"心尖息肉"等原因引起者,笔者用4寸毫针刺患侧内关沿皮向上透郄门穴,取得满意疗效。

十五、胁痛

胁痛以一侧或两侧胁肋疼痛为主要表现。包括肋间神经痛,以及胸膜炎、胆囊炎、胆石症、肝炎等病变所引起的疼痛。

(一)病因病机

1.情志不调:抑郁或暴怒,可使肝气失于条达,气阻络痹而胁痛。

2. 跌仆闪挫:以致瘀血停着而胁痛。

3. 湿热内蕴:外感湿热或饮食所伤,脾虚生痰而化热,均可使肝胆失其疏泄而发胁痛。

4. 肝阴不足:久病或过劳,精血方损,肝阴不足,脉络失养而发病。

（二）辨证分型

1. 肝气郁结:胁肋胀痛,走窜不定,痛因情志而增减,胸闷嗳气,苔薄白,脉弦。

2. 瘀血停着:胁肋刺痛,痛有定处,夜间痛甚,患处或见症块,舌质紫暗,脉沉涩。

3. 肝胆湿热:胁痛口苦,胸闷纳呆,恶心呕吐,目赤或面目俱黄,苔黄腻,脉滑数。

4. 肝阴不足:胁肋隐痛,悠悠不休,遇劳加重,口干咽燥,头晕目眩,心中烦热,舌红少苔,脉细弦数。

（三）治疗

1. 法则:疏肝理气;祛瘀通络;清热利湿;养阴柔肝。

2. 取穴

(1)主穴:丘墟透照海（图1-52）（图1-51）

(2)肝气郁结:合谷（图1-49）　太冲（图1-46）

(3)瘀血停着:膈俞（图1-45）　血海（图1-53）

(4)肝胆湿热:阳陵泉（图1-48）　阴陵泉（图1-53）

(5)肝阴不足:足三里（图1-48）　太溪（图1-51）

3. 刺法:肝阴不足用补法,余用泻法。丘墟向照海方向深刺,以不穿透照海处皮肤而又感觉到针尖为度。手足穴位直刺0.5寸,腿部穴直刺1～1.5寸,膈俞向椎体斜刺0.5寸。

4. 方义:丘墟为足少阳经之原穴,照海属足少阴经,肝肾同源,肝胆互为表里,故一针透二穴,有疏肝解郁,调气止痛之功,针刺此透穴以止痛时,笔者一般采用先补后泻法;合谷、太冲善治肝气郁结所致疼痛;血会穴膈俞与血海有活血化瘀之力;胆经合穴阳陵泉和解少阳,阴陵泉清利湿热;足三里、太溪则扶正育阴,从本治之而止痛。

5. 按语:针灸治疗肋间神经痛所致胁痛效果明显,对于其他病因所致胁痛,在针治同时,应用综合措施治疗原发病。患者平素应注意情志及饮食的调摄。

十六、癫狂

癫狂是精神失常的病证,癫证多呆静,狂证多躁动。患者以青、壮年较多。现代医学的精神分裂症、狂躁性和抑郁性精神病、更年期精神病可参考本节施治。

(一)病因病机

癫狂大多为情志所伤引起。忧思恼怒,肝失条达,肝壅克脾,脾虚生痰,痰蒙心窍,以致神志逆乱而发癫狂。

(二)临床表现

1. 癫证:沉默痴呆,精神抑郁,表情淡漠,或喃喃自语,语无伦次,或时悲时喜,哭笑无常,不知秽洁,不思饮食,舌苔薄腻,脉弦细或弦滑。

2. 狂证:始则性情急躁,头痛失眠,面红目赤,继则妄言责骂,不分亲疏,或毁物伤人,力逾寻常,舌质红绛,苔黄腻,脉弦滑。

(三)治疗

1. 法则:醒脑开窍;化痰安神;清心泻热。

2. 取穴:合谷(图1-55)　太冲(图1-56)　内关(图1-57)　丰隆(图1-48)　心俞(图1-58)　譩譆(图1-58)　素体虚弱者:气海(图1-59)

3. 刺法:泻法。唯气海施以补法,直刺1寸,长留针1小时。狂证正在发作时,可点刺诸穴不留针。合谷、太冲、内关直刺1寸,丰隆直刺2寸,心俞譩譆斜刺0.8寸。

4. 方义:合谷、太冲分别为手阳明及足厥阴经之原穴,调气活血,疏肝解郁,平降上亢之阳;内关、丰隆蠲化痰浊;心俞为心的背俞穴,有宁心开窍安神之功,笔者常取心俞、譩譆配用,治疗神经系统疾患;气海益气补元,为治本之法。

5. 按语:对狂躁型患者,多采用综合措施治疗,防止伤人毁物。治疗同时,要做好心理开导工作,劝慰病人,以利于疾病的恢复。

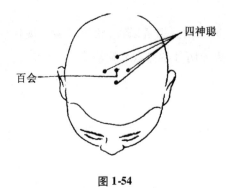

图 1-54

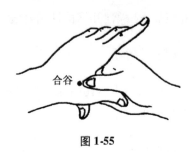

图 1-55

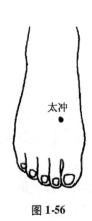

图 1-56

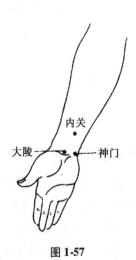

图 1-57

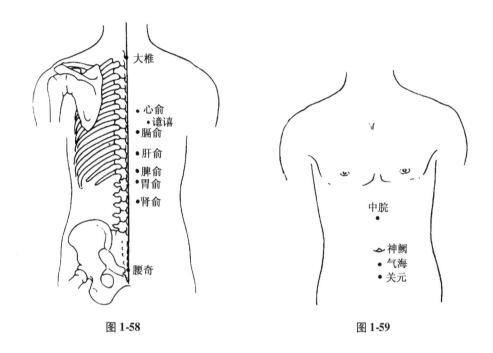

图 1-58　　　　　　　　　　　图 1-59

十七、痫证

痫证,即癫痫,俗称"羊痫风",是一种发作性神志失常的疾病。具有突然性、短暂性、反复发作的特点。

(一)病因病机

本病可从先天胎气而得,孕妇突受惊恐,胎儿发育受挫;亦可因脾虚聚湿生痰,或情志刺激,肝郁不舒,以致肝、脾、肾等脏气失调,骤然阳升风动,痰气上涌,闭阻络窍而突然发病。

(二)临床表现

发作时,突然昏倒,不省人事,四肢抽搐,牙关紧闭,双目上视,口吐涎沫,甚则二便失禁,醒后神清如常人。痫证白久,反复发作,抽搐强度减弱,精神萎靡,神疲乏力,腰膝酸软等症状则表现出来,由实证转化为正虚。

（三）治疗

1. 法则：发作时醒脑熄风，豁痰开窍；平时扶正补虚，养心安神。

2. 取穴

（1）发作时：百会（图1-54）　人中（图1-60）　涌泉（图1-61）　颊车（图1-60）　地仓（图1-60）

（2）间歇期：①大椎（图1-58）　腰奇（图1-58）；②百会（图1-54）　四神聪（图1-54）中脘（图1-59）　合谷（图1-55）　太冲（图1-56）

3. 刺法：发作时，捻转不留针，深度0.5寸。大椎针尖向下，腰奇针尖向上，均将针卧倒沿皮刺，深度3.5寸。百会、四神聪平刺0.5～0.8寸，中脘直刺1～1.5寸，合谷、太冲直刺1寸。

4. 方义：百会、人中属督脉，涌泉为肾经井穴，三穴有醒脑开窍之力；颊车、地仓为局部取穴，以缓解牙关紧闭、口吐涎沫。

5. 按语：痫证在发作期和间歇期均应接受治疗。发作时，可适当配合使用镇静药。大发作而昏迷者，应采取抢救措施，防止意外。继发性痫证，应积极治疗原发病。

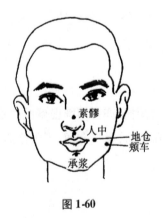

图1-60

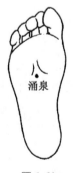

图1-61

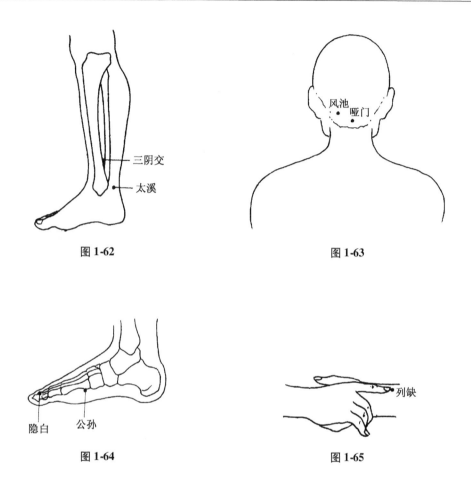

图 1-62

图 1-63

图 1-64

图 1-65

十八、不寐

不寐即失眠,轻者入寐困难,或寐而不实,或醒后难再入睡重者可彻夜不眠。多见于神经衰弱、神经官能症等疾病。

(一)病因病机

1. 情志内伤:情志郁怒,肝阳上扰;或思虑过度,内伤心脾心神失养而失眠。

2. 饮食不节,以致胃气不和而夜寐不安。

3. 劳倦太过或素体虚弱:以致肾阴暗耗,水火不济,心肾交,心火亢盛而夜不能寐。

（二）辨证分型

1. 肝阳上扰：失眠，兼见性情急躁易怒，胁肋胀痛，头痛，头晕，舌红苔薄黄，脉弦。
2. 心脾两虚：兼见心悸，健忘，头晕目眩，易汗出，舌淡苔白脉细弱。
3. 脾胃不和：兼见脘闷嗳气，吞酸恶心，舌苔黄腻，脉滑。
4. 心肾不交：兼见心烦不安，头晕耳鸣，健忘梦遗，腰酸腿软，舌红，脉细数。

（三）治疗

1. 法则：解郁平肝；补益心脾；和胃安中；交通心肾；养心宁神。
2. 取穴
（1）主穴：百会（图1-54）　神门（图1-57）　三阴交（图1-62）
（2）肝阳上扰：肝俞（图1-58）　太冲（图1-56）
（3）心脾两虚：心俞（图1-58）　脾俞（图1-58）
（4）脾胃不和：脾俞（图1-58）　胃俞（图1-58）　内关（图1-57）　中脘（图1-59）
（5）心肾不交：心俞（图1-58）　肾俞（图1-58）　大陵（图1-57）　太溪（图1-62）
3. 刺法：肝阳上亢型用泻法脾两虚型用补法，余用平补平泻。百会向后沿皮刺0.5～0.8寸，神门直刺0.3～0.5寸，三阴交直刺1～1.5寸。背俞穴斜刺0.5～0.8寸，足部穴位直刺0.5寸，内关直刺0.5寸，中脘直刺1寸，大陵直刺0.3～0.5寸。
4. 方义：取督脉百会充荣髓海，心经原穴神门宁心养心，三阴交益阴补血，三穴养心安神，共为主穴；肝俞、太冲疏肝降逆；心俞、脾俞补益心脾；脾俞、胃俞健脾和胃；内关、中脘化痰安中；大陵、太溪分别为心包经、肾经原穴，配合心俞、肾俞滋阴清火，交通心肾。脏腑调和，则心神得养，睡眠得安。
5. 按语：病人应避免精神过度紧张，保持劳逸适度，坚持锻炼身体，以利于提高睡眠质量。

十九、脏躁

脏躁，类似癔病，是一种神经官能症，又称为歇斯底里，多发于青年，女性多于男性。

（一）病因病机

发病与情志异常密切相关,如忧伤、恼怒、惊恐等,均可损及心营,营血不足则气盛火炎,神躁不安。亦可由于饮食停滞,火热生痰,痰热上扰神明所致。

（二）临床表现

患者表现出精神异常,如大哭大笑,叫喊,手舞足蹈,抽搐,或突然失语,吞咽困难,胸闷嗳气,甚或突然晕厥、瘫痪、肢体疼痛等。

（三）治疗

1. 法则:疏肝理气解郁;涤痰宁心开窍。

2. 取穴

（1）主穴:素髎（图1-60）　内关（图1-57）　神门（图1-57）　大陵（图1-57）　合谷（图1-55）　太冲（图1-56）

（2）失语:心俞（图1-50）　哑门（图1-63）

（3）身痛:隐白（图1-64）　中脘（图1-59）

（4）瘫痪:大椎（图1-58）

（5）嗳气:承浆（图1-60）

3. 刺法:泻法为主。素髎向上斜刺0.5寸,其余主穴直刺0.5寸。心俞斜刺0.5寸,哑门直刺勿超过1寸,以免伤及延髓。隐白浅刺0.1寸,中脘直刺1寸。大椎向上斜刺不超过1寸,以针感如放电向周身发散为佳,勿提插捻转,速出针。承浆斜刺0.3~0.5寸,除大椎外,留针时间可延至1小时。

4. 方义:素髎为督脉穴位,针感较强,可开窍醒神;内关属心包经,可治神志疾患;神门、大陵、合谷、太冲分别为心、心包、胃、肝经之原穴,可宁心安神,疏肝解郁,共为主穴。哑门,顾名思义,可治哑,与心俞相配,可开窍通络。隐白为脾经井穴,脾主肌肉,则隐白可治身痛;中脘为脏会穴,胃之募穴,亦为任脉与手太阳、手少阳、足阳明经交会穴,笔者常取中脘穴治身痛,脏腑和、中焦健则身痛解。承浆为任脉与足阳明经交会穴,故可调和阴阳,和胃降逆,与内关共用,可治嗳气不止。

5. 按语:笔者治本病,留针时间较长,加强刺激量。一般治疗 2～3 次,即可明显改善症状,疗效很好。在癔病发作时,用暗示疗法亦可缓解症状。

二十、头痛

头痛是临床常见的自觉症状,可见于多种急慢性疾病,如血管神经性头痛,高血压、动脉硬化、贫血、神经官能症、脑炎、肿瘤等疾病都可表现出头痛。

(一)病因病机

1. 外感:六淫之邪自表袭入经络,经络阻遏,气血不和,上扰清窍而头痛。

2. 内伤:内伤诸疾均可造成头痛。如情志伤肝,肝郁化火,上扰清窍;肝肾阴虚,肝阳上亢;脾不健运,痰湿内生,阻遏诸阳;或劳倦伤脾,气血化源不足,清窍失养而头痛。

(二)辨证分型

1. 外感头痛:头痛阵作,如锥如刺,或抽掣胀急,痛无定处,舌淡苔白,脉浮。

2. 肝阳上亢:头痛眩晕,侧头痛为主,性急易怒,胁痛口苦,夜寐不安,常因紧张、激动而痛作,舌质红,脉弦。

3. 痰浊头痛:头痛昏蒙,胸脘满闷,呕恶痰涎,舌苔白腻,脉滑。

4. 气血不足:头痛绵绵,头目昏重,遇劳则甚,神疲乏力,面色无华,舌质淡,脉细。

(三)治疗

1. 法则:祛邪通络;平肝潜阳;涤痰降逆;益气养血,和络止痛。

2. 取穴

(1)外感头痛:百会(图 1-54)　　合谷(图 1-55)　　列缺(图 1-65)　　后溪(图 1-66)

(2)肝阳头痛:百会(图 1-54)　　风池(图 1-63)　　侠溪(图 1-67)　　行间(图 1-67)

(3)痰浊头痛:中脘(图 1-59)　　丰隆(图 1-69)　　公孙(图 1-64)　　内关(图 1-66)

(4)气血亏虚:百会(图 1-54)　　心俞(图 1-58)　　脾俞(图 1-58)　　肾俞(图 1-58)

(5)随证加减:①前额痛:中脘(图 1-71);②后头痛:至阴(图 1-79);③偏头痛:丝竹空透率谷(图 1-80)。

3. 刺法:气血亏虚型用补法,余用泻法。百会穴平刺 0.5 寸,列缺向上斜刺 0.5 寸,风池向鼻尖方向刺,不超过 1 寸深,中脘、丰隆直刺 1~1.5 寸,余上肢、足部穴直刺 0.5 寸,背俞穴斜刺 0.5~0.8 寸,至阴浅刺 0.1 寸,丝竹空向率谷方向透刺,以不穿透皮肤、率谷有针感为度。

4. 方义:百会为督脉与足太阳膀胱经交会穴,是治疗头痛的常用穴位;合谷、列缺属原络配穴法,疏风泄热解表;后溪为手太阳经输穴,可治外感风湿头痛。风池祛风止痛;侠溪、行间分别为胆经、肝经之荥穴,有平肝潜阳之功。中脘、丰隆、公孙、内关共济蠲化痰浊之效。百会与背俞穴共用以培补气血,充养髓海。中脘为胃之募穴,可清泻胃腑之热,前额痛为阳明经之患,故中脘可止前额痛。至阴为足太阳膀胱经之井穴,可理太阳经气,膀胱经"从巅入络脑,还出别下项",故至阴可治疗后头痛。丝竹空透率谷为宣散少阳经脉经气的主穴,是治疗偏头痛的有效穴。

5. 按语:针刺治疗头痛效果较好。但对于剧烈头痛及久治不愈的头痛,应明确病因,以免延误病情。

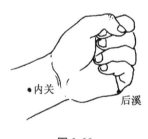

图 1-66

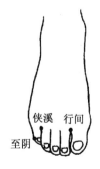

图 1-67

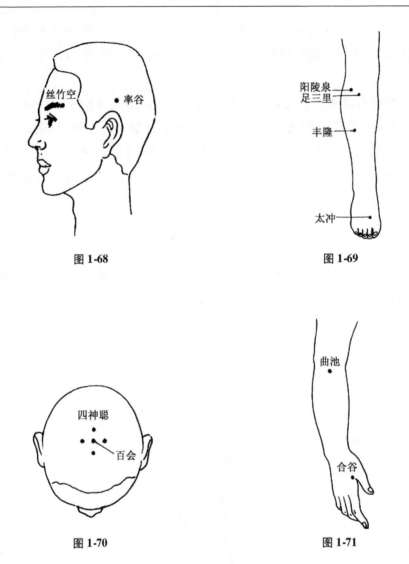

图 1-68　　　　　　　　　　　图 1-69

图 1-70　　　　　　　　　　　图 1-71

二十一、眩晕

　　眩晕以头晕目眩,视物运转为主要表现,可见于内耳性眩晕、颈椎病、椎-基底动脉供血不足、高血压、贫血等。

（一）病因病机

1. 实证：郁怒伤肝，肝阳偏亢，风阳内动；或因嗜食甘肥，湿盛生痰，风阳、痰浊上扰清窍而眩晕。

2. 虚证：素体虚弱，思虑过度，心脾两虚，气血失荣；或肝肾之阴暗耗，髓海空虚而发病。

（二）辨证分型

1. 风阳上扰：眩晕耳鸣，头胀痛，易怒，失眠多梦，口苦，舌红苔黄，脉弦滑。
2. 痰浊上蒙：头重如裹，视物旋转，胸闷作恶，呕吐痰涎，苔白腻，脉弦滑。
3. 气血亏虚：头晕目眩，神倦乏力，心悸少寐，面色淡白，舌淡苔薄白，脉弱。
4. 肝肾阴虚：眩晕久发不已，视力下降，少寐健忘，腰酸膝软，耳鸣，舌红苔薄，脉细。

（三）治疗

1. 法则：平肝熄风；蠲化痰浊；补气养血；滋补肝肾。
2. 取穴
（1）风阳上扰：百会（图1-70）　　合谷（图1-71）　　阳陵泉（图1-68）　　太冲（图1-69）
（2）痰浊上蒙：百会（图1-70）　　内关（图1-66）　　足三里（图1-69）　　丰隆（图1-69）
（3）气血两虚：百会（图1-70）　　气海（图1-59）　　足三里（图1-69）　　三阴交（图1-62）
（4）肝肾阴虚：百会（图1-70）　　气海（图1-59）　　三阴交（图1-62）　　太溪（图1-62）

3. 刺法：前两型以泻法为主，后两型用补法。百会平刺0.5~0.8寸，手足穴位及内关直刺0.5寸左右，腿部穴位直刺1~1.5寸，气海直刺1~2寸。

4. 方义：百会穴充养髓海，清利头目，是治眩晕常用穴位。合谷、太冲与胆经合穴阳陵泉同用以平肝潜阳熄风。内关、足三里、丰隆祛痰化浊。气海、足三里、三阴交益气养血。气海、三阴交、太溪滋阴壮元，使髓海得养而眩晕可止。

5. 按语：眩晕久治不愈者，应查明病因。

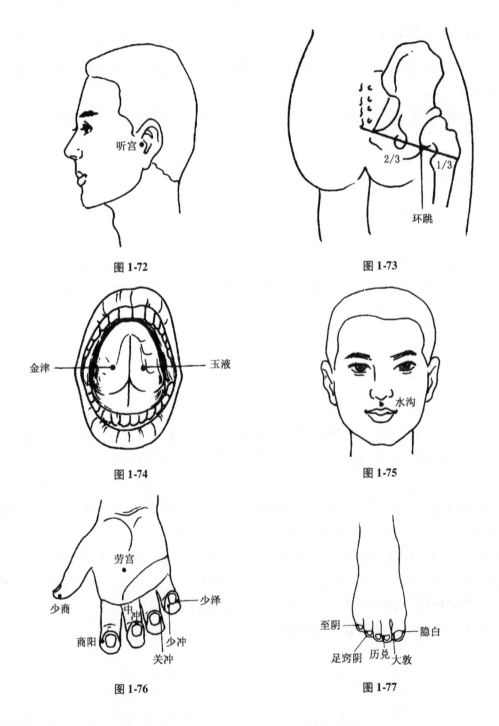

图 1-72

图 1-73

图 1-74

图 1-75

图 1-76

图 1-77

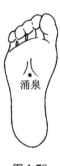

图 1-78

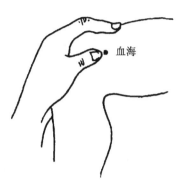

图 1-79

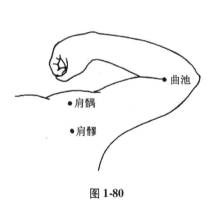

图 1-80

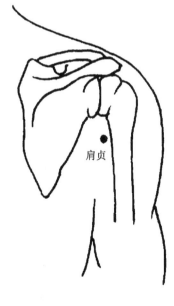

图 1-81

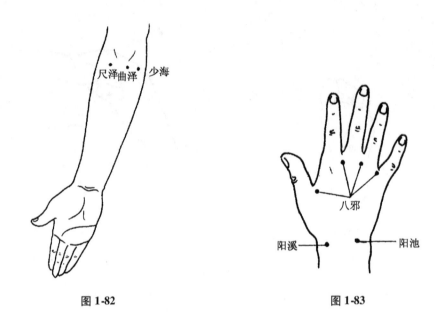

图 1-82　　　　　　　　　　　　　　图 1-83

二十二、中风

中风以昏仆、半身不遂、肢麻、舌謇等为主要临床表现,属于脑血管病范围。

(一)病因病机

各种原因导致脏腑经络功能失常,阴阳偏颇,气血逆乱,均可发生中风。如体质肥胖,恣食甘腻,湿盛生痰,痰郁生热;或因房事不节,劳累太过,肾阴不足,肝阳偏亢,遇忧思、恼怒、嗜酒等诱因均可发病。

(二)临床表现

1. 中经络:肌肤不仁,手足麻木,突然口眼歪斜,语言不利,口角流涎,甚则半身不遂。神志尚清,病情较轻缓。

2. 中脏腑

(1)闭证:突然昏仆,不省人事,颜面潮红,呼吸气粗,两手握固,牙关紧闭,喉中痰鸣,二便闭塞,舌红苔黄腻,脉弦滑数。

（2）脱证：昏沉不醒,目合口开,鼻鼾息微,手撒肢冷,汗多不止,二便自遗,脉微欲绝。

（三）治疗

1. 法则：疏通经络,调和气血;清火降逆,启闭开窍;回阳固脱。

2. 取穴

（1）中经络：①四神聪（图1-70）　曲池（图1-71）　合谷（图1-71）　阳陵泉（图1-69）足三里（图1-69）　太冲（图1-69）　太溪（图1-62）;②病在上肢:听宫（图1-72）为主,配合列缺（图1-65）;③病在下肢:环跳（图1-73）;④语言不利:金津（图1-74）　玉液（图1-74）放血;⑤体质虚弱:灸气海（图1-59）

（2）中脏腑：①闭证:水沟（图1-75）　劳宫（图1-76）　十二井（图1-76、图1-77、图1-78）放血;②脱证:灸关元（图1-59）　神阙（图1-59）

3. 刺法：足三里、太溪用补法,余穴用泻法,听宫、列缺、环跳平补平泻。闭证用泻法。四神聪平刺0.5～0.8寸,血压高者,可予四神聪点刺放血。曲池、合谷直刺0.5～1寸,阳陵泉、足三里直刺1～1.5寸,太冲、太溪直刺0.5寸左右。听宫张口取之,直刺1～1.5寸,列缺向上斜刺0.3～0.5寸。环跳直刺3寸左右,针感放射至足即可取针,环跳只刺患侧。

4. 方义：本病以阴虚阳亢型较多见,四神聪醒脑开窍,余穴共济滋阴平肝熄风之效。听宫为手太阳经穴,且为手足少阳与手太阳经交会穴,笔者常取之治疗中经络,尤对上肢症状效果明显;列缺为八脉交会穴,常配合听宫使用。环跳疏通局部气血。金津、玉液放血以通舌窍。灸气海补虚壮元。泻水沟及心包经荥穴劳宫,十二井放血具有开闭泄热、醒脑开窍的作用。关元阴中含阳,神阙为真气所系,艾炷灸之,可回垂绝之阳而治脱证。

5. 按语：针灸治疗中风有确切疗效,尤以早期即开始治疗为好,对后遗症患者,亦有效果。治疗期间,患者应加强肢体功能锻炼,并注意维持正常血压,防止再次中风。

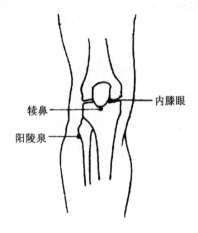

图 1-84

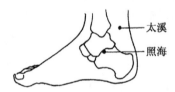

图 1-85

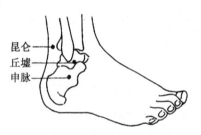

图 1-86

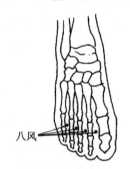

图 1-87

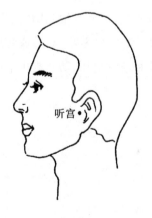

图 1-88

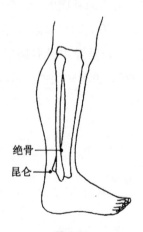

图 1-89

二十三、痹证

肢体、关节等处酸、痛、麻、重及屈伸不利者,称为痹证。本证类似风湿性关节炎、风湿性肌炎、类风湿性关节炎及大骨节病等。

(一)病因病机

1. 风寒湿邪侵袭人体,如居处潮湿、涉水冒雨、气候剧变、冷热交错等原因,均可致外邪侵入,注于经络,留于关节,使气血痹阻而为痹证,分别为风痹、痛痹、着痹。

2. 感受热邪或素体阳盛或阴虚有热,外邪易从热化;或因风寒湿痹日久不愈,邪留经络关节,郁而为热,均可形成热痹。

痹证的发生主要由于正气不足、感受外邪,内因是痹证发生的基础。

(二)辨证分型

1. 行痹:肢体关节酸痛,游走无定处,可见关节屈伸不利,或见恶风发热,苔薄白,脉浮。

2. 痛痹:痛有定处而剧烈,其痛得热则减,遇寒则甚,关节不可屈伸,苔薄白,脉弦紧。

3. 着痹:肢体关节疼痛、重着,肌肤麻木不仁,痛有定处,转侧不灵,屈伸不利,舌苔白腻,脉濡缓。

4. 热痹:关节疼痛,局部灼热红肿,痛不可触,活动受限,涉及一个或多个关节,舌苔黄,脉滑数。

(三)治疗

1. 法则:疏风散寒;温经利湿;清热利湿;通络止痛。

2. 取穴

(1)行痹:膈俞(图1-58)　血海(图1-79)

(2)痛痹:关元(图1-59)　气海(图1-59)

(3)着痹:灸中脘(图1-59)

(4)热痹:大椎(图1-58)　曲池(图1-80)

（5）结合患处局部取穴：①肩部：肩髃（图 1-80）　肩髎（图 1-80）　肩贞（图 1-81）；②肘部：尺泽（图 1-82）　曲泽（图 1-82）　少海（图 1-82）；③手指：阳溪（图 1-83）　阳池（图 1-83）　八邪（图 1-83）；④膝部：犊鼻（图 1-84）　内膝眼（图 1-84）　阳陵泉（图 1-84）；⑤踝部：申脉（图 1-86）　照海（图 1-85）　丘墟（图 1-86）　昆仑（图 1-86）；⑥足趾：太溪（图 1-85）　八风（图 1-87）　昆仑（图 1-86）

3. 刺法：根据痹证性质，发病部位取穴，行痹、热痹泻法浅刺，痛痹深刺久留，亦可配合灸，着痹针灸并施。

4. 方义：膈俞、血海养血活血，血行风自灭。关元、气海振奋阳气以驱散寒邪。灸中脘强健脾胃，清热利湿。大椎、曲池清热解表以治热痹。患部取穴，可疏通局部气血。

5. 按语：针灸对痹证轻者，效果较好，对于痹久不愈，关节畸形者，需配合其他疗法。落枕、肩周炎、坐骨神经痛等亦可属中医痹证范畴，因其诊治自有特点，故以下分节论述。

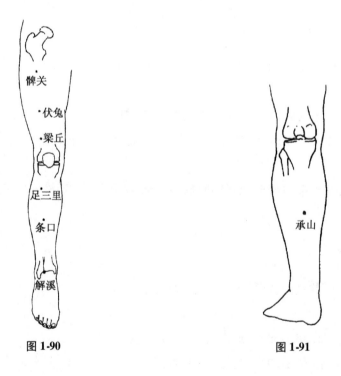

图 1-90　　　　　　　　　　　　　　　　图 1-91

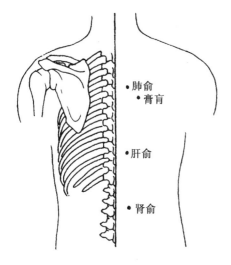

图 1-92

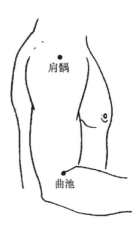

图 1-93

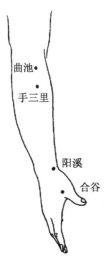

图 1-94

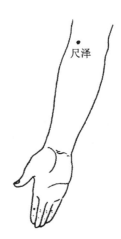

图 1-95

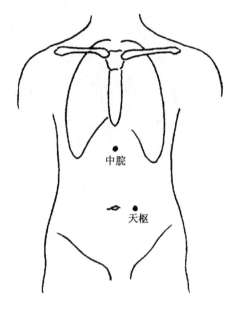

图 1-96

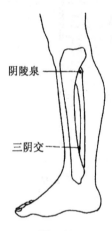

图 1-97

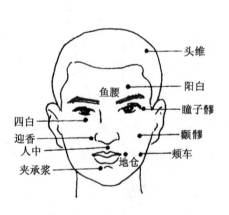

图 1-98

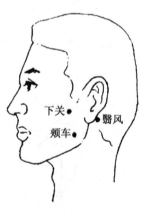

图 1-99

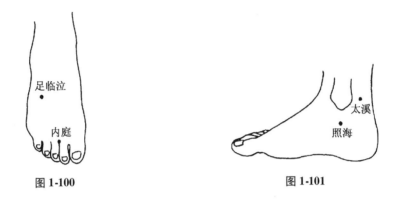

图 1-100　　　　　　　　　　　　　　图 1-101

二十四、落枕

落枕是指一侧项背部肌肉痉挛,颈部酸痛,项僵,颈部活动受限的一种病证。

(一)病因病机

1. 风寒侵袭,阻滞经脉,局部经气不利而发病。

2. 睡觉姿势不当,局部气血失于调和而落枕。

(二)临床表现

突然发病,多在早晨起床后,颈项部一侧肌肉紧张、强硬,头部转动不利,动则疼痛加剧,尤以向患侧扭转疼痛更为明显,甚则牵引肩背部疼痛,头向患侧偏斜,呈强迫体位。

(三)治疗

1. 法则:散风通络,舒筋活血。

2. 取穴

(1)外受风寒:听宫(图 1-88)

(2)姿势不当:绝骨(图 1-89)

3. 刺法:泻法为主,绝骨可先补后泻。直刺 1~1.5 寸,听宫张口取之。

4. 方义:听宫为手太阳小肠经之穴,又为手足少阳与手太阳经交会穴,"太阳主开",凡外邪侵袭,经络阻滞均可先从太阳经治。绝骨为髓会,可治疗由姿势不当引起的落枕。

5. 按语:针灸治疗落枕效果明显,一般1～2次可痊愈。

二十五、漏肩风

漏肩风即肩周炎,是关节囊和关节周围组织的一种退化性炎症。以中老人多见,故又称"五十肩"。

(一)病因病机

1. 邪阻经络,气血凝滞:中老年人,气血不足,营卫不固,风寒湿邪侵袭肩部经络,气血凝滞;或劳累闪挫,亦可致经络痹阻而成本病。

2. 邪客日久,筋脉失养:邪留肩部日久而不解,耗伤气血,筋脉失养,而导致肩部活动受限,此型多见于晚期。

(二)临床表现

本病初起为轻度肩痛,逐渐加重,夜间痛重,进而肩部活动受限,以上臂外展、上举、内旋运动受限明显,重者不能系裤带、穿衣、摸背、梳头,影响日常生活。早期以疼痛为主,晚期多兼功能障碍,病情顽固。

(三)治疗

1. 法则:祛邪止痛;通经活络;攻补兼施。

2. 取穴

(1)早期:条口透承山(图1-90、图1-91)

(2)晚期:膏肓(图1-92)　局部火针点刺

3. 刺法:早期泻法,晚期施以补法。患侧条口深刺2寸左右,以承山有胀感为度,边提插捻转,边嘱患者活动患侧肩部。不留针。膏肓沿肩胛骨后缘下方,向肩部斜刺,深度不超过1寸,配合局部火针点刺。早期疼痛较重时亦可以火针点刺局部。

4. 方义:足阳明经多气多血,条口为足阳明胃经穴位,深刺条口可鼓舞脾胃中焦之气,可透达四肢,濡润关节,驱除外邪,疏通经脉而止肩痛。膏肓可治"诸虚百损",扶助正气,又可疏通局部气血,祛除外邪,有攻补兼施之效,对顽固型患者有较好效果,配合局部火针助阳扶正,驱邪外出。

5.按语：针灸治疗漏肩风效果很好,尤以早期治疗为佳。

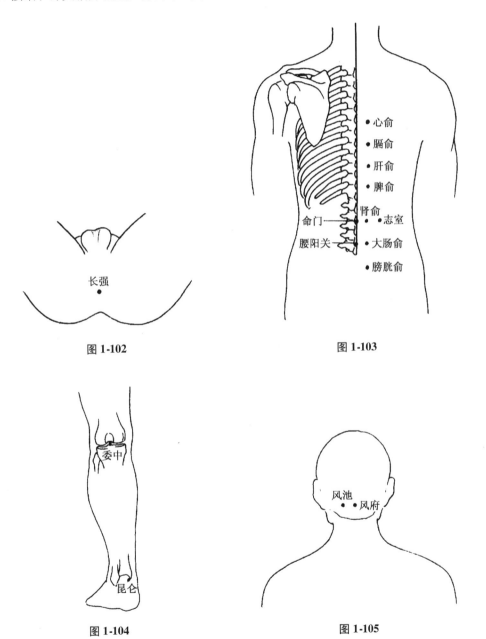

图 1-102

图 1-103

图 1-104

图 1-105

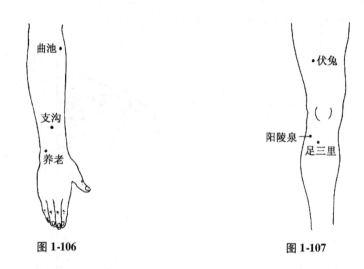

图 1-106　　　　　　　　　　　　　　图 1-107

二十六、腿股风

腿股风即坐骨神经痛,是指坐骨神经或其周围组织病变引起的坐骨神经通路疼痛。

(一)病因病机

本病是由于感受风寒湿邪,经络痹阻,气血运行不畅;或因跌仆闪挫,以致经络受损,气血阻滞不通而痛。病久则筋肉失养,可出现腿部肌肉轻度萎缩、麻木、冷痛或灼热等异常感觉。

(二)临床表现

本病主要表现为放射性腰腿痛,疼痛常由一侧腰部、臀部向大腿后侧、腘窝、小腿外侧及足背外侧放散。疼痛性质多样,程度有轻有重,常因咳嗽、弯腰用力加重。晚期可有腿部肌肉轻度萎缩及感觉异常。

(三)治疗

1. 法则:驱散外邪,通经活络。
2. 取穴
(1)早期:昆仑(图1-89)

（2）晚期：伏兔（图1-90）

3. 刺法：早期泻法，晚期施以补法。昆仑直刺1～1.5寸，较强刺激，有放电感效果好。伏兔以患者跪位取之，臀部后坐于双足掌上，直刺2寸。

4. 方义：足太阳膀胱经"过髀枢，循髀外从后廉，下合腘中，以下贯踹内，出外踝之后，循京骨，至小指外侧"，恰与坐骨神经所循相符，昆仑为足太阳膀胱经之经穴，刺激此穴，可疏通膀胱经经气而止痛。疼痛不解或已发展至晚期则可取伏兔治疗。伏兔为足阳明胃经穴位，阳明经多气多血，如其平调则可五脏皆安，内外得养，故刺伏兔可鼓舞脾胃之气，濡润筋骨关节，且跪坐取之深刺，可直接刺激坐骨神经，疏通经气，伏兔在此有攻补兼施之效。

5. 按语：针灸治疗坐骨神经痛疗效显著，但对于腰椎间盘突出引起的疼痛则最好配合其他疗法，如推拿等。对于坐骨神经痛久治不愈或有肌肉萎缩、感觉异常时，可配合火针局部点刺，疗效可明显提高。

二十七、痿证

痿证是以肢体软弱无力，经脉弛缓，甚则肌肉萎缩或瘫痪为主要表现的肢体病证。多见于周围神经病变、脊髓病变、肌萎缩侧束硬化，周期性麻痹等。

（一）病因病机

1. 肺热熏灼：感受温热毒邪，肺受热灼，津液耗伤，筋脉失养，导致手足痿弱不用而成痿证。

2. 湿热浸淫：久处湿地，冒雨涉水，湿浸经脉，久留不去，郁而化热，蕴蒸阳明，以致宗筋弛缓而发病。

3. 肝肾阴虚：年老久病，房劳伤肾，阴精虚损，水亏火旺，筋脉失养而成痿证。

（二）辨证分型

1. 肺热伤津：肢体痿软不用，发热，咳嗽，心烦口渴，小便短赤，舌红苔黄，脉滑数，或细数。

2. 湿热浸淫：两足痿软或微肿，扪之微热，胸脘痞满，头身困倦，小便赤，舌苔黄腻，脉濡数。

3. 肝肾阴虚:下肢痿弱不用,腰脊酸软,遗精早泄,头晕目眩,舌红少苔,脉细弱,病势逐渐加重。此型多见于痿证后期。

（三）治疗

1. 法则:清热润燥;养肺生津;利湿通脉;补益肝肾。

2. 取穴

（1）上肢病变:肩髃（图1-93）　曲池（图1-93）　手三里（图1-94）　合谷（图1-94）阳溪（图1-94）

（2）下肢病变:髀关（图1-90）　伏兔（图1-90）　梁丘（图1-90）　足三里（图1-90）解溪（图1-90）

（3）肺热伤津:肺俞（图1-92）　尺泽（图1-95）

（4）湿热浸淫:中脘（图1-96）　阴陵泉（图1-97）

（5）肝肾阴虚:肝俞（图1-92）　肾俞（图1-92）　三阴交（图1-97）

3. 刺法:新病宜浅刺,久病宜深刺,前两型用泻法,其中中脘用补法。后一型用补法。取阳明经时,尤其是痿证后期患者,可予火针点刺,不留针。

4. 方义:《素问·痿论》:"治痿独取阳明"。后世治疗痿证一直遵循此原则。因阳明经多气多血,"主润宗筋",故取阳明为主。尺泽为肺经子穴,实则泻其子,配肺俞以泻肺热。中脘健脾和胃,行气血以达四肢,阴陵泉清热利湿。肝俞、肾俞、三阴交滋补肝肾以壮筋骨。

5. 按语:针灸治痿证有效,尤对早期患者效好。笔者曾治一例周期性麻痹患者,经常发作双侧上下肢无力,病史10年,取中脘为主穴,直刺1.5寸,补法,治疗2次后,则未再发作。对于晚期已出现肌肉萎缩患者,则见效较慢,需坚持治疗,以火针毫针并用为佳。

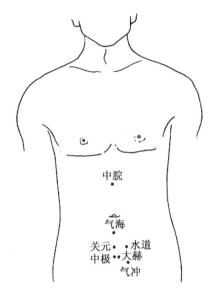

图 1-108

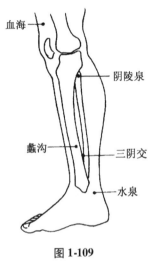

图 1-109

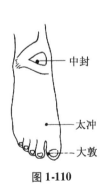

图 1-110

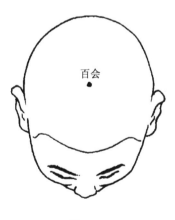

图 1-111

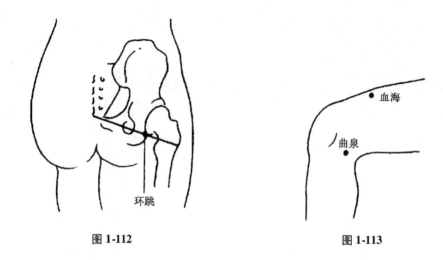

图 1-112　　　　　　　　　　　　　　图 1-113

二十八、面瘫

面瘫,又称"口眼㖞斜",系茎乳突孔内急性非化脓性面神经炎,引起周围性面神经麻痹。本病发病突然,麻痹多为一侧,任何年龄均可发病,但 20～40 岁者居多。

（一）病因病机

本病致病原因,多由脉络空虚,风寒之邪乘虚侵袭阳明、少阳脉络,以致经气阻滞,经筋失养,筋肌纵缓不收而发病。

（二）临床表现

起病突然,多在清晨起床时发现一侧面部呆板、麻木,病人于洗漱或进食中,发现麻木侧的面部表情肌瘫痪。少数病人在起床前有同侧耳区或面部的疼痛,甚至出现味觉障碍。病人不能做皱眉、露齿、鼓腮等动作,患侧前额皱纹消失,眼裂扩大,口角向健侧歪斜,鼓腮漏气,咀嚼存食,鼻唇沟平坦。

（三）治疗

1. 法则:祛风活络,通调气血。

2. 取穴

(1)阳白(图1-98)　四白(图1-98)　瞳子髎(图1-98)　颧髎(图1-98)　颊车透地仓(图1-98)　合谷(图1-94)　下关(图1-99)

(2)鼻唇沟变浅:迎香(图1-98)

(3)人中沟歪:人中(图1-98)

(4)耳后疼痛:翳风(图1-99)

(5)随症加减:里热较重者,每次选1~2个穴位放血拔罐;风寒较重,后期可配以灸法。

3. 刺法:酌情补虚泻实,一般多采用先补后泻法。进针宜浅,除透穴外,面部穴位均沿皮横刺,尤其发病早期,更不宜施以重手法。留针时间不宜长,以10~15分钟为宜,不留针亦可。

4. 方义:取穴以患侧面部为主,取通调局部气血之意。合谷散风活络,"面口合谷收",故配双侧合谷穴。热者放血以泻热;风寒重者以艾灸之温阳散风驱寒。

5. 按语:本病年龄小者则疗效好,恢复快,年龄大,病程长者则疗效差,疗程长。针灸治疗本病,疗效肯定,病情较重者,抓紧时间治疗,亦可以恢复。笔者曾治疗一位30岁男性患者,口眼㖞斜较重,面部全部不能活动,肌电检查结果是"右面神经部分重度变性反应"。经治疗71次后,效果明显,复查肌电检查基本恢复正常。

二十九、面痛

面痛是指面部一定部位出现阵发、短暂、反复发作性剧痛。疼痛常发生于额部、面颊、上颌和下颌,多为单侧,很少双侧。相当于现代医学的三叉神经痛。

(一)病因病机

本病多因外感风热之邪;或肝气郁结,肝郁化火;或饮食不节,食积生热,胃火上冲;或素体阴虚,阴虚火旺等原因,导致面部经气阻滞,或热灼面部经脉所致。

(二)辨证分型

本病常因触及面部某一点而突然发作,致使病员不敢洗脸、漱口和进食。疼痛呈阵发性闪电样剧痛,其痛如刀割、针刺、火灼,可伴有病侧面颊部肌肉抽搐、流泪、流涕及流涎等现象。发作时间短暂,数秒钟或数分钟后即行缓解,间歇期间可无症状。

风热外袭者兼有外感症状,肝胃实热型兼有烦躁、易怒、口渴、便秘等;阴虚火旺型有形体消瘦、虚烦不寐等症状。

(三)治疗

1. 法则:祛风散热;清肝泻胃;滋补肝肾通络止痛。

2. 取穴

(1)第一支痛:鱼腰(图1-98)　头维(图1-98)

(2)第二支痛:四白(图1-98)　颧髎(图1-98)

(3)第三支痛:下关(图1-99)　夹承浆(图1-98)

(4)风热外袭:曲池(图1-94)　合谷(图1-94)

(5)肝胃实热:天枢(图1-96)　内庭(图1-100)　足临泣(图1-100)

(6)阴虚火旺:太溪(图1-101)　照海(图1-101)

3. 刺法:前两证型以泻法为主,阴虚火旺型平补平泻。面部穴位刺入深度0.5寸左右,鱼腰、头维平刺,四白、颧髎、下关直刺;夹承浆平刺或斜刺。曲池、合谷直刺0.5～1寸;天枢直刺1～1.5寸;内庭、足临泣直刺0.5寸左右;太溪直刺0.5～1寸;照海直刺0.3～0.5寸。疼痛剧烈或有水肿者,可用火针点刺局部。

4. 方义:治疗面痛,一般原则是近取与远取相结合。面部穴位以疏通局部气血,远部取穴则进行整体调节。曲池、合谷疏散风热。天枢为足阳明胃经穴,又为手阳明大肠之募穴,刺天枢可疏阳明之经气,祛阳明之邪,而面痛部位正为阳明经之分野,故常取天枢治疗面痛;内庭、足临泣分别为胃经与胆经的荥穴、输穴,有清泻肝胃实热之效。太溪、照海为肾经所属,善于补阴,阴液充足则虚火自熄而疼痛可止。痛剧及水肿时,借火针温热之力以镇痛消肿。

5. 按语:三叉神经痛的治疗一直较为棘手。针灸对原发性三叉神经痛有一定的治疗作用,但也并非易治。笔者治疗本病常以远部取穴为主,尤其擅用天枢穴,有时并不拘于肝胃实热型方用,取其调畅阳明经气之意。一些疼痛剧烈的患者,只取天枢穴,配合火针点刺局部,即可迅速止痛。

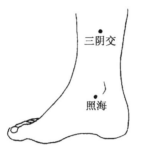

图 1-114

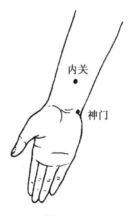

图 1-115

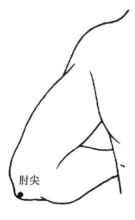

图 1-116

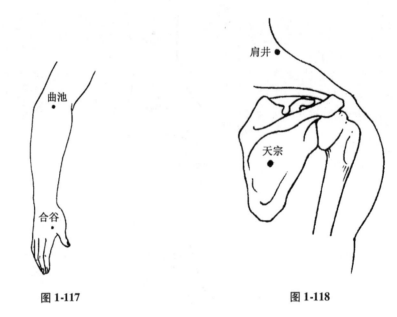

图 1-117　　　　　　　　　　　　　　图 1-118

三十、摇头风

摇头风是指头不由自主地摇动。属中医学肝风的范畴,多见于老年人。

(一)病因病机

年事已高,脾肾渐云,精血不足,髓海空虚;肝肾同源,肝之阴血亦亏,血不养筋,肝阳偏亢,肝风扰动而致头摇不止。

(二)临床表现

摇头,不能自控,每于情绪激动、紧张及见生人后加重,睡时摇头停止,醒后又作,舌淡红苔薄白或舌红少苔,脉细弦。

(三)治疗

1. 法则:益阴养血,平肝熄风。
2. 取穴:长强(图 1-102)

3. 刺法：以 4 寸毫针，沿尾骨后缘向上刺入 3~4 寸，行补法，不留针。

4. 方义：督脉"上至风府，入脑，上巅"，长强为督脉所起之源，可治疗头部疾患，且长强又为督脉与足少阳、足少阴之交会穴，补之又可有益阴熄风之效。

5. 按语：摇头风虽非大病，但给患者的日常生活带来很大困扰，且本病又无特效疗法，针灸不失为一种好的选择，笔者曾治疗一位 56 岁女患者，病史已数年，此法治疗 5 次后即愈。

三十一、腰痛

腰痛的部位或在脊中，或在一侧，或两侧俱痛，是临床常见证候之一。现代医学的腰椎间盘突出、腰椎后关节紊乱、急性腰扭伤、慢性腰肌劳损等病证，均以腰痛为主要症状。

（一）病因病机

1. 感受寒湿：坐卧冷湿之地，或涉水冒雨，身劳汗出，衣着冷湿等以致寒湿滞留经脉，气血运行受阻，因而发生腰痛。

2. 肾虚劳损：素体亏虚，劳累过度，房劳所伤，精气损耗，腰部经脉失于濡养而腰痛。

3. 外伤闪挫：外伤可致经脉气血受损，引起气滞血瘀，络脉不和而产生腰痛。

（二）辨证分型

1. 寒湿腰痛：腰部重痛、酸麻或拘急不可俯仰，或痛连臀腘部，逢阴雨寒冷则疼痛加剧，舌淡苔白腻，脉滑。

2. 肾虚劳损：腰部隐隐作痛，疲软无力，反复发作，遇劳则甚。肾阳虚兼神倦腰冷，滑精，脉沉；肾阴虚兼虚烦溲黄，舌红，脉细数。

3. 挫闪血瘀：腰痛如刺，痛有定处，轻则俯仰不便，重则不能转侧，痛处拒按，舌质紫暗，或有瘀斑，脉沉涩。

（三）治疗

1. 法则：祛寒胜湿；补肾育阴；祛瘀止痛。

2. 取穴

（1）寒湿腰痛：肾俞（图1-103）　委中（图1-104）　风府（图1-105）　腰阳关（图1-103）

（2）肾虚劳损：肾俞（图1-103）　委中（图1-104）　大肠俞（图1-103）　命门（图1-103）

（3）挫闪血瘀：急性期：养老（图1-106）　昆仑（图1-104）　后期：加伏兔（图1-107）

3. 刺法：寒湿型平补平泻；肾虚型施以补法；急性闪挫用泻法，后期用补法。前两型可于腰部针灸并施。肾俞、大肠俞直刺1寸左右；委中直刺1~1.5寸；风府直刺或向下斜刺不超过1寸；腰阳关、命门向上斜刺0.5~1寸；养老斜刺0.5~0.8寸，昆仑直刺0.5~0.8寸；伏兔直刺1~2寸。

4. 方义：腰为肾之府，肾俞调益肾气；膀胱之脉挟脊抵腰络肾，循经远取委中，通调足太阳经气；风府、腰阳关同属督脉，旨在祛邪通阳；大肠俞、命门助肾强腰；局部灸之更可祛除寒湿，温肾壮阳；养老为手太阳小肠经之郄穴，常用之治疗急性腰痛；昆仑为足太阳经合穴，疏通太阳经气而止痛；后期加足阳明胃经之伏兔穴，以鼓舞气血，荣养筋肉。

5. 按语：急性腰痛，针灸常可迅即起效，慢性腰痛则疗程较长。腰痛患者应慎起居，勿劳累，用力得当。引起腰痛的原因很多，如由于肿瘤等原因导致的继发性腰痛则不属于针灸范围。

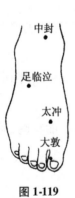

图 1-119

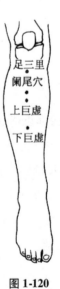

图 1-120

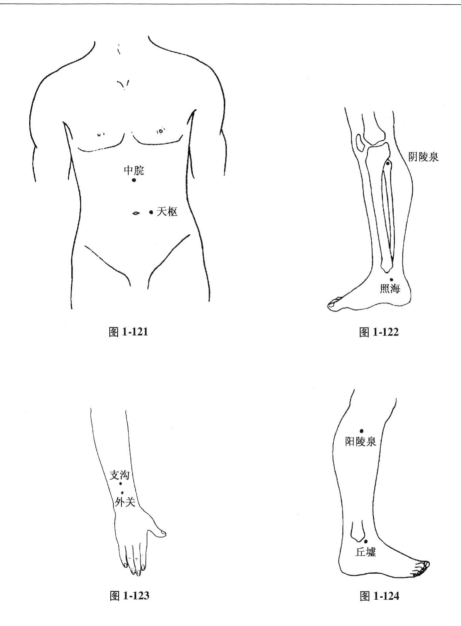

图 1-121

图 1-122

图 1-123

图 1-124

三十二、水肿

水肿是由肺脾肾三脏对水液宣化输布功能失调,致体内水湿滞留,泛滥肌肤,引起头面、四肢、腹部甚至全身浮肿的病证。包括现代医学的急慢性肾炎、某些心脏病及营养障碍性水肿。

（一）病因病机

1. 外邪侵袭：风邪外袭，肺气失宣，皮腠不能散发水湿，内聚为患；或寒湿、湿热困脾，脾不健运，水湿泛滥肌肤，而成阳水。

2. 正气内虚：脾阳虚，健运失司，水湿内停；肾阳虚，膀胱气化不利，水湿停积而成水肿，多为阴水。

（二）辨证分型

1. 阳水：肿自头面，渐及全身，腰以上肿甚，按之凹陷速复，肌肤光华，小便短少。偏于风寒者，恶寒发热，周身酸困，苔白滑，脉浮紧；偏于风热者，咽喉肿痛，苔薄黄，脉浮散。

2. 阴水：肿自足跗，渐及周身，腰以下肿甚，按之凹陷缓复，肤色晦暗，小便短少。脾虚则脘痞便溏，四肢倦怠，苔白腻，脉濡缓；肾虚则腰酸腿软，神疲肢冷，舌淡苔白，脉沉细弱。

（三）治疗

1. 法则：散风清热；补益脾肾；通调气机，利水消肿。

2. 取穴

（1）阳水：水沟（图1-98）　支沟（图1-106）　风池（图1-105）　曲池（图1-106）　阴陵泉（图1-107）

（2）阴水：肾俞（图1-103）　中脘（图1-108）　足三里（图1-107）　三阴交（图1-97）太溪（图1-101）

3. 刺法：阳水泻法为主，阴水施以补法，水沟向上斜刺0.3～0.5寸；风池针尖微下，向鼻尖斜刺0.8～1寸；手臂、腹部、腿部穴直刺1～1.5寸；太溪直刺0.5～1寸。

4. 方义：水沟善消头面水肿，支沟为手少阳经之经穴，通调三焦气机；风池、曲池、阴陵泉散风祛邪利湿，诸穴共济解表利水之效。阴水取穴则重在健脾益肾；脾阳振，肾阳壮，三焦气道通畅，膀胱气化有司则阴水可消。

5. 按语：水肿患者出现尿闭、神昏、抽搐等危急证候者，需紧急抢救，不得延误。水肿治疗期间,应劳逸适度,低盐饮食。

三十三、淋证

凡小便频数,淋漓不尽,小腹拘急和尿道刺痛者称为淋证。相当于现代医学的急慢性尿路感染,急慢性前列腺炎,泌尿系结合,乳糜尿等病。

（一）病因病机

外感邪气,蓄湿化热,或多食肥甘酒热,致使湿热蕴结下焦;情志不遂,气郁化火;房事劳伤,脾肾两虚,下元不固,均可致膀胱气化失司而引起淋证。

（二）临床表现

淋证表现为小便频数,短涩淋漓,尿道刺痛胀痛,甚则小便胀满而点滴难出。尿中见血为血淋;小便混浊,色如米泔为膏淋;小便淋沥不已,赤涩不甚,遇劳即发为劳淋;小腹及茎中胀急刺痛,尿中有时夹有砂石者为石淋。

（三）治疗

1. 法则:清热利湿;培补脾肾;条达气机,通利水道。
2. 取穴
（1）主穴:关元(图1-108)　水道(图1-108)　中极(图1-108)　三阴交 (图1-109)
（2）尿道痛剧:中封(图1-110)
（3）血淋:血海(图1-109)　膈俞(图1-103)
（4）膏淋:脾俞(图1-103)　肾俞(图1-103)　足三里(图1-107)
（5）劳淋:脾俞(图1-103)　肾俞(图1-103)　大赫(图1-108)　气冲(图1-108)
（6）石淋:中封(图1-110)　蠡沟(图1-109)　水泉(图1-109)

3. 刺法:膏淋、劳淋用补法,余以泻法为主。腹部及腿部穴位直刺1.5寸左右,其中气冲不超过1寸;中封直刺0.8寸;膈俞、脾俞斜刺0.5~0.8寸;肾俞直刺1寸;蠡沟向上刺0.5~0.8寸;水泉直刺0.3~0.5寸。中封止痛时,常用先补后泻手法。

4. 方义:关元为强壮穴,刺之助阳以加强膀胱气化之功;水道,顾名思义,可通利水道;中极为膀胱经之募穴,通调膀胱气机;三阴交健脾利湿,诸穴共济清利下焦之效。肝经过阴器,抵小腹,故取中封穴可通淋止痛。血海、膈俞清血分热以止血。脾俞、肾俞、足三里健脾益肾以固下元,分清泌浊以治膏淋。大赫为肾经穴位,可助肾之气化;气冲属胃经,可调理脾胃,促进运化,二穴又分别与冲脉相交,冲脉起于胞中,下出于会阴,故可疏通局部气血,与脾俞、肾俞共用以补益脾肾,以求治本,下焦固,气机调则劳淋无发。肝经络穴蠡沟别走少阳,与三焦相通,与中封配用可疏肝理气,通结止痛;水泉为肾经郄穴,肾主水,故水泉可通窍利水,此三穴与主穴共用有通调气机,排石止淋之功。

5. 按语:针灸治疗淋证常能获得较好效果,笔者常重取中封穴,选补后泻,发现其不仅止痛效果好,还具有一定的排石作用。但若结石较大,位置较高,或并发严重感染,肾功能不佳者,则应考虑外科治疗,不可依赖针灸疗法,以免延误病情。

三十四、癃闭

由于膀胱气化不利,尿液排出困难,点滴而出为"癃";小便不通,欲解不得为"闭"。一般合称癃闭。相当于尿潴留。

(一)病因病机

1. 虚证:老年肾气虚惫,命门火衰,阳气无以化阴;或中气不足,膀胱传递无力,均可导致小便潴留而成癃闭。

2. 实证:上焦肺热失宣,中焦湿热下注,热壅而下注膀胱;或下腹部手术,外伤引起筋脉瘀滞,均能影响膀胱气化而致癃闭。

(二)辨证分型

1. 虚证:小便淋沥不爽,排出无力,面色㿠白,神气怯弱,腰膝酸软,舌质淡,脉沉细而迟弱。

2. 实证:小便阻塞不通或量少,热赤,努责无效,少腹胀急,口渴,舌红苔黄,脉数。

(三)治疗

1. 法则:温补脾肾;清利湿热;化瘀行滞;通利水道。

2. 取穴

（1）虚证：气海（图 1-108）　关元（图 1-108）　水道（图 1-108）　大赫（图 1-108）　气冲（图 1-108）

（2）实证：膀胱俞（图 1-103）　中极（图 1-108）　三阴交（图 1-109）　阴陵泉（图 1-109）

（3）小腹胀痛明显：中封（图 1-110）

3. 刺法：虚证用补法，实证施以泻法，气冲直刺 0.5～1 寸；余腹部及下肢穴位直刺 1.5 寸左右；膀胱俞刺入 1 寸左右；中封直刺 0.8 寸。

4. 方义：气海、关元温中壮阳；水道、气冲为胃经穴，健运脾胃，通利水道；大赫属肾经，又为与冲脉交会穴，有益肾利下焦的作用，诸穴共济温补脾肾，益气启闭之功。膀胱俞、中极，俞募相配，泻之以疏通膀胱经气；取脾经合穴阴陵泉及三阴交，促进脾胃运化，清利中焦湿热。小腹胀痛较剧时，取肝经之穴中封，以理气止痛。

5. 按语：针灸治疗癃闭对于针感有较高要求，使下腹、会阴部亦有较强得气感，甚至出现尿意为佳。针灸对神经性、功能性尿潴留效果较好，对阻塞性尿潴留需针对病因综合治疗。

三十五、遗尿

遗尿是指睡眠中不自觉排尿，以小儿和老人较为多见，这里一并论之。

（一）病因病机

肾司固藏，主气化，膀胱有贮藏和排泄小便的功能，小儿先天不足，肾气不充；或年老肾气渐亏，均可致下元失其固摄，膀胱约束无权而发生遗尿。

（二）临床表现

睡梦中遗尿，轻者数夜一次，重者每夜一次或数次，若迁延日久，则有精神不振，食欲减退，消瘦萎黄，头晕，腰酸腿软，记忆力下降等症状。

（三）治疗

1. 法则：补肾壮元，温理下焦。

2. 取穴

(1)主穴:①肾俞(图 1-103) 三阴交(图 1-109);②关元(图 1-108) 三阴交(图 1-109);③中极(图 1-108) 三阴交(图 1-109)

(2)配穴:足三里(图 1-107) 阳陵泉(图 1-107) 膀胱俞(图 1-103) 太冲(图 1-110) 百会(图 1-111)

3. 刺法:三组主穴轮换使用,每次配穴 1 ~ 2 个。用补法,并可在腹部加灸。肾俞及腹部、下肢穴位直刺 1 ~ 1.5 寸,膀胱俞直刺 1 寸左右,太冲直刺 0.5 ~ 0.8 寸,百会平刺 0.5 ~ 0.8 寸。

4. 方义:主穴补肾壮元温中,配穴健脾行气,醒脑益髓,诸穴共济固脬止尿之功。

5. 按语:针灸治疗遗尿效果较好,笔者曾观察 85 例患者,用上法治疗,每日 1 次,5 次 1 个疗程,治疗 2 ~ 3 个疗程后,疗效显著者 39 例,症状减轻者 41 例。无效者 5 例,总有效率 94.1% 。

三十六、遗精

遗精是指成年男子非性交时精液外泄而言。一般成年健康男性 1 周左右遗精一次属正常生理现象,若频繁遗精并有全身症状者,则为病理性遗精。有梦而遗称梦遗,无梦而遗为滑精。

(一)病因病机

1. 实证:外感邪气,蕴湿生热;或过食肥甘厚味,致使湿热内蕴,湿热流注下焦,扰动精室,失于封藏而遗精。

2. 虚证:房劳伤肾,精关不固;或心阴亏耗,心火不能下济肾水,阴虚火旺,扰动精室,均可出现遗精,此型较实证多见。

(二)辨证分型

1. 梦遗:梦境纷纷,阳事易举,遗精频繁或兼早泄,头晕耳鸣,心烦少寐,腰酸溲黄,舌质偏红,脉细数。

2. 滑精:无梦而遗,滑泄频频,或兼阳痿,面色㿠白,自汗气短,腰部酸冷,舌淡苔白,脉细。

（三）治疗

1. 法则：交通心肾,益肾固精。

2. 取穴

（1）主穴：环跳（图 1-112）

（2）梦遗：心俞（图 1-103）　　肾俞（图 1-103）

（3）滑精：志室（图 1-103）　　太溪（图 1-101）

3. 刺法：以补法为主,心俞用泻法。环跳以 4 寸毫针刺入 3.5 寸左右,使针感向小腹或阴茎部放射。心俞、志室斜刺 0.5~0.8 寸,肾俞直刺 1~1.5 寸,太溪直刺 0.5~1 寸。

4. 方义：以环跳为主穴,以疏通局部气血,振奋阳气,固摄精关。泻心俞,补肾俞,取其补北泻南,交通心肾。补志室益肾固精,更取肾经原穴太溪,滋补肾中元阳元阴。

5. 按语：针灸对本病有较好疗效,遗精严重时,可配合中药治疗。

三十七、阳痿

阳痿是指阴茎不能勃起或举而不坚,以致影响正常性生活的一种病证。

（一）病因病机

少年之时,手淫过度,精气大伤或成年房劳过度,肾元亏损,命门火衰而致阳痿不举;思虑劳神,损伤心脾,气血亏损,宗筋失养而发病,湿热内生,下注宗筋亦可发为阳痿,但实证较为少见,以命门火衰者为多。

（二）辨证分型

1. 命门火衰：阳痿,腰膝酸软,畏寒肢冷,面色㿠白,头晕目眩,精神不振,舌淡苔白,脉沉细。

2. 气血亏虚：阳痿不举,神疲倦怠,四肢乏力,不思饮食,心悸失眠,舌淡苔白,脉细。

（三）治疗

1. 法则：益气补肾。

2. 取穴

（1）主穴：环跳（图 1-112）

（2）命门火衰：关元（图 1-108）　大赫（图 1-108）

（3）气血亏虚：足三里（图 1-107）　三阴交（图 1-109）

3. 刺法：补法为主。环跳以 4 寸毫针刺入 3.5 寸，针感传至少腹或阴茎。余穴直刺 1.5 寸。

4. 方义：环跳通调局部气血。关元为强壮要穴，大赫补益肾气，补法以使真元得充，恢复肾气作强之功。足三里、三阴交培补气血，中焦得健，下元可固，而阳痿可治。

5. 按语：本病以功能性者居多，患者应消除紧张恐惧心理，治疗期间节制房事，以利本病的恢复。

第二节　外科病证

一、疝气

凡体腔内容物向外突出，睾丸或阴囊肿胀疼痛，中医学统称为疝气。本文所述疝气以小腹痛引睾丸，或睾丸阴囊肿大胀痛为主症。

（一）病因病机

1. 坐卧湿地、涉水或遭受雨湿风冷；或情志抑郁，气滞寒凝而为寒疝。

2. 素体虚弱，或劳累过度，强力负重，以致气虚下陷而为狐疝。

（二）辨证分型

1. 寒疝：小腹、阴囊冷痛，睾丸坚硬拘急，舌苔薄白，脉沉细。

2. 狐疝：阴囊肿胀坠痛，小腹结滞不舒，立则阴囊下坠，久则阴囊偏大，舌淡苔薄，脉弦。

（三）治疗

1. 法则：暖肝益气；温通经脉。

2. 取穴

(1)寒疝:大敦(图 1-119)　中封(图 1-119)　曲泉(图 1-113)　灸肝俞(图 1-125)

(2)狐疝:大敦(图 1-119)　足三里(图 1-120)　灸脐三角

3. 刺法:补法为主,针灸并施。大敦刺 0.1~0.2 寸;中封直刺 0.5~0.8 寸;曲泉、足三里直刺 1~1.5 寸。

4. 方义:足厥阴肝经过阴器,抵小腹,故治疝气多以肝经穴位为主。大敦、中封、曲泉分别为肝经之井穴、经穴、合穴,加灸肝俞穴温散寒邪,共济暖肝行气,温阳活血之功。足三里补气养血;脐三角指脐左右两下侧各 1 寸,灸之可温补中阳以升下陷之气,配合大敦穴疏调经脉,以治狐疝。

5. 按语:针灸治疗疝气的确可改善症状,但症状较重,发作频繁者,应考虑手术治疗。

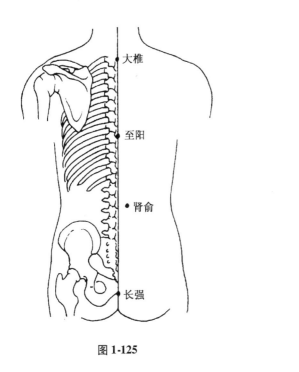

图 1-125

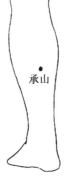

图 1-126

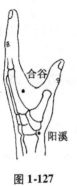

图 1-127

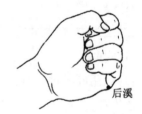

图 1-128

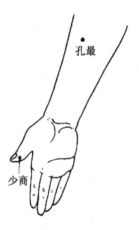

图 1-129

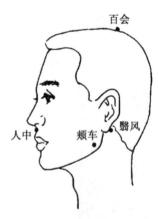

图 1-130

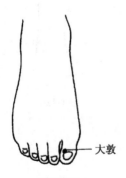

图 1-131

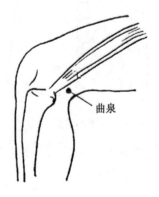

图 1-132

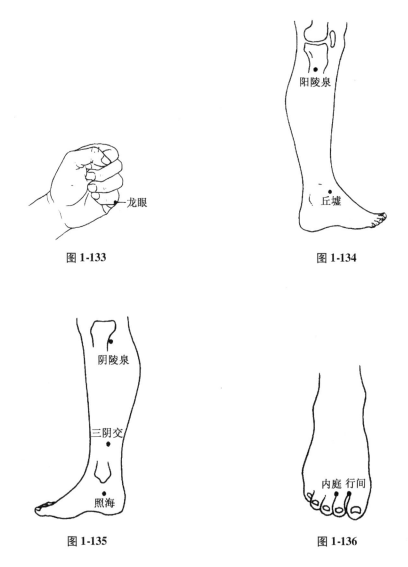

图 1-133

图 1-134

图 1-135

图 1-136

二、扭伤

扭伤是指肩、肘、腕、髋、膝、踝等软组织损伤,但无骨折、脱臼和皮肉破损,故又称伤筋。

（一）病因病机

多由剧烈运动,或负重不当、跌仆、牵拉等原因,引起气血壅滞、经脉闭阻而造成关节及筋脉损伤。久则经脉失养,气血失荣而成陈伤。

（二）临床表现

1. 新伤:局部关节肿胀疼痛,关节活动受限。轻者局部微肿,按之疼痛,重则红肿明显,疼痛剧烈,关节屈伸不利。

2. 陈伤:关节疼痛,活动受限,肿胀不明显,但常因外邪侵袭而疼痛加重。

（三）治疗

1. 法则:舒筋活络,消肿定痛;扶助正气,活血散瘀。

2. 取穴

（1）新伤:对侧相应反应点

（2）陈伤:阿是穴　血海(图1-113)　足三里(图1-120)

3. 刺法:对侧反应点进针后,边捻转边嘱患者活动患关节,深度因关节不同而有别。陈伤者针刺阿是穴,并用艾条温和灸患部。血海、足三里直刺1~1.5寸,施以补法。

4. 方义:根据人体对称的特点和经络交叉流注的理论,取对侧相应反应点,可有移神住痛的作用,还可避免肿痛时针刺局部引起感染的可能性。陈伤者,针刺及艾灸局部,疏通局部气血,且取血海、足三里扶助正气,凉血活血而止痛。

5. 按语:针灸治疗扭伤有较好效果,止痛作用显著。

三、瘿气

瘿气多发于颈部,漫肿或结块,皮色不变,缠绵难消,且不溃破,俗称"大脖子",相当于现代医学的甲状腺肿、甲状腺肿瘤、甲状腺功能亢进等。

（一）病因病机

1. 情志不遂,气结不化,气滞则血行不畅,津液凝聚为痰,气痰瘀互凝而成本病。

2. 外感山岚瘴气,气血郁滞,经络阻塞,痰浊凝聚而发瘿气。

3. 瘿气不愈,耗伤气血,而致气阴两虚。

（二）辨证分型

1. 气滞痰凝:颈部肿块,不红,不热,不痛,随吞咽上下移动,可有呼吸不畅或吞咽不利。一般无明显全身症状,苔薄腻,脉弦滑。

2. 气阴两虚:局部症状同上,性情急躁,易怒,怕热,易汗,口苦,心悸,失眠,多梦,手颤,善食,消瘦,月经不调,舌红,苔薄,脉弦。

（三）治疗

1. 法则:行气化痰;补气养阴。

2. 取穴

（1）主穴:阿是穴

（2）气阴两虚:照海（图 1-122）　三阴交（图 1-114）　神门（图 1-115）　内关（图 1-115）

3. 刺法:取甲状腺局部阿是穴左右各刺 3 针,各达肿物中部。行捻转泻法,可不留针,气阴两虚型用补法,留针 30 分钟。照海、神门直刺 0.3 ~ 0.5 寸;三阴交直刺 1 ~ 1.5 寸;内关直刺 0.5 ~ 1 寸。

4. 方义:以阿是穴为主,疏通局部气血,直接刺激病灶,调整受病经络、器官,使其恢复阴阳气血之平衡。气阴两虚型取阴经腧穴,照海与阴跷脉相通,内关与阴维脉相通,神门为心经原穴,三阴经交会于三阴交,诸穴共济滋阴之功,且内关所属之心包经下膈络三焦,故内关又可宣通气机,以上诸穴共用不仅可缩小病灶,患者的全身症状亦可随之缓解。

5. 按语:针灸治疗瘿气效果较好。不少病例治疗 10 次后,不仅可缩小肿块,缓解临床常见的烦躁不安,心悸手抖等症状,还可改善患者的基础代谢率,瘿气肿块大体有明显压迫症状者,应尽早手术。瘿气患者以女性且情志忧郁者为多,故患者应注意调节情志,保持心情舒畅。

四、瘰疬

瘰疬以结核累累成串如贯珠而得名,多发于颈部和耳后,多见于儿童和青年人。相当于现代医学所称的颈部淋巴结结核。

（一）病因病机

情志不畅,肝失条达,郁而化火,炼液为痰,痰火上升,结于颈项;或肝壅克脾,脾失健运,痰浊内生,结于颈项而发病。本病后期,耗伤阴津而造成肝肾亏虚。

（二）临床表现

初起可无自觉症状,仅在颈部的一侧或两侧有一个或数个淋巴结程度不等的肿大,皮色不变,质地较硬,可移动,无疼痛,随之数个淋巴结可粘连在一起形成肿块,推之不能活动。久之硬结变软,皮肤呈紫红色,有波动感,继之破溃,脓水淋漓。全身可见消瘦、乏力、潮热盗汗,舌红少苔,脉细数。

（三）治疗

1. 法则:散结消肿;通经活络;滋阴清热。

2. 取穴

（1）主穴:肘尖（图1-116）

（2）严重者:曲池（图1-117）　　肩井（图1-118）

（3）肝肾阴亏:照海（图1-135）

3. 刺法:除照海用补法外,余均用泻法。肘尖向肩部方向深刺,亦可在肘尖处加灸;曲池直刺1～1.5寸,肩井直刺0.5～0.8寸,不可过深;照海直刺0.3～0.5寸。

4. 方义:肘尖为经外奇穴,是疗疮验穴。曲池为手阳明经之合穴。具有解毒消肿之功;肩井属足少阳胆经,颈部为少阳经所循之处,取之疏通气结,调畅气血。照海善于滋补肾阴,清泄虚热,故后期全身症状明显者常用之。

5. 按语:本病为慢性炎症疾患,其发病与结核杆菌侵入有关,因此,做好结核病人的管理,做好卡介苗的接种,可减少本病的发生。除用毫针外,局部加用火针亦可取得很好的疗效,尤其是肿块破溃流脓水时,火针点刺疮口四周,有助于敛疮收口,效果较单用毫针为佳。

五、颈痛

颈痛,这里指颈部淋巴结炎。本病往往继发于其他的感染,从原发病灶经淋巴管侵入淋巴结而引起急性化脓性感染而发作。

(一)病因病机

外感毒邪或因脏腑蕴热,热毒聚结而内发,毒热壅结,阻滞气血,上攻于颈部少阳、阳明之络而成。

(二)临床表现

初起时单个淋巴结肿胀,压痛,继而则发生淋巴结周围炎,数个淋巴结粘连在一起,形成硬块,压痛明显,并有不同程度的全身反应,如高热、寒战、头痛、食欲不振等,重者高热不退,便干尿赤,局部灼热、化脓、胀痛或跳痛,按之应指,舌红苔黄,脉滑数。

(三)治疗

1. 法则:清热解毒,散结通络。
2. 取穴:曲池(图 1-117)　肩井(图 1-118)
3. 刺法:以 4 寸毫针,刺入曲池后将针平卧,针尖向上沿皮刺入 4 寸。二穴均用泻法,肩井直刺不超过 0.8 寸。
4. 方义:曲池为多气多血之手阳明经的合穴,长于清热解毒,消炎退热,长针向病所深刺,更加强这一功用;肩井为手足少阳经交会穴,颈部为少阳经所过,取之疏通经络,调畅气血。
5. 按语:本病早期针灸效果较好。已溃破化脓、全身症状较重者,应中西医综合治疗。治疗期间,嘱患者勿吃刺激性食物。

六、乳痈

乳痈相当于现代医学的急性乳腺炎,是乳腺组织因乳汁瘀积或乳头裂伤,继发细菌感染所致。多发于初产、产后尚未满月的哺乳妇女。

（一）病因病机

恣食厚味,胃经积热;或忧思恼怒,肝气郁结;或乳头皲裂,外邪火毒侵入,致使乳房脉络阻塞,排乳不畅,火毒与积乳互凝而红肿成痈。

（二）临床表现

患侧乳房肿胀疼痛,局部皮肤发红、发热、有结块,乳汁分泌不畅,伴有恶寒发热,胸闷口渴等全身症状,舌苔薄白,脉浮数。若发热疼痛持续不解,硬块中央可渐软成脓,溃破脓出后,肿痛,疔消,若脓流不畅,收口迟缓,后期可出现面色少华,舌淡脉细等气血两亏之证。

（三）治疗

1. 法则:清热解毒;疏肝和胃;通乳散结。

2. 取穴

（1）曲池（图 1-117）　足临泣（图 1-119）　天宗（图 1-118）

（2）郁乳期:周围放血

（3）溃后久不收口:局部火针

3. 刺法:泻法。瘀乳期在肿胀处周围,以三棱针散刺,使瘀滞尽出;溃后在疮口四周火针散刺。曲池直刺 1～1.5 寸;足临泣直刺 0.3～0.5 寸,天宗直刺不超过 1 寸。

4. 方义:乳房属足阳明胃经,乳头属足厥阴肝经。取同名经之合穴曲池清热解毒;相表里的胆经输穴足临泣疏肝消瘀;天宗则为治疗乳痈的经验穴,曾有人报道,按摩患侧天宗,反复推压拨动,即可使乳汁流出,疼痛减轻。放血消除瘀滞,火针敛疮生肌。各时期治疗方法各有侧重。

5. 按语:乳痈早期即接受针灸治疗者,可取得满意效果。若已成脓,则以排脓为原则。炎症严重时,患者应停止哺乳。

七、乳癖

乳癖以乳腺肿块和疼痛为主症。相当于乳腺增生,以 30～40 岁妇女多见。其发病率很高,占 10% 左右。

（一）病因病机

1. 肝气郁结:忧思恼怒,肝失条达,气机阻滞,肝壅克脾,痰浊内生,凝结于乳房而成乳癖。

2. 肝肾阴亏:房事不节,多产堕胎,损伤肝肾,精血亏虚,冲任失调,经络失养,局部气血凝滞成核而发病。

（二）辨证分型

1. 主症表现:为一侧或两侧乳房出现一个或数个大小不同的肿块,乳房胀痛,随喜怒,经期而消长,扪之肿块呈结节状,可推动,质硬。

2. 肝气郁结:胸闷胁胀,噫嗳不舒,少腹胀痛,经行不畅,口苦咽干,心烦易怒,舌质暗,苔白微腻,脉弦。

3. 肝肾阴亏:面色晦滞,头晕耳鸣,腰酸背痛,月经色淡,舌质淡,脉沉细。

（三）治疗

1. 法则:疏肝解郁;滋补肝肾;调和冲任;消坚散结。

2. 取穴

（1）肝气郁结:合谷（图 1-117）　太冲（图 1-119）　足临泣（图 1-119）

（2）肝肾阴虚:照海（图 1-114）

3. 刺法:肝气郁结型用泻法,照海用补法,合谷直刺 0.5~1 寸。太冲直刺 0.5~0.8 寸,足临泣、照海直刺 0.3~0.5 寸。

4. 方义:合谷、太冲分别为手阳明、足厥阴之原穴,常配用以疏肝解郁;足临泣为足少阳之输穴,可调节肝经气机,消除瘀滞。肾经穴位照海又为八脉交会穴之一,为阴跷脉所生,长于滋养肾阴。笔者常取照海滋阴散结,疗效满意。

5. 按语:针灸治疗乳腺增生疗效较好,还可在毫针基础上,加用火针散刺阿是穴以增强散结之力。治疗同时,还应注意调理患者的月经,嘱其保持情绪舒畅。

八、肠痈

肠痈以右下腹疼痛为主症,相当于急性阑尾炎,是最常见的外科急腹症,多见于青壮年。

(一)病因病机

1. 饮食失调:嗜食膏粱厚味,或多食生冷,饥饱失宜。致肠腑壅滞,郁久化热而成痈。
2. 活动过剧:疾走跳跃,负重跌挫;或饱食后剧烈运动,均可致肠络受伤,瘀血凝滞于肠中而发病。

(二)临床表现

初起时,绕脐作痛,旋即转移至右下腹痛,按则痛剧,痛处固定,右腿屈而难伸,伴有发热恶寒,恶心呕吐,便秘尿赤,舌苔薄腻而黄,脉滑有力。重证可出现疼痛剧烈,腹皮拘急,局部可触及包块,壮热汗出。舌苔黄,脉弦数。

(三)治疗

1. 法则:疏通腑气;清泄瘀热;消肿止痛。
2. 取穴
(1)主穴:阑尾穴(图1-120)
(2)有包块形成:灸肘尖(图1-116)
3. 刺法:泻法,强刺激,阑尾穴直刺1.5～2寸,间歇运针以加强针感,留针时间可长至1小时,肠痈初期,一日内可针刺2～3次。病情较重,局部可触及包块者,加灸肘尖,艾炷灸10次左右,艾条悬灸亦可。
4. 方义:阑尾穴位于足三里下约2寸,可归属于胃经,有通调肠胃的作用。有资料报道,强刺激双侧阑尾穴,手术时直接观察可发现大多数阑尾蠕动增强。灸肘尖以消肿散结。
5. 按语:针灸疗法适用于急性单纯性或轻型化脓性阑尾炎。症状严重者,应综合措施治疗。

九、肠结

肠结,相当于急性肠梗阻,是指肠腔内容物不能顺利通过肠道而引起的一系列病理变化,是临床常见急腹症之一,病情多变。

(一)病因病机

外邪阻滞,如寒邪凝滞,热邪郁闭,寒热互结,或虫食阻滞等多种原因均可致肠道通降功能下降,肠道内容物阻塞而形成本病。

(二)临床表现

本病以胀、痛、吐、闭为特征。症见腹胀、腹痛、恶心呕吐、大便不下,脉弦紧。

(三)治疗

1. 法则:疏通肠腑,消积导滞。
2. 取穴:足三里(图 1-120)　上巨虚(图 1-120)　下巨虚(图 1-120)
3. 刺法:泻法。直刺 1～2 寸,上下提插,强刺激。
4. 方义:三穴同为胃经穴位,可调节阳明经气,上巨虚、下巨虚又分别为大肠经、小肠经之下合穴,古即有"大肠有热……巨虚上廉主之",下巨虚"治少腹痛"的记载,诸穴共济通调胃肠,消导积滞之功。
5. 按语:早期单纯性机械性肠梗阻及早期麻痹性肠梗阻针灸可取得较好疗效,若观察 1 天后,症状未缓,应考虑其他疗法。

十、蛔虫证

蛔虫证是指虫卵随食物等进入口中,在体内发育成虫,寄生于肠道的疾病。肠道蛔虫可上蹿入胆道而引起急性腹痛,称之为"蛔厥",或"虫心痛"。

(一)病因病机

饮食不洁,虫从口入,加之素体不健,脾胃失和,致使虫居肠内,扰乱肠道气机,食滞内生;耗伤气血,损伤脏腑。蛔虫性喜钻窜,若饥饱失常,脏寒胃热,蛔虫乘机扰动,上蹿入胆道则引起蛔厥。

（二）临床表现

虫积肠道可见脐腹阵发疼痛,时作时止,夜寐不安,睡中断齿,鼻孔作痒,有时大便排出蛔虫,苔薄白或呈花白,脉弦细。病久可见面黄肌瘦,巩膜、面颊、指甲虫斑累累,神疲乏力,食欲减退,时寐时醒,舌淡苔白,脉细弱。若蛔虫钻入胆道,则可出现中上腹剧烈阵发性绞痛,呈钻顶样痛,疼痛持续时间不一,常伴恶心呕吐,可有高热寒战。舌苔白腻,脉弦紧。

（三）治疗

1. 法则:理气通肠,健运脾胃;疏泄胆气,解痉止痛。

2. 取穴

（1）主穴:天枢（图1-121）　阴陵泉（图1-122）

（2）蛔厥:①支沟（图1-123）　阳陵泉（图1-124）　②至阳（图1-125）

3. 刺法:平补平泄,蛔厥时用泻法。天枢、阴陵泉、阳陵泉直刺1~1.5寸;支沟直刺1寸左右;至阳向上斜刺0.5~1寸。蛔厥时可用较强刺激,二组穴交替使用。

4. 方义:天枢为大肠募穴,疏通肠道气机;阴陵泉为脾经合穴,可健脾杀虫。支沟属手少阳经,阳陵泉为足少阳之合穴,二穴为手足同名经配穴以疏泄少阳经气。资料表明,针刺阳陵泉能增加胆囊运动和排空能力。至阳为督脉穴位,有疏肝利胆,解痉止痛之功。

5. 按语:针灸治疗胆道蛔虫症有显著效果,但针灸杀虫之较弱。本病应以预防为主。疼痛缓解后,应投以驱蛔药。

十一、胆囊炎、胆石症

胆囊炎与胆石症关系密切,互为因果。胆囊结石可诱发胆囊炎,胆囊的炎症又是促使结石形成的原因之一,二者多同时存在。本病多见于青壮年,女性较多。

（一）病因病机

情志不畅,肝壅克脾;或外邪侵袭;或饮食不节,脾失健运,内生湿热,侵犯肝胆,肝胆失于疏泄,久之湿热蕴结成石而发病。

（二）临床表现

右季肋部或剑突下隐痛、胀痛,并向右侧肩胛下区放射,反复发作,每因饱食或进油腻食物而疼痛加剧。若结石嵌顿,可产生剧痛,伴有恶心、呕吐、嗳气、打呃等,舌红苔腻,脉弦滑。

（三）治疗

1. 法则:疏肝利胆,排石止痛。
2. 取穴

（1）胆石症:丘墟透照海（图1-124,图1-122）

（2）胆囊炎:丘墟透照海（图1-124,图1-122）　曲池（图1-117）

3. 刺法:泻法。丘墟向照海方向深刺,以到皮肤而不穿透为度。曲池直刺1~1.5寸。

4. 方义:丘墟为足少阳胆经原穴,可疏肝利胆,深刺则加深这一功用。资料表明,针刺丘墟等穴20分钟,胆总管可出现明显的规律性收缩,蠕动增强。曲池为手阳明经之合穴,取之消炎退热。

5. 按语:针灸不仅能解痉止痛,亦有很好的排石功能。曾有医者总结出结石直径小于8 mm者排石效果较佳,需治疗1~4个疗程。曾治疗一位40岁的女病人,胆囊内有两枚1 cm×1 cm大小的结石,服药无效,1个月内接受针灸治疗12次后,结石消失。

十二、脱肛

脱肛是指直肠下端脱出肛门之外,常见于体质虚弱的老人、小儿和多产妇女。与西医的直肠脱垂类似。

（一）病因病机

1. 虚证:多由久痢、久泻、妇女生育过多,以致体质虚弱,中气下陷,收授无权而发病。
2. 实证:长期便秘,过度努责;或疫疬、痔疮急性期局部肿胀,约束受损而致。

（二）辨证分型

1. 虚证:发病缓慢,初起便后能自行回纳,久则稍有劳累即发,不能自行回缩,伴有神疲乏力,心悸头晕,面色萎黄,舌苔薄白,脉濡细。

2. 实证:便秘、痢疾急性期、痔疮发炎时发作,伴局部红肿、灼热、痛痒等症,舌红苔黄,脉弦。

（三）治疗

1. 法则:益气固脱;清热利湿举陷。
2. 取穴:百会(图 1-130)
3. 刺法:虚证用补法,实证用泻法。百会穴平刺0.5~0.8 寸,获得针感后可不留针。
4. 方义:百会属督脉,督脉为阳脉之海;且又为督脉与足太阳之交会穴,有升阳举陷之功。
5. 按语:本病以早期治疗效好,尤适于虚证病人,实证患者局部有感染的,应配合其他疗法,如热敷等。患者平素应注意休息,不可过度操劳。

十三、痔疮

本病为发生于肛肠部的一种慢性疾病,凡肛门内外有小肉凸出的都叫痔疮,根据发病部位分为内痔、外痔、混合痔。临床以内痔为多见,青壮年多发。

（一）病因病机

1. 气虚下陷:久坐、久立、负重或久痢,胎产以致中气下陷,筋脉松弛而气滞血阻,结聚于肛肠而发病。
2. 湿热郁滞:嗜食辛辣厚味,或长期便秘,致使湿热浊气下注肛门而生痔疮。

（二）辨证分型

本病主症是肛门周围生有赘肉,或痛或痒,便时可出鲜血。

1. 气虚下陷:肛门有下坠感,气短懒言,食少乏力,舌质淡红,脉弱无力。

2. 湿热郁滞:肛门坠胀灼痛,口渴,溲赤,便秘,舌苔薄黄,脉滑数。

（三）治疗

1. 法则:益气升阳举陷;清热利湿化滞。

2. 取穴

（1）主穴:长强（图1-125）　承山（图1-126）　阳溪（图1-127）　后溪（图1-128）

（2）气虚下陷:肾俞（图1-125）

（3）湿热郁滞:曲池（图1-117）

3. 刺法:气虚型用补法,湿热型用泻法。长强靠尾骨前面刺0.8~1寸,使针感达肛门有肠区,注意勿伤及直肠;承山直刺1~2寸;阳溪直刺0.5~0.8寸,后溪、肾俞直刺0.5~1寸;曲池直刺1~1.5寸。

4. 方义:长强位于肛门旁,可直接调肛门、直肠经气;承山属足太阳膀胱经,膀胱经别入于肛,取之以疏导经气,散瘀止痛;阳溪为手阳明大肠经之经穴,后溪为手太阳小肠经之输,二穴可调节肠道,恢复其消化吸收功能,不致瘀积化热而生痔。补肾俞以升阳消痔。泻曲池以清利湿热。

5. 按语:笔者治疗本病,有时选取腰骶部的红色反应点挑治,亦可取得很好疗效。痔疮患者,应保持大便通畅,忌食辛辣食物。

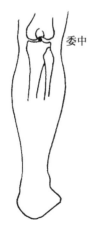

图1-137

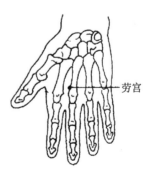

图1-138

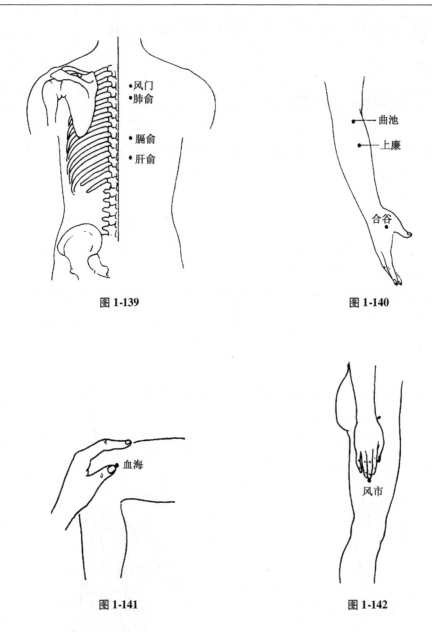

图 1-139

图 1-140

图 1-141

图 1-142

十四、肛裂

肛裂是指肛管的皮肤全层破裂，并形成慢性溃疡，女性和青壮年患者居多，男性多见于后部,女性多见于前部。

（一）病因病机

外伤因素如粪块干硬,排便用力或妊娠分娩,用力努张,均可撕裂肛门管,加之湿热内蕴人体,血热肠燥,热结成痈,肠络阻滞而反复难愈。

（二）临床表现

疼痛是肛裂的主要症状,疼痛特点是:排便时肛门灼痛,便后略缓解,然后剧痛又作,呈波动式疼痛。有时便时出血,平素肛门发痒、湿润不适,患者一般大便干结,口干渴,舌红苔腻,脉弦。

（三）治疗

1. 法则:润肠通便;清利湿热;调理气血。
2. 取穴:承山（图1-126）　孔最（图1-129）　阳溪（图1-127）　后溪（图1-128）
3. 刺法:泻法为主,承山直刺1～2寸,孔最、后溪直刺0.5～1寸,阳溪直刺0.5～0.8寸。
4. 方义:膀胱络脉别入肛门,取其穴承山可通肠络,止肛痛;孔最为肺经郄穴,肺与大肠相表里,肺气得宣则有利于肠道通畅,且郄穴善治急证、血证,故孔最有通肠理气止血之效;阳溪、后溪分别为大肠经经穴、小肠经输穴,取其消除肠道瘀滞,且俞穴主"体重节痛",善于祛湿,湿热得清,则痒痛可止。
5. 按语:针刺治疗肛裂,可明显止痛、止血、止痒,疗效满意,疗程较短,操作简便,易被医者掌握,也易为患者接受。

十五、痄腮

痄腮即流行性腮腺炎,是以发热、耳下腮部肿痛为主症的急性传染病,以冬春季发病最多,多见于5～15岁儿童,成人亦可发病,症状往往比儿童为重。

（一）病因病机

本病是因外感时行温毒,挟以痰火积热,郁滞少阳经脉而成。

（二）临床表现

起病时可有发热，1～2天后可见以耳垂为中心漫肿，边缘不清，皮色不红，压之有痛感，通常先见于一侧，然后见于另一侧，整个病程1～2周。病情重者可见高热烦渴，并发睾丸肿大，神昏惊厥，舌苔黄腻，脉滑数。

（三）治疗

1. 法则：疏风清热，解毒消肿。

2. 取穴：翳风（图1-130）　颊车（图1-130）　外关（图1-123）　合谷（图1-127）

高热不解：大椎放血（图1-125）　少商放血（图1-129）

睾丸肿大：大敦（图1-131）　曲泉（图1-132）

神昏惊厥：人中（图1-130）

3. 刺法：泻法。翳风向对侧眼球方向刺入0.5～1寸；颊车平刺0.5～1寸；外关、合谷直刺0.5～1寸。大椎三棱针点刺后拔罐放血，少商点刺出血。大敦斜刺0.1～0.2寸，曲泉直刺1～1.5寸；人中向上斜刺0.3～0.5寸，持续捻针，直至患者清醒，出针不留。

4. 方义：本病患部属少阳经，治宜清泄少阳郁热。翳风为手足少阳经之交会穴，可宣散局部气血壅滞；远取外关以疏通少阳气机；手足阳明经上循面颊，故取颊车、合谷解毒泄热。大椎为诸阳之会，可解诸阳经之邪热；少商为肺经井穴，善解表热。肝经上行绕阴器，故取肝经之井穴、合穴大敦、曲泉以疏通肝脉而治睾丸肿大。人中则可通调督脉，开窍醒神，而解神昏惊厥。

5. 按语：本病急性期应注意隔离。患者要注意休息，多饮水。如有严重并发症，如昏迷、抽搐等，要采取综合措施治疗。

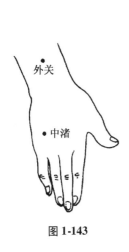

图 1-143

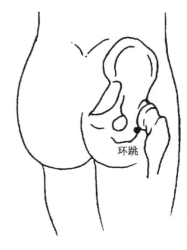

图 1-144

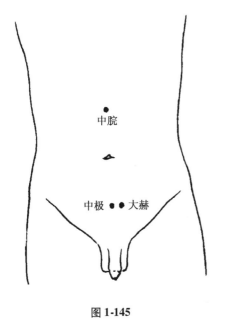

图 1-145

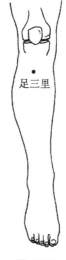

图 1-146

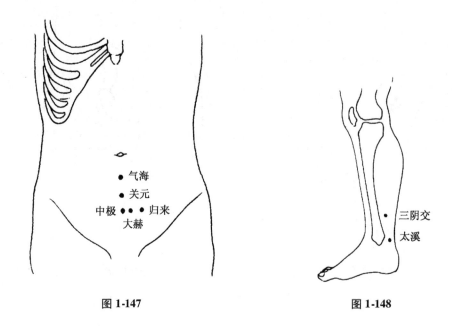

图 1-147　　　　　　　　　　　　　　图 1-148

十六、冻疮

冻疮是因受寒邪侵袭,气血瘀滞,皮肤紫红麻木刺痛,或局部肌肤坏死,甚至全身冻僵。相当于冻伤。

(一)病因病机

外感风寒邪气,邪气入侵肢节,流窜经络,寒邪凝滞,以致邪气壅阻,脉络不通而瘀阻,发为冻疮。

(二)临床表现

局限性冻疮多发于手、足、鼻尖、耳廓和面颊等身体末梢部位和暴露部位。轻者受冻部位皮肤先呈苍白,继则红肿,或有硬块,冷痛或感麻木;重者有大小不等的水疱或肿块,皮肤呈灰白或暗红,或转紫色,疼痛剧烈,或局部感觉消失。全身性冻疮初起时寒战,体温降低,后可出现头晕欲睡,四肢无力,感觉迟钝,甚至出现神志不清,呼吸变浅,脉细弱。

（三）治疗

1. 法则:温经活血散寒。

2. 取穴

（1）局部冻疮:阿是穴

（2）全身冻疮:灸中脘(图 1-121)

3. 刺法:从冻疮四周向中心围刺,进针浅平,圈距、针距 0.3 cm 左右,由冻疮大小决定针数,逐步围刺入冻疮中心,行补法。

4. 方义:取阿是穴施以补法意在温通局部气血,活血散瘀。中脘乃胃经募穴,又是腑会穴,且为任脉与手太阳、少阳、足阳明经交会穴,取中脘鼓舞脾胃中焦之气,灸之更可壮全身阳气,阳气振奋则可温经散寒而冻疮可愈。

5. 按语:针灸治疗轻度冻伤有一定效果,冻伤面积较大而出现休克者,后采取综合措施治疗。受冻部位不宜立即烘烤及用热水浸泡。

十七、胶瘤

胶瘤为发于关节和腱鞘附件的圆球状囊性肿物,即现代医学的腱鞘囊肿。

（一）病因病机

胶瘤多因筋脉受损,局部气血运行不畅,湿聚成痰而发生与外伤、机械性刺激及慢性劳损等有关。

（二）临床表现

本病症见腱鞘处圆形突起,表面光滑,边缘清楚,质软,有波动感。囊液充满时较坚硬,有压痛。好发于腕背,也可见于足背,腘窝等处。

（三）治疗

1. 法则:祛湿化痰,散瘤消肿。

2. 取穴:阿是穴

3. 刺法：以较粗毫针或三棱针，从囊肿最高点刺入，刺破囊肿加以挤压，挤出胶状黏液后，加压包扎。

4. 方义：直接刺激瘤体以祛痰散瘤。

5. 按语：针刺治疗胶囊效果很好，一般 1～2 次即可愈。

第三节　皮肤科病证

一、蛇丹

蛇丹是在皮肤上出现簇集成群，累累如串珠的水疱，疼痛异常剧烈的一种皮肤病。相当于带状疱疹，是由病毒引起的非传染性皮肤病，发病部位多见于胸腹，常为单侧。

（一）病因病机

1. 肝胆郁火：外感风火之邪；或情志不畅，肝气郁结，久而化火，以致肝胆火盛。浸淫肌肤脉络而发疹。

2. 脾经湿热：脾胃虚弱、脾失健运，湿邪内生，久困化热，或嗜食肥甘，湿热内蕴，湿热熏蒸于肌肤而发蛇丹。

（二）辨证分型

主症可见初起皮肤发红，继则出现密集成簇，大小不等的丘疱疹，迅即变成小水疱，水疱三五成群，排列成带状，疱群之间肤色正常，患部呈带索状刺痛、灼痛。

1. 肝胆郁火：多发于腰肋部，头痛眩晕，急躁易怒，口苦心烦，面赤，便秘溲黄，苔黄，脉弦数。

2. 脾经湿热：多发于胸部或颜面部，水疱溃破淋漓，脘痞纳呆，神疲乏力，苔黄腻，脉滑数。

（三）治疗

1. 法则：疏肝解郁；清热利湿；祛瘀止痛。

2. 取穴

(1)主穴:龙眼(图 1-133)　　丘墟透照海(图 1-134)　　阿是穴(图 1-135)

(2)肝胆郁火:阳陵泉(图 1-134)　　行间(图 1-136)

(3)脾经湿热:阴陵泉(图 1-135)　　三阴交(图 1-135)

3. 刺法:泻法。龙眼刺入 0.2~0.3 寸,或点刺放血,丘墟向照海方向深刺;疱疹周围围刺,或点刺后拔罐放血;下肢穴位刺入 1~1.5 寸,行间直刺 0.5~0.8 寸。

4. 方义:龙眼为经外奇穴,是治疗蛇丹的经验效穴;丘墟透照海,疏肝涵木,调理气机;阿是穴疏通局部气血,放血更助祛除瘀滞。肝胆郁火者取胆经合穴阳陵泉,肝经荥穴行间以疏肝利胆,祛邪清火。脾经合穴阴陵泉配用三阴交以健脾清热利湿。

5. 按语:针刺治疗本病,有很好的止痛效果,且不易遗留神经痛。如疱疹破溃,局部可涂龙胆紫(甲紫),以防感染,如疱疹分泌物较多,可按外科常规清洁局部皮肤。在治疗过程中,患者须忌口,如辛辣、鱼虾等腥发之物。

二、湿疹

湿疹是以糜烂和瘙痒为主症的常见皮肤病。任何年龄,任何部位,男女均可发病。

(一)病因病机

脾胃虚弱,失其健运,水湿内生,郁久化热;或感受湿热之邪,均可致湿热浸淫肌肤而发湿疹。病久伤阴血,血虚生风生燥,肌肤失其濡养而转成慢性湿疹。

(二)辨证分型

1. 湿热证:初起为红斑、丘疹、水疱,色鲜红而痒,搔破后糜烂、渗液,其后则结痂、脱屑而愈,不愈则转成慢性。伴身热,心烦口渴,便干尿赤,苔薄或黄腻,脉浮数或滑数。

2. 血虚证:病情反复,病程较长,皮损处颜色暗褐,粗糙肥厚,瘙痒脱屑,边缘清晰,舌淡苔薄白,脉细弦。

(三)治疗

1. 法则:利湿清热;养血凉血。

2. 取穴

（1）主穴：委中（图1-137）　劳宫（图1-138）

（2）湿热证：阴陵泉（图1-135）

（3）血虚证：膈俞（图1-139）

3. 刺法：湿热证用泻法，血虚证用补法。委中以三棱针放血，实证放血量多，虚证可酌减放血量，劳宫直刺0.3～0.5寸；阴陵泉直刺1～1.5寸，膈俞斜刺0.5～0.8寸。

4. 方义：取足太阳经合穴委中放血，可清泄血中郁热，为"菀陈则除之"之意；"诸痛疮痒皆属于心"，泻心包经荥穴劳宫以清心泄热止痒。阴陵泉为脾经合穴，可清热利湿。取血会膈俞以养血凉血。

5. 按语：针灸对湿疹有一定疗效，但本病易转成慢性，反复发作，故以综合疗法更佳。病灶处避免搔抓。

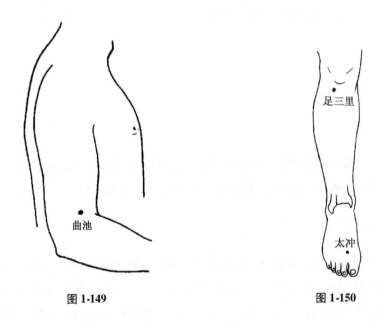

图1-149　　　　　　　　　　　　　　　　　　图1-150

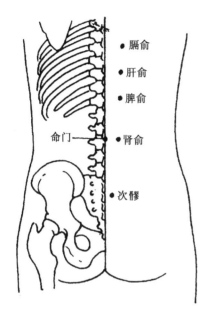

膈俞
肝俞
脾俞
命门 —— 肾俞
次髎

图 1-151

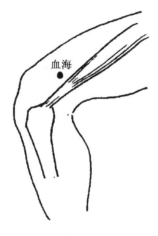

血海

图 1-152

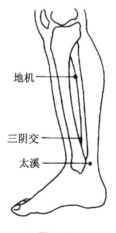

地机
三阴交
太溪

图 1-153

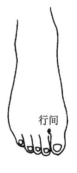

行间

图 1-154

三、风疹

风疹即荨麻疹,是一种常见的过敏性皮肤病,以皮肤上出现鲜红色或苍白片状疹块,并伴有瘙痒为特征。

(一)病因病机

1. 风邪外袭:由于腠理疏松,卫外不固,以致风邪袭入,遏于肌肤而发病。

2. 胃肠积热:禀赋不耐膏粱厚味、鱼虾荤腥,致使胃肠积热,反感风邪,内不得泄,郁于肌肤而起疹。

(二)辨证分型

主症为皮肤突然出现疹块,此起彼伏,疏密不一,或块或片,瘙痒异常,发病迅速,消退亦快。

1. 风邪外袭:伴发热恶风,身痛咳嗽,肢体酸楚,苔薄白,脉浮缓。

2. 胃肠积热:伴腹痛、便秘或腹泻,苔黄腻,脉滑数。

(三)治疗

1. 法则:祛风清热,凉血止痒。

2. 取穴

(1)主穴:曲池(图1-140)　合谷(图1-140)　血海(图1-141)　三阴交(图1-135)

(2)风邪外袭:风市(图1-142)

(3)胃肠积热:内庭(图1-136)

3. 刺法:泻法。曲池、血海、三阴交直刺 1 ~ 1. 5 寸;合谷直刺 0. 5 ~ 1 寸,风市直刺 1 ~ 2 寸;内庭刺入 0. 5 ~ 0. 8 寸。

4. 方义:曲池、合谷分别为手阳明大肠经之合穴、原穴,善于开泄散风清热;脾经之穴血海可清血中郁热,三阴交养血凉血。风邪较重时,取风市,顾其名,风市乃风之集市之意,为疏散风邪之要穴。内庭为胃经荥穴,善于清热通腑,泻之则胃肠积热可消。

5. 按语:针灸治疗急性荨麻疹效果较好,慢性者则较难治愈。属过敏体质者,应查明过敏源。

四、牛皮癣

牛皮癣是一种慢性瘙痒性皮肤病,即神经性皮炎,因患处状如牛颈之皮,肥厚坚硬,故名牛皮癣。

（一）病因病机

本病初起多由风湿热邪阻于肌肤经络,皮肤失养所致,日久耗伤营血,血虚生风化燥而使病情难愈,每因情志不遂或搔抓等诱因而使病情加剧。

（二）辨证分型

好发于颈部,肘、膝关节屈侧,会阴,大腿内侧等处。初起为扁平丘疹,干燥丘疹融合成片,皮肤增厚脱屑。局部奇痒,入夜尤甚,搔之不知痛楚。

1. 外邪蕴阻:病程较短,患部皮肤潮红、糜烂、湿润和血痂,舌苔黄或黄腻,脉濡数。

2. 血虚风燥:病程较长,患部干燥、肥厚、脱屑,状如牛皮,舌苔薄白,脉濡细。

（三）治疗

1. 法则:散风祛邪;养血润燥。

2. 取穴

（1）主穴:曲池（图1-140）　血海（图1-141）　风市（图1-142）

（2）外邪蕴阻:风门（图1-139）　肺俞（图1-139）　阴陵泉（图1-135）

（3）血虚风燥:膈俞（图1-139）

3. 刺法:祛邪用泻法,补血用补法。曲池、血海、阴陵泉直刺1~1.5寸;风市直刺1~2寸;背部穴位斜刺0.5~0.8寸。

4. 方义:曲池泄热,血海凉血,风市散风共为主穴。风门、肺俞驱散表邪,固扩卫气,阴陵泉清热利湿;膈俞为血会穴,既可养血,又可行血,血行而风自灭。

5. 按语:针灸治疗牛皮癣有很好的止痒作用,但复发率高,应坚持治疗。皮损处勿搔抓及烫洗,亦不应外涂过于刺激的药物。

五、白疕

白疕是以皮肤上起红色斑片,上覆多层白色皮屑,抓去皮屑可见点状出血为特征的皮肤病,相当于银屑病。

(一)病因病机

1. 湿热内蕴:六淫之邪外袭,搏于肌肤,邪气郁久化热蕴湿,或过食膏粱厚味而生湿热,发于肌肤而患病。

2. 气血失和:情志不畅,肝郁气滞,气滞血瘀;肌肤失荣而发病。

(二)辨证分型

1. 湿热内蕴:以中青年多见,白斑呈粉红,多生于颜面和项下,夏秋季节病情进展快,日晒或遇热则病处发痒,舌红苔黄腻,脉濡数。

2. 气血失和:常与精神刺激有关,白斑色淡红,分布无一定规律,女性常伴月经不调,舌暗苔薄白,脉细弦。

(三)治疗

1. 法则:清热利湿,行气活血。

2. 取穴

(1)主穴:阿是穴

(2)湿热内蕴:血海(图1-141)　　阴陵泉(图1-135)　　三阴交(图1-135)

(3)气血失和:曲池(图1-140)　　合谷(图1-140)　　行间(图1-136)

3. 刺法:主穴阿是以毫针围刺,1~2 cm一针,针尖对病灶浅刺。余穴以泻法为主。腿部穴位及曲池直刺1~1.5寸,合谷直刺0.5~1寸,行间斜刺0.5~0.8寸。

4. 方义:主取阿是穴以通调局部气血。血海为脾血归聚之海,善清血热;脾经合穴阴陵泉清热利湿;三阴交健运脾胃而利湿浊。阳明经多气多血,取其合穴、原穴曲池、合谷调畅气血;肝经荥穴行间以疏肝理气。湿热清利,气血调和则肌肤得养。

5. 按语:本病属疑难病证,针灸治疗虽可取效,但亦应坚持较长治疗时间,笔者曾以阿是穴为主治疗一17岁女患者,其髂部白斑达10 cm×20 cm大小,经25次治疗后,皮肤颜色基本正常。

六、鹅掌风

鹅掌风即手癣,是一种真菌性皮肤病。

（一）病因病机

久居湿地;或饮食不节,伤及脾胃,湿热内生;或感受风毒湿邪,致使湿热蕴蒸,发于手掌则为本病。

（二）临床表现

手部起水泡,聚集成群,糜烂浸淫,瘙痒难忍,干后脱屑,指间常因汗液浸渍而糜烂发白。有的表现为手掌有较厚的鳞屑,角质层增厚,裂口处疼痛。

（三）治疗

1. 法则:清热利湿,解毒止痒。

2. 取穴:曲池（图1-140）　外关（图1-143）　合谷（图1-140）　中渚（图1-143）　劳宫（图1-138）

3. 刺法:泻法。曲池直刺1～1.5寸;外关、合谷直刺0.5～1寸;中渚、劳宫直刺0.3～0.5寸。

4. 方义:曲池、合谷调气活血泄热;外关为手少阳之络穴,通于阳维,善于祛邪解表;中渚为手少阳之俞穴,俞穴长于祛湿;取手厥阴之荥穴劳宫泄热解毒止痒。

5. 按语:针灸治疗真菌性皮肤病有较好止痒作用。患者平素要勤洗澡,勤换衣,发病时忌服海鲜等发物。

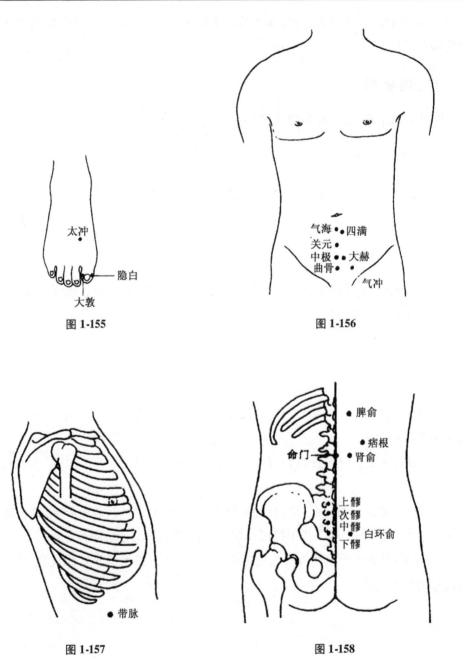

图 1-155

图 1-156

图 1-157

图 1-158

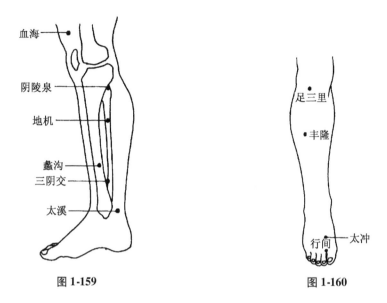

图 1-159　　　　　　　　　　图 1-160

七、皮肤瘙痒症

皮肤瘙痒症是指皮肤剧烈瘙痒而无任何原发性皮损的病证。多发生于老年及慢性病患者。

（一）病因病机

外感风邪；或饮食失节，湿热内蕴；或素体不健，阴血亏虚，血虚生风化燥，均可致肌肤失养而发病。

（二）临床表现

瘙痒时发时止，但周身无皮损，瘙痒剧烈，夜间尤甚，有时全身痒，有时局部发作。

（三）治疗

1. 法则：散风清热利湿；养血润燥止痒。

2. 取穴：环跳（图 1-144）　曲池（图 1-140）　合谷（图 1-140）　风市（图 1-142）　血海（图 1-141）　三阴交（图 1-135）

3. 刺法：实者泻之，虚者补之。环跳直刺 2 ~ 3 寸；曲池、血海、三阴交直刺 1 ~ 1.5 寸；合谷直刺 0.5 ~ 1 寸；风市直刺 1 ~ 2 寸。环跳针感传至足，血池亦使针感上下传导。

4. 方义：取环跳乃通经活络之意；曲池、合谷行气活血；风市散风驱邪；血海清泄血热，亦可行血燥湿；三阴交健脾利湿，养阴润燥。

5. 按语：本病应注意发现并戒除病因，如远离过敏源，治疗原发病。

八、痤疮

痤疮是一种常见皮肤病，是因皮脂分泌过剩，毛囊口阻塞而造成分泌物排泄障碍，加之细菌感染而发病。好发于男女青春期。

（一）病因病机

外受风热之邪，肺不得宣；或过食辛辣、膏粱厚味，脾胃蕴湿积热，外犯肌肤；或冲任不调，导致肌肤疏泄失调而发病。

（二）临床表现

痤疮好发于头面部及肩项背臀部等皮脂腺发达部位。初起皮疹为暗红丘疹，中心有黑头，逐渐形成脓疮、红肿硬结、脓肿或囊肿。愈后局部可有色素沉着和疤痕。

（三）治疗

1. 法则：清热凉血，祛瘀通经。

2. 取穴：背部痣点放血　中极（图 1-145）　大赫（图 1-145）　肺俞（图 1-139）　肝俞（图 1-139）

3. 刺法：首先在背部寻找反应点，反应点类似丘疹，其色可呈白色、红色或褐色，每次选 2 ~ 4 个，用三棱针挑破其下纤维组织，挑时可发出清脆声响，随之在其上拔罐 5 ~ 10 分钟，放血 3 ~ 5 mL，每周挑治 1 次。中极、大赫直刺 1 ~ 1.5 寸，平补平泻；肺俞、肝俞斜刺 0.5 ~ 0.8 寸，泻法为主。

4. 方义：中极为任脉与足三阴经交会穴，大赫为肾经穴，又为肾与冲脉交会穴，取二穴可滋阴养血，更可调和冲任；肺俞祛邪泄热，肝俞疏肝理气。气机通畅，邪热得解，冲任和调则病源可去,痤疮得愈。

5. 按语:挑治放血疗法对痤疮有很好疗效。患者勿用手挤压患部,要保持局部清洁,少食辛辣、肥甘油腻食物。

挑治放血为主的方法亦可用于黄褐斑的治疗,寻找背部反应点的方法相同,痤疮以肺热者偏多,黄褐斑则多见于肝肾阴亏,气滞血瘀,冲任失调者,故毫针取穴时应重用中极、三阴交、肝俞等穴位。黄褐斑患者绝大多数为女性,治疗时要注意调理患者月经情况。

九、斑秃

斑秃是指骤然发生的头发呈斑块状脱落的疾患。俗称"鬼剃头"。

(一)病因病机

素体虚弱,脾胃不健,气血化源不足,风邪乘虚侵袭,以致血虚风燥,毛发失养而脱落。情志不畅,肝气郁结,气滞血瘀或肝肾阴亏亦可致毛发脱落。其中,以血虚风燥者最为多见。

(二)临床表现

头发突然成片脱落,脱发部位的形状不一,大小不等,多呈圆形或不规则形,边界清楚,继续发展,则损害的数目、范围均可增多、扩大,甚至累及全身毛发。患者可无自觉症状,发病前常有精神紧张或过度疲劳。

(三)治疗

1. 法则:健脾益肾,养血祛风。

2. 取穴:上廉(图1-140)　中脘(图1-145)　足三里(图1-146)

3. 刺法:上廉直刺0.5～1寸,平补平泻;中脘、足三里直刺1～1.5寸,补法。

4. 方义:上廉属多气多血之手阳明大肠经,可调和气血,笔者常取之治疗脱发,取得满意效果;中脘为胃募穴、腑会穴及任脉与手太阳、少阳、足阳明经交会穴,配合强壮要穴足三里益肾健脾,补气养血,为治本之法。

5. 按语:针灸治疗斑秃,应坚持治。治疗期间,患者忌食油腻,保持心情舒畅,保证充足睡眠。

十、扁平疣

扁平疣好发于颜面、手背及前臂,为硬性的扁平丘疹,是一种病毒性皮肤病,以青少年多发。

(一)病因病机

外感风热之邪搏于肌肤;或郁怒伤肝,气机不利,气血郁滞,蕴于肌肤,均可致本病发生。

(二)临床表现

扁平丘疹,如针尖、绿豆或黄豆样大小,略高于皮肤,表面光滑,质地较硬,色淡红或浅褐,散在或簇集成群。可稍有微痒。

(三)治疗

1. 法则:疏风散邪,解毒活血。
2. 取穴:阿是穴　曲池(图 1-140)　合谷(图 1-140)　血海(图 1-141)
3. 刺法:以毫针刺入疣体中心基底,挤出少许鲜血,再在疣体局部围刺 2~3 针。如疣集簇成群,只取较大的针刺。余穴用泻法。曲池,血海直刺 1~1.5 寸,合谷直刺 0.5~1寸。
4. 方义:阿是穴通调局部气血;曲池、合谷属多气多血之阳明经,可行气活血,散风清热,能清头面诸阳经之热毒;血海凉血活血而止痒。
5. 按语:针刺治疗扁平疣简便有效,治疗期间,患者应忌食辛辣鲜发之品。

第四节　妇科疾病

一、经早

经早是指月经周期提前 7 天以上,甚至一月两次,并伴有经量、经色、经质的异常,属月经不调范畴。

（一）病因病机

1. 血热：素体阳盛内热，或素食辛辣，助阳生热，或因阴虚内热，或因五志化火，致使热伤冲任，迫血妄行，使经血先期而下。

2. 气虚：劳倦过度，饮食失调，脾气受伤，不能统摄血液，以致经血早期而行。

（二）辨证分型

1. 实热：月经先期，量多，色深红，经质黏稠，心胸烦热，面赤口干，便干尿黄，舌红苔黄，脉滑数。

2. 虚热：月经先期，量少色红，经质黏稠，潮热盗汗，手足心热，腰膝酸软，舌红少苔，脉细数。

3. 郁热：月经先期，经量或多或少，经色紫红，质黏并夹有血块，经行不畅，胸肋乳房胀痛，心烦易怒，舌苔薄黄，脉弦数。

4. 气虚：月经先期，量多色淡，质清稀，神倦肢疲，心悸气短，小腹空坠，舌淡苔薄白，脉弱无力。

（三）治疗

1. 法则：清热凉血，滋阴补肾；疏肝解郁；健脾益气。

2. 取穴

（1）主穴：气海（图1-147）　关元（图1-147）　三阴交（图1-148）

（2）实热：曲池（图1-149）

（3）虚热：太溪（图1-148）

（4）郁热：太冲（图1-150）

（5）气虚：足三里（图1-150）

3. 刺法：主穴施以平补平泻，直刺1~2寸；曲池直刺1~1.5寸，泻法；补太溪，直刺0.5~1寸；泻太冲，直刺0.5~0.8寸；足三里施以补法，直刺1~2寸。

4. 方义：任脉主胞胎，其穴气海调一身元气；关元为任脉与足三阴经交会穴，益气补阴,任脉调畅,则月事以下,配用脾经穴位三阴交健脾益阴,共为主穴。手阳明合穴曲池清泄血热。肾经原穴太溪益肾水而调经。肝经原穴太冲疏肝理气。胃经合穴足三里以健脾养血。

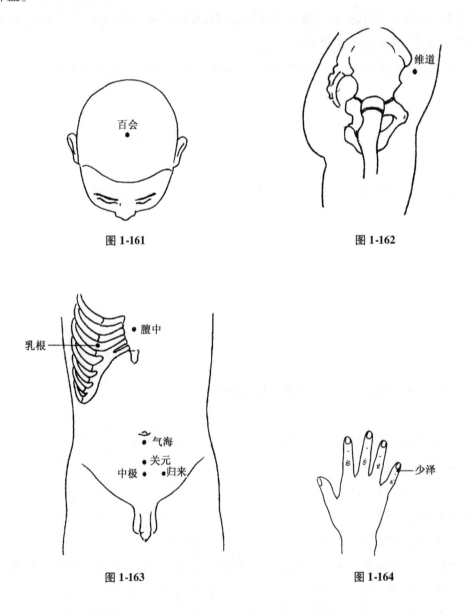

图 1-161　　　　　　　　　　　　　　图 1-162

图 1-163　　　　　　　　　　　　　　图 1-164

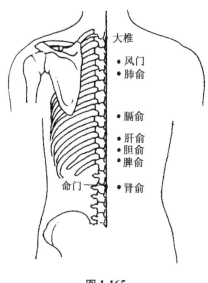

图 1-165

二、经迟

经迟是指经期推迟 7 天以上,并伴有经量、经色、经质的异常。

(一)病因病机

1. 血虚:久病体虚或长期慢性失血,或脾胃不健,化源不足,营血衰少,以致冲任血虚,血海不足,经水不能按时而下。

2. 血寒:素体阳虚内寒,或行经期贪凉多寒,寒邪搏于冲任,血为寒凝,经行受阻,以致经血来迟。

3. 气滞:素体忧郁,气机不利,气郁血行不畅,冲任受阻,血海不能按时满盈而经行后延。

(二)辨证分型

1. 血虚:经行后期,量少色淡,小腹空痛,身体瘦弱,面色萎黄,头目眩晕,心悸少寐,舌淡苔薄白,脉细弱。

2. 血寒:经行后期,量少色暗,小腹冷痛,喜热喜按,腰酸无力。畏寒肢冷,舌淡苔薄白,脉沉。

3. 气滞:经血来迟,色暗有块,乳房或少腹胀痛,胸闷泛恶,舌暗苔薄白,脉弦。

(三)治疗

1. 法则:补气养血;温经散寒;行气化瘀。

2. 取穴

(1)主穴:气海(图 1-147)　关元(图 1-147)　三阴交(图 1-148)

(2)血虚:脾俞(图 1-151)　足三里(图 1-150)

(3)血寒:灸气海(图 1-147)　关元(图 1-147)　归来(图 1-147)

(4)气滞:血海(图 1-152)　归来(图 1-147)　太冲(图 1-150)

3. 刺法:血虚、血寒型用补法,气滞型用泻法。气海、关元直刺 1～2 寸,归来及下肢穴位直刺 1～1.5 寸,太冲直刺 0.5～0.8 寸,血寒型加灸。

4. 方义:主穴壮元益气,调理冲任。脾之背俞穴配用胃经下合穴足三里,扶助中焦而资气血生化之源。血寒者加用灸法以暖胞宫,温经散寒。归来属多气多血之阳明经,有行气活血之功;血海泻血中郁热;太冲疏肝理气,共以调气散瘀,促经水以时。

三、经乱

经乱是指月经不能按周期来潮,或先或后,并伴有经量、经色、经质异常的病证。

(一)病因病机

1. 肝郁:郁怒伤肝,疏泄失调,以致冲任胞宫蓄溢失常,故见经期先后不定。

2. 肾虚:多因房事不节,早婚多产,耗伤精血,以致肾气不固,封藏失职,血海蓄溢失调而经乱。

(二)辨证分型

1. 肝郁:月经先后不定,经量或多或少,色紫红,质黏稠,经行不畅,胸胁乳房胀痛,嗳气不舒,善太息,苔白脉弦。

2. 肾虚:经期先后不定,量少,色淡,质稀,腰膝酸软,头晕耳鸣,舌淡苔白,脉沉弱。

（三）治疗

1. 法则:疏肝补肾,调和冲任。

2. 取穴

（1）肝郁:肝俞（图1-151）　中极（图1-147）　太冲（图1-150）

（2）肾虚:肾俞（图1-151）　关元（图1-147）　太溪（图1-148）

3. 刺法:肝郁型用泻法,肾虚型用补法。肝俞斜刺0.5～0.8寸;中极、关元直刺,1.5寸左右;太冲直刺0.5～0.8寸;肾俞直刺0.5～1寸;太溪直刺0.5～1寸。

4. 方义:中极为任脉穴,又为任脉与足三阴交会穴,配合肝之背俞穴肝俞、肝经原穴太冲以疏肝解郁,调和冲任。肾俞调补肾气,关元振奋下元,太溪滋阴益肾,肾封藏得司,则血海蓄溢有时,月事以时至。

5. 按语:经早、经迟,经乱患者应注意经期卫生,忌食生冷或刺激性物品,避免精神刺激,减轻体力劳动,治疗的时间安排在经期前5～7天开始,至月经来潮为止。经乱者,可在月经净后即开始治疗,月经不调患者治疗周期越长,效果越明显。值得说明的是,由气候、环境、生活和情绪波动等因素引起月经周期的暂时改变,不可作病态论。

四、痛经

痛经是指妇女在行经前后,或行经期,小腹及腰部疼痛,甚至剧痛难忍。可见于子宫发育不良、盆腔炎、子宫内膜异位、肿瘤等,亦可见于盆腔器官无明显异常者,为原发性痛经,与行经期情绪紧张、受寒饮冷有关。

（一）病因病机

1. 寒湿凝滞:经期冒雨涉水,感寒饮冷,或坐卧湿地,寒湿伤于下焦,客于胞宫,经血为寒湿所凝,令气血运行不畅而痛经。

2. 肝郁气滞:情志不舒,肝郁气滞,气机不利,血行受阻,经血滞于胞中而痛。

3. 肝肾亏损:素体虚弱,禀赋不足,或多产房劳,以致精亏血少,胞脉失养而痛。

（二）辨证分型

1. 寒湿凝滞：经前或行经时小腹冷痛，重则连及腰背，得热痛减，经行量少，色暗有血块，畏寒便溏，舌苔白腻，脉沉紧。

2. 肝郁气滞：经前或经期小腹胀痛，胀甚于痛，经中有瘀块，块下后痛减，月经量少，淋漓不畅，色黯有血块，胸胁两乳作胀，舌质黯或有瘀斑，脉沉弦。

3. 肝肾阴虚：经后小腹隐痛，按之痛减，月经量少色淡，质稀，腰膝酸痛，头晕耳鸣，舌质淡，苔薄白，脉沉细。

（三）治疗

1. 法则：祛寒利湿，温经止痛；疏肝解郁，行气活血；补肝益肾，调和冲任。

2. 取穴

（1）寒湿凝滞：气海（图1-147） 关元（图1-147） 中极（图1-147） 脾俞（图1-151）三阴交（图1-153） 关元（图1-147） 加灸

（2）肝郁气滞：气海（图1-147） 中极（图1-147） 次髎（图1-151） 地机（图1-153）血海（图1-152） 行间（图1-154）

（3）肝肾阴虚：肝俞（图1-151） 肾俞（图1-151） 关元（图1-147） 大赫（图1-147）太溪（图1-153）

3. 刺法：气海、关元直刺1～2寸，中极直刺1～1.5寸；脾俞、肝俞、行间斜刺0.5～0.8寸，三阴交、次髎、地机、血海、大赫直刺1～1.5寸；肾俞、太溪直刺0.5～1寸。寒湿凝滞、肝郁气滞型用泻法，前者加灸；肝肾阴虚型用补法。

4. 方义：气海、关元、中极为任脉经穴，中极又通于胞宫，连系冲脉，可通调冲任，气海壮元，关元加灸更温助下焦阳气；脾俞、三阴交健脾利湿，诸穴共用以祛湿散寒，温经止痛。气海、中极调理下焦气机，脾经之穴地机、血海活血化瘀，行间疏肝解郁；次髎可通调冲任，引经血下流，为治疗痛经的经验效穴。肝、肾之背俞穴太溪滋补肝肾，关元温补下元，肾经腧穴大赫益肾壮元，共济补益肝肾，调经止痛之功。

5. 按语：痛经的治疗，宜于每次月经来潮前3～5天开始，至行经后为止，针灸治疗痛经效果较好，尤其对于原发性痛经，一般经3个月经周期的治疗，痛经均可缓解或消失。

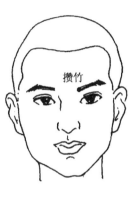
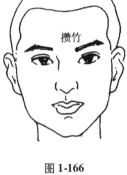

图 1-166

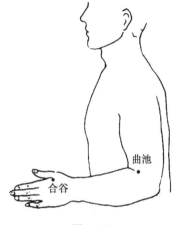

图 1-167

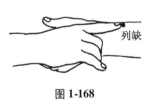

图 1-168

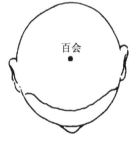

图 1-169

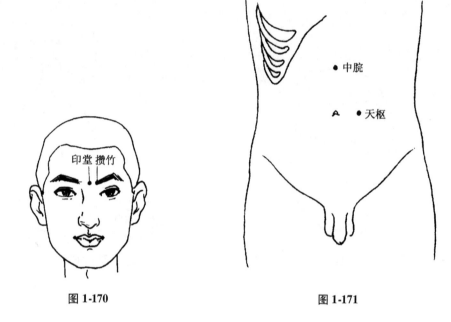

图 1-170   图 1-171

五、经闭

凡女子年龄超过 18 岁,月经仍未来潮,或已形成月经周期,但又连续中断 3 个月以上者称为经闭。

(一)病因病机

1. 虚证:肝肾不足,精亏血少;饮食劳倦,伤及脾胃;或久病之后,耗伤气血,均可引起化源不足,血海空虚,无血以行而致经闭。

2. 实证:肝气郁结,血滞不行;感寒饮冷,血为凝滞;或痰湿内蕴,以致冲任不通,胞脉闭阻而经闭不行。

(二)辨证分型

1. 血枯经闭:月经超龄未至,或先见经期错后量少,渐至经闭。纳减、便溏,唇爪色泽不荣,头眩心悸,精神疲倦,舌淡,脉细涩。

2. 血滞经闭:月经闭阻,小腹作胀或兼疼痛,伴有烦热,胸闷等症。重证每于腹部出现癥瘕,大便燥结,皮肤甲错,舌质暗红或紫,脉象沉弦而涩。

（三）治疗

1. 法则:调理脾胃,补益肾气;疏肝解郁,化瘀生新。

2. 取穴

（1）血枯经闭:关元(图 1-147)　中极(图 1-147)　归来(图 1-147)　膈俞(图 1-151) 肝俞(图 1-151)　脾俞(图 1-151)　肾俞(图 1-151)

（2）血滞经闭:中极(图 1-147)　血海(图 1-152)　三阴交(图 1-153)　行间(图 1-154)

3. 刺法:血枯者补法为主,血滞者用泻法。关元直刺 1 ~ 2 寸;中极、归来、血海、三阴交直刺 1 ~ 1.5 寸;膈俞、肝俞、脾俞、行间斜刺 0.5 ~ 0.8 寸;肾俞直刺 0.5 ~ 1 寸。

4. 方义:关元,肾俞补益先天,肾气旺则精血充;脾俞健运脾胃,以资气血生化之源;膈俞、肝俞、中极、归来则行气活血,调和冲任。血海充,冲任调则月经可至。中极理冲任而调下焦气机;三阴交为足三阴之会,益阴活血;血海为脾血归聚之海,善治血分病证;肝经荥穴行间疏肝理气,诸穴共济化瘀生新之效。

5. 按语:全身性疾病、卵巢、子宫性疾病及垂体、下丘脑疾病等多种原因均可导致闭经,故对闭经应进行有关检查,以明确病因采取相应措施。针灸对精神因素等功能失调引起的闭经疗效较好。

六、崩漏

崩,指不在经期突然阴道大量出血,来势急骤,出血如注;漏,指发病势缓,经血量少,淋漓不净,二者不易截然分开,故常并称。现代医学的功能性子宫出血、生殖器炎症、肿瘤等出现的阴道出血,均属崩漏范畴。

（一）病因病机

1. 肝郁血热:情志不舒,肝失条达,气血壅滞,郁而化热,邪热迫血妄行而发病。

2. 脾不统血:饮食失节,损伤脾胃;或思虑伤脾,脾虚不能统血而致崩漏。

3. 肾虚不固：肾主封藏，房劳过度而伤肾，损及冲任，不能固摄血脉以致经血非时而下。

（二）辨证分型

1. 肝郁血热：出血量多，色紫红或夹有瘀块，腹痛拒按，胸胁胀急，性情急躁，口干作渴，舌质红，脉弦数。多见于年轻人和初病者。

2. 脾不统血：病久漏下，色淡或晦暗，头晕目眩，神疲气短，失眠心悸，胃纳减少，舌质淡红，脉虚细。

3. 肾虚不固：出血淋漓不尽或量多。偏肾阳虚者，经色淡质清，畏寒肢冷，舌淡苔白，脉沉细。偏肾阴虚者，经质稠，腰膝酸软，舌红少苔，脉细数。

（三）治疗

1. 法则：调理冲任；解郁泄热；健脾统血；滋补肾气。

2. 取穴

（1）主穴：气海（图1-147）   三阴交（图1-153）   隐白（图1-155）

（2）肝郁血热：太冲（图1-155）   大敦（图1-155）   血海（图1-152）

（3）脾不统血：脾俞（图1-151）   足三里（图1-150）

（4）肾虚不固：肾俞（图1-151）   命门（图1-151）   太溪（图1-153）

3. 刺法：血热者用泻法，余用补法。气海直刺1~2寸；三阴交、血海、足三里直刺1~1.5寸；隐白、大敦浅刺0.1寸，虚者隐白加灸，实者可于隐白、大敦点刺放血；太冲、太溪直刺0.5~1寸；脾俞斜刺0.5~0.8寸；肾俞直刺0.5~1寸；命门向上斜刺0.5~1寸。

4. 方义：取任脉经穴气海和足三阴经交会穴三阴交，远近结合，调理冲任；脾为统血之脏，隐白为足太阴脉气所发，可健脾统血，是治疗崩漏的经验效穴。太冲、血海疏肝解郁，清泄血中郁热，配合肝经井穴大敦清肝经之热而凉血。脾俞、足三里健脾养血、培补中气、摄血止漏。取肾脏精气所聚之肾俞，壮元益肾之命门及肾经原穴太溪共以滋补肾气，调理冲任而止崩漏。

5. 按语：崩漏血止后，应进一步检查，排除生殖系统器质性疾病，尤其是绝经期妇女，如反复多次出血，应警惕肿瘤的存在。大量出血或伴有虚脱时，应采取急救措施。患者平素要注意饮食调摄,勿过度劳累。

七、带下病

白带是指妇女阴道内流出的一种黏稠液体,当白带量多,或色、质、气味出现异常,或伴有全身症状时则为带下病。本病常与生殖器感染、肿瘤或身体虚弱等因素有关。

(一)病因病机

1. 脾虚:饮食不节,劳倦过度,伤及脾气,脾失健运,谷不化精,聚而为湿,流注下焦而成带下病。

2. 肾虚:素体下元亏损;或纵欲无节;或孕育过多,伤及肾气,带脉失约,任脉不固而发本病。

3. 湿毒:经行产后,胞脉空虚,或手术所伤,湿毒秽浊之气乘虚而入,损伤任带二脉而成带下病。

(二)辨证分型

1. 脾虚:带下量多,色白或淡黄,质黏稠,无臭味,绵绵不绝,面色萎黄,纳少便溏,精神倦怠,四肢乏力,舌淡苔白腻,脉缓而弱。

2. 肾虚:带下清冷,量多色白,质稀薄,终日淋漓不断,腰酸腿软,小腹发冷,小便清长,大便溏薄,舌淡苔白,脉沉迟,尺脉尤甚。

3. 湿毒:带下量多,色黄绿如脓,或挟有血液,或混浊如米泔,臭秽,阴中瘙痒,口苦咽干,小便短赤,舌红苔黄,脉滑数。

(三)治疗

1. 法则:健脾渗湿;温补肾阳;利湿解毒。

2. 取穴

(1)主穴:中极(图1-156)　带脉(图1-157)　白环俞(图1-158)　三阴交(图1-159)

(2)脾虚:脾俞(图1-158)　足三里(图1-160)

(3)肾虚:肾俞(图1-158)　关元(图1-156)

（4）湿毒：阴陵泉（图1-159）　下髎（图1-159）　行间（图1-160）

3. 刺法：虚证用补法，湿毒型用泻法。主穴及足三里、阴陵泉、下髎直刺1～1.5寸；脾俞、行间斜刺0.5～0.8寸；肾俞直刺0.5～1寸，关元直刺1～2寸，脾俞、肾俞可加灸。

4. 方义：中极为任脉与足三阴经交会穴，与三阴交共用调理任脉，益阴利湿；带脉则固摄本经经气；白环俞助膀胱气化，利下焦湿邪，湿祛邪解，任带固摄则带下可除。脾俞、足三里健运脾胃。肾俞、关元补肾温阳。湿毒者泻脾经合穴、肝经荥穴阴陵泉、行间以清泄下焦湿热；下髎为治疗湿毒带下的经验效穴。共济清热利湿，解毒止带之效。

5. 按语：针灸治疗带下病疗效较好，40岁以上患者，带下黄赤的，应进一步检查，以排除癌性病变的可能。患者平时应注意保持外阴清洁。

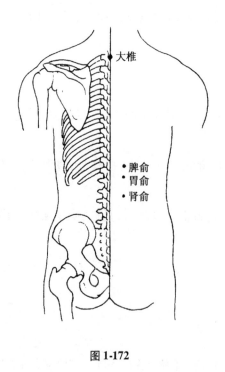

图1-172　　　　　　　　　　　　　　　图1-173

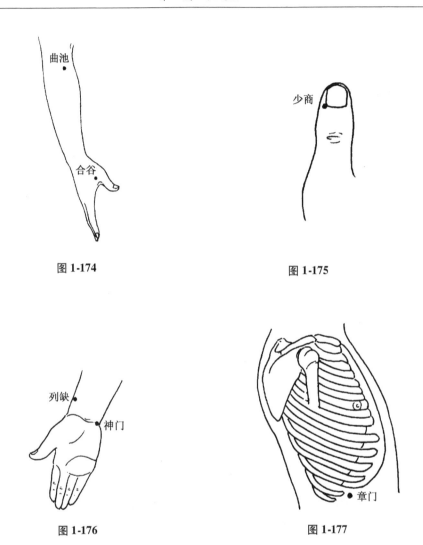

图 1-174　　　　　　　　　　　　　　　图 1-175

图 1-176　　　　　　　　　　　　　　　图 1-177

八、阴痒

阴痒是以妇女阴道内或外阴部瘙痒,甚则疼痛难忍、坐卧不宁的特征的一种病证。常见于各种阴道炎症。

(一)病因病机

1. 湿热下注:脾虚湿盛,郁久化热,以致湿热蕴结,流注下焦,而成阴痒。

2. 病虫侵袭:外阴不洁,久坐湿地,病虫侵袭阴部,形成阴痒。

3. 肝肾阴虚:老年人肝肾不足,精血两亏,血虚生风化燥而阴部瘙痒。

（二）辨证分型

1. 湿热下注:外阴或阴道内瘙痒,甚则疼痛,奇痒难忍,心烦少寐,坐立不安,口苦而腻,胃脘满闷,小便黄赤,白带量多,黄稠腥臭,舌苔黄腻,脉滑数。

2. 病虫侵袭:外阴或阴道内瘙痒难耐,坐卧不宁,全身症状不明显。

3. 肝肾阴虚:阴部干涩,灼热瘙痒,五心烦热,头晕目眩,腰酸耳鸣,带下量少,色黄甚或血样,舌红少苔,脉细数无力。

（三）治疗

1. 法则:清热利湿;解毒杀虫;滋补肝肾。

2. 取穴

（1）湿热下注:下髎（图1-158）　阴陵泉（图1-159）　三阴交（图1-159）

（2）病虫侵袭:血海（图1-159）　三阴交（图1-159）　蠡沟（图1-159）

（3）肝肾阴虚:太溪（图1-159）　曲骨（图1-156）　蠡沟（图1-159）

3. 刺法:前两型施以泻法,肝肾阴虚者以补法为主。蠡沟向上平刺0.5～0.8寸;太溪直刺0.5～1寸,余穴直刺1～1.5寸。

4. 方义:下髎、阴陵泉、三阴交清利下焦湿热。血海善清血热,兼可杀虫;蠡沟为肝经络穴,肝经过阴器,蠡沟长于止阴部瘙痒。太溪滋补肾阴;任脉经穴曲骨调理冲任,疏通阴道局部气血,配合蠡沟清肝止痒。

5. 按语:针灸止痒有较好疗效,如由病虫侵袭所致,应配合其他疗法。患者应注意外阴卫生,忌食辛辣、香燥、肥甘等食物。

九、阴挺

阴挺是指阴道内有肿物脱出或突出于阴道外的病证。相当于现代医学的子宫脱垂和阴道脱垂。

（一）病因病机

素体虚弱;产后气血未复,过早参加体力劳动;或产育过多,房劳伤肾,导致气虚下陷,冲任不固,胞络松弛,不能收摄胞宫以致阴挺。

（二）临床表现

阴中有物脱出,小腹下坠,腰部酸楚,精神倦怠,舌淡苔薄白,脉虚弱。常因过劳,剧咳,排便努责等引起反复发作。

（三）治疗

1. 法则:健脾益肾,固摄胞宫。

2. 取穴:百会(图1-161)　大赫(图1-156)　维道(图1-162)　关元(图1-156)　曲骨(图1-156)

3. 刺法:补法为主。百会平刺0.5~0.8寸,可加灸;大赫、关元、曲骨直刺1~1.5寸,关元可加灸;维道穴向前下方斜刺1~1.5寸。

4. 方义:下病上取督脉经穴百会,为"陷者举之"之意;大赫补益肾气;维道为足少阳、带脉之会,可维系带脉,收摄胞宫;关元、曲骨为任脉经穴,通调冲任、益气固脱。诸穴相合,具有升阳举陷,益气固胞的作用。

5. 按语:针灸前先把脱出物推入阴道后再进行。治疗期间,避免重体力劳动,并注意卫生,防止继发感染。平时多做提肛练习,以利于本病的恢复。

十、不孕症

夫妇同居3年以上,未避孕而不受孕者,为不孕症。

（一）病因病机

1. 肾虚胞寒:先天禀赋不足,或后天失养,房劳多产,以致肾气亏虚,胞宫不能得以温煦,而致不孕。

2. 痰瘀互阻:情志不畅,气机郁结,血行受阻;饮食、劳倦、忧思伤脾,痰湿内蕴,瘀血痰湿互阻,冲任气血失调故难受孕成胎。

(二)辨证分型

1. 肾虚胞寒:月经量少,质稀,色淡或黯,性欲低下,小腹冷痛,形寒肢冷,腰酸腿软,小便清长,舌淡苔白,脉沉。

2. 痰瘀互阻:经期错后,涩滞不畅,夹有血块,胸胁胀满;或形体肥胖,白带量多黏稠,舌质黯或有瘀斑,脉滑或涩。

(三)治疗

1. 法则:补肾暖宫;化痰行瘀。

2. 取穴

(1)肾虚胞寒:气海(图1-156)　曲骨(图1-156)　肾俞(图1-158)　命门(图1-158)

(2)痰瘀互阻:气冲(图1-156)　四满(图1-156)　丰隆(图1-160)　地机(图1-159)

3. 刺法:前者用补法,气海加灸;后者用泻法。肾俞、命门、气冲刺入 0.5 ~ 1 寸,余穴直刺 1 ~ 1.5 寸。

4. 方义:任、督二脉通于胞宫,取其穴曲骨、命门可暖宫散寒,更灸气海以壮阳,肾俞以补肾,肾元得壮,胞宫得暖,则孕育有望。气冲属多气多血之阳明经,四满为肾经与冲脉相交会穴,丰隆为胃经络穴,地机乃脾经郄穴,诸穴共济理气活血,化痰行瘀之功。

5. 按语:男女双方均可患不孕,治疗前应明确诊断,若因女方先天畸形所致,则不属针灸范畴,治疗期间,嘱患者合理安排性生活。

十一、石瘕

石瘕,是指妇女小腹部扪之有块,伴胀满疼痛的病证,相当于现代妇科的子宫肌瘤。

(一)病因病机

情志不遂,怒伤肝则气乱,思伤脾则气结;或外邪入侵,致气机不畅,聚结腹中,气滞则血瘀,气聚则血凝,日久而成块,产后或经期失于调摄,亦可致血液凝涩不行,日渐积块,逐步增大变硬而成石瘕。

（二）临床表现

下腹积块,跳动应手,或疼痛拒按,月经量多,夹有血块,块下痛减,烦躁易怒,久则身倦乏力,头晕心慌,舌质暗,脉细涩。

（三）治疗

1. 法则:理气活血,化瘀消癥。

2. 取穴:关元(图1-156)　中极(图1-156)　八髎(图1-158)　灸痞根(图1-158)行间(图1-160)

3. 刺法:初起泻法为主,日久体虚者可施以补法。痞根施以灸法,关元直刺1~2寸,中极、八髎直刺1~1.5寸,行间斜刺0.5~0.8寸。

4. 方义:关元、中极为任脉与足三阴经之交会穴,可疏通气血,调理冲任;近取八髎,与腹部穴前后呼应,直攻病灶;痞根为经外奇穴,善于散痞消症,灸之加强温散之力;肝经荥穴行间理气解郁散瘀,诸穴共用以消积化症。

5. 按语:针灸治疗子宫肌瘤,疗效较好,有些病例,经B超证实,子宫肌瘤完全消失。若毫针效果不显,可加用火针治疗,火针点刺阿是穴,直攻病所,可取得满意疗效。

十二、缺乳

产后乳汁甚少或全无,不能满足乳儿需要者称为缺乳。

（一）病因病机

1. 虚证:乳汁为血所化,赖气以行,若素体虚弱,脾胃不健,气血化源不足;或分娩失血过多,耗伤气血均可致乳汁无以生化而致缺乳。

2. 实证:情志不舒,肝气郁结,疏泄无度,乳汁运行受阻而缺乏。

（二）辨证分型

1. 虚证:乳少或全无乳汁,乳房不胀不痛,食少纳呆,面色苍白,神疲倦怠,头晕耳鸣,舌淡苔薄白,脉沉细。

2. 实证:乳少,乳房胀满而痛,胸闷胁胀,精神抑郁,尿赤便结,舌红苔黄,脉弦。

（三）治疗

1. 法则:补气养血;疏肝通络。

2. 取穴:乳根（图 1-163）　膻中（图 1-163）　少泽（图 1-164）

3. 刺法:虚证用补法,实证用泻法。虚证膻中可针后加灸,实证少泽可点刺放血。膻中分别向两乳方向针刺,乳根自下向上刺,深度为 1.5～2 寸;少泽浅刺 0.1～0.2 寸。捻转补泻。使两乳房发胀。

4. 方义:近取乳根、膻中疏调局部气血,理气通络;少泽为通乳之经验效穴;灸膻中以补气催乳;点刺少泽出血调气泄热以促使乳汁分泌。

5. 按语:本法治疗缺乳,简便易行,疗效可靠,古已有之。疗效好者,取针后即可见乳汁涌出,且患病时间越短,疗效越佳,妇女产后应注意加强营养,以充实乳源;并保持心情舒畅;掌握正确哺乳方法。

十三、产后发热

产褥期以发热为主症者为产后发热。若发热因邪毒所致者,与西医学产褥感染类似。

（一）病因病机

1. 感染邪毒:产妇在分娩时,损伤产道或护理不慎,邪毒乘虚侵入胞宫,正邪相争以致发热不解。

2. 外感风寒:产后正气不足,卫表不固,风寒外袭,而致恶寒发热。

3. 瘀血内停:产后恶露不畅或瘀血停滞,气机阻滞,营卫失和而致发热。

4. 阴虚血亏:产后失血过多,阴津亏损,阴虚而生内热。

（二）辨证分型

1. 感染邪毒:高热不退,小腹疼痛拒按,恶露臭秽,兼见烦躁口渴,便结溲赤,舌红苔黄,脉濡数。

2. 外感风寒:发热恶寒,身痛无汗,咳嗽、流涕,舌红苔薄白,脉浮。

3. 瘀血内停:寒热时作,恶露量少,小腹拒按,口干不欲饮,舌质黯有瘀斑,脉涩。

4. 阴虚血亏:低热、乏力、汗出,心悸少寐,腹痛绵绵,舌淡红苔薄白,脉细。

(三)治疗

1. 法则:清热解毒;祛风散寒;凉血化瘀,滋阴清热。

2. 取穴

(1)感染邪毒:大椎(图1-165)　攒竹(图1-166)　放血阴陵泉(图1-159)　曲池(图1-167)　合谷(图1-167)

(2)外感风寒:列缺(图1-168)　合谷(图1-167)　风门(图1-165)　肺俞(图1-165)

(3)瘀血内停:归来(图1-163)　膈俞(图1-165)　血海(图1-159)　行间(图1-160)

(4)阴虚血亏:大椎(图1-165)　四花(图1-165)　肝俞(图1-165)　肾俞(图1-165)

3. 刺法:阴虚血亏者用补法,余用泻法。邪毒感染者,大椎、攒竹三棱针点刺放血,并在大椎处拔罐1~2分钟,以助出血。风门,肺俞可加灸。曲池、归来及腿部腧穴直刺1~1.5寸;合谷直刺0.5~1寸;列缺向上斜刺0.3~0.5寸,;行间斜刺0.5~0.8寸,大椎向上斜刺0.5~1寸;四花穴刺入0.5寸左右;肾俞穴直刺0.5~1寸;余背部俞穴斜刺0.5~0.8寸。

4. 方义:大椎、攒竹放血以清热解毒,善治高热不解;阴陵泉、曲池、合谷利热泄热,凉血解毒。列缺、合谷分别为肺经、大肠经之络穴、原穴,配用风门、肺俞宣肺散风解表。归来散瘀活血,止少腹痛;膈俞为血会;血海为调血要穴;行间理气疏肝,取气行则血行之意,四穴共用,以行滞散瘀退热。肝、肾之背俞穴滋补阴分;四花善退低热,乃经验效穴,阴血充而热可解。

5. 按语:若热度较高,并伴神昏等危重症候,要及时采取综合措施给予救治,对因会阴部损伤而发热者,要定时换药,防止感染的扩散或加重,妇女产后要适当补充营养,以使阴血尽快得复。

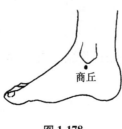

商丘

图 1-178

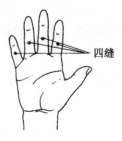

四缝

图 1-179

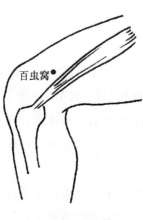

百虫窝

图 1-180

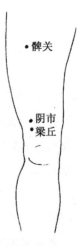

髀关

阴市
梁丘

图 1-181

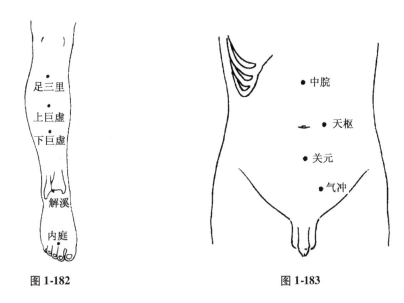

图 1-182　　　　　　　　　　　　　图 1-183

十四、恶露不下

胎儿娩出后,胞宫内遗留的余血、浊液称为恶露,如产后恶露停留不下或下之很少,为恶露不下。

(一)病因病机

情志不畅,肝气郁结,气机不利,血行受阻;或外受风寒,饮食生冷,寒凝所滞,均可致恶寒不下。

(二)临床表现

产后恶露不下,或流之甚少,下之不畅,色黯有块,少腹胀痛,或冷痛恶嗳,胸胁作胀,舌质紫黯,脉弦或涩。

(三)治疗

1. 法则:行气逐瘀;散寒排秽。

2. 取穴:中极(图 1-163)　血海(图 1-159)　地机(图 1-159)　太冲(图 1-160)　行

间(图 1-160)

少腹冷痛:灸关元(图 1-173)　中极(图 1-173)

3. 刺法:泻法为主。中极、血海、地机直刺 1～1.5 寸;太冲直刺 0.5～1 寸;行间斜刺 0.5～0.8 寸;关元、中极加灸。

4. 方义:中极为任脉与足三阴经之会穴,又为膀胱募穴,可调和冲任,通利水道;血海为血汇之海;地机是脾经郄穴,为血中气穴;太冲、行间为肝经之原穴、荥穴,功善疏肝理气解郁,气行则血行,诸穴合用,共济活血散瘀排秽之效。关元、中极加灸,可补益元气,温散寒邪,瘀血得温而散。

5. 按语:恶露应及时排出,如停蓄体内,可变生他证,甚至形成癥瘕,故应及时治疗。产妇要慎起居,避风寒,忌生冷,以利产后康复。

十五、产后腹痛

分娩后,发生与产褥有关的小腹疼痛,称为产后腹痛,正常的宫缩痛应在产后 3～4 天自然消失,若疼痛不解甚至加剧,则应视为产后腹痛。

(一)病因病机

1. 血虚:产后失血,冲任空虚,气虚推动无力,均可致血虚腹痛。

2. 血瘀:情志不畅,气机郁滞,血行受阻,瘀血内停,不通而痛。

3. 寒凝:产后卫外不固,又因起居不慎,外受寒邪;饮食生冷,气血为寒邪凝滞,阻于胞宫而腹痛。

(二)辨证分型

1. 血虚:小腹隐痛,腹软喜按,恶露量少色淡,头晕心悸,体倦乏力,面色无华,舌淡苔薄,脉细。

2. 血瘀:小腹疼痛拒按,恶露量少,涩滞不畅,夹有血块,舌暗苔薄白,脉涩。

3. 寒凝:小腹冷痛拒按,得热痛减,恶露不下或量少有块,四肢不温,面色青白,舌质暗苔白滑,脉沉迟。

（三）治疗

1. 法则：补气养血；化瘀通络；温阳散寒。

2. 取穴

（1）血虚：关元（图1-163）　气海（图1-163）　脾俞（图1-165）　足三里（图1-160）
三阴交（图1-159）

（2）血瘀：中极（图1-163）　归来（图1-163）　膈俞（图1-165）　血海（图1-159）　太
冲（图1-160）

（3）寒凝：关元（图1-163）　气海（图1-163）　肾俞（图1-165）　命门（图1-165）

3. 刺法：血虚型用补法，余用泻法，寒凝者针灸并用。关元、气海直刺1~2寸；脾俞、
膈俞斜刺0.5~0.8寸；中极、归来、足三里、三阴交、血海直刺1~1.5寸；太冲、肾俞、命门
刺入0.5~1寸。

4. 方义：关元、气海通于足三阴经，可调理冲任；脾俞、足三里、三阴交调补脾胃，健运
中焦，以益生化之源。中极、归来行气化瘀；膈俞、血海活血通滞；太冲理气以推动血行。
关元、气海、肾俞、命门益肾壮元，温阳散寒，灸之更助其温通胞脉。

5. 按语：针灸治疗本病有较好疗效，必要时可配合中药治疗。

第五节　儿科病证

一、慢惊风

小儿慢惊风以抽风、形瘦等为主症，包括一切儿科病晚期所致惊厥，其中多发于5~
15岁儿童的感染性舞蹈病亦属本病范畴。

（一）病因病机

外感六淫之邪，寒热不退及久病大病之后，如久吐、久泻而致脾胃受伤，中阳衰竭，津
液枯槁，水不涵木，浮阳外越而发病。

素体脾胃虚弱，后天调养失宜，或虫积内聚，久延而致脾胃受伐，中阳衰微，津液乏源，

引起肝风而发为惊厥。

（二）临床表现

形体瘦弱，毛发枯槁，四肢清冷，大便稀薄或完谷不化，嗜睡露睛，面色苍白或萎黄，时发抽搐。舞蹈病患者则表现为挤眉、弄眼，唇舌扰动，甚至影响进食和发音；肢体阵发快速而无节律的不自主动作。舌淡苔薄白，脉沉迟无力。

（三）治疗

1. 法则：健脾益肾，平肝熄风。

2. 取穴：百会（图1-169）　印堂（图1-170）　中脘（图1-171）　脾俞（图1-172）　胃俞（图1-172）　肾俞（图1-172）　足三里（图1-173）　太冲（图1-173）

3. 刺法：补法、浅刺，捻转半分钟左右，出针不留，中脘、足三里及背俞穴可用艾条悬灸。

4. 方义：取督脉百会及奇穴印堂，可醒脑，定惊；中脘、胃俞为俞募配穴，补中健胃；脾俞、肾俞醒脾益肾；胃经合穴足三里补气养血；肝经原穴太冲平肝熄风。灸法则有温补脾肾之功。

5. 按语：慢惊风的治疗以治本为主，重点在于调理脾肾，健运中焦，以培补气血。舞蹈病患者应注意与其他疾病鉴别，如习惯性痉挛，其舞蹈样动作多为重复同样的动作，且能为注意转移所终止；癔病性异常运动则无其他伴随症状，且暗示疗法有效。

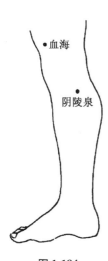

图 1-184

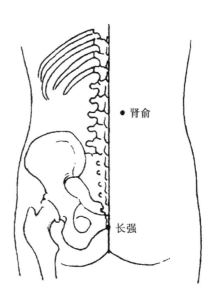

图 1-185

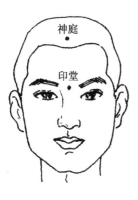

图 1-186

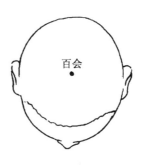

图 1-187

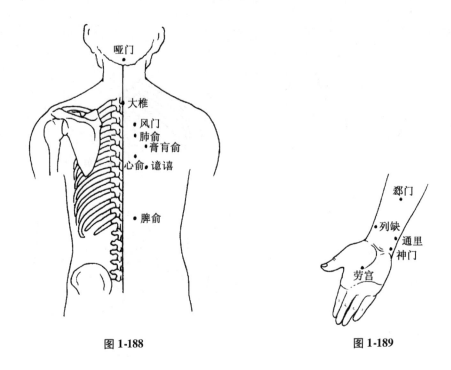

图 1-188　　　　　　　　　　　　　　　　　图 1-189

二、急惊风

急惊风以神昏、四肢抽搐、口噤、角弓反张等为主症,发病迅速,病情急骤,又称"惊厥",多见于 3 周岁以下的小儿。

(一)病因病机

1. 外感时邪:幼儿阳常有余,如外感时邪,易致阳气不得宣泄,实热内郁,引动肝风,以致抽搐,产生惊厥。

2. 痰火积滞:乳食不节,积于胃肠,郁而生热化痰,痰热生风而为惊风。

3. 暴受惊恐:如乍见异物,乍闻怪声,或不慎跌仆,以致神摇于舍,神无所依,而发惊厥。

(二)辨证分型

主症为初起壮热面赤,摇头弄舌,咬牙露齿,睡中惊悸,手足乱动,烦躁不宁;继即神志昏迷,牙关紧闭,颈项强直,角弓反张,四肢抽搐。

1. 外感时邪:发热,头痛、咽红、咳嗽、烦躁口渴,舌苔薄黄,脉浮数,指纹青紫。

2. 痰火积滞:发热,腹胀腹痛,呕吐,喉间痰鸣,便秘,舌苔黄腻,脉滑数。

3. 暴受惊恐:夜卧不宁,或昏睡不醒,醒后哭啼易惊,四肢欠温,舌苔薄白,脉沉。

（三）治疗

1. 法则:清热透邪;泻火化痰;镇惊安神;熄风解痉。

2. 取穴

（1）主穴:大椎（图1-172）　攒竹（图1-170）　合谷（图1-174）　太冲（图1-173）

（2）外感时邪:曲池（图1-174）　少商（图1-175）

（3）痰火积滞:列缺（图1-176）　丰隆（图1-175）

（4）暴受惊恐:印堂（图1-170）　神门（图1-176）

3. 刺法:诸穴浅刺,疾刺不留针,热重者,大椎、攒竹点刺放血;咽痛明显者,少商放血。

4. 方义:大椎为诸阳之会,可清泄热邪;攒竹属足太阳膀胱经,可解表安神;合谷、太冲分别为手阳明原穴、足厥阴原穴,谓之四关穴,可平肝熄风,善治小儿惊厥。曲池为手阳明合穴,长于疏风清热;少商为手太阴井穴,可宣肺祛邪,解表利咽。痰火积滞,配肺经络穴列缺,胃经络穴丰隆以泻火豁痰。印堂位于眉间,有镇惊之功;心经原穴神门则宁心安神,诸穴合用,热解、痰化、神安而风阳可平,惊厥可止。

5. 按语:针刺治疗急惊风,可收速效。但小儿形气未充,脏腑娇嫩,易生变端,对于昏迷等重症应综合措施救治。

三、疳积

疳积是以面黄肌瘦、毛发焦枯、饮食反常、腹部膨胀或腹凹如舟、精神萎靡为特征的一种慢性疾病。多见于3岁以下的幼儿。可见于小儿喂养不当,以及慢性腹泻、肠寄生虫病等,亦称小儿营养不良。

（一）病因病机

1. 饮食不节,脾胃虚弱:饮食无度或恣食肥甘生冷,损伤脾胃,运化失常,形成积滞,积滞日久则纳运无权,脏腑肢体失于濡养,渐成疳积。

2. 饮食不洁,感染虫积:虫积内存,则耗伤气血,不能濡养脏腑筋肉,日久成疳。

(二)辨证分型

1. 脾虚积滞:肌肤羸瘦,毛发枯槁,腹部凹陷如舟,困倦善卧,目无光彩,大便溏薄,完谷不化,面色黄晦无华,四肢不温,舌淡,脉细无力。

2. 感染虫积:肌肤消瘦,毛发枯槁易落,脘腹胀大,青筋暴露,嗜食异物,面色苍黄,饮食无度,不知饥饱,腹痛常作,睡中咬牙,舌淡红,脉细弦。

(三)治疗

1. 法则:健脾化滞;驱虫消疳。

2. 取穴:脾俞(图1-172) 章门(图1-177) 天枢(图1-171) 中脘(图1-171) 足三里(图1-173) 商丘(图1-178) 四缝(图1-179)

感染虫积:百虫窝(图1-180)

3. 刺法:毫针浅刺,不留针,深度0.5寸左右。四缝穴进针0.2~0.3寸,反复捻转针柄半分钟,起针后,挤压出黄白黏液或组织液,3~7天施术一次。

4. 方义:脾俞、章门为俞募配穴,健运中焦,醒脾和胃;天枢为大肠募穴,消积化滞;腑会穴中脘与足经合穴足三里调补脾胃,以助运化;商丘为脾经经穴,可健脾消积化滞;四缝乃奇穴,是治疗疳积的经验效穴。百虫窝为驱虫要穴,取之以驱虫消积。

5. 按语:疳积应积极治疗,否则影响小儿的生长发育,针刺治疗本病有可靠疗效。如在大便中发现虫卵,应配合驱虫治疗。本病治疗过程中,应嘱家长定时定量喂养患儿,不宜过饥过饱或过食香甜油腻。

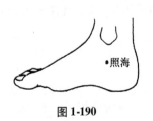

图 1-190

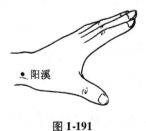

图 1-191

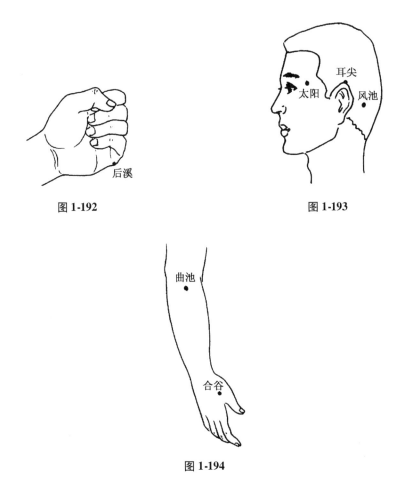

图 1-192

图 1-193

图 1-194

四、小儿痿证

小儿痿证即指小儿麻痹,是由脊髓灰质炎病毒引起的一种急性传染病。

(一)病因病机

本病初起多为感受风湿热邪,邪从口鼻侵犯肺胃,浸淫筋脉;邪热耗伤阴液,以致筋脉失养,宗筋弛缓,不能束筋骨利关节而成痿证;病久不愈,精血亏损,则致筋软骨萎,肌肉萎缩。

（二）临床表现

病初起表现为发热，咳嗽、咽喉红痛，呕吐腹泻，继而出现肢体萎软无力，肌肉疼痛，后期可遗留肌肉萎缩，关节畸形。

（三）治疗

1. 法则：清热解表；养血濡筋；通经活络。

2. 取穴

（1）气冲（图1-183）　髀关（图1-181）　阴市（图1-181）　梁丘（图1-181）　足三里（图1-182）　上巨虚（图1-182）　下巨虚（图1-182）　解溪（图1-182）　内庭（图1-182）

（2）发热咽痛：大椎（图1-172）　少商（图1-175）　放血

3. 刺法：点刺不留针，深度0.5～1寸。外邪不解者，大椎，少商点刺放血。

4. 方义："治痿独取阳明"的原则古已有之。阳明经多气多血，可补气养血，濡润筋骨关节。因本病多以下肢痿软、行走艰难为表现，故以足阳明经穴为主。大椎、少商放血可解热宣肺疏表，适用于本病初起时。

5. 按语：本病病程短、病情轻者，早期接受针刺治疗，可取得较好疗效，若病久遗留关节畸形者，应配合火针治疗，但疗程较长，且不易奏效。近年采用脊髓灰质炎减毒活疫苗进行预防，发病率已明显下降，近期有望消灭本病。

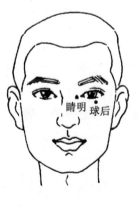

图 1-195

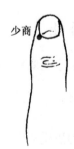

图 1-196

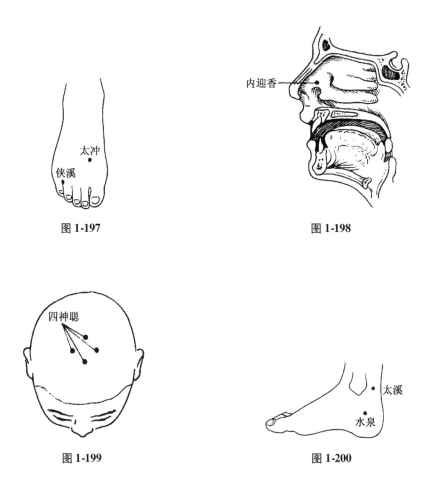

图 1-197　　　　　　　　　　　　图 1-198

图 1-199　　　　　　　　　　　　图 1-200

五、小儿泄泻

小儿泄泻表现为大便次数增多,便下稀薄,甚或成水样便。是小儿常见病,尤以夏秋季节多见。

(一)病因病机

1. 湿热内蕴:外感暑湿,饮食不节,脾胃运化不健,湿浊内停化热,清浊不分,形成泄泻。

2. 乳食停滞:饮食无度,乳食停滞,困扰脾胃,运化失常,水谷不分,并走肠间而发泄泻。

3. 脾肾阳虚:病久由脾及肾,肾阳不足,命门火衰,温煦无权,水谷不化而发病。

(二)辨证分型

1. 湿热内蕴:泻下稀薄,色黄而秽臭,腹部疼痛,肛门灼热,身热口渴,小便黄赤。舌苔黄腻,脉滑数。

2. 乳食停滞:腹部胀痛,痛则欲泻,泻后痛减,大便腐臭,状如败卵,或呕吐不消化食物,舌苔垢腻,脉滑而实。

3. 脾肾阳虚:时泻时止,或久泻不愈,大便溏或完谷不化,每于食后作泻。纳呆,神疲肢倦,面色萎黄,甚则四肢厥冷,睡时露睛,舌淡苔白,脉细缓。

(三)治疗

1. 法则:清利湿热;消食导滞;健脾温肾。

2. 取穴

(1)主穴:中脘(图 1-183)　天枢(图 1-183)　上巨虚(图 1-182)　足三里(图 1-182)

(2)湿热内蕴:曲池(图 1-174)　阴陵泉(图 1-184)

(3)乳食停滞:四缝(图 1-179)

(4)脾肾阳虚:肾俞(图 1-185)　长强(图 1-185)

3. 刺法:湿热及食积型用泻法,阳虚型针灸并施,用补法。天枢、中脘处艾条温和灸10 分钟,毫针刺入 0.5 寸左右,捻转 1 分钟左右,出针不留,其中长强穴可刺入稍深,沿尾骨与直肠之间直刺;四缝穴点刺出血。

4. 方义:胃经募穴中脘与胃经合穴足三里健运脾胃;大肠募穴天枢及大肠之下合穴上巨虚清肠化滞,共为主穴以和中止泻。大肠及脾经合穴曲池、阴陵泉清热利湿。四缝消积导滞。肾俞益肾,取督脉络穴长强既可疏通局部壅塞,又可助阳扶正,配合艾灸中脘、天枢、温阳散寒、健脾和中而止泻。

5. 按语:针灸治疗小儿腹泻有较好疗效。但本病易耗气伤阴,一旦发现脱水、酸中毒等严重证候,应及时采取综合措施救治。在治疗期间,应控制患儿饮食,少食多餐。

六、弱智

小儿弱智又称智能发育不全,以智能障碍为特征,中医称之为"五迟"、"五软"、"五硬"等。

(一)病因病机

1. 先天禀赋不足:如婴儿胚胎时母体患病;或母体素弱,智能不足;或分娩时,胎儿产伤均可致先天之本亏虚,髓海不足,气血不充而致智能障碍。

2. 后天养护失宜:小儿养护不当,体弱多病,气血亏损,精髓匮乏而致大脑发育迟缓,形成弱智。

(二)临床表现

弱智的严重程度不同,临床表现也各异。轻者仅表现为理解力差,运算困难,略重者吐字欠清,精细动作困难,严重者则智能极低,无语言或仅能只言片语,无理解及计算能力,不能行走,站立,或可行走,而步态不稳,动作笨拙,生活不能自理,对陌生环境表现出恐惧不安或毫无反应。

(三)治疗

1. 法则:填髓通督,健脑益智。

2. 取穴:神庭(图1-186)　百会(图1-187)　大椎(图1-188)　心俞(图1-188)　譩譆(图1-188)　长强(图1-185)　哑门(图1-188)　通里(图1-189)　神门(图1-189)　照海(图1-190)

3. 刺法:补法为主,进针后捻转半分钟即出针,深度0.5寸左右。

4. 方义:督脉"并于脊里"、"入脑",故取督脉之神庭、百会、哑门、大椎、长强以通调督脉经气,充实髓海,健脑益智;心俞、譩譆为膀胱经穴,笔者常取之配用于神志疾患;心经络穴通里常与哑门共用以通窍增音,治疗舌强不语;心经原穴神门与八脉交会穴之一照海配用可清心益肾,醒脑开窍。诸穴合用,以济填髓补脑,通督益智之功。

5. 按语:本病的治疗,需要较长疗程,应采取综合措施配合功能训练,从各个方面促进大脑智能的恢复。本病的重点应在于加强预防,开展遗传咨询,进行优生优育教育,做好孕期保健,避免产时受伤。

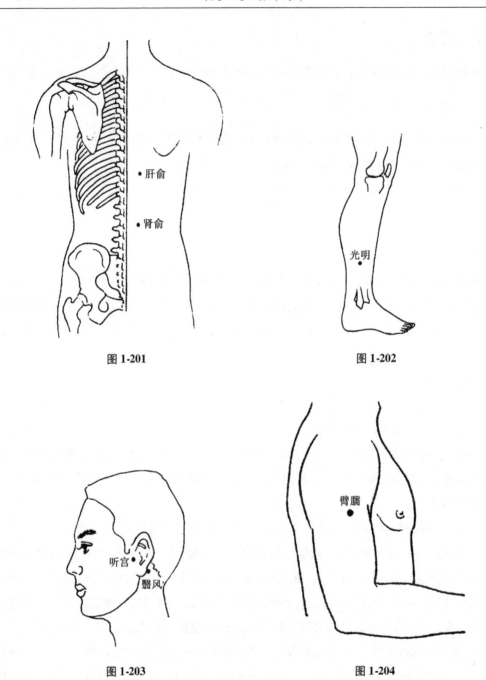

图 1-201

图 1-202

图 1-203

图 1-204

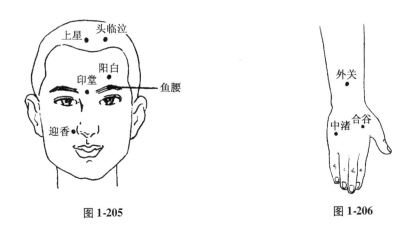

图 1-205　　　　　　　　　　　　　　图 1-206

七、百日咳

百日咳以阵发性发作、连续性咳嗽,伴有吸气性吼声为特征,是一种由百日咳杆菌所致的儿童呼吸道传染病。因其病情较长,缠绵难愈,故称百日咳。

(一)病因病机

素体不足,卫外不固,外感风热时邪,肺失清肃而咳;或平素内蕴伏痰,外邪与伏痰相持,阻塞气道,壅塞不宣,肺气上逆而咳。

久咳耗伤正气,可致脾肺虚损而缠绵不愈。

(二)临床表现

1. 发作期:初起仅见微热、咳嗽,3～5 天后,咳嗽加剧,咳声短促,呈持续性,咳时出现面部涨红或青紫,弓腰捧腹,涕泪俱下,咳嗽暂停时伴有深长吸气,发出鸡鸣样吼声,如此反复发作,初起舌淡苔白,脉浮,指纹淡红;渐可出现舌燥苔黄,脉滑数,指纹紫红。

2. 缓解期:发作次数及持续时间减少,咳而无力,气短声低,神疲自汗,舌淡苔白,脉沉,指纹青淡。

(三)治疗

1. 法则:解表清肺,化痰止咳;和中健脾,补肺益气。

2. 取穴

(1)发作期:风门(图 1-188)　　肺俞(图 1-188)　　列缺(图 1-189)　　丰隆(图 1-182)

(2)缓解期:肺俞(图 1-188)　　脾俞(图 1-188)　　膏肓(图 1-188)　　足三里(图 1-182)

3. 刺法:发作期用泻法,缓解期施以补法。深度 0.5 寸左右,捻转半分钟左右,出针不留。

4. 方义:风之门户及肺脏背俞穴共用,意在散风宣肺;肺经络穴及胃经络穴列缺,丰隆以解表清肺化痰。脾俞、肺俞、足三里健运中焦,调理肺气,与善治诸虚百损之膏肓合用,以治其本。

5. 按语:百日咳因无特效疗法,针灸不失为较好选择,止咳作用明显。若发现有合并症,甚至出现昏迷,应迅速抢救。本病传染性强,且患儿越小病情越重,应及早对病人隔离,以免播散。

八、蛲虫病

蛲虫病为误食蛲虫虫卵所致,以儿童较为多见。

(一)病因病机

饮食不洁,误食虫卵,久则消耗气血,脾胃失健,湿浊内生而致纳差、肛门瘙痒等症。

(二)临床表现

肛门瘙痒,以夜间为甚,影响睡眠,肛门周围可见细小的白色虫体蠕动。可伴有腹胀,纳减、舌淡苔白,脉细。

(三)治疗

1. 法则:健脾利湿;杀虫止痒。

2. 取穴:血海(图 1-184)　　阴陵泉(图 1-184)　　阳溪(图 1-191)　　后溪(图 1-192)

3. 刺法:以泻法为主,刺入 0.5 寸左右,捻转半分钟,不留针,若成人患此病,可直刺入 1 寸左右,留针 30 分钟。

4. 方义:血海、阳陵泉为脾经俞穴,可健脾利湿,血海兼可杀虫;阳溪为大肠经之经穴,后溪为小肠经之俞穴,可清理肠道,且俞穴善化湿浊,用以加强利湿止痒之功。

5. 按语:病从口入,患儿应注意饮食卫生,家长应督促儿童饭前便后洗手。

九、夜啼

夜啼,是指小儿夜晚啼哭过于频繁,多见于 3 岁以内的乳婴儿。

(一)病因病机

1. 脏腑虚寒:患儿先天禀赋不足,或冷乳喂养,寒邪入侵,气机不畅以致夜间腹痛而啼哭不休。

2. 心经郁热:小儿阳常有余,易化生心火,邪火积热乘心而啼哭。

3. 暴受惊恐:小儿正气未充,心气怯弱,异物、异声及生人均可致心神不宁而夜啼不寐。

(二)辨证分型

1. 脏腑虚寒:夜间啼哭,睡喜伏卧,哭声低弱,四肢欠温,食少便溏,唇舌淡白,脉沉细,指纹淡红。

2. 心经郁热:哭声有力,烦躁不宁,面赤唇红,便秘溲赤,舌红苔黄,脉数有力,指纹紫红。

3. 暴受惊恐:睡中时作惊惕而啼哭,哭声尖锐,面色青白,舌淡苔白,脉弦。

(三)治疗

1. 法则:温阳散寒;清心泄热;镇惊安神。

2. 取穴

(1)脏腑虚寒:中脘(图 1-183)　关元(图 1-183)　足三里(图 1-182)

(2)心经郁热:通里(图 1-189)　郄门(图 1-189)　劳宫(图 1-189)

(3)暴受惊恐:百会(图 1-187)　印堂(图 1-186)　神门(图 1-189)

3. 刺法:脏腑虚寒型用补法,针灸并施,以艾条温和灸各穴 10 分钟;余用泻法,浅刺不留针,各穴捻转半分钟即出针。

4. 方义：中脘,足三里为胃经募穴、合穴,可健运中焦,关元为任脉与足三阴经交会穴,可壮元益气,三穴针灸并用,可温阳散寒,健胃和中。通里为心经络穴,郄门为心包经郄穴,劳宫乃心包经荥穴,诸穴合用以清心泄热。百会、印堂镇惊宁志,心经原穴神门养心宁神,心神得安则啼哭可止。

5. 按语：一些婴儿夜间啼哭,多方检查均无异常,可能属生理性夜啼,无须治疗。病理性夜啼则需细察病因,不可延误病情。

第六节　五官科病证

一、目赤肿痛

目赤肿痛是以目赤、睑肿、疼痛为主症的急性眼科疾患。常见于急性结膜炎、流行性角结膜炎等。

（一）病因病机

1. 外感风热：风热时邪,上攻于目窍而发病。
2. 肝胆火盛：肝胆之热循经上扰,经脉闭阻,气滞血壅而致目赤肿痛。

（二）辨证分型

主症可见目赤肿痛,畏光羞明,流泪多眵,眼涩难睁。
1. 外感风热：兼有头痛、发热、恶风,舌淡苔薄黄、脉浮数。
2. 肝胆火盛：伴有口苦、烦热、便秘、溲赤、舌红苔黄,脉弦滑。

（三）治疗

1. 法则：疏风泄热;清肝利胆;消肿定痛。
2. 取穴
（1）主穴：风池（图1-193）　合谷（图1-194）　睛明（图1-195）　太阳（图1-193）
（2）外感风热：曲池（图1-194）　少商（图1-196）

（3）肝胆火盛:太冲(图1-197)　侠溪(图1-197)

（4）肿痛明显:耳尖(图1-193)　内迎香(图1-198)　放血

3. 刺法:泻法为主。耳尖、内迎香三棱针点刺放血。风池向对侧鼻尖斜刺0.5~0.8寸,使针感向眼睛扩散为佳。合谷、睛明、太冲直刺0.5~1寸,刺睛明时紧靠眼眶缓慢进针,不宜提插捻转,出针后以棉球压迫片刻,以防出血。太阳斜后刺1寸左右,少商浅刺,侠溪斜刺0.5~0.8寸。

4. 方义:风池、合谷疏风泄热;睛明、太阳局部取穴通络明目;曲池、少商宣肺解表;肝经原穴、胆经荥穴太冲、侠溪泻肝利胆。耳尖、内迎香放血以凉血解毒,消肿定痛。

5. 按语:针刺及放血疗法对本病有较好疗效。患者应注意眼部卫生,并注意管理个人用品,避免传染他人。

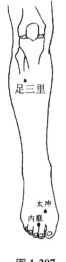

图1-207

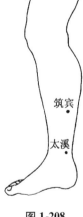

图1-208

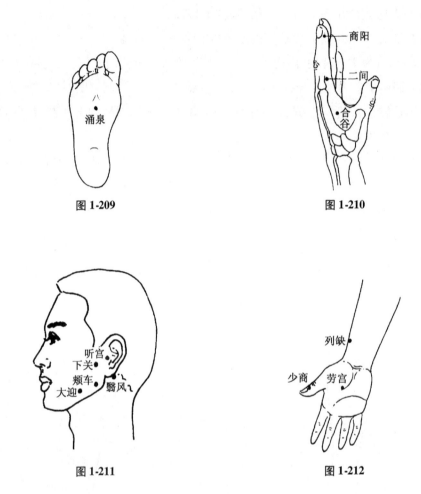

图 1-209

图 1-210

图 1-211

图 1-212

二、青光眼

青光眼是由于眼压升高而引起的视乳头萎缩凹陷和视野缺损的一种眼病。如不及时治疗,可致失明。中医称之为"青风内障"、"绿风内障"。

（一）病因病机

1. 肝郁化火:情志不舒,肝气郁结,郁而化火,上攻于头目而急性发作。
2. 肝肾阴虚:素体阴亏,或久病耗伤精血,目睛失养而成慢性青光眼。

（二）临床表现

1. 急性：骤然发作,头痛如劈,珠痛如脱,痛连眼眶,视灯光有红绿色圈,视力急剧下降,伴有恶心呕吐,口苦咽干,小便赤涩,舌红苔薄黄,脉弦数。

2. 慢性：视力渐退,视渐缩,目干眼涩,心悸失眠,舌红苔少,脉细。

（三）治疗

1. 法则：清火疏肝;滋补肝肾;通络明目。

2. 取穴

（1）急性：四神聪（图1-199） 曲池（图1-194） 合谷（图1-194） 太冲（图1-197）

（2）目痛剧烈：内迎香放血（图1-198）

（3）慢性：风池（图1-193） 太溪（图1-200） 肝俞（图1-201） 肾俞（图1-201）

3. 刺法：急性者施以泻法,慢性者用补法。四神聪平刺0.5～0.8寸;曲池直刺1～1.5寸,合谷、太冲、太溪、肾俞直刺0.5～1寸;风池、肝俞斜刺0.5～0.8寸,针刺风池时以目睛有针感为佳。

4. 方义：四神聪清泻肝火而止头痛,曲池行气活血;泻四关穴合谷、太冲平肝熄风,调和气血;若目痛剧烈,取内迎香放血可泄热止痛。慢性者取风池濡养目窍,太溪、肝俞、肾俞滋补肝肾,阴津充足而目睛得养。

5. 按语：笔者在治疗过程中,发现曲池穴有一定的降眼压作用。但对于眼压过高者,应以综合治疗为主,不得延误。

三、白内障

白内障是部分或全部晶状体混浊而影响视力的一种常见眼科慢性疾病,可分为先天性和后天性,尤以后天老年性白内障最为多见。中医称之为"如银障"、"枣花翳"等。

（一）病因病机

年老肝肾渐亏,目窍失养;或脾胃虚弱,精血无以化生,目失血荣发为本病。

（二）临床表现

早期自觉眼前有固定不移的黑点,或如蝇飞蚊舞,或如隔轻烟薄雾,久之视力逐渐下降,视物昏花,眼球酸痛,最后可仅余光感。

（三）治疗

1. 法则:通络明目。

2. 取穴:睛明(图 1-195)

3. 刺法:用细毫针沿眼眶边缘缓慢进针,刺入 1～1.5 寸,不施手法,留针 30 分钟,出针时用干棉球按压针孔,以免出血。

4. 方义:睛明为手足太阳、足阳明、阴跷、阳跷五脉交会穴,有滋阴通络、祛障明目之功。

5. 按语:针灸对早期老年性白内障有一定疗效,可延缓病情的发展。

四、视网膜炎

视网膜炎包括中心视网膜炎、中心视网膜脉络膜炎等,属于中医"暴盲"、"青盲"范畴。

（一）病因病机

肝肾不足、精血亏损,或神思劳倦、脾气不升可致目失濡养;情志不遂,肝气郁结,郁而化火,气血瘀滞,阻塞脉络;阴虚生内热,虚火上扰目窍,均可致失明。

（二）临床表现

一眼或双眼视力骤然下降,或视力随病情反复而逐渐下降;可出现视直为曲;视大变小,多伴有眼胀、头痛等症。

（三）治疗

1. 法则:清火益肝明目。

2. 取穴：睛明（图1-195）　太阳（图1-193）　风池（图1-193）　光明（图1-202）　肝俞（图1-201）

3. 刺法：睛明沿眼眶缓慢刺入1～1.5寸，不施手法；肝俞斜刺0.5～0.8寸，补法；余穴先补后泻，太阳、风池斜刺0.5～0.8寸，风池使针感达眼区；光明直刺1～1.5寸。

4. 方义：近取睛明，太阳通络明目；风池、光明属足少阳胆经，不仅泻肝利胆，还可疏导眼部经气；肝经"连目系"且肝开窍于目，故取其背俞穴以补肝养目。

5. 按语：视网膜病变在眼科较常见，但不易治疗，针刺治疗的疗程亦较长，若病情进展迅速，应以西医治疗为主。

"暴盲"亦包括视神经炎，表现为视力急剧下降，甚至失明。治疗方法可参考本篇，并可配合服用维生素B族药物，以利视神经恢复；且嘱患者注意闭目休息。

五、视神经萎缩

视神经萎缩是由视神经炎或其他原因引起的视神经退行性病变。古称"青盲"。

（一）病因病机

肝肾阴亏，精血耗损，精气不能上荣；或脾失健运，气血两亏，清气上升无力，目失涵养；或心营亏损，神气虚耗，以致神光耗散，视力下降。

（二）临床表现

视力缓慢下降，视物昏渺，蒙昧不清，呈现赤黄或青绿之色，日久失治而致不辨人物，不分明暗发为本病。可伴有头晕耳鸣，眼中干涩，心悸失眠、舌淡、脉细。

（三）治疗

1. 法则：补益肝肾，通经明目。

2. 取穴：睛明（图1-195）　球后（图1-195）　肝俞（图1-201）　肾俞（图1-201）　光明（图1-202）　水泉（图1-200）

3. 刺法：睛明刺同上法，余穴施以补法。球后沿眶下壁刺入1寸左右；肝俞斜刺0.5～0.8寸，肾俞直刺0.5～1寸，光明直刺1～1.5寸；水泉直刺0.3～0.5寸。

4. 方义：近取睛明及经外奇穴球后以通络养目；肝俞、肾俞滋养肝肾，为治本之法；光明可明目，方故名"光明"，水泉为肾经郄穴，益阴滋水、上养目窍。

5. 按语：视神经萎缩，是眼病晚期表现之一，治疗办法较少，针刺治疗有一定效果。笔者曾治疗一视神经萎缩的 5 岁患者，病程已 4 年，经针刺治疗 50 次后，视力从 0.01 提高至 0.6，疗效满意。患者应树立信心，坚持治疗。

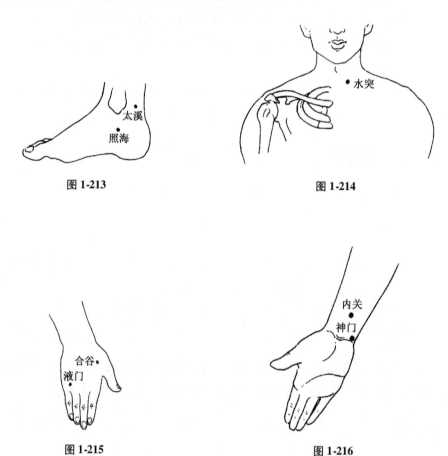

图 1-213　　　　　　　　　　　　　　　　图 1-214

图 1-215　　　　　　　　　　　　　　　　图 1-216

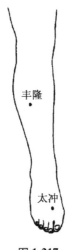

图 1-217

六、斜视

斜视是双眼不能同时正视前方,包括麻痹性斜视及共转性斜视,根据症状不同,又分为内斜和外斜。中医称之为"风牵偏视",或"双目通精"。

（一）病因病机

风邪外袭经络,目筋失养;或头目外伤,气血瘀滞,筋脉受损而发病。

脾胃虚弱,气血化源不足,目系不荣而弛缓;或肝肾亏损精血不足,目球维系失调。

（二）临床表现

一眼或双眼黑睛偏向内眦或外眦,转动受限,视一为二。患者往往只用一只眼睛视物,两眼交替使用。

（三）治疗

1. 法则:疏通经气,调节眼肌。

2. 取穴:听宫（图 1-203）　臂臑（图 1-204）

3. 刺法:先补后泻,刺入 1 寸深。

4. 方义:听宫为手太阳经穴,又为与手足少阳之交会穴,手太阳经"至目锐眦","至目内眦";手少阳经亦"至目锐眦";足少阳经"出走耳前,至目锐眦",故听宫有调节眼内外肌肉之效。臂臑穴属多气多血之阳明经穴,是治疗眼科疾患之验穴,两穴相合,可濡筋通络,调节眼肌。

5. 按语:针刺治疗本病有较好疗效。如属麻痹性斜视,需查明病因;如系共转性麻痹,可配戴眼镜矫正。针刺过程中,可进行患眼的矫正训练,以提高及巩固疗效。

七、眼睑下垂

眼睑下垂是指上眼睑麻痹弛缓而不能完全提起的病证,可见于重症肌无力等疾病过程中。

(一)病因病机

先天禀赋不足,或后天脾胃不健,气血乏源,脉络不和,肌腠失养而致本病。

(二)临床表现

上眼睑不能完全提起,半掩黑睛,或全部遮盖而影响视力。患者为了视物,常借额肌牵动而睁眼或采取仰头视物的姿势,本病可发于单侧,亦可双侧均患病。

(三)治疗

1. 法则:益气养血通络。

2. 取穴:阳白(图1-205)　鱼腰(图1-205)　头临泣(图1-205)　合谷(图1-206)足三里(图1-207)

3. 刺法:补法,头面部穴位进针后,卧针向下沿皮刺;合谷直刺0.5~1寸;足三里直刺1~1.5寸。

4. 方义:近取阳白、鱼腰、头临泣以通调局部气血,且头临泣为足太阳、足少阳之交会穴,二者分别"起于目内眦","至目锐眦",可治疗眼肌疾患。阳明经多气多血,取手阳明之原穴合谷,足阳明之合穴足三里益气养血,濡养目肌。

5. 按语:针灸治疗本病有一定效果,坚持治疗,疗效可较西药巩固。

八、耳鸣、耳聋

耳鸣、耳聋都是听觉异常的症状。耳鸣以自觉耳内鸣响为主症;耳聋以听力减退或听觉丧失为主症。二者辨治大致相同,故合而论之。

(一)病因病机

1. 实证:暴怒、惊恐而致肝胆之火上逆,少阳经气闭阻;或外感风邪,壅遏清窍均可致耳鸣、耳聋。

2. 虚证:肾虚气弱,精气不能上达于耳而致本病发生。

(二)辨证分型

1. 实证:耳鸣为耳中暴鸣,鸣声不止;耳聋多为突然发生;伴有口苦胁痛,烦躁易怒,舌红苔腻,脉弦数。

2. 虚证:耳鸣时作时止,劳累则加剧;耳聋发病缓慢,渐次加重;伴有头晕腰酸,遗精带下,舌淡,脉细弱。耳聋、耳鸣实证少,虚证较多见。

(三)治疗

1. 法则:清泻肝火;补益肾精。

2. 取穴

(1)主穴:听宫(图1-203)　　翳风(图1-203)　　中渚(图1-206)

(2)实证:合谷(图1-206)　　太冲(图1-207)

(3)虚证:太溪(图1-208)　　筑宾(图1-208)

3. 刺法:实者泻之,虚者补之。主穴刺入1寸深,筑宾直刺1~1.5寸;余穴直刺0.5~1寸。若患者为小儿则不留针。

4. 方义:听宫为手太阳之止穴,手太阳经"入耳中";翳风、中渚为手少阳经穴,手少阳经"从耳后入耳中",三穴疏通耳部气血,止鸣复聪,共为主穴。取四关穴以清火泄热,开窍启闭;太溪为肾经原穴,筑宾属肾经穴,又为与阴维交会穴,善于滋阴补肾,肾精充足,则其窍得养。

5. 按语:针灸治神经性耳鸣、耳聋有一定疗效;但由器质性病变所引起的,则疗效差。患者平素应注意摄生调养。

九、耳轮痛

耳轮痛是指耳轮及对耳轮疼痛。

(一)病因病机

本病多以肾虚为本,抑郁、恼怒致使经气闭阻,无以上达,耳窍之脉不通而痛。

(二)临床表现

耳轮疼痛,甚则疼痛难忍,局部可见发红或有结屑。

(三)治疗

1. 法则:补益肾气,通络止痛。
2. 取穴:太溪(图 1-208)　涌泉(图 1-209)
3. 刺法:补太溪,泻涌泉;直刺 0.5 ~ 1 寸。
4. 方义:太溪为肾经原穴,可滋阴补肾;涌泉为肾经井穴,为肾经经气所发,肾开窍于耳,肾经经气通畅,则耳痛可止。
5. 按语:针灸是本病的最佳治疗方法,上病下取可取得很好疗效,1 ~ 2 次即可见效。

十、过敏性鼻炎

过敏性鼻炎以发作性鼻流清涕、打喷嚏为主症,中医称之为"鼻鼽"。

(一)病因病机

本病多由肺气虚弱,卫表不固,外邪袭肺;或肾脾气虚,亦可致肺气虚弱,肺开窍于鼻,肺窍失养或壅塞,均可致本病发作。

(二)临床表现

阵发性鼻痒,鼻塞,打喷嚏,嚏后鼻流清涕。全身症状多不明显,亦可伴有咳嗽、咽痒。

本病可发生于任何季节,以夏秋之交、秋冬之交或春季较为多发。

（三）治疗

1. 法则:补肺祛邪,通利鼻窍。

2. 取穴:迎香(图1-205)　印堂(图1-205)　上星(图1-205)　合谷(图1-206)

3. 刺法:泻法为主,头面穴刺入0.3~0.5寸,针尖向鼻方向刺,以鼻部有酸胀感为度;合谷直刺0.5~1寸。

4. 方义:手阳明经"上挟鼻孔",迎香为其经所止穴,善治鼻病;上星、印堂通利鼻窍;合谷可治头面诸疾,通调阳明经气。

5. 按语:针灸治疗本病,近期疗效较好。但本病往往缠绵难愈,患者应查明过敏原,并注意生活起居,避受风寒。

十一、口唇痛

口唇疼痛并非严重疾患,但发作时剧痛难耐,给生活带来很大妨碍。

（一）病因病机

1. 饮食不节,或过食辛辣肥甘,致使肠胃蕴热,上灼经脉,而发唇痛。

2. 抑郁、恼怒、肝气不舒,气机不利,气血瘀滞亦可引发本病。

（二）辨证分型

1. 脾胃蕴热:口唇疼痛,甚至起疱流水,红肿,伴有纳食减少,便秘溲赤,舌红苔黄,脉滑数。

2. 肝气郁滞:口唇窜痛抽痛,口舌干燥,烦躁易怒,胸肋胀满,舌淡苔薄白,脉弦。

（三）治疗

1. 法则:清泻脾胃,理气解郁,通络止痛。

2. 取穴

(1)脾胃蕴热:合谷(图1-210)　二间(图1-210)　内庭(图1-207)

（2）红肿较甚：大迎放血（图1-211）

（3）肝气郁滞：太冲（图1-207）

3. 刺法：泻法。合谷、太冲直刺0.5～1寸；二间、内庭直刺0.5～0.8寸。大迎以三棱针点刺放血。太冲行强手法，重刺激。

4. 方义：手阳明经"还出挟口"，取其原穴、俞穴通经泄热；足阳明经"挟口环唇"，取其荥穴清胃降火。近取大迎放血，使热随血散，凉血解毒，肿痛可消。肝经"环唇内"，重泻其原穴太冲通调经气而止痛。

5. 按语：本病治疗方法较少，针刺不失为一种简便有效的措施。

十二、牙痛

牙痛为口腔疾患中的常见症状，遇冷、热、酸、甜等刺激均可致牙痛发作或加剧。

（一）病因病机

1. 实火：手足阳明经分别入上下齿中，饮食不节，嗜食辛辣肥甘，可致肠胃蕴热；或风邪外袭经络，郁于阳明而化火；火热之邪循经上炎而发为牙痛。

2. 虚火：肾主骨，齿为骨之余，肾阴不足，阴虚生内热，虚火上炎亦可致牙痛。

（二）辨证分型

1. 风火牙痛：牙痛阵发，遇风发作，得冷痛减，牙龈红肿。或伴有恶寒发热，口渴、舌红苔薄白，脉浮数。

2. 胃火牙痛：牙痛剧烈，牙龈红肿较甚，或有溢脓。伴有口臭口渴、便秘溲赤，舌红苔黄，脉滑数。

3. 虚火牙痛：牙痛隐隐，时作时止，牙龈无明显红肿，牙齿松动，牙痛日轻夜重。舌红苔少，脉细数。

（三）治疗

1. 法则：疏风散热；清胃泻火；滋肾养肾；凉血止痛。

2. 取穴

（1）主穴：合谷（图1-210）　下关（图1-211）　颊车（图1-211）

（2）风火型：外关（图1-206）

（3）胃火型：内庭（图1-207）

（4）虚火型：太溪（图1-208）

（5）牙龈红肿较剧：阿是穴放血

3. 刺法：太溪补法，余穴施以泻法。颊车向前斜刺0.5~1寸，内庭直刺0.5~0.8寸，余穴直刺0.5~1寸。阿是穴以三棱针点刺放血。

4. 方义：合谷为手阳明经原穴，其脉入上齿中；下关、颊车为局部取穴，其所属足阳明经入下齿中，三穴疏通经气、利齿止痛，共为主穴。外关疏风散热。内庭清胃泻火。太溪滋补肾阴。红肿较剧者，放血使血随热散，肿痛得消。

5. 按语：针刺治疗牙痛效果显著，止痛快，效力强。对因龋齿感染、坏死性牙髓炎、智齿等所致牙痛，应同时进行病因治疗。

十三、口疮

口疮，即口腔溃疡，中医又称为口疳。其特征是口腔黏膜上出现黄白色如豆大的溃疡点，具有周期性复发的规律。

（一）病因病机

外感风热之邪；或过食肥甘厚味，心脾积热；或思虑过极，心脾两虚；肾精亏损，虚热内生，虚火上炎，均可致本病发生。

（二）临床表现

溃疡生于唇、舌或颊内等黏膜处，为黄豆或豌豆大小的黄白色溃疡斑点，数目不等，有剧烈烧灼痛，尤以进食时明显，有复发倾向。偏热者，发热口渴、便结溲赤，舌红苔黄、脉滑数；偏虚者，五心烦热，失眠盗汗，舌红苔少，脉细数。

（三）治疗

1. 法则：泻热解毒；益阴凉血。

2. 取穴:劳宫(图1-212) 照海(图1-213)

3. 刺法:刺入5分深,先补后泻。

4. 方义:劳宫为手厥阴心包经之荥穴,荥主身热,善于泻热,且口舌为心之苗,故劳宫可泻心清火,止口舌疼痛。照海为肾经穴,又为八脉交会穴之一,通于阴跷,有补肾滋阴之效,取照海益阴填精,引火下行而口疮可消。

5. 按语:口疮无特效疗法,针刺治疗有一定效果。患者应注意口腔卫生;并少食辛辣等刺激食品,戒烟戒酒,保持充足睡眠。

十四、咽喉肿痛

咽喉肿痛是口咽和喉咽部病变的一个主要症状。包括现代医学的急、慢性咽喉炎,扁桃体炎及扁桃体周围脓肿等。

(一)病因病机

1. 实热:咽喉为肺胃所属,如外感风热之邪,重灼肺系;或嗜食辛辣肥甘,胃火内蕴,循经上壅,而致咽喉肿痛。

2. 虚热:素体阴亏或阴液耗伤,阴津不能上润咽喉,且阴虚生内热,虚火上灼于咽喉,而发本病。

(二)辨证分型

1. 实热型:初起咽喉轻度红肿疼痛,逐渐红肿显著,疼痛剧烈。伴有发热,口渴,咯黄痰,便结溲赤,舌红苔黄,脉洪数。

2. 虚火型:咽喉稍肿,色暗红,疼痛较轻,或吞咽时觉痛楚,入夜见症加重。口干舌燥,舌红少苔,脉细数。

(三)治疗

1. 法则:散邪清热;滋阴利咽。

2. 取穴

实热型:翳风(图1-211) 合谷(图1-210) 少商(图1-212) 商阳(图1-210) 放

血

虚热型:太溪(图1-213) 照海(图1-213) 列缺(图1-212)

3. 刺法:实者泻之,虚者补之。列缺向上斜刺0.3～0.5寸,少商、商阳三棱针点刺放血;余穴直刺0.5～1寸。

4. 方义:咽为肺之关,肺与大肠相表里,故取大肠原穴合谷,与局部穴位翳风相配清热利咽,肿痛剧烈者;取肺与大肠经之井穴放血以泻火解毒。肾经"循喉咙",取其原穴太溪和照海益肾滋阴,且照海为肾经与阴跷之交会穴,主咽喉为痛,二者相合,益肾阴而生金水,则虚火自熄;复取肺经络穴列缺通调肺系,其济滋阴降火,清利咽喉之效。

5. 按语:针刺治疗咽喉肿病,效果较好。小儿患急性喉炎,应送急诊,以防窒息。患者应忌烟酒,饮食清淡。

十五、失音

声音不扬,甚至嘶哑不能出声,称为失音。中医称之为"喉喑"。如急慢性喉炎、声带劳损、喉头结核等疾病过程中,均可出现失音。

(一)病因病机

1. 实证:外感寒邪,阻遏肺窍;或外受风热,灼津为痰。痰热交阻,肺失升降;或郁怒伤肝,气机郁结,肺气不宣,均可致肺之关口咽喉开阖不利,音不能出。

2. 虚证:肺有燥热,日久伤阴;或肾阴不足,咽喉、声道失于滋润,而致失音。

(二)辨证分型

1. 实证:猝然发音不出,声音嘶哑。或兼喉痒,鼻咽干燥,咳嗽有痰,舌红苔黄,脉浮。

2. 虚证:病程较长,声哑逐渐加重,甚则失音。伴有潮热盗汗,头晕心悸,腰酸腿软,舌红少苔,脉沉细数。

(三)治疗

1. 法则:宣肺利咽;滋阴增液。

2. 取穴

（1）主穴：水突（图 1-214）　液门（图 1-215）

（2）实证：听宫（图 1-211）

（3）虚证：照海（图 1-213）

3. 刺法：实证用泻法，虚证用补法，水突刺入 0.5 寸深，使针感向上传导至咽喉；液门向上斜刺 2 寸；听宫直刺 1.5 寸；照海直刺 0.5 ~ 1 寸。

4. 方义：取多气多血之足阳明经穴水突通调局部气血，手少阳经之荥穴液门通利咽喉舌窍，共为主穴。"太阳主开"，"听宫此其输也"，故凡外感所致实证者取听宫以通经散邪泻热；照海不仅滋阴益阴，又可主治咽喉疾患，故取之补肾开音。

5. 按语：对于失音时间较长，针刺效果不明显者，应进行喉部检查，排除喉癌。本病患者，应减少发声，避免大声呼叫，忌烟酒辛辣刺激。

十六、梅核气

梅核气是自觉咽部有异物感，如梅核塞于咽喉，咯之不出，咽之不下，属癔病综合征，咽部神经官能症的范畴。以中年妇女较多见。

（一）病因病机

情志不遂，肝气失调，气机郁阻。
脾胃虚弱，运化不健，湿聚成痰，痰气互阻而上逆于咽喉，则发为本病。

（二）临床表现

自觉有异物堵于咽中，饮食如常，其症状每随情志波动而变化，时轻时重，性情多疑善虑。女性可伴有月经不调，舌暗苔白腻，脉弦滑。

（三）治疗

1. 法则：疏肝理气，散结化痰。

2. 取穴：水突（图 1-214）　内关（图 1-216）　神门（图 1-216）　丰隆（图 1-217）　太冲（图 1-217）　照海（图 1-213）

3. 刺法：平补平泻。水突刺入 0.5 寸，使针感上达咽喉；神门直刺 0.5 ~ 0.8 寸；丰隆直刺 1~1.5 寸;余穴直刺 0.5~1 寸。

4. 方义:水突疏通局部气血;内关、太冲理气解郁;神门宁神定志;丰隆祛痰化浊;照海益阴而利咽。诸穴共济理气化痰利咽之效。

5. 按语:本病需排除器质性疾患方可诊治。治疗过程中,应解除患者思想顾虑,嘱其保持情绪舒畅。

十七、下颌关节功能紊乱

下颌关节紊乱以张口受限,开口与咀嚼时下颌关节疼痛、酸胀,并有弹响为特征。多发生在 20~40 岁的青壮年。

(一)病因病机

外受风寒之邪,风寒客于面部,寒性物急,主收引,以致面部经筋挛急,或因面部活动过度及面颊受伤,亦可致经筋受损,发为本病。

(二)临床表现

开口运动异常,张口受限,下颌关节酸胀疼痛,张口时症状加重,且有杂音或弹响。面部两侧不对称,张口运动时,下颌部多偏向患侧。

(三)治疗

1. 法则:舒筋活络。

2. 取穴:听宫(图 1-211)　下关(图 1-211)　合谷(图 1-215)

3. 刺法:泻法,听宫张口取之,下关闭口取,均使针感扩散至面颊,三穴刺深 1 寸。

4. 方义:听宫为手太阳与手少阳交会穴,下关为足太阳与足阳明交会穴,四条经脉均可致面颊或颞部,取二穴疏通局部气血,开噤止痛。"面口合谷收",合谷善治头面诸疾,故取之。

5. 按语:针灸治疗本病有较好疗效。

第二篇　温通法

导读　火针疗法是用特制的针体经加热、烧红后,采用一定手法,刺入身体的腧穴或部位,达到祛疾除病目的的一种针刺方法。

火针疗法至今已有数千年历史,我国最早的医学专著《黄帝内经》中就有关于火针的记载,火针古称之为燔针、焠刺、白针、烧针。在漫长的历史进程中,火针疗法不断改进发展与完善,现已成为针灸疗法中一支独特的医疗体系。

第一章 温通法(火针疗法)操作规范图说

一、火针疗法的历史沿革

火针疗法是利用一种特殊质料制成的针,将其在火上加热,烧红后,迅速刺入人体的一定穴位和部位以达治病目的的一种方法。

(一)火针名称的确立

从自然发展规律及考古资料等方面寻根溯源,火的发明与使用,远古时期砭石刺病的应用,均为火针疗法的萌发奠定了基础。

火针疗法至今已有数千年历史,我国最早的医学专著《黄帝内经》成书于战国时期,其中就有关于火针疗法的记载,称之为燔针、焠刺。《灵枢·官针》中云:"九曰焠刺,焠刺者,刺燔针则取痹也。"《素问·调经论》曰:"病在骨,焠针药熨。"所言"燔针"、"焠刺"即指火针,为火针的最早名称。明代·吴鹤皋释:"焠针者,用火先赤其针而后刺。"《中国医学大词典》注:"燔针,烧针而刺之,即火针也";"焠,火灼也"。

汉代张仲景在《伤寒论》中称其为"烧针"、"温针",是取其用火烧针,有温热作用之意。宋代王执中所著的《针灸资生经》则根据烧针时针体的颜色,称其为"白针"。《圣济总录》中言:"烙即火出,亦谓之燔针劫刺。烙法当用火针。"以"烙"言火针。高武则在《针灸聚英》中写道:"川僧多用煨针,其针大于鞋针。"所言"煨针"即是火针。晋代陈延之在其所著《小品方》中开始直言:"火针","初得附骨疽……若失时不消成脓者,用火针、膏、散,如治痈法也。"自此以后的医籍典章中,多以"火针"为名,因"火针"二字最为简明扼要地概括了火针疗法的特点,故沿用至今。

（二）秦汉时期为火针疗法的发展奠定了基础

《黄帝内经》对火针疗法第一次作了明确记载，说明春秋战国时代已经对火针疗法的名称、针具、刺法、适应证，甚至禁忌证等均有了较为系统的认识。秦汉时期，我国医学经过数千年的自然发展已到了理论体系形成的新阶段，从此确立了此种疗法在针灸学术中的地位，为其下一步发展奠定了基础。《灵枢·官针》中云："凡刺有九……九曰焠刺，焠刺者，刺燔针则取痹也。"《灵枢·经筋》曰："焠刺者，刺寒急也。热则筋纵不收，无用燔针。"明确指出了火针的适应证是因寒邪而引起的痹证，不适用因热邪引起之痹证，可见当时已能清楚认识到火针的温经散寒通络作用。而在《灵枢·寿夭刚柔》中则指出火针适用于体质强壮者，对于体质虚弱者则不适宜，如"刺布衣者，以火焠之；刺大人者，以药熨之。"《灵枢·经筋》云："治在燔针劫刺，以知为数，以痛为输。"其中"劫刺"是指疾刺疾出的针刺方法，"以知为数"则为火针操作中的取效标准。总之，《黄帝内经》时代已对火针疗法的名称、针具、针刺手法、适应证、禁忌证等均有了较明确的记载，它是对火针疗法的第一次系统总结，在其发展过程中树立了首座里程碑。

《伤寒论》是汉代医圣张仲景的经典医学著作，因其有感当时滥用、误用火针以致祸，故在书中对火针疗法的禁忌证和误治后的处理作了详细论述。如"太阳伤寒者，加温针必惊也"。"火逆下之，因烧针烦躁者，桂枝甘草龙骨牡蛎汤主之。""伤寒脉浮，自汗出，小便数，心烦微恶寒，脚挛急，复加烧针者，四逆汤主之。""太阳病中风，以火劫发汗，邪风被火热，血气流溢，失其常度。""形作伤寒，其脉不弦紧而弱，弱者必渴，被火，必谵语。"以上论述详细记载了太阳伤寒、太阳中风及温病伤阴误用火针的严重后果，有些还言明了救治方法。《伤寒论》全文虽未正面论述火针的适应证候，而是对火针适用不当所致的变证进行了多方面的论述，从反面提出了火针疗法的诸多禁忌证，但是张仲景也未因此而否定火针疗法存在的价值，从另一角度讲，他反而丰富和发展了其应用范围及内容，为使火针疗法日臻完善作出了贡献。

（三）晋隋唐时期火针的临床应用及发展

晋隋唐时期，火针的临床应用有了很大的发展，不仅火针的名称在晋代得以确立，而且火针的治疗范围较前也大有发展，同时出现了火针治疗的医案记载。

晋代我国现存的第一部针灸学专著——《针灸甲乙经》是由皇甫谧撰写的,其中系统地整理、记录了"焠刺"的刺法,强调了火针的适应证及患者的体质因素,但其对火针疗法的论述未超出《内经》的范畴,此书对火针流传有承前启后的作用。

晋代的《小品方》中不仅最早记载了"火针"的名称,还首次将火针疗法应用于眼科疾患中:"取针烧令赤,烁著肤上,不过三烁缩也。"开创了火针治疗目疾的先河。

唐代孙思邈所著的《千金方》对火针疗法的发展有如下三个方面。①最早记载了火针疗法可以治疗热证,从此,突破了只治寒证的局限,大大扩展了火针的适用范围,既用于内科黄疸、癫狂、痹证,又用于外科疮疡痈疽、瘰疬痰核及出血。如"外疖痈疽,针唯令极热"。"痈有脓便可破之,令脓宜出,用铍针,脓深难见,肉厚而生者用火针。"又言:"……当头以火针,针入四分瘥。"②打破了火针"以痛为腧"的取穴方法。如"侠人中穴火针,治马黄疸疫通身并黄,语音已不转者。"同时在刺鬼十三针法中,其鬼路、鬼枕、鬼床、鬼堂四穴在刺法中均言:"火针七锃,锃三下"等。③孙氏还提出了火针的禁忌穴位:"巨阙、太仓,上下篇此一行有六穴,忌火针也。"

宋代王执中在《针灸资生经》中开创了记载火针病案的先例,如治心腹痛、哮喘、尸厥等多种病症的火针治疗过程,像"……腰痛,出入甚难,予用火针微微频刺肾俞,则行履如故"。包含了症状、病名、取穴、手法与疗效,言简意赅。

(四)明清时期火针疗法日臻成熟与完善

明清时期,火针疗法在前代丰富经验的基础上,为广大医师普遍认可与接受,并对之进行了更加深入的研究,使之进一步完善和系统化。

明代针灸大师高武在其所著的《针灸聚英》中系统总结了前人的火针成就。其论述之深度及广度,在多年之后仍无人能出其右。①针具选材:选择了耐烧的熟铁制造火针:"世之制火针者,皆用马衔铁,思之令喜意也。此针唯要久受火气,铁熟不生为上,莫如火炉中用废火箸制针为佳也。初制火针,必须一日一夜,不住手以麻油灯火频频蘸烧,如是终一日一夜,方可施用。"足见其对火针选材及制作工艺要求之高。②加热方法:"焠针者……烧至通红,用方有功,若不红者,反损于人,不能去病。"③刺法:"凡行火针,一针之后,疾速便去,不可久留。"说明火针是不留针的。④针刺深度:"切忌过深,深则反伤经络;不可过浅,浅则治病无功,但消息取中也。"即应根据病人体质、病情,做到适度进针,方可达到治病之目的。⑤适应证：高氏肯定了火针治疗内外科疾患的作用，指出了火针有破痈、消癥、蠲痹的功效。如"破瘤坚积结瘤等，皆以火针猛热可用"。"若风寒湿三者在于经络不出者，宜用火针，以外发其邪。""火针大开其孔穴，不塞其门，风邪从此而出。"⑥禁忌证：首次提出"人身之处，皆可行针，面上忌之"的观点，并谈到"凡夏季……切忌妄行火针于两脚内，及足则溃脓肿痛难退。"还有"大醉之后，不可行针"的告诫。⑦理论探讨：对火针的理论机制进行了大胆的探索，归纳出火针引气、发散二大功用，论证了火针疗法优于气针，无灸法闭门留寇之患，开始建立火针治病的基本理论。因而《针灸聚英》的问世，标志着火针疗法的成熟和完善，使之由实践上升到理论，发展至空前的高水平，为其成为一门独立的学科做出了巨大的贡献。该期还有其他许多医籍，如《针灸大成》、《针灸集成》、《名医类案》、《疡医大全》等均有火针疗法的记载，但多未离前人旧臼。比较有新意的是《明史·周汉卿传》中记载了用火针治疗肠痈的史实，以及陈实功将火针疗法广泛应用于临床，并成功地治疗了眼疾。

清朝后叶及民国期间，由于采取了限制中医的政策与措施，导致了中医药事业的衰落，火针疗法的发展也有所停滞。

（五）现存的医学文献与火针的发生发展过程

1.《黄帝内经》——火针疗法创立于《黄帝内经》，该书第一次明确记载了火针，说明春秋战国时代已经对火针疗法的名称、针具、刺法、适应证、禁忌证等有了较为系统的认识。

火针在《黄帝内经》中称为"大针"，书中记载了九种不同形式的古代针具：镵针、圆针、锃针、锋针、铍针、圆利针、毫针、长针、大针。《灵枢·九针十二原》云："九曰大针，长四寸……大针者，尖如挺，针锋微圆……"可见，此针针身粗大，针尖微圆，适应于高温、速刺的要求。亦有人认为，"大"即"火"字的笔误。

《黄帝内经》又将火针称为"燔针"，火针疗法称为"焠刺法"。《灵枢·官针》云："凡刺有九……九曰焠刺，焠刺者，刺燔针则取痹也。"《灵枢·经筋》云："焠刺者，刺寒急也。热则筋纵不收，无用燔针。"《灵枢·寿夭刚柔》云："刺布衣者，以火焠之；刺大人者，以药熨之。"《灵枢·官针》云："病水肿不能通关节者，取以大针。"《灵枢·厥病》云："肠中有虫瘕及蛟蛔……以大针刺之。"以上所提到的均为火针的适应证，如寒痹证、虫证、水肿，并适用于体质强壮者,而热痹则为火针禁忌证。

《灵枢·经筋》云:"治在燔针劫刺,以知为数,以痛为输。"则指出了火针的取穴、针刺方法。

由此可见,火针疗法早在《黄帝内经》时代就已成为我国医学的重要组成部分。

2.《伤寒论》——是汉代经典医学著作,为"医圣"张仲景所作,书中建立了系统的中医辨证论治的原则,亦对火针疗法的禁忌和误治后的处理作了详细论述,共计 10 余条。

《伤寒论》将火针称为"烧针"、"温针"。书中曰:"太阳伤寒者,加温针必惊也。""火逆下之,因烧针烦躁者,桂枝甘草龙骨牡蛎汤主之。""伤寒脉浮,医以火迫劫之,亡阳,必惊狂,卧起不安,桂枝去芍药加蜀漆牡蛎龙骨救逆汤主之。""太阳病中风,以火劫发汗,邪风被火热,血气流溢,失其常度。两阳相熏灼,其身发黄,阳盛则欲衄,阴虚小便难,阴阳俱虚竭,身体则枯燥,但头汗出,剂颈而还,腹满欲喘,口干咽烂,或不大便。久则谵语,甚者至哕,手足躁扰,捻衣摸床,小便利者,其人可治。""形作伤寒,其脉不弦紧而弱,弱者必渴,被火,必谵语。"以上详细讲述了太阳伤寒、太阳中风及温病伤阴误用火针的严重后果,亦说明了救治方法。

《伤寒论》中还指出火针治疗后,由于针孔保护不当,感受外邪,并发奔豚。"烧针令其汗,针处被寒,核起而赤者,必发奔豚,气从小腹上冲心者,灸其核上各一壮……"张仲景提醒后世针灸医师注意火针后的处理。

《伤寒论》在《黄帝内经》基础上,进一步丰富了火针疗法的应用范围及内容,使之逐渐发展。

3.《针灸甲乙经》

晋代皇甫谧撰写的《针灸甲乙经》也肯定了"焠刺"的刺法,强调了火针的适应证及患者的体质因素。"焠刺者,燔针取痹气也。""凡刺寒邪用毫针曰以温。""故用针者,不知年之所加,气之盛衰,虚实之所起,不可以为工矣。"此书对火针流传有承前启后的作用。

4.《小品方》

此书为晋代陈延之所作,书中最早出现了"火针"名称。"附骨疽……若失时不消成脓者,用火针、膏、散。"作者还首次把火针疗法应用于眼科疾病:"取针烧令赤,烁著肤上,不过三烁缩也。"

5.《千金方》

唐代孙思邈所著的《千金方》中记载:"外疠疽疸,针唯令极热。"这是火针疗法治疗热证的最早记载,从此,进一步扩展了火针的适用范围,突破了寒证的局限,既用于内科黄疸、癫狂;又用于外科疮疡痈疽、瘰疬痰核和出血。作者还提出了火针的禁忌穴位:"巨阙、太仓,上下篇此一行有六穴,忌火针也。"

6.《针灸资生经》

宋代王执中所著《针灸资生经》将火针疗法创造性地应用于内脏疾患的治疗中,是对火针疗法的一大贡献。书中记载了治疗心腹痛、哮喘、腰痛等病的经验。"……腰痛,出入甚难,予用火针微微频刺肾俞,则行履如故。"一句话中,包含了症状、病名、取穴、手法及治疗效果,开创了火针病案记载的先例。

7.《针灸聚英》

元明时期是我国医药事业发展的鼎盛时期,有关针灸的著作亦层出不穷。高武撰写的《针灸聚英》系统全面地论述了火针疗法,标志着针灸疗法的成熟。

针具:"世之制火针者,皆用马衔铁……此针唯是要久受火气,铁熟不生为工,莫如火炉中用废火筋制铁为佳也。"高氏首先对火针的选材提出了要求。"初制火针,必须一日一夜,不住手以麻油灯火频频蘸烧,如是一日一夜,方可施用。"对火针的制作工艺亦作了具体说明。

针法:"焠针者,以麻油满盛,灯草令多如大指许,取其灯火烧针,频麻油蘸其针,烧至通红,用方有功,若不红者,反损于人,不能去病。烧时令针头低下,恐油热伤手,先令他人烧针,医者临时用之,以免致手热。才觉针红,医即采针。"高氏重视火针的加热,更重视火针的刺法及深浅。"以墨记之,使针时无差,穴点差,则无功……""先以左手按定其穴,然后针之。""切忌过深,深则反伤经络。不可太浅,浅则治病无功,但消息取中也。凡大醉之后,不可行针,不适浅深,有害无利。"

适应证:高氏详细讲解了火针破脓、治瘤、蠲痹等治疗作用及在疮疡外科疾患、痹证、瘫痪中的作用。"破瘤坚积结瘤等,皆以火针猛热可用。""若风寒湿三者在于经络不出者,宜用火针,以外发其邪。""凡治瘫痪,尤宜火针易获功效。"

禁忌证:高氏谈及火针的禁用部位和季节。"人身之处皆可行针,面上忌之。凡夏季……切忌妄行火针于两脚内,及足则溃脓肿痛难退。其如脚气多发于夏……或误引火针,则反加肿痛,不能行履也。"

功效:此书首次对火针的功效进行了探讨,总结了火针的引气与发散两大功效,开始建立火针治病的基本理论。

比较:高氏对火针与气针、灸法进行了比较。作者认为火针易于掌握且散邪之功显著,优于气针。火针较灸法易被患者接受,又无灸法闭门留寇之患,高氏更为推崇火针。

针后处理:"凡行火针,一针之后,疾速便去,不可久留,寻即以左手速按针孔上,则痛止,不按则痛甚。"高氏此经验,至今仍应用于临床。

8.《外科正宗》

明代陈实功所著《外科正宗》记载了火针治疗瘰疬:"治瘰疬、痰核,生于项间……将针烧红,用手指将核握起,用针当顶刺入四五分,核大者再针数孔亦妙。核内或痰或血随即流出,候尽以膏盖之。"这一方法治疗瘰疬,屡验不爽。陈氏将火针疗法广泛应用于临床,并且成功地治疗眼科疾患。

9.《针灸大成》

明代杨继洲的《针灸大成》集众家之所长,他将火针列为针灸疗法的一种针法,足见其对火针的重视,这对火针的流传起了积极作用。也可知火针疗法到了明代已渐趋成熟。

10.《名医类案》

此书记载了几则医案。如"一男子胁肿一块,日久不溃……脓成以火针刺之,更用豆豉饼,十全大补汤,百剂而愈。"此为名医以火针治验一例。

11.《明史·周汉卿传》

此书记载了周氏用火针治疗肠痈的史实。

12.《本草从新》

清代吴仪洛在《本草从新》中谈到"凡用火针,太深则伤经络,太浅则不能去病,要在消息得中。""营气微者,加烧针则血流不行,更发热烦躁。"吴氏,还阐述了火针治疗眼疾的方法:"肝虚目昏多洞,或风赤及生翳膜,头厚生病,后生白膜,失明,或五脏虚劳,风热上冲于目生翳,病亦熨烙之法……其法用平头针、如孔大小,烧赤轻轻当翳中烙之。烙后翳破,即用除翳药敷之矣。"破除了火针疗法被认为危险,有欠安全的偏见。

13.《针灸集成》

廖润鸿认为"性畏艾条者,当用火针"。

14.《医宗金鉴》

吴谦总结了前人的经验,归纳了火针的适应证。"火针者,即古之燔针也。凡周身淫邪,或风或水,溢于机体,留而不能过关节,壅滞为病者,以此刺之。"

总之,火针疗法始见于《黄帝内经》,随着时代的发展,火针疗法逐渐完善,到明代达到鼎盛阶段,由于清代采取了限制中医的政策和措施,导致了中医药事业衰落,火针疗法的发展亦有所停滞。新中国成立后,针灸得到普及、推广与提高,火针疗法也随之受到重视,在临床应用及实验研究方面,均有所进展,丰富了火针疗法的内容。

二、治病机制

火针疗法的特点是将针体加热后,刺入人体一定的腧穴或部位,其治病机理在于温热,人身之气血喜温而恶寒,温则流而通之。火针疗法借助火力,激发经气,调节脏腑,使气血调和,经络通畅。其治病机制主要有以下几方面:

(一)扶正助阳

"正气存内,邪不可干。"疾病的过程就是正邪斗争的过程,所以治疗疾病的一条重要原则就是要扶助正气。火针具有温热作用,温热属阳,阳为用,温热可以助阳,人体如果阳气充盛,则温煦有常,脏腑功能得以正常运转,故火针可以扶助正气,治疗阳虚所导致的虚寒证。如中焦虚寒,火针可振奋脾胃阳气,改善其消化功能;肾阳不足,火针可益肾壮阳,治疗肾虚腰痛、阳痿、遗精;阳虚气陷,火针可升阳举陷,治疗胃下垂、阴挺;阳气得充,则气化有权,水液运行无碍,从而痰饮得化,水肿得消。实验证明,毫针可增加实验动物的白细胞吞噬能力,并促进抗体形成,多方面提高动物的免疫能力,防御和抵抗致病因素的侵袭,亦即中医的"扶正"。火针既具有毫针的这一特点,又通过温热之力,通过振奋阳气而强化了这一作用,使得正气充实,卫外有固而"邪不可干"。

(二)温通经络

"夫十二经脉者,内属脏腑,外络于肢节。"经络具有运行气血,沟通机体表里上下,调节脏腑组织功能活动的作用,一旦经络气血失调,就会引起病变。所以,疏通经络一直是针灸治疗的重要大法,毫针即具有这一作用,火针则通过对针体的烧红加热,使得疏通作用加强,而起到温通经络之效。"不通则痛",经络不通,气血阻滞,可引起疼痛,火针疗法可以温通经脉,使得气畅血行,"通则不痛"。故可治疗各种痛证。经络阻滞,气血运行受阻,筋肉肌肤失于濡养,则可出现痉挛、抽搐、麻木、瘙痒诸症,火针疗法温煦机体,疏通经络,鼓舞气血运行,筋肌得养,故具有解痉、除麻、止痒之功。对于一些久治难愈的疮口,如慢性溃疡、破溃的瘰疬、臁疮等,火针可起到独特的生肌敛疮之效,因火针温通经络,益气活血,使疮口周围瘀滞的血液因畅通与加速而消散,病灶组织周围营养得到补充,从而可以促进组织再生,加快疮口愈合。火针的生肌敛疮之效是毫针所不能比拟的。

(三)祛邪引热

我们已经讨论过疾病的发生,关系到人体正气和致病邪气两方面因素。邪气是指对人体有害的各种病因,如外感六淫、内伤七情、痰饮、瘀血、食积等。火针疗法具有扶正的作用,亦有祛邪之功,这同样是由火针的温热性质所决定的。

邪气分为有形之邪与无形之邪。如水湿痰浊、痈脓、瘀血等则为有形之邪,善于凝聚,这些病理产物一旦形成,就会阻滞局部气血,出现各种病证,而且这类病证用常用治法往往难以奏效,火针则具有独特优势,火针本身针具较粗,加之借助火力,出针后针孔不会很快闭合,这些有形之邪可从针孔直接排出体外,祛除邪气,使顽证得解。外感六淫,多属无形之邪,如风寒外袭,肺失宣降,火针可以通过温热刺激腧穴经络,温散风寒,驱邪外出,邪气散则肺气宣发肃降调和;如寒湿侵入,痹阻经络,火针借其火力,可温化寒湿,流通气血,气血行,经络通则疾病除。火针可以散寒除湿较易理解,其实火针应用范围很广,亦可用于热证,对于火热毒邪有奇效,"热病得火而解者,犹如暑极反凉,乃火郁发之之义也"亦印证了古人"以热引热"的理论。痄腮、蛇串疮等症属热毒内蕴,火针温通经络,行气活血,引动火热毒邪外出,从而使热清毒解。

综上所述,火针具有扶正助阳,温通经络,祛邪引热之功,随着进一步的探索,火针越来越广泛地应用于临床实践。对于火针疗法的实验室研究,目前正在进行,如火针可改善甲皱微循环,红外热像图反映出火针治疗后病变部位的温度明显提高。这些研究尚有待于我们深入进行。

三、火针针具

（一）组成部分

火针同毫针一样，是由针尖、针身、针根、针柄、针尾组成（图 2-1），火针经过加热方可使用，故对火针针具有特殊要求。

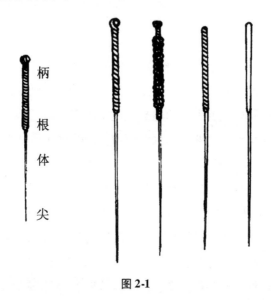

图 2-1

针尖：针的尖端锋锐部分，火针的针尖以尖而不锐，稍圆钝为好。若像毫针那样锋利，经反复烧灼使用后，针尖易折断。

针体：针尖与针柄之间的部分，是针具的主要部分。针身应挺直，又应坚硬。现在较为理想的材料属钨锰合金，这种材料不怕烧灼，能保持不弯不折，且经久耐用，价格低廉。

针根：针体与针柄连接处。

针柄：手持针处。火针针柄要求隔热，制作的方法是将细铜丝卷成螺旋形细卷，再把卷好的铜丝缠在针条的另一端，铜丝两端用 502 粘合剂固定于针条上。针柄一般以 3 ～ 4cm 长短为宜，这样制作的针柄便于持拿，而且不会烫手。

火针疗法尚需要一些辅助工具。可备一盏酒精灯，内装 95% 的酒精（图 2-2、图 2-3）。简易的方法是用镊子或止血钳夹持 95% 的酒精棉球，点燃后烧红进针。

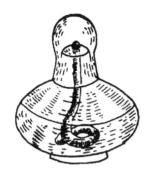

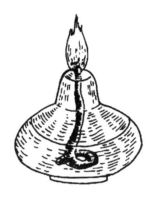

图 2-2　　　　　　　　　　　　　　　　　图 2-3

（二）分类

火针多用于点刺,针形类似普通的毫针,根据直径的大小可分为粗中细三种(图2-4)。

粗火针:直径大于等于1.1 mm 的火针,主要用于针刺病灶部分,如窦道、痈疽、结节、皮肤肿瘤等。

中粗火针:直径为0.8 mm 的火针,其适用范围广泛,四肢、躯干部位皆可使用。

细火针:直径为0.5 mm 的火针,主要用于面部及肌肉较薄的部位。老人、儿童、体质虚弱及较为畏针者可用细火针。使用这种火针可免结痂,且疼痛较轻。

除上述尖头的火针外,还有平头火针,主要用治胬肉皮赘,以灼烙浅表组织为特点;三棱火针,具有火针、

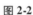

图 2-4

三棱针的双重特点,其端尖利如锋,主要用于外痔,高凸的疣、瘤等,有切割灼烙之功。

以上针具均为单柄单针,尚有多头火针,其多头并进,刺面较大,可免去普通火针反复点刺之繁。多用于皮肤斑点,黏膜溃疡等。现以三头火针较为多见。目前,鞍钢铁东医院研制的钢城火针,实现了火针针具机械化,这种火针由不锈钢材质为原材料加工制作而成。设有针筒、升降器、固定帽、弹簧、针柄、防热垫木、针体七个部件。与传统火针相比,这类火针造价较高,需加热器加热,现在临床上的应用尚不太广泛。现已发明新型的电火

针,EFA 型电火针已获得国家专利,具有针温恒定,中穴准确,操作简单等多种优点,有待于临床的推广使用。

本书则以介绍传统针具针法为主。

四、施术要点及操作规范

(一)术前

首先要选择针具,应根据患者的性别、年龄、体质及病情虚实、取穴部位来选择,这在火针针具一节已有所介绍。

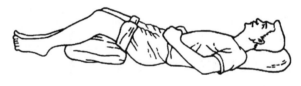

图 2-5

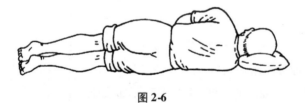

图 2-6

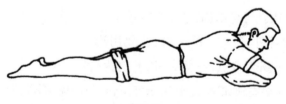

图 2-7

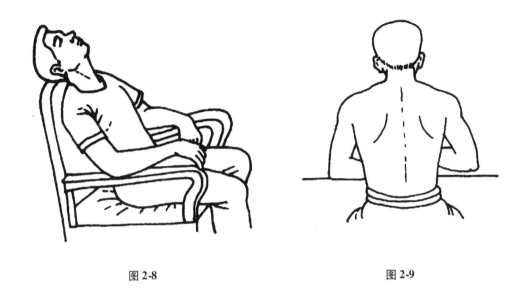

图 2-8   图 2-9

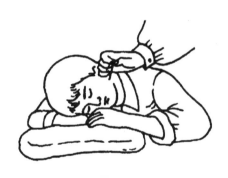

图 2-10

选择体位:常用的体位为仰卧位(图 2-5)、侧卧位(图 2-6)、俯卧位(图 2-7)、仰靠坐位(图 2-8)、俯伏坐位(图 2-9)及侧伏坐位(图 2-10)等,应使施术者正确取穴、操作方便,病人舒适为原则,这与毫针的体位选择相一致。

相对来说,火针的痛感较强,患者多有畏惧心理,医者应态度温和,坚定患者信心,解除其恐惧感,以便双方配合,使治疗顺利进行。

定位:火针进针迅速,故应在针前定位,并加以标记,一般用拇指指甲掐个"十"字,针刺其交叉点,要手疾眼快,保证针刺准确。

消毒:定位后,先用 2.5% 的碘酒棉球,从穴位中心向四周画同心圆消毒(图 2-11),再

以75％的酒精棉球同法脱碘。若定位于破溃病灶，则用生
理盐水棉球擦拭，以免酒精直接刺激病灶。

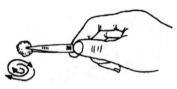

图 2-11

（二）术中

加热：医者靠近针刺部位，右手握笔式持针，将针尖伸
入点燃的酒精灯或酒精棉球的外焰中，因外焰燃烧充分，
温度高，烧针快（图2-12）。根据针刺所需深度，决定针体烧红的长度，加热程度要以烧红
为度，否则效差，且病人痛苦大。

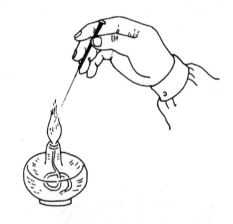

图 2-12

进针：进针的技术关键是快。针体烧红后，迅速准确地刺入穴位。这就要求医者要
有一定的指力和腕力，需反复练习，方能熟练掌握。

火针的进针角度以垂直（图2-13）刺入为多，对于疣、赘生物等可采用斜刺法。进针
深度由针刺部位、病情性质、体质差异、季节等多方面因素决定，胸背部穴位不超过 3 mm，
四肢可刺入 10 mm。实证、秋冬季节、肥胖者可深刺。针刺的深度亦应医者仔细体会，注
意针感变化而自行调节，如针刺压痛点时，医者手下沉紧则应停止进针；针刺脓肿时，针下
出现空虚感则为适宜深度。

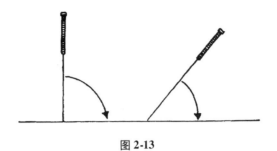

图 2-13

留针：火针疗法以快针为主，大部分不留针。当火针用于祛瘤、化痰、散结时，则需要留针，留针时间多在 1～5 分钟，如针刺淋巴结核，需留针 1～2 分钟；取远端穴位，火针治疗疼痛性疾病时，可留针 5 分钟。

出针：火针提离皮肤后，要用干棉球迅速按揉针孔，以减轻疼痛（图 2-14）。若火针针刺后出血，不必止血，待自然停止后用干棉球擦拭即可。若属脓肿性病变，脓随汁出，应出脓务尽，然后包扎。

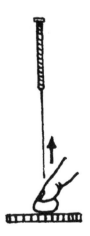

图 2-14

（三）术后

针刺完毕后，应向患者交代注意事项，针后当天如出现针孔高突、发红、瘙痒，不要搔抓，以免范围扩大，这是机体对火针的正常反应。因火针治疗是经过高温加热后进行的，感染的可能性很小，应告之患者不必担心，这种反应会很快消失。针后当日不要洗澡，以免污水侵入针孔。火针治疗期间忌食生冷，禁房事。

（四）施术间隔时间

火针会造成某种程度的肌肤灼伤，因此需要时间康复，一般情况下，火针最短应间隔 1 日方再次施治。急证亦可每日针 1 次，但不应超过连续 3 次，3 次后无效可换他法。慢性病可连续治疗，间隔时间亦可略长，3～7 日 1 次。

五、火针刺法

（一）按进针方法分类

1. 点刺法：这是常用的火针针刺方法（图 2-15、图 2-16）。即将针烧红后迅速刺入选定部位。其他针刺方法亦是以点刺法为基础的，只是针刺深度、用针密集程度和所刺部位的不同。当需辨证取穴、循经取穴或针刺压痛点时，多采用点刺法，主要用以缓解疼痛及用于治疗脏腑疾患等全身性病证。

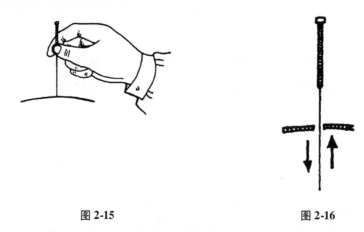

图 2-15　　　　　　　　　　　　　　　　图 2-16

当针刺有明确病灶的病变局部时，我们则采用以下刺法。

2. 密刺法：是用火针密集地刺激病灶局部的针刺方法（图 2-17）。一般每针相隔 1 cm 左右，病情重则用针密。针刺深浅以针尖透过皮肤病变组织，刚接触到正常组织为宜。应视病损病位的皮肤厚薄来选择针具，皮肤厚硬则选用粗火针。密刺法可蕴积足够热力，流通气血，促进组织再生，多用于增生性及角化性皮肤病变，如神经性皮炎。

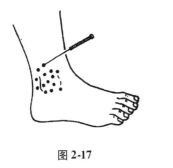

图 2-17

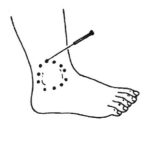

图 2-18

3. 围刺法：是用火针围绕病灶周围进行针刺的方法（图 2-18）。进针间隔以 1～1.5cm 为宜，进针深浅应视病灶深浅而定。局部红肿者，可直接用火针刺络放血。围刺法以用中粗火针为宜；过细则力小，过粗则徒损皮肉。这种刺法可改善局部血液循环，多用于治疗皮科、外科疾患，如臁疮、带状疱疹。

4. 散刺法：是用火针疏散地刺在病灶部位上的针刺方法（图 2-19）。一般每隔 1.5 cm 刺一针。应选择细火针，以较浅刺激为度。此法可疏通局部气血，具有除麻、止痒、定痉、止痛之功，多用于治疗麻木、瘙痒、拘挛、疼痛诸症。

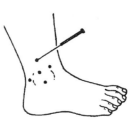

图 2-19

（二）按出针的快慢分类

1. 快针法：又称为速刺法，是进针后迅速出针的一种火针针法，此法最常用，火针施治一般以快针法为主，进针后迅速出针，整个过程非常短暂。快入快出具有时间少，痛苦小的优点，也是火针的优势之一，虽时间短暂，只要针体有足够的热力，就可起到激发经气，温通经络之效。

2. 慢针法：火针刺入选定部位后，留针 1～5 分钟，然后出针，留针期间，可同毫针刺法一样行各种补泻手法。慢针法主要用于淋巴结核、肿瘤、囊肿等各种坏死组织和异常增生的一类疾病。

（三）特殊针法

除上述常用的普通火针及针刺方法以外，我们尚有平头火针、三棱火针等一些特殊的针具，也就相应产生了特殊的针法。火针针具针法的多样性，扩大了火针的治疗范围，使火针更具优势。

1. 烙熨法:在施术部位表面轻而稍慢地烙熨,多使用平头火针。用于色素痣、老人斑、白癜风等疾病的治疗,亦可用于治疣、赘等赘生物中体积较小者。

2. 割治法:用于治疗外痔或赘生物较大者,多使用三棱火针或弯刀形针尖的火针,针尖烧红后迅速割治,勿伤及周围正常皮肤组织。因创伤相对较大,要防止术后感染,如赘生物较多可分批分次治疗。

火针刺法的分类还有很多种不同标准,如有人按针具的粗细分为细针刺法、中粗针刺法、粗针刺法;亦有人按针具的不同分为点刺法、散刺法、烙刺法、割烙法、电火针法等。这里不一一赘述。在临床实践中,医者应根据患者的病情、体质、年龄、性别、针刺部位等,选择相应的针具针法。

六、取穴原则

中医治病的特点是辨证论治,针灸亦不外于此,结合腧穴特性,火针的取穴原则分为近部取穴、远部取穴、随证取穴三种。

(一)近部取穴

是指在病证的局部和邻近部位选取穴位,包括局部取穴和压痛点取穴。火针因其独特的治疗作用,局部取穴较多用,如肿块类疾病以局部取穴为主,或去痛排脓,或消肿解毒;又如皮肤病的局灶性病损、溃疡类等疾病,亦以局部治疗为主。上文提到的密刺法、围刺法、散刺法即是在此取穴原则指导下的针刺方法。压痛点取穴,即"以痛为腧",压痛点既可以是俞穴、募穴等病变反应的穴位,又可以是病灶本身的痛点,选用压痛点治疗疾病,在火针治疗中,应用非常广泛,如扭伤、落枕等。

(二)远部取穴

因俞穴有远治作用,故可在病变的较远部位选穴,包括本经循经取穴、表里经取穴、同名经取穴及交叉取穴。其中,循经取穴是针灸处方选穴的基本法则。《针灸聚英·四总穴诀歌》云:"肚腹三里留,腰背委中求,头项寻列缺,面口合谷收。"阐述的即循经取穴原则。

（三）随证取穴

人体是统一的有机整体，某一脏腑或部位患病时，相应的经络会表现出证候；结合脏腑、经络学说，随证取穴，可祛除病因，从根本上解除疾患。如发热取大椎、曲池、合谷；恶心、呕吐取内关、足三里，均属随证取穴。

临床上三种取穴原则应配合使用。针灸效果的好坏，首先取决于取穴是否精良。《千金翼方》云："良医之道，必先诊脉处方，次即针灸。"可见处方是针灸施治的重要环节。青年针灸医师必须加强中医基本功的训练，牢固掌握中医基础知识。

七、意外情况的处理及预防

（一）晕针

火针需要用火加热，一些患者畏火，且火针虽进针快，但痛感仍略强于毫针，所以会偶有晕针现象出现。

晕针后，医者应停止针刺，使患者平卧，松开衣带，注意保暖，一般饮温开水，静息片刻后即可恢复，严重者要配合其他急救措施。为避免不必要的意外事故发生，在治疗前，医者应注意病人的体质、神志等情况，对于过度饥饿、劳累、紧张或畏惧火针者，暂不使用火针。初次接受火针治疗者，取穴不宜多，手法不宜重。

（二）滞针

在行针时或留针后，医者感觉针下涩滞，出针困难。

滞针与医患均可能相关。若病人紧张，局部肌肉收缩或针刺过深会出现滞针，火针加热时温度不够，或针体老化、锋利不足亦会发生此现象。这就要求医者做好病人思想工作，使其充分放松；并注意针具的选择，随时更换老化的火针，不宜重复使用次数过多；治疗中火针要充分加热，不可刺入过深。

（三）弯针、断针

弯针、断针与医者进针姿势不正确，患者过度紧张、移动体位或针体老化有关。

医者在施术时,要注意针尖、针刺部位及指腕之力保持垂直;使患者体位舒服;要更换旧针,避免使用变脆易弯的火针。

（四）疼痛

火针治疗中及针刺后,可有灼痛出现,疼痛不剧,且很快消失,若疼痛剧烈持久,则属异常。

疼痛严重者与医者针具选择不当、烧针温度不够,动作缓慢及出针后未及时处理有关。医者应注意在针刺面部及肌肉较薄部位时,要选择细火针;火针要充分加热后方用,进针要果断迅速;出针后用干棉球按压针孔。若痛感持久不散,还伴有红肿热痒者,则属于局部感染,这是火针治疗医师应杜绝的现象,与消毒不严、棉球污染、针后搔抓或过早淋浴有关。所以医者要针前严格消毒,消毒方向是从内向外,针后要用消毒干棉球按压针孔,并嘱咐患者针后不要搔抓,当日不要淋浴。糖尿病患者较易出现感染,故应尽量避免使用火针。已出现感染者,可局部外敷黄连膏、化毒散膏,并口服消炎药。

（五）出血、血肿

火针施治时出血比毫针多见,因火针有开大针孔的作用,故针刺时应避开血管,选择粗细合适的火针。火针可用来排污放血,清热解毒,这种出血,可待其出尽或血色由污变鲜方止,血量过少,反而余邪难清。

有时,针刺后皮下出血引起肿胀疼痛,继则局部皮肤呈青紫色。如青紫面积较小时,可待其自行消退,如青紫肿痛较甚,要先冷敷止血,再行热敷,或在局部轻轻揉按,瘀血可消散,一般不会留后遗症。这就要求医者要熟悉解剖部位,针刺时避开皮下血管,出针时按压针孔,发现肿胀,则用手指加压于干棉球,按压10分钟左右,不要揉动,然后嘱病人用上法行冷热敷。血友病及有出血倾向患者禁用火针。

总之,医者要有牢固的针灸学基础,毫针针刺的注意事项在火针治疗中同样要注意,如躯干部位要浅刺,以免刺中脏腑等;火针施治时,要注意安全,酒精灯不要灌得过满,要防止烧伤或火灾等意外事故。医者在操作时要胆大心细,掌握"红、准、快"三字原则,针体要烧至通红方用,这样刺激量大,穿透力强,效果明显而患者痛苦小;定位、进针要准;快则是指进针要迅速,在安全情况下,将火源尽量靠近进针点,且医者要操作熟练,这就要求医者练习指力。运力虽在指节,但需借助腕臂甚至全身之力,平时可在纸垫或棉团上练习进出针(图2-20、图2-21),以提高指力。

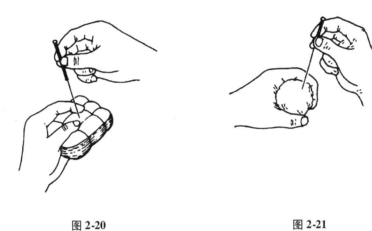

图2-20　　　　　　　　　　　　　　　　　　图2-21

第二章　火针各论

第一节　内科病证

一、咳嗽

咳嗽是呼吸系统的主要症状,多见于呼吸道感染、急慢性支气管炎、支气管扩张、肺炎等疾患。

（一）病因病机

1. 外感:多因气候突变,六淫外邪从口鼻、皮毛而入,肺卫受邪,肺气不得宣发而引起,因四时气候不同,外邪性质有风寒、风热之异,以风邪挟寒者居多。

2. 内伤:肺脏虚弱或其他脏腑有病累及于肺均可引起咳嗽,如肺脏虚弱,阴伤气耗,清肃无权而咳;脾虚失运,饮食不当,痰浊内生,上犯于肺而咳;肝郁化火,肝火犯肺,炼津为痰,肺失肃降而咳。

从上可知,无论外感或内伤咳嗽,均属肺系受病,肺气上逆所致。

（二）辨证分型

1. 风寒咳嗽:咳嗽有力,气急咽痒,痰液稀白。舌苔薄白,脉浮。
2. 风热咳嗽:咳嗽频剧,咽痛口渴,痰稠而黄。舌苔薄黄,脉浮数。
3. 痰浊阻肺:咳嗽痰多,痰白而黏,胸脘痞闷。舌苔白腻,脉象濡滑。
4. 肝火灼肺:气逆作咳,痰少而黏,咳时胸胁引痛。舌苔薄黄少津,脉象弦数。

5.肺阴亏耗:干咳少痰,痰少黏白或痰中夹血。舌质红少苔,脉细数。

（三）治疗

1.法则:散风祛邪,宣肺止咳;泻肝肃肺,益阴清热。

2.取穴:

主穴:大杼(图2-22)　风门(图2-22)　肺俞(图2-22)

风寒型:风池(图2-23)　合谷(图2-24)

风热型:大椎(图2-23)　曲池(图2-24)

痰浊阻肺:中脘(图2-25)　丰隆(图2-26)

肝火灼肺:阳陵泉(图2-27)　行间(图2-28)

肺阴亏耗:太渊(图2-29)　太溪(图2-30)

3.刺法:主穴以中粗火针,速刺法,点刺不留针,针刺深度不得超过0.5寸。余穴火针点刺,其中风池深度不超过0.3寸,针尖向鼻尖方向;大椎向上斜刺0.5寸;中脘直刺0.5~1寸。四肢穴位针刺深度同毫针刺法。

4.方义:三主穴属足太阳膀胱经,太阳主一身之表,大杼为手足经交会穴;风门为风之门户,为足太阳、督脉之会;肺俞是肺脏之气输注之所,此三穴共济宣肺平喘之功。火针刺之,借火之温热之力,激发经气,鼓舞气血运行,较毫针更具事半功倍之效。虚证得火,火壮补之;实证得火,火郁发之。此三穴常共用于治疗呼吸系统疾患。风池、合谷散风祛寒。大椎为手足三阳经与督脉之会,与曲池共用清热散风。胃之募穴中脘与胃经络穴丰隆配用祛浊化痰。阳陵泉是足少阳合穴,可清泻肝火;行间为足厥阴荥穴,配五行属木,与阳陵泉共为清泻肝火之要穴。太渊,太溪分别为手太阴经与足少阴经原穴,"五脏六腑之有疾者,皆取其原也",肺主气,肾主纳气,二穴益肺肾之阴而止咳。

5.按语:对于慢性长期不愈咳嗽患者,应改善体质,提高人体防御能力。戒烟或少吸烟,平素要慎起居,避风寒。

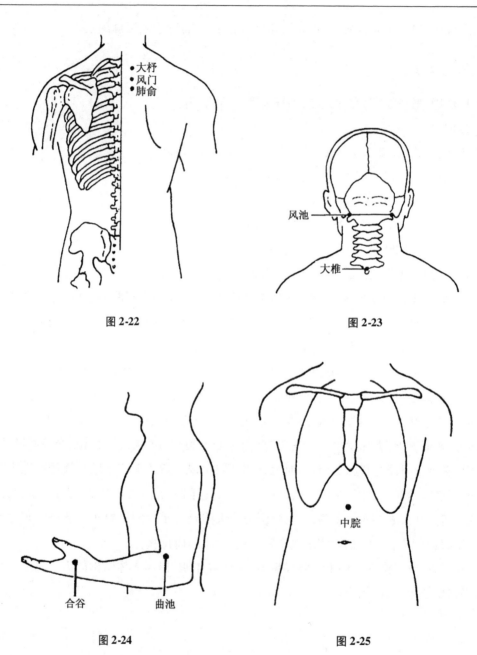

大杼
风门
肺俞

图 2-22

风池

大椎

图 2-23

合谷　　　　曲池

图 2-24

中脘

图 2-25

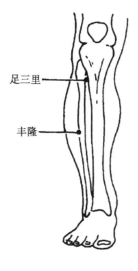

足三里

丰隆

图 2-26

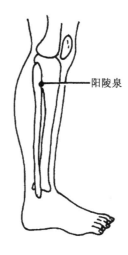

阳陵泉

图 2-27

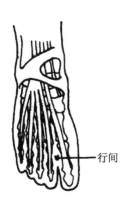

行间

图 2-28

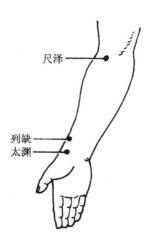

尺泽

列缺
太渊

图 2-29

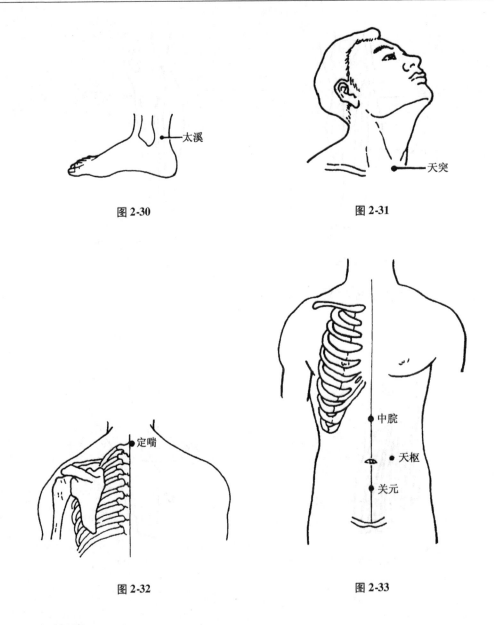

图 2-30　　　　　　　　　　　　　图 2-31

图 2-32　　　　　　　　　　　　　图 2-33

二、哮喘

　　哮为喉中鸣响,喘为呼吸困难,二者在临床上常同时并发。临床上,急慢性支气管炎、肺气肿、肺心病、心力衰竭等疾病均可出现哮喘,支气管哮喘更是以哮喘为主要症状。哮喘是一种反复发作性疾患,较难治愈。

(一)病因病机

1.实证:风寒侵袭或外邪引动寒饮,引起卫阳闭郁;风热伤肺或痰热内盛以致肺气壅塞;情志不畅,肝气郁结,逆乘于肺,引动伏饮;多方面原因均可导致肺失宣降,气逆不利,肺气上逆则哮喘发作。

2.虚证:脏腑虚弱可引致哮喘。饮食不当,贪食生冷、鱼虾、肥甘等物,致使脾失健运,痰浊内生,上干于肺;脾胃虚弱,化源不足,使得肺气亏虚,不能自制,气无所主;肾虚失纳,肺失肃降,肺气上逆,发为哮喘。

(二)辨证分型

主要表现为呼吸急促,甚至张口抬肩,喉间哮鸣音。临床分为虚实两型。

1.实证:咳嗽,咯吐稀痰。形寒无汗,头痛,口不渴,苔薄白,脉浮紧。亦可见咳吐黄黏痰,咯痰不爽,咳引胸痛。或身热口渴,便秘,苔黄腻,脉滑数。

2.虚证:气息短促,语言无力,动则汗出,甚至神疲,气不得续,动则喘息,汗出肢冷。舌淡,脉沉细无力。

(三)治疗

1.法则:宣肺祛风,顺气化痰,或补益肺肾。

2.取穴:

主穴:大杼(图2-22)　风门(图2-22)　肺俞(图2-22)

实证:列缺(图2-29)　尺泽(图2-29)

虚证:太渊(图2-29)　太溪(图2-30)　足三里(图2-26)

喘甚:天突(图2-31)　定喘(图2-32)

3.刺法:主穴以中粗火针,速刺法,针刺深度不超过0.5寸。定喘穴针刺深度不超过0.3寸,天突位于胸骨上窝正中,火针点刺时直刺0.2寸,此穴亦可改用毫针治疗,先直刺0.2寸,然后将针尖转向下方,紧靠胸骨后方刺入1~1.5寸,余穴火针点刺,深度同毫针刺法。

4. 方义:主穴方义参见咳嗽。列缺为手太阴经络穴,尺泽为手太阴经合穴,手太阴肺经五行属金,尺泽为其子穴,"实则泻其子",故二者共用于肺经实证。太渊为肺经原穴,亦为肺经母穴,"虚则补其母",配合肾经原穴太溪、足阳明胃经合穴足三里,共济扶正补虚,益肺平喘之功。天突属局部取穴;定喘穴,顾名思义,有平定咳喘之效,乃为经验穴。有资料报道,针刺天突、肺俞、大杼、太渊、足三里等穴,无论吸气或呼气阶段的气道阻力,都从增高状态明显下降,特别是呼气时的气道阻力下降最为明显,这就从实验研究的角度进一步揭示了针刺治疗哮喘的原理。

5. 按语:针灸治疗哮喘具有良好效果,火针可加强这一功效。火针疗法不仅用于成人,亦可用治小儿哮喘,只是针刺不宜过深,注意安全。有过敏病史的患者,应积极查明过敏源;平时注意锻炼身体,改善体质。

三、胃痛

胃痛指上腹胃脘部近心窝处疼痛,相当于西医的急慢性胃炎、胃或十二指肠溃疡及胃神经官能症等。

(一)病因病机

1. 实证:外感寒邪,内客于胃,胃气不和而痛;饮食不节,过饥过饱,胃失和降而痛;情志不畅,肝木横逆犯胃,亦可致胃痛。

2. 虚证:饥饱失常,劳倦过度;或久病脾胃受伤,均可致脾阳不足、中焦虚寒;或胃阴受损,失其濡养而胃痛。

(二)辨证分型

1. 实证:

寒邪客胃:胃痛暴作,恶寒喜暖,得热痛减,口和不渴,喜热饮。舌苔薄白,脉弦紧。

饮食停滞:胃脘胀满,嗳腐吞酸,吐后痛减,或大便不爽。苔厚腻,脉滑。

肝气犯胃:胃脘胀闷,攻撑作痛,脘痛连胁,嗳气频繁,大便不畅,遇郁怒则胃痛加剧。苔薄白,脉沉弦。

2. 虚证:胃痛隐隐,口燥咽干,大便干结;舌红少津,脉细数。或泛吐清水,痛处喜温喜按,纳差便溏,神疲乏力,舌淡脉弱。

（三）治疗

1.法则:温中散寒;消食导滞;疏肝和胃;健脾益胃。

2.取穴:

（1）实证:主穴　中脘（图2-33）　关元（图2-33）

寒邪客胃:足三里（图2-34）

饮食停滞:天枢（图2-33）　上巨虚（图2-34）

肝气犯胃:太冲（图2-35）

（2）虚证:足三里（图2-34）　中脘（图2-33）　内关（图2-36）

3.刺法:以细火针点刺。中脘、关元可连续点刺2～3下,深度以2～3分为宜,腹部火针点刺最深不可过0.5寸。配穴可用火针点刺,深度同毫针刺法或略浅。用毫针刺法亦可,以泻法为主。

4.方义:中脘、关元分别为足阳明胃经及手太阳小肠经之募穴,火针点刺二穴,有温中散邪之功。足三里为胃经合穴;内关为手厥阴心包经之络,又为阴维交会穴,手厥阴经下膈络三焦,阴维主一身之里,故内关有宣通上中二焦气机的作用,与足三里、中脘合用,有扶正补中、温养脾胃之功。配穴天枢、上巨虚分别为大肠经的募穴与下合穴,有理中理肠之效。肝经原穴太冲则可平肝理气而止痛。

5.按语:动物实验证明,针刺足三里可调整或增强胃液分泌;针刺中脘、天枢等穴,可使胃液的总酸度和游离酸趋向正常化。

针灸治疗胃脘痛一般多能立即止痛。患者平素要生活规律,劳逸结合,保持乐观情绪,饮食清淡,禁忌烟酒辛辣等刺激性食物。

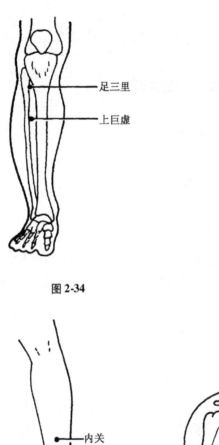

图 2-34

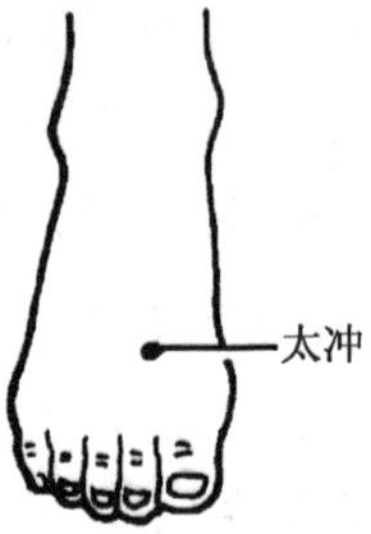

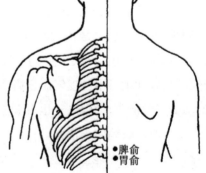

图 2-35

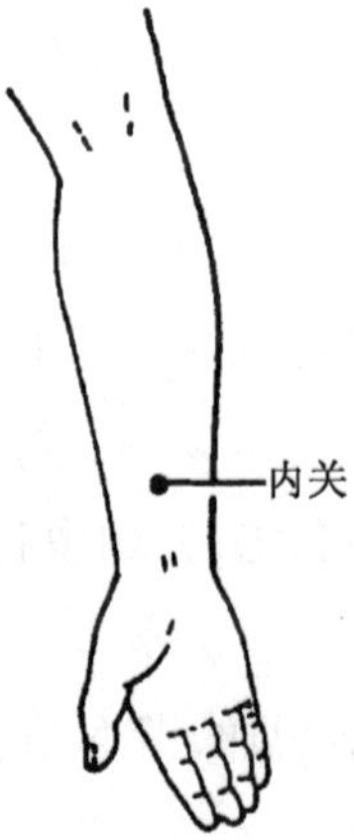

图 2-36

图 2-37

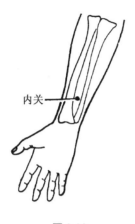

图 2-38

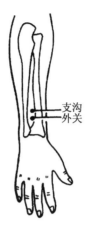

图 2-39

四、胃缓

胃缓相当于现代医学的胃下垂,是指胃小弯弧线最低点下降至髂嵴连线以下,十二指肠球部向左偏移。主要表现为脘腹胀满,胃脘疼痛,进食后、站立或运动后疼痛及不适感加剧。多见于瘦长体型的女性。

(一)病因病机

多由脾胃虚寒,禀赋不足,中阳素虚所致,或因劳累思虑、饮食不慎以致脾阳不振,中气下陷所致。

(二)辨证分型

脘腹胀满不适,胃脘疼痛,进食后、站立、运动后疼痛不适加剧。伴嗳气不舒、恶心、呕吐,形体消瘦,舌质淡苔薄白,脉细弱。

(三)治疗

1. 法则:补中益气,健脾和胃。
2. 取穴:脾俞(图 2-37)   胃俞(图 2-37)   中脘(图 2-42)   内关(图 2-38)   足三里

（图 2-40）

3. 刺法：细火针，刺入腧穴 2~3 分深，不留针。

4. 方义：本病病在脾胃，故取背俞穴脾俞、胃俞；中脘为胃之募穴，与胃俞共用为俞募配穴；内关宣通上中二焦气机，为止呕要穴；足三里为强壮要穴。五穴共奏健脾和胃、升阳举陷之功。

5. 按语：目前对于胃下垂的治疗，中西医方法不多。火针治疗本病选穴少，操作易，疗效好，是一条很好的途径。

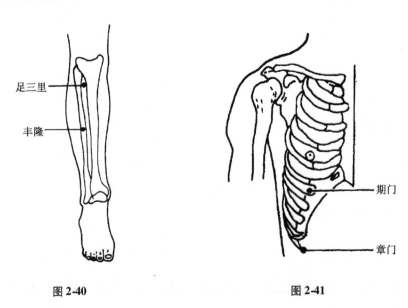

图 2-40　　　　　　　　　　　　图 2-41

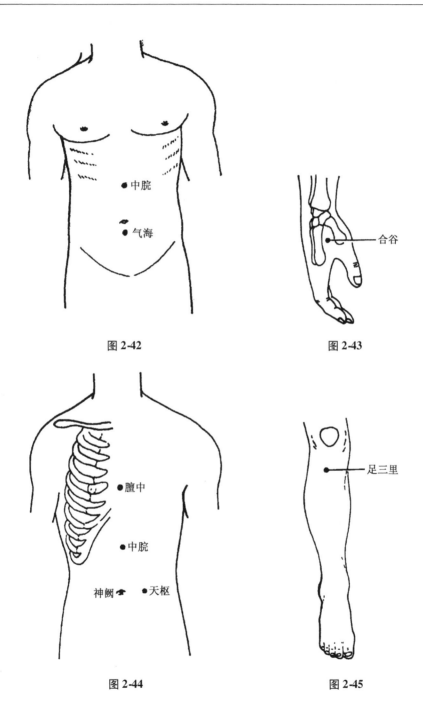

图 2-42

图 2-43

图 2-44

图 2-45

五、呕吐

呕吐是指胃气上逆,胃内容物从口中吐出。急慢性胃炎、胃神经官能症、肿瘤等均可出现呕吐。

(一)病因病机

1. 实证:外邪犯及胃腑,如风寒暑湿之邪及秽浊之气可导致胃失和降;饮食过多,或过食生冷油腻、不洁食物,可致伤胃滞脾,胃气上逆;恼怒伤肝,肝失条达,横逆犯胃,胃气不降,发生呕吐。

2. 虚证:素体中阳不足,或久病年迈,脾运无力,水谷不化,阻于中焦;胃阴不足,失于濡养,不得润降,均可发生呕吐。

(二)辨证分型

1. 实证:

外邪犯胃:突然呕吐。可伴发热恶寒,头身疼痛,胸脘满闷,苔白腻,脉濡缓。

饮食停滞:呕吐酸腐,嗳气厌食,脘腹胀满,大便臭秽而溏。苔厚腻,脉滑实。

痰饮内阻:呕吐多为清水痰涎,脘闷不食,头眩心悸。苔白腻,脉滑。

肝气犯胃:呕吐吞酸,胸胁闷痛,嗳气频繁。舌边红,苔黄腻,脉弦。

2. 虚证:呕吐时作,食不甘味,大便微溏,神疲肢软,舌质淡,脉濡弱。或呕吐反复发作,时作干呕,口燥咽干,似饥而不欲食;舌红津少,脉多细数。

(三)治疗

1. 法则:和胃降逆。

2. 取穴:

(1)实证:主穴:内关(图2-38)

外邪犯胃:内关透外关(图2-38、图2-39)

饮食停滞:支沟(图2-39)　丰隆(图2-40)

痰饮内阻:丰隆(图2-40)　足三里(图2-40)

肝气犯胃:期门(图2-41) 中脘(图2-42)

(2)虚证:取穴:内关(图2-38)

3.刺法:实证以毫针泻法。内关直刺0.8~1.2寸,使酸麻感向上下扩散。透刺时内关深刺,使内外关两侧有针感。期门斜刺或平刺0.5~0.8寸。留针30分钟。虚证以细火针点刺内关,比毫针略浅,2~3分深即可。不留针。

4.方义:内关为手厥阴之络穴,手厥阴之脉历络三焦,内关又为阴维交会穴,阴维主一身之里,故内关宣通上中二焦气机,可和胃降逆止呕。外关为八脉交会穴之一,通阳维脉,阳维主表,故外关有解表之功。支沟为手少阳经经穴,丰隆为足阳明经络穴,二者可通调三焦气机,健运脾胃之气,使痰饮得化。期门、中脘分别为肝、胃募穴,有疏肝和胃之效。

5.按语:针灸止呕效果良好。对肿瘤及脑源性疾病等引起的呕吐,可暂时止呕,但仍应以治疗原发病为主。患者平时要饮食有度,忌暴饮暴食、厚味生冷及酸辣等物,以免损伤胃气。

六、呃逆

呃逆指喉间呃呃有声,声短而频,令人不能自制。西医认为是由于膈肌痉挛所致,中医呃逆范围不限于此,胃炎、胃扩张、肝硬化晚期、尿毒证均可出现呃逆现象。

(一)病因病机

1.实证:过食生冷辛辣,过用寒药或温补,引动寒邪阻遏中焦或胃火上逆,均可引起气逆上冲而发呃逆。

2.虚证:劳累过度、年高体弱、久病久痢等可致脾肾阳虚;热病后期伤津或汗吐下太过则致胃阴不足,引起胃气上逆,胃失和降而发作。

(二)辨证分型

1.实证:

胃中寒冷:呃声沉缓有力,膈间及胃脘不舒,得热则减。口中和而不渴,舌苔白润,脉象迟缓。

胃火上逆:呃声洪亮,冲逆而出,口臭烦渴,喜冷饮。便结溲赤,舌苔黄,脉象滑数。

2.虚证:呃声低弱无力,气不得续,手足不温,食少困倦;舌淡苔白,脉象沉细弱。或呃声急促而不连续;口干舌燥,烦躁不安,舌质红而干或有裂纹,脉象细数。

(三)治疗

1.法则:和胃降逆。

2.取穴:

(1)实证:胃中寒冷:期门(图2-41)　气海(图2-42)

胃火上逆:合谷(图2-43)　章门(图2-41)

(2)虚证:期门(图2-41)　气海(图2-42)

3.刺法:实证以细火针点刺,深度2~3分深,不留针。虚证以毫针刺法,留针过程中,气海加灸,隔姜灸即可。

4.方义:期门为足厥阴、足太阴与阴维交会穴,有健脾和胃、通调气机之功;气海为保健强壮要穴,火针刺之,有温中散寒之效。合谷属多气多血之阳明经,可泻火散热,配脾经募穴章门,共济和胃降逆之功。气海加灸补虚和中,又借生姜暖胃降逆之功而止呃。

5.按语:针灸对于病程短的实证呃逆疗效好。在一些严重疾病过程中出现的虚证呃逆,较难治疗,且为病势恶化、预后不良的先兆。

七、腹痛

腹痛是指胃脘以下、横骨以上范围内发生的疼痛。急慢性肠炎、肠痉挛、肠神经官能症及肿瘤、结石等多种内外科疾病均可出现腹痛。

(一)病因病机

1.寒邪内积:恣食生冷,损伤中阳,积寒留滞;风寒之邪,内袭胃肠,寒邪内盛,痹阻气机,不通则痛。

2.饮食停滞:暴饮暴食,或过食辛辣厚味,食滞不化,壅滞胃肠,气机阻滞而痛。

3.肝郁气滞:肝经抵小腹,挟胃,属肝络胆,若情志不遂,肝气郁结,失于条达则气滞腹痛。

4.脾阳不振:素体阳气亏虚,健运无权;或寒湿停滞,中阳受损,气血化源不足,腹部脉络失于温养,拘急而痛。

(二)辨证分型

1.寒邪内积:痛势急暴,喜温怕冷,大便溏薄,四肢不温。舌淡苔白润,脉沉紧。

2.饮食停滞:脘腹胀满,痛处拒按。或痛则欲泄,泄后痛减,恶食,嗳腐吞酸。苔腻,脉滑。

3.肝郁气滞:脘腹胀痛,连及胁肋,痛无定处。若遇忧虑恼怒,则疼痛发作或加剧,得嗳气或矢气则痛减。

4.脾阳不振:腹痛绵绵,时作时止,痛则喜温喜按,神疲畏寒,大便溏薄。舌淡苔白,脉沉细。

(三)治疗

1.法则:温中散寒,温补脾胃,消食导滞,疏肝理气。

2.取穴:

寒邪内积:中脘(图2-44)　　足三里(图2-45)　　神阙(图2-44)　　公孙(图2-46)

脾阳不振:中脘(图2-44)　　足三里(图2-45)　　脾俞(图2-47)　　胃俞(图2-47)

饮食停滞:中脘(图2-44)　　足三里(图2-45)　　天枢(图2-44)　　里内庭(图2-48)

肝郁气滞:膻中(图2-44)　　内关(图2-49)　　阳陵泉(图2-50)　　太冲(图2-51)

3.刺法:前两型以细火针点刺,深度2~3分,中脘可连续点刺2~3下。神阙不针,隔姜灸。后两型毫针泻法,其中膻中平刺0.3~0.5寸,留针30分钟。

4.方义:胃经募穴中脘及合穴足三里,健脾和胃;公孙为足太阴脾经穴,又为冲脉交会穴,阴维与冲脉合于心、胸、胃,故公孙可用于调和中焦。隔姜灸神阙有温中散寒止痛之效;火针点刺中脘、足三里、脾俞、胃俞可温补脾胃,振奋脾阳。里内庭与内庭相对,是经外奇穴,为治疗伤食的经验效穴,与天枢共用,可疏利肠腑,消积导滞。取气会膻中、肝原太冲,以疏肝理气;配厥阴、阴维会穴内关,胆经合穴阳陵泉,以解郁除烦,使肝气条达,腹痛自缓。

5.按语:实验证明,针刺可双向调节肠运动功能,故对腹痛效果较好。但腹痛可出现于多种疾病中,如属急腹症,在针治同时,应密切观察,如有变化,则须转科进行相应处理。

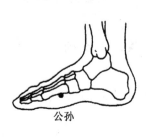

公孙

图 2-46

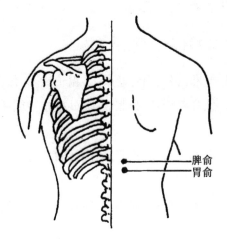

脾俞
胃俞

图 2-47

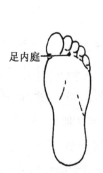

足内庭

图 2-48

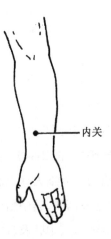

内关

图 2-49

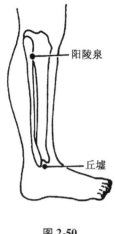

图 2-50

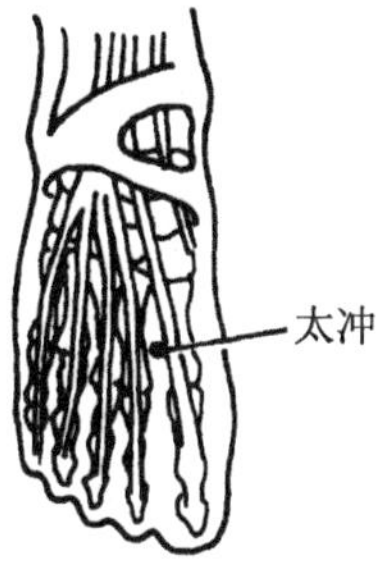

图 2-51

八、黄疸

黄疸以目黄、身黄、小便黄为主症,尤以目睛黄染为重要特征。一般分为阳黄和阴黄两类。主要见于现代医学的肝源性黄疸、阻塞性黄疸和溶血性黄疸等。

(一)病因病机

1. 阳黄:阳盛热重,胃火素旺,外感湿邪,湿从热化,热重于湿而为阳黄。

2. 阴黄:阴盛寒重,脾阳素亏,酒食不节,湿从寒化,湿重于热而为阴黄。

阳黄日久可转为阴黄,阴黄复感外邪,则可出现阳黄。

黄疸的主要病机为湿邪为患。脾气不升,胃气不降,肝失疏泄,胆液不循常道,上泛于目,外溢于肌肤,下渗于膀胱而发黄疸。

(二)辨证分型

1. 阳黄:身黄、目黄,鲜明如橘色,小便黄赤短少。发热,口干口苦,渴喜冷饮,胸中懊恢,腹部胀满,恶心呕吐,苔黄腻,脉弦数。

2. 阴黄:面目俱黄,其色晦暗,或如烟熏。神疲头重,身困纳少,脘痞腹胀,大便不实,口淡不渴,舌质淡苔腻,脉濡缓或沉迟。

（三）治疗

1. 法则:疏肝利胆,清热利湿;健脾利胆,温化寒湿。

2. 取穴:

阳黄:腕骨(图 2-52)　　丘墟(图 2-50)

阴黄:中脘(图 2-54)　　内关(图 2-49)　　足三里(图 2-45)　　丘墟(图 2-50)

3. 刺法:阳黄以毫针泻法,腕骨直刺 0.3～0.5 寸,丘墟直刺 0.5～0.8 寸,留针 30 分钟。阴黄以细火针点刺,深度 2～3 分,不留针。

4. 方义:腕骨为手太阳经原穴,有消黄利疸之效,《玉龙歌》云:"黄疸亦须寻腕骨。"丘墟为足少阳经原穴,为治疗黄疸要穴。在丘墟基础上,火针点刺中脘、内关、足三里加强健脾温中之效,中焦得温则寒湿化,黄疸退。

5. 按语:资料报道,针刺丘墟等穴 30 分钟后,胆道造影发现胆总管引流者的胆总管有明显的规律性收缩,蠕动明显增强,揭示了针刺治疗黄疸的作用原理。针刺治疗急性黄疸型肝炎效果较好。在急性期应严格执行消毒隔离制度,针具要专人专用。

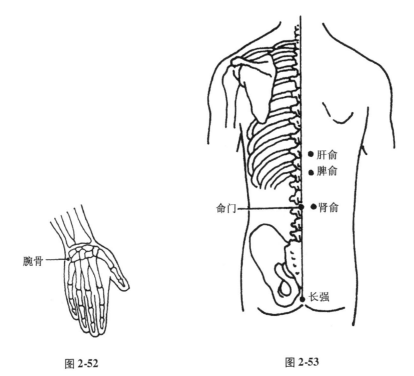

图 2-52　　　　　　　　　　图 2-53

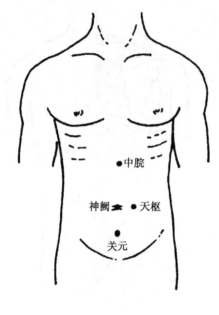

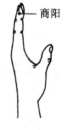

图 2-54　　　　　　　　　　　　　图 2-55

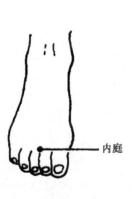

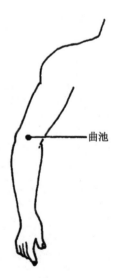

图 2-56　　　　　　　　　　　　　图 2-57

九、泄泻

泄泻的主要症状为排便次数增多,粪便稀薄,甚至如水样,与西医的腹泻含义相同,可见于多种疾病,如急慢性肠炎、肠结核、肠功能紊乱、肠过敏等多种消化器官的功能性或器质性病变,均可出现泄泻。

(一)病因病机

1.急性泄泻:饮食生冷不洁,兼受寒湿暑热,食滞、外邪扰于肠胃,运化、传导失常,水谷相混,清浊不分,以致泄泻急性发作。

2.慢性泄泻:思虑伤脾,脾胃素虚,宿食内停;肝气横逆,乘侮脾土或胃阳不振,命门火衰,均可导致慢性泄泻。

(二)辨证分型

1.寒湿泄:粪质清稀,水谷相杂,肠鸣腹痛拒按,脘闷纳呆。舌苔白腻,脉濡缓。

2.湿热泄:粪色黄褐而臭,肛门灼热,泻下急迫或泻而不爽,便秘尿赤。舌苔黄腻,脉濡数。

3.伤食泄:泻下粪便臭如败卵而黏,泻后腹痛减轻,脘痞纳呆,嗳腐吞酸。舌苔厚腻,脉滑。

4.脾胃虚弱:大便溏薄,饮食不慎即泻,神疲肢软,不思饮食。舌淡苔白,脉无力。

5.肝郁乘脾:泄泻常与精神抑郁有关,泻而不爽带青汁,腹痛连胁。舌淡红,脉弦。

6.肾阳不足:五更泄,腹部隐隐胀痛,肠鸣辘辘,腹泻如注,腰膝酸软。舌淡苔白,脉沉细。

(三)治疗

1.法则:祛除邪气,调整胃肠;健脾和胃,疏肝解郁,温补肾阳。

2.取穴:

主穴:长强(图2-53)

寒湿泄:灸神阙(图2-54)

湿热泄:商阳(图 2-55)　内庭点刺放血(图 2-56)

伤食泄:曲池(图 2-57)　里内庭(图 2-58)

脾胃虚弱:脾俞(图 2-53)　章门(图 2-59)

肝郁乘脾:肝俞(图 2-53)　脾俞(图 2-53)　太冲(图 2-60)

肾阳不足:肾俞(图 2-53)　命门(图 2-53)

3. 刺法:中粗火针,速刺法,点刺不留针,长强深度 0.5~0.8 寸,靠尾骨前面斜刺,勿直刺。神阙隔姜灸;商阳、内庭以火针或三棱针点刺放血。

4. 方义:长强位于尾骨尖端与肛门的中点,是督脉与足少阳、足少阴经交会穴,督脉络穴,火针点刺长强,有止泻奇效,故为主穴。隔姜灸神阙温中散寒。商阳为手阳明经井穴,内庭为足阳明经荥穴,急证多取井穴,"荥主身热","当刺井者,以荥泻之",二穴放血有清热祛邪之效。曲池为手阳明经合穴,手阳明经属大肠,与伤食经验穴里内庭共用,可泻热清肠。脾俞、章门俞募配穴,健脾和胃。肝俞、脾俞、太冲疏肝理气调中,扶土抑木。肾俞、命门温肾壮阳,健脾助运而止泻。

5. 按语:泄泻发作期间须控制饮食。泄泻频繁有失水现象者,应及时补液,注意维持水、电解质平衡。慢性泄泻患者,应坚持治疗。

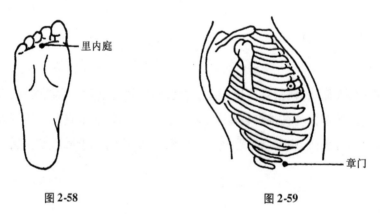

图 2-58　　　　　　　　　　　　　图 2-59

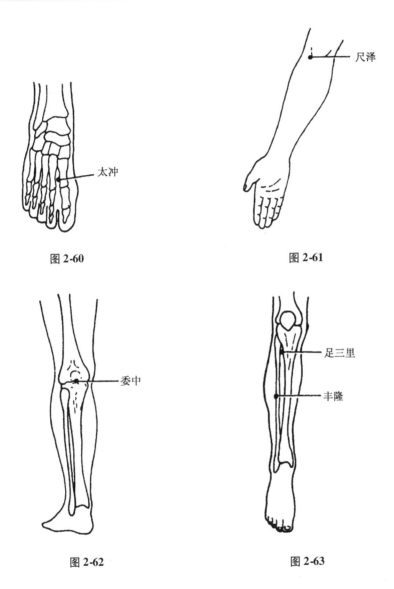

图 2-60

图 2-61

图 2-62

图 2-63

十、痢疾

痢疾以腹痛、里急后重、下痢赤白脓血为主症,多发于夏秋季,属肠道传染病。

（一）病因病机

1. 外感时邪：暑湿、疫毒之邪，侵及肠胃，湿热郁蒸，或疫毒弥漫，气血凝滞，脏腑脉络受损，而致痢下脓血。

2. 内伤饮食：饮食不节，或误食不洁之物，或嗜食肥甘，湿热内蕴；或恣食生冷，有伤脾胃，水湿内停，湿从寒化，气滞血瘀，发为痢疾。

外感与饮食所伤常共为诱因而发病，若迁延日久，正虚邪恋，稍有不慎则反复发作。

（二）辨证分型

1. 湿热痢：腹痛，里急后重，下痢赤白，肛门灼热，小便短赤，心烦口渴。舌苔黄腻，脉滑数。

2. 寒湿痢：下痢白多赤少或纯白黏冻，腹痛，里急后重，胸脘痞闷，口淡不渴，喜暖畏寒。舌苔白腻，脉濡缓。

3. 休息痢：下痢时发时止，日久不愈，发则下痢脓血，腹痛，里急后重，倦怠怯冷，纳食减少。舌淡苔腻，脉濡缓。

（三）治疗

1. 法则：清热解毒，温寒化湿，温中清肠。

2. 取穴：

主穴：天枢（图2-54）　中脘（图2-54）　长强（图2-53）

湿热痢：尺泽（图2-61）　委中（图2-62）

寒湿痢：关元（图2-54）　足三里（图2-63）

休息痢：足三里（图2-63）　三阴交（图2-64）

3. 刺法：中粗火针，速刺法，点刺不留针。长强5～8分深，余穴2～3分深。

4. 方义：痢疾病在大肠，取大肠募穴天枢，胃经募穴中脘，二穴调理肠胃；《针灸大成》记载长强可治"肠风下血"，主穴有通大肠腑气，调肠络气血之效。大肠蕴热之湿热痢，取与阳明经相表里的手太阴肺经合穴尺泽，配用委中清热凉血。关元、足三里温通散寒。足三里、三阴交益气养阴，固涩止痢。

5.按语:临床实践证明,针灸治疗痢疾,不仅能有效地控制高热、腹痛、下痢等症状,而且大便培养也可转阴。急性痢疾患者应实行床边隔离。中毒型菌痢,病情急暴凶险,应采取综合治疗措施。日常生活应注意饮食卫生。

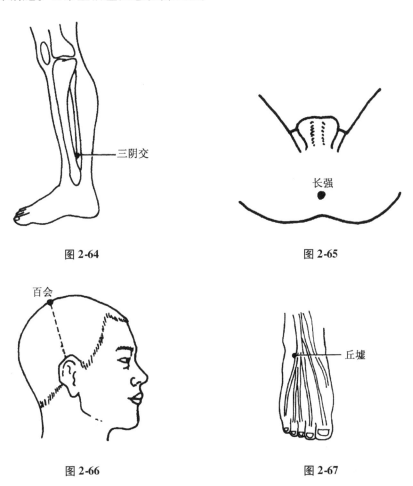

图 2-64　　　　　　　　　　　　　　　图 2-65

图 2-66　　　　　　　　　　　　　　　图 2-67

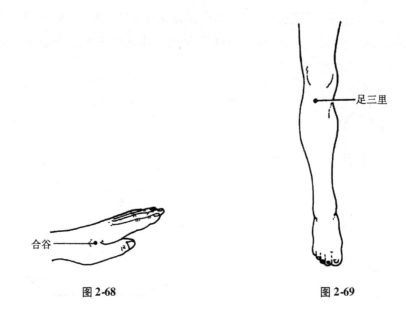

图 2-68　　　　　　　　　　　　　　　　图 2-69

十一、便秘

便秘是指大便秘结不通,排便时间延长,或虽有便意,而排便困难。便秘在临床上可以单独出现,也可兼见于其他疾病过程中,如全身衰弱致排便动力减弱,肠道炎症恢复期肠蠕动降低等。

(一)病因病机

1.胃肠燥热:素体阳盛,嗜食辛辣香燥之品,致使胃肠积热;或邪热内燔,肺有燥热,下移大肠,消灼津液,腑气不通而成便秘。

2.肝郁气滞:情志不畅,肝气郁结,气机阻滞,胃失和降,大肠失于传导,糟粕内停,大便秘结。

3.气血虚弱:病后、产后,气血未复;年迈体弱,气血亏损;或脾肺气虚,化源不足,传导无力,肠失润下则大便不畅。

4.肾阳虚弱:肾司二便,若肾阳不足,温煦无权,阴寒凝结,腑气不通而成便秘。

（二）辨证分型

1. 热秘：大便干结不通，腹部痞满，按之有块，作痛，矢气频传，终难排出。面红身热，头痛口干，小便短黄，舌苔黄燥，脉滑实。

2. 气秘：大便秘而不甚干结，腹部胀痛，连及两胁，嗳气频作，纳少。舌苔薄白，脉弦。

3. 虚秘：大便不干，便意频，但排便费力，便后汗出，气短。面白神疲，头晕心悸，舌淡苔薄，脉虚。

4. 冷秘：大便坚涩，排出困难，小便清长，面色㿠白，四肢不温，喜热怕冷，腹中冷痛。舌淡苔白，脉沉迟。

（三）治疗

1. 法则：清热润肠，顺气行滞，健脾益气，温阳通便。

2. 取穴：

主穴：丰隆（图2-63）

热秘：内庭（图2-56）　天枢（图2-54）

气秘：中脘（图2-54）　太冲（图2-60）

虚秘：足三里（图2-63）

冷秘：关元（图2-54）

3. 刺法：中粗火针，速刺法，点刺不留针，下肢深度3～5分，足部穴位深度1～3分，腹部穴位2～3分。

4. 方义：《千金方》《针灸大成》等书均提及丰隆"主小便涩难"、"大小便难"，丰隆为足阳明经络穴，可推动腑气下行，故选为主穴。内庭为胃经荥穴，天枢为大肠募穴，可泻下润肠。肝经原穴太冲疏肝解郁，配合腑会中脘以行气导滞。足三里补益气血而润肠。关元壮阳，肠道得以温煦、濡润而便通。

5. 按语：患者平素要坚持锻炼，以促进肠蠕动功能；多吃新鲜蔬菜及纤维素较多的食物，少食辛辣；保持生活起居的规律性，养成定时排便的习惯。

十二、脱肛

脱肛是指直肠下端脱出肛门之外，与西医的直肠脱垂类似。常见于体质虚弱的老人、小儿和多产妇女。

（一）病因病机

多由久痢、久泻、妇女生育过多致体质虚弱，中气下陷，收摄无权所致。

长期便秘，过度努责；或疫疠、痔疮急性期局部肿胀，约束受损可形成脱肛，但这类实证脱肛较虚证脱肛少见，暂且不论。

（二）临床表现

发病缓慢，初起便后能自行回纳，久则稍有劳累即发。直肠脱垂程度日趋严重，不能自行回缩，必须推托方能复位。伴有神疲乏力，心悸头晕，面色萎黄，舌苔薄白，脉濡细。

（三）治疗

1. 法则：益气固脱。

2. 取穴：长强（图 2-65）　百会（图 2-66）

3. 刺法：中粗火针，速刺法，点刺不留针。长强斜刺，深度 5～8 分，百会深度 1～2 分。

4. 方义：长强为督脉之别络，位于肛门部，针刺此穴，可加强肛门的约束机能；百会是督脉与三阳经气的交会穴，人身之气属阳，统于督脉，故火针刺之使阳气旺盛，有升举收摄之力。

5. 按语：针灸治疗脱肛有较好疗效。如不能回纳者，必须用手推托助其复位，体质虚弱者应配合内服药。

十三、胁痛

胁痛以一侧或两侧胁肋疼痛为主要表现，是临床比较常见的自觉症状之一。现代医学中的肝胆疾患，如急、慢性肝炎，胆囊炎，脾肿大，肋间神经痛，胸膜病变等以胁部疼痛为主症的疾病，均可参考本病辨治。

（一）病因病机

1. 肝气郁结：情志抑郁，暴怒伤肝，肝气郁结，失于条达，气阻络痹，而致胁痛。

2.瘀血停着:气郁日久,胁络痹阻;或跌仆闪挫,瘀血停留,阻塞胁络,胁痛发作。

3.肝胆湿热:外感湿热或饮食所伤,脾失健运,痰湿中阻,气郁化热,肝胆失其疏泄条达,导致胁痛。

4.肝阴不足:久病或劳欲过度,精血亏损,肝阴不足,血虚不能养肝,脉络失养,引起胁痛。

（二）辨证分型

1.肝气郁结:胁肋胀痛,走窜不定,每因情志变化而增减。胸闷气短,纳减嗳气,苔薄白,脉弦。

2.瘀血停着:胁肋刺痛,痛有定处,入夜尤甚。胁肋下或见癥块,舌质紫暗,脉象沉涩。

3.肝胆湿热:胁痛口苦,胸闷纳呆,恶心呕吐。目赤或目黄,身黄,小便黄赤,舌苔黄腻,脉弦滑数。

4.肝阴不足:胁肋隐痛,悠悠不解,遇劳加重。口干咽燥,心中烦热,头晕目眩,舌红少苔,脉细弦而数。

（三）治疗

1.法则:疏肝理气,通络逐瘀,清热利湿,养阴柔肝。

2.取穴:

主穴:丘墟（图2-67）

肝气郁结:合谷（图2-68）　太冲（图2-69）

瘀血停着:膈俞（图2-70）　血海（图2-71）

肝胆湿热:阳陵泉（图2-72）　阴陵泉（图2-73）

肝阴不足:足三里（图2-69）　太溪（图2-73）

3.刺法:中粗火针,速刺法,点刺不留针。手足穴位深度2～3分,下肢穴位可深至5分。

4.方义:丘墟为足少阳胆经原穴,是胆经原气经过和留止的部位,胁痛病位主要在肝胆,丘墟有疏肝利胆之效,故选为主穴。合谷、太冲,俗称"四关穴",可止肝气郁结之疼痛。血会膈俞与血海有活血化瘀的作用。足少阳胆经合穴阳陵泉与足太阴脾经合穴阴陵泉共用,可健脾化湿,清热利胆。多气多血之足阳明胃经合穴足三里,配用足厥阴肝经原穴可补益精血,使阴液充沛,络脉得以濡养,胁痛可止。

　　5. 按语:针灸治疗原发性肋间神经痛、闪挫引起的胁痛,一般能迅速止痛,疗效好。对于胸膜病变、肝胆疾患等引起的胁痛,以针灸为止痛措施,但应积极治疗原发病。

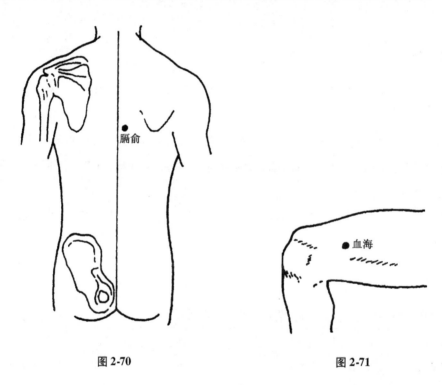

图 2-70　　　　　　　　　　　　　　　图 2-71

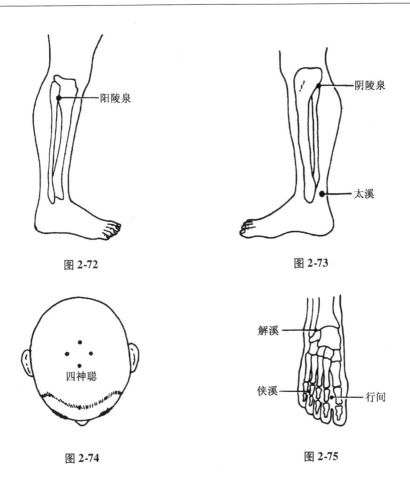

图 2-72

图 2-73

图 2-74

图 2-75

十四、头痛

头痛是临床常见的自觉症状,常见于各种急、慢性疾病。涉及范围很广,如神经功能性头痛、感染性发热性疾患、高血压以及眼、鼻、耳之病患等均可出现。

(一)病因病机

1. 外邪袭络:六淫之邪,自表袭入经络,经络阻遏,气血不和,久则络脉留瘀,头痛发作。

2. 痰浊内蕴:嗜食厚味,痰浊内生;或脾虚失运,停湿化痰,痰浊阻于清窍而头痛。

3.肝阳上亢:情志不和,肝失疏泄,郁而化火,上扰清空;肾阴亏虚,水不涵木,阴不制阳,阳升风动而头痛。

4.瘀血阻络:跌仆撞击,损及髓海,以致瘀血阻络,络脉不通以致头痛。

5.气血亏虚:禀赋虚弱,气血不足,髓海精气不充则头痛。

头为诸阳之会,清阳之府,五脏六腑精华之气皆上注于头,故凡六淫外侵,内伤诸疾,均可导致头痛。

（二）辨证分型

1.外感头痛:头痛阵作,如锥如刺或抽掣胀急,痛无定处,舌淡苔白,脉浮。

2.痰浊头痛:头痛昏蒙,胸脘满闷,呕恶痰涎,舌苔白腻,脉滑。

3.肝阳上亢:头痛眩晕,以侧头痛为主,性急易怒,胁痛口苦,夜寐不安,常因情绪紧张、心情激动而痛作,舌质红,脉弦。

4.瘀血阻络:头痛头晕,痛有定处或如针刺,其势缠绵。常有头部外伤史,迁延日久不愈。

5.气血不足:久痛绵绵,遇劳则甚,神疲乏力,面色不华,舌质淡,脉细。

（三）治疗

1.法则:祛邪通络,涤痰降逆,平肝潜阳,活血化瘀,益气养血,和络止痛。

2.取穴:以头痛局部阿是穴为主,并配合头痛部位循经取穴及辨证取穴。

巅顶痛:百会(图2-76)　四神聪(图2-74)　行间(图2-75)

前头痛:上星(图2-76)　头维(图2-76)　解溪(图2-75)

侧头痛:率谷(图2-76)　外关(图2-77)　侠溪(图2-75)

后头痛:后顶(图2-76)　天柱(图2-76)　束骨(图2-78)

外感头痛:百会(图2-76)　曲池(图2-79)　合谷(图2-79)　列缺(图2-80)　后溪(图2-81)

痰浊头痛:中脘(图2-82)　丰隆(图2-83)　公孙(图2-84)　内关(图2-85)

肝阳头痛:百会(图2-76)　风池(图2-76)　侠溪(图2-75)　行间(图2-75)

瘀血阻络:阿是穴点刺放血

气血亏虚:百会(图2-76) 心俞(图2-86) 脾俞(图2-86) 肾俞(图2-86)

3. 刺法:细火针,速刺法,点刺不留针。头部穴位进针 1～2 分,腹背部进针 2～3 分,四肢穴位进针 3～5 分。

4. 方义:火针点刺阿是穴,可疏通局部气血,有立竿见影的止痛效果。足厥阴肝经"上额交巅",足阳明胃经"至额颅",足少阳胆经"上抵头角",足太阳膀胱经"从巅入络脑,还出别下项",行间、解溪、侠溪、束骨分别为肝经荥穴、胃经经穴、胆经荥穴、膀胱经输穴,有清肝泻热,清胃降火,疏肝利胆,解表通络之功。百会为督脉与三阳经之会,是头痛常用穴。曲池、合谷、列缺疏风解表;后溪为手太阳经输穴,可解风湿头痛。中脘、丰隆、公孙、内关共济蠲化痰浊之功。风池祛风止痛;百会与背俞穴共用以培补气血;至于瘀血阻络,久治不愈之头痛,局部刺络放血,逐瘀通络,可收速效。

5. 按语:火针治疗顽固性头痛有很好的疗效。针刺头部穴位时,以穿头皮为度,如针孔有出血,可待血自凝;气血亏虚者,方用棉球止血。头痛逐步加重,治疗多次无效者,须查明原因,治疗原发病,不要延误病情。

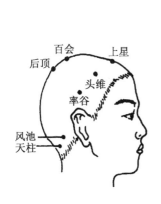

图 2-76

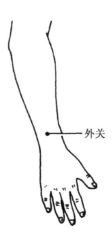

图 2-77

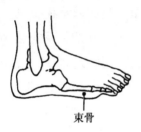

束骨

图 2-78

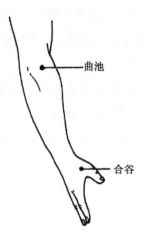

曲池

合谷

图 2-79

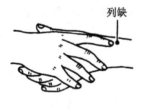

列缺

图 2-80

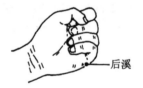

后溪

图 2-81

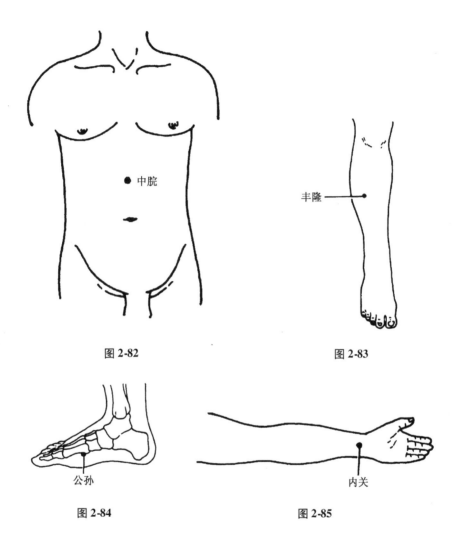

图 2-82

图 2-83

图 2-84

图 2-85

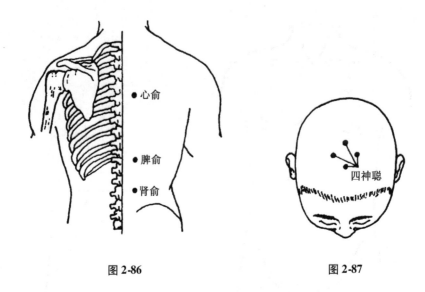

图 2-86　　　　　　　　　　　　　　图 2-87

十五、眩晕

目视眼花、发黑为眩,头晕或视物旋转为晕,二者常同时并见,统称眩晕。现代医学中,眩晕分为周围性及中枢性两类,高血压、动脉硬化、贫血、神经衰弱等疾病过程中均可出现眩晕。

（一）病因病机

1. 虚证:素体虚弱,思虑过度,心脾两虚,气血失荣;或因房事不节,肾阴暗耗,髓海空虚,眩晕则发。

2. 实证:郁怒伤肝,肝阳偏亢,风阳内动;或因嗜食甘肥,湿盛生痰,风阳挟痰浊上扰清空而致眩晕。

（二）辨证分型

1. 虚证:头晕目眩,劳累易于复发或眩晕加重,神疲肢倦,心悸少寐,腰酸耳鸣,舌质淡,脉细。

2. 实证:眩晕呈阵发性,视物旋转翻覆,头胀痛或昏痛如裹,心烦易怒,胸胁胀闷,呕吐痰涎,不思饮食,舌质红,苔厚腻,脉弦或滑数。

（三）治疗

1. 法则:补益气血,逐瘀祛邪。

2. 取穴:

虚证:神庭(图2-88)

实证:四神聪(图2-87)

3. 刺法:神庭以细火针点刺,不留针,深度1～2分,以穿头皮为度;四神聪以火针或三棱针点刺放血,待血自凝,不必急于止血。

4. 方义:神庭为督脉与足太阳、阳明经交会穴;《针灸甲乙经》曰:"禁不可刺,令人癫疾。"临床上常用于眩晕等证,发现其效果良好,并不会引起癫疾等不良反应。放血属于强通疗法,可泻火降浊,四神聪放血有平肝熄风之效。

5. 按语:我们多次采用四神聪放血疗法治疗肝阳上亢之高血压眩晕,多一次即可见效,坚持治疗,可使血压降低并维持在正常水平。病程长,病情重,疗效差的患者要进行详细检查,以排除脑部肿瘤等严重病变。

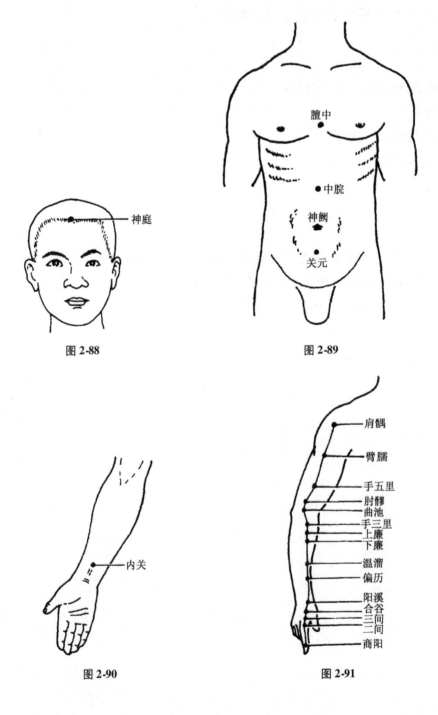

图 2-88　　　　　　　　　　　图 2-89

图 2-90　　　　　　　　　　　图 2-91

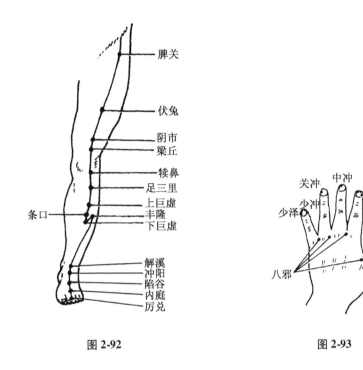

图 2-92　　　　　　　　　　　　　　图 2-93

十六、胸痹

胸痹是指以胸部闷痛,甚则胸痛彻背,短气,喘息不得卧为主症的一种疾病。可见于现代医学的冠心病、心肌炎、风湿性心脏病、肺心病等疾病过程中。

(一)病因病机

1.寒邪内侵:素体阳虚,胸阳不足,阴寒之邪乘虚侵袭,寒凝气滞,痹阻胸阳,而成胸痹。

2.饮食不当:饮食不节,如过食肥甘生冷,或嗜酒成癖,导致脾胃损伤,运化失健,聚湿成痰,痰阻脉络,气滞血瘀,胸阳失展,发为胸痹。

3.情志失调:忧思伤脾,脾虚气结;肝气不舒,气机郁结,气滞日久,血行不畅而致胸痹。

（二）辨证分型

1. 胸阳不振：胸痛彻背，感寒痛甚，胸闷气短，心悸，重则喘息不得平卧，自汗肢冷，面色苍白。舌苔白，脉沉细。

2. 痰阻胸阳：胸中闷痛，有窒息感，痛彻胸背，气短喘促，咳嗽吐痰沫，不得卧。舌苔滑腻，脉濡缓。

3. 气滞血瘀：胸部刺痛，固定不移，或有心悸不宁。舌质紫黯或有瘀斑，脉沉涩。

（三）治疗

1. 法则：温阳散寒，通阳化浊，活血祛瘀，理气止痛。

2. 取穴：

胸阳不振：心脏局部　　关元（图 2-89）　　内关（图 2-90）

痰阻胸阳：心脏局部　　中脘（图 2-89）　　丰隆（图 2-92）　　内关（图 2-90）

气滞血瘀：膻中（图 2-89）　　内关（图 2-90）

3. 刺法：细火针，速刺法，点刺不留针，心脏局部和腹中浅刺即可，1～2 分深，可反复点刺 2～3 下。余穴 2～3 分深。内关亦可毫针刺法，直刺 0.5～1 寸，以针感上传循肩至胸为佳。

4. 方义：点刺心脏局部可温阳散寒，疏通局部气血。关元为任脉与足三阴经交会穴，且有强壮作用，可补气回阳；内关为手厥阴心包经络穴，是治心痛要穴。中脘、丰隆健运化痰。膻中为气会，又为心包经募穴，气为血帅，气行则血行，故膻中可止气滞血瘀之胸痛。

5. 按语：实验研究表明，针灸对心率、心律、血压、外周血管功能、左心功能状态等都具有明显的调整作用。如针刺内关穴，可使心肌缺血的心电图明显改善。胸痹患者平时应生活规律，劳逸结合，情绪稳定，并积极治疗原发病。

十七、中风

中风起病急骤，症见多端，变化迅速，以猝然昏仆，不省人事，伴口眼㖞斜，半身不遂，语言不利，或不经昏仆而仅以僻不遂为主症。相当于现代医学的急性脑血管疾病，如脑出血、脑血栓形成、脑栓塞、蛛网膜下腔出血等。

(一)病因病机

1.积损正衰:年老体衰,肝肾阴虚,肝阳偏亢;或思虑烦劳过度,气血亏耗,阴亏于下,则肝阳鸱张,阳化风动,气血上逆,上蒙元神,突发本病。

2.饮食不节:嗜食肥甘,饥饱失宜;或形盛气弱,中气亏虚,脾失健运,聚湿生痰;或肝气横逆犯脾,内生痰浊,以致肝风挟杂痰火,横窜经络,蒙蔽清窍,突然昏仆,喝僻不遂。

3.情志所伤:五志过极,心、肝火盛,风火相煽,气血并走于上而猝倒无知,发为本病。

4.气虚邪中:脉络空虚,风邪乘虚入中经络;或痰浊素盛,外风引动痰湿,流窜经络而发病。

(二)辨证分型

1.中经络:肌肤不仁,手足麻木,突然口眼喝斜,语言不利,口角流涎,甚则半身不遂,神志尚清,病情较轻缓。舌淡红,苔薄白,脉弦滑。

2.中脏腑:

闭证:突然昏仆,不省人事,颜面潮红,呼吸气粗,两手握固,牙关紧闭,喉中痰鸣,二便闭塞。舌红,苔黄腻,脉弦滑而数。

脱证:昏沉不醒,目合口开,鼻鼾息微,手撒肢冷,汗多不止。二便自遗,脉微欲绝。

(三)治疗

1.法则:疏通经络,调和气血;清火降逆,启闭开窍;回阳固脱。

2.取穴:

(1)中经络:

主穴:手足阳明经足臂穴位(图2-91、图2-92),每次沿经选8~10穴。

病久,关节挛缩者:取挛缩局部穴八风(图2-94) 八邪(图2-93)

语言不利:金津,玉液放血(图2-95)

(2)中脏腑:

闭证:水沟(图2-96) 劳宫(图2-97) 十二井穴放血(图2-93、图2-94、图2-98)

脱证:关元(图2-89) 神阙(图2-89)

3. 刺法：中粗火针速刺法,点刺不留针,深度 2~3 分。八风、八邪浅刺即可。闭证以毫针泻法刺之；水沟向上斜刺 3~5 分,劳宫直刺 5 分,二穴可持续捻转,促使其清醒；十二井以三棱针点刺放血。脱证只灸不针。

4. 方义：阳明经多气多血,火针刺之,可激发经气,行气逐瘀,通经活络,营养经脉。较常用的有肩髃、曲池、手三里、合谷、髀关、足三里、丰隆、解溪等穴。中风后遗症患者,病程较长,一般会出现肌张力增高,关节挛缩,足腕下垂等,且较难逆转,治疗棘手,火针点刺局部,可降低肌张力,缓解挛缩；八风、八邪为经外奇穴,可协助恢复患者的手足功能。金津、玉液放血可通利舌窍。

中风闭证多由肝阳暴张,气血上逆所致。水沟醒脑开窍,劳宫为手厥阴心包之荥穴,泻之以清心泄热；十二井穴点刺出血开闭泄热,诸穴共奏平肝熄风,清火豁痰,开窍启闭之功。脱证为元阳外脱,任脉为阴脉之海,取其与足三阴经之会穴关元,关元为阴中含阳之穴,神阙则为真气所系,取二穴灸之,可回阳救逆。

5. 按语：中风病情危重者,必须中西医结合抢救治疗,病情平稳后,应及时针治,治疗早则预后好。治疗同时,要指导患者进行瘫痪肢体的功能锻炼。针灸治疗中风效果良好,有资料报道,对中经络患者有效率在 90% 以上。火针更有独特疗效,对于后遗症肢体拘挛,手足肿胀,感觉异常等症状,一般针刺则无显效,而火针治疗可取得满意效果。

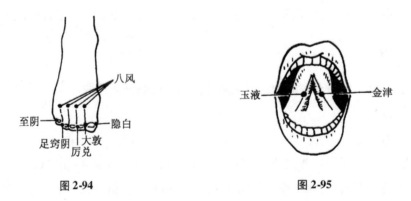

图 2-94   图 2-95

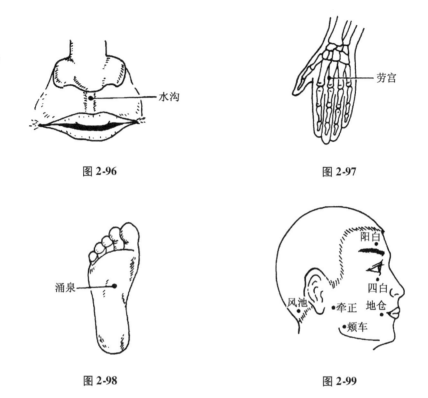

图 2-96　　　　　　　　　　　　　图 2-97

图 2-98　　　　　　　　　　　　　图 2-99

十八、面瘫

面瘫分为周围性面瘫及中枢性面瘫,这里主要讨论周围性面瘫。主要表现为单侧面部表情运动障碍,是一种茎乳孔内面神经的非化脓性炎症。

(一)病因病机

多因卫阳不固,络脉空虚,风寒之邪侵入阳明、少阳之脉,以致经气阻滞,经筋失养,肌肉纵缓不收而发病。

(二)临床表现

起病急骤,多于晨起洗漱或进食中,突然发现一侧面部表情肌瘫痪,患侧额纹消失,闭眼、皱眉、耸鼻不能,鼻唇沟变浅,口角下垂,面部被牵向健侧,鼓腮漏气,咀嚼存食,茎乳孔区有疼痛或压痛,舌淡苔白,脉浮。

(三)治疗

1. 法则:散风通络。

2. 取穴:

主穴:阿是穴

配穴:阳白(图2-99)　四白(图2-99)　地仓(图2-99)　颊车(图2-99)　牵正(图2-99)　合谷(图2-100)

3. 刺法:细火针,速刺法。点刺不留针。面部穴位进针1~2分,合谷2~3分。

4. 方义:取阿是穴、阳白、四白、地仓、颊车均属局部取穴,以疏通局部经络气血,濡润筋肉;牵正为经外奇穴,顾名思义,可治疗口眼㖞斜;合谷善治头面诸疾,《四总穴歌》云:"面口合谷收。"面部疾患多取合谷,有祛风解表,和营通络之效。

5. 按语:针灸治疗面瘫的报道很多,有效率可达90%以上。平均疗程在1个月左右。中枢性面瘫患者应积极治疗原发病,在此基础上,可参考周围性面瘫的治疗方法。面瘫患者应避免风吹受寒,勿用冷水洗脸,面部可作按摩和热敷。病程过久,如超过3个月以上,面瘫较难恢复,一般疗法亦难见效。而火针有针、灸双重功效,可对面瘫后遗症患者取效。

明代高武认为:"人身之处,皆可行进,面上忌之。"他不主张颜面部行火针疗法。但实践证明,面部并非火针绝对禁区,只要不用过粗火针,避开五官、神经、血管,火针疗法仍是可行的,而且并不会留下瘢痕,影响容貌。

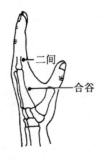

图 2-100

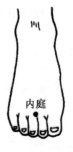

图 2-101

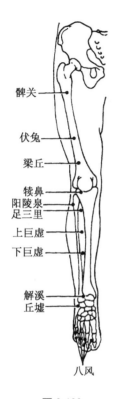

髀关

伏兔

梁丘

犊鼻
阳陵泉
足三里
上巨虚
下巨虚

解溪
丘墟

八风

图 2-102

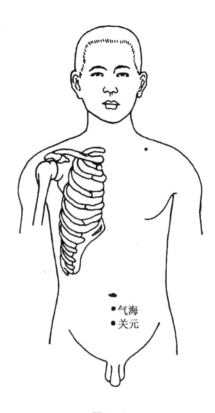

气海
关元

图 2-103

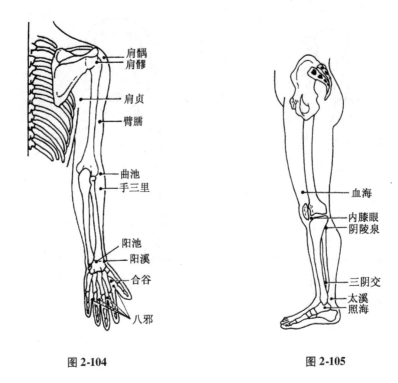

图 2-104　　　　　　　　　　　　图 2-105

十九、面痛

　　面痛是指面颊抽掣疼痛,以面颊、上下颌部为多见,额部较少见。疼痛可由口舌运动或外来刺激引起,如吹风、洗脸、说话、进食等而诱发,疼痛剧烈,性质如刀割、电击或撕裂样,持续数秒至 1～2 分钟,来去突然。初起每次疼痛时间较短,间隔时间较长,久之发作次数频繁,持续时间长,疼痛程度加重,很少自愈。本病以 40 岁以上女性较多见。相当于现代医学的三叉神经痛。

(一)病因病机

1.外感风寒:风寒之邪袭于阳明筋脉,寒性主收引,筋脉凝滞,血气痹阻,而致面痛。

2.外感风热:风热病毒,浸淫面部,影响筋脉气血运行,则面痛时发。

（二）辨证分型

1.风寒痹阻：痛处遇寒则发或遇寒尤甚，得热痛减，舌苔白，脉浮紧。

2.风热侵淫：面痛多在发热后出现，痛处有灼热感，舌苔薄黄或黄腻，脉数。

（三）治疗

1.法则：祛风散邪，通络止痛。

2.取穴：

主穴：阿是穴风寒痹阻：风池（图2-99）　合谷（图2-100）

风热侵淫：二间（图2-100）　内庭（图2-101）

3.刺法：主穴以细火针，速刺法，点刺不留针，深度1～2分。余穴均以毫针泻法。风池向鼻尖方向斜刺＜0.3寸；合谷直刺0.5～1寸；二间直刺0.2～0.3寸；内庭直刺0.5～1寸，留针30分钟。

4.方义：火针点刺阿是穴，疏通局部气血，通则不痛；风池、合谷祛风散寒解表；二间为手阳明经荥穴，其经属金，二间为其子穴，可泻其相表里的手太阴肺经之实，肺在上，主表，故二间有祛风清热之功，配合足阳明胃经荥穴内庭，共奏祛邪通络止痛之效。

5.按语：面痛属顽固难治之症，针灸尚属目前各种疗法中较有效的方法之一。对继发性面痛，应查明原因，如听神经瘤、鼻咽癌等压迫均可致面痛，要积极针对原发病治疗。

二十、面瞤

面瞤，即西医所指的面肌痉挛，是一种阵发性面部肌肉抽动或跳动的顽固性疾病，轻者只是眼周抽动，甚则牵涉口角和面部，重者则会牵扯颌部，或耳，或头皮抽动。

（一）病因病机

1.风寒外袭，稽留日久，风性主动，寒性收引，筋脉拘急而面瞤。

2.肝阴暗耗，或劳累过度，耗伤气血，阴亏于下，阳亢于上而化风，风动则面瞤。

（二）辨证分型

1.风寒稽留：面部肌肉抽动，伴有面部拘紧，怕冷，遇寒尤甚，或面肌萎缩，常发生于面瘫日久未愈时。舌苔薄白,脉弦。

2. 阳亢风动:面部肌肉抽动或跳动,面部拘紧,头痛头晕,失眠多梦,劳累或失眠则抽动明显。舌苔薄白,脉滑。

(三)治疗

1. 法则:温散风寒;补益气血,熄风解痉。

2. 取穴:阿是穴

3. 刺法:细火针,速刺法,点刺不留针,深度1~2分,每个抽搐点点刺1~3针。

4. 方义:火针点刺阿是具有温阳散寒、疏通气血的作用,气血调畅,正气充实则邪散风熄而面润止。

5. 按语:面眴日久,较难治愈,尤其是面瘫未愈而发者。用毫针刺激抽搐部位,眴动反会加重,而火针则有明显的熄风止痉作用,对病久难愈者亦有满意效果。治疗时,不可长时期多次、反复点刺同一部位,每次火针治疗应相隔2~3天,点刺不多于3针,以免影响正气来复,徒增病人痛苦。

面眴患者平素应注意休息,勿劳累,避风寒。

二十一、痹证

肢体、关节等处酸、痛、麻、重及屈伸不利者,称为痹证。现代医学的风湿热、风湿性关节炎、类风湿性关节炎、结节性红斑、肌纤维炎等疾病,可参照本病进行辨证施治。

(一)病因病机

1. 风寒湿邪,侵袭人体:由于居处潮湿、涉水冒雨、气候剧变、冷热交错等原因,以致风寒湿邪乘虚侵袭人体,注于经络,留于关节,使气血痹阻而为痹证,分别为风痹、痛痹、着痹。

2. 感受热邪,或郁久化热:感受风热之邪,与湿相并,而致风湿热合邪为患。素体阳盛或阴虚有热,感受热邪之后易从热化,或因风寒湿痹日久不愈,邪留经络关节,郁而化热而成热痹。

《素问·痹论》云:"风寒湿三气杂至,合而为痹。"痹的发生主要是由于正气不足,感受外邪,内因是痹证发生的基础。

（二）辨证分型

1.行痹:肢体关节酸痛,游走无定处,可见关节屈伸不利,或见恶风发热。苔薄白,脉浮。

2.痛痹:痛有定处而剧烈,其痛得热则减,遇寒则甚,关节不可屈伸。苔薄白,脉弦紧。

3.着痹:肢体关节疼痛、重着,肌肤麻木不仁,痛有定处,转侧不灵,屈伸不利。舌苔白腻,脉濡缓。

4.热痹:关节疼痛,局部灼热红肿,痛不可触,活动受限,涉及一个或多个关节。舌苔黄,脉滑数。

（三）治疗

1.法则:疏风散寒,祛湿清热,养血活血,通经止痛。

2.取穴:

主穴:足三里(2-102) 关元(图2-103) 曲池(图2-104)

行痹:血海(图2-105)

痛痹:气海(图2-103)

着痹:阴陵泉(图2-105)

热痹:大椎(图2-106)

结合患处局部取穴:

肩部:肩髃(图2-104) 肩髎(图2-104) 肩贞(图2-104)

肘部:尺泽(图2-107) 曲泽(图2-107) 少海(图2-107)

手指:阳溪(图2-104) 阳池(图2-104) 八邪(图2-104)

膝部:犊鼻(图2-102)

内膝眼(图2-102) 阳陵泉(图2-102)

踝部:申脉(图2-108) 照海(图2-105) 丘墟(图2-102) 昆仑(图2-108)

足趾:太溪(图2-105) 八风(图2-102) 昆仑(图2-108)

3.刺法:中粗火针,速刺法,深度3~5分,不留针。亦可患处局部火针点刺,余穴毫针刺法,补法为主。热痹用泻法。行痹浅刺,痛痹深刺,留针30分钟,其中,大椎直刺0.8~1寸。

4. 方义:本病因正气不足,外邪侵袭而发,故治疗首应扶正固表,取强壮要穴足三里、关元壮元阳,益元气,配合多气多血之手阳明大肠经穴曲池以活血通络。行痹乃由风气胜,故取血海,血海有活血祛风之功,含有血行风自灭之意。气海可治诸虚百损,取之壮元振阳以祛散寒邪。取足太阴脾经之穴阴陵泉,健脾助运以化湿。大椎为六阳之会,泻之可通调六阳经气而清邪热。局部火针可扶正祛邪,行气活血,通调经络而止痛。

5. 按语:痹证日久,痰瘀交阻,可致骨关节肿大畸形,活动不利,毫针针治较难取效,而火针可缓解其关节肌肉肿胀僵硬,改善其活动功能,疗效较好。火针最早的适应证即为痹证,早在《黄帝内经》中即有记载。《灵枢·官针》云:"淬刺者,刺燔针取其痹也。"当时所指为因寒邪引起的寒痹证候,现早已不局限于此,热痹及其他热证均可采用火针治疗。坐骨神经痛、颈椎病、足跟痛等病亦应属于痹证范畴,但这些病临床很常见,又特征性明显,故后面另行介绍。

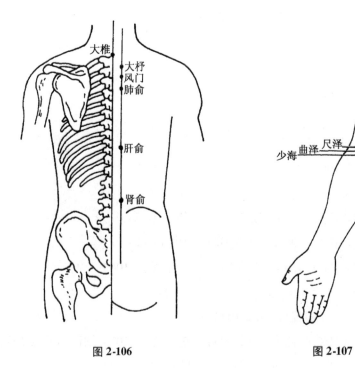

图 2-106　　　　　　　　　　　　图 2-107

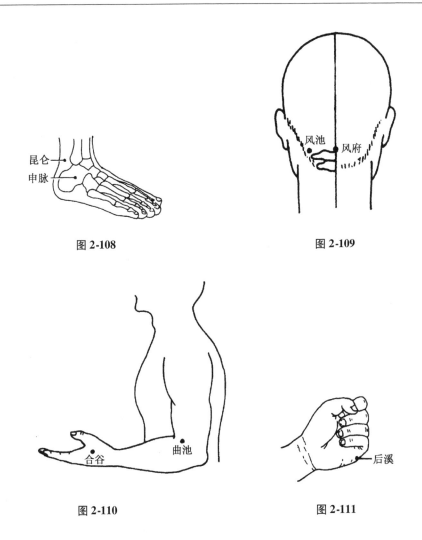

图 2-108

图 2-109

图 2-110

图 2-111

二十二、痿证

痿证是指肢体筋脉弛缓、软弱无力,日久则肌肉萎缩,甚至瘫痪,多见于下肢。现代医学的多发性神经炎、小儿麻痹后遗症、急性脊髓炎、进行性肌肉萎缩、重症肌无力、周期性脊髓炎、癔病性瘫痪,以及表现为软瘫的中枢性神经系统感染后遗症等,均可参照本病治疗。

（一）病因病机

1. 肺热熏灼：感受湿热毒邪，肺受热灼，津液耗伤，筋脉失养，导致手足痿弱不用而成痿证。

2. 湿热浸淫：久处湿地，冒雨涉水，湿浸经脉，久留不去，郁而化热，蕴蒸阳明，以致宗筋弛缓而发病。

3. 肝肾阴虚：年老久病，房劳伤肾，阴精虚乏，水亏火旺；筋脉失养。

（二）辨证分型

1. 肺热津伤：肢体痿软不用，起病急，发展快。伴有发热，咳嗽，心烦，口渴，小便短赤，舌红苔黄，脉细数或滑数。

2. 湿热浸淫：两足痿软或微肿，扪之微热，胸脘痞满，头身困重，小便赤。舌苔黄腻，脉濡数。

3. 肝肾阴虚：下肢痿弱不用，腰脊酸软，遗精早泄，头晕目眩。舌红少苔，脉细弱。病情发展缓慢，病势逐渐加重，此型在痿证后期较为多见。

（三）治疗

1. 法则：清热润燥，养肺生津，利湿通脉，补益肝肾。

2. 取穴：

肺热津伤：肺俞（图2-106）　大杼（图2-106）　风门（图2-106）　照海（图2-108）

湿热浸淫：曲池（图2-104）　阴陵泉（图2-105）　三阴交（图2-105）

肝肾阴虚：肝俞（图2-106）　肾俞（图2-106）　阳陵泉（图2-102）　关元（图2-103）

结合患病部位分部治疗：

上肢：合谷（图2-104）　手三里（图2-104）曲池　（图2-104）　臂臑（图2-104）　肩髃（图2-104）

下肢：髀关（图2-102）　伏兔（图2-102）　梁丘（图2-102）　足三里（图2-102）　上巨虚（图2-102）　下巨虚（图2-102）　解溪（图2-102）

3. 刺法：中粗火针，速刺法，点刺不留针。背部及手足穴位2～3分深；四肢穴位3～5

分深。辨证分型所取各型主穴,亦可毫针刺法,肺热津伤、湿热浸淫型用泻法;肝肾阴亏型用补法,留针30分钟。新病浅刺,久病深刺。

4.方义:肺俞为肺脏经气输注于背部的穴位,肺津输注百脉,津伤则筋脉不得润养,津充则筋脉得以濡润;大杼、风门属足太阳膀胱经,太阳主表,二穴可解表散邪;照海为八脉交会穴之一,通于阴跷脉,可补养阴津,诸穴共用泻肺热,益阴液,而利筋脉。曲池、阴陵泉、三阴交清热健脾化湿。肝俞、肾俞调益二脏精气,补益肝肾;关元壮元强身,配用筋会穴阳陵泉,坚骨强筋。

《素问·痿论》提出"治痿独取阳明",后世治疗痿证一直遵循此原则,因阳明为多气多血之经,主润宗筋,故首选阳明。火针点刺,不必拘泥于以上穴位,亦非一次尽取,每次循阳明经取4~6穴即可。

5. 按语:本病在针灸同时,应进行肢体功能锻炼,使经脉气血流通,有助于治疗和防止肌肉萎缩,并要积极进行病因治疗。

二十三、痉证

痉证是以项背强直、肢体拘急抽搐,甚至角弓反张为主症的病证。现代医学的流行性脑脊髓膜炎、流行性乙型脑炎、脑肿瘤、手足搐搦症,以及各种原因所引起的惊厥、癔病,凡出现上述症状者,均可参照痉证辨治。

(一)病因病机

1.邪壅经络:风寒湿邪,侵袭人体,壅阻经络,气血运行不利,筋脉失养,拘急而成痉。

2.热甚发痉:热甚于里,消灼津液,筋脉失养;或热病伤阴,邪热内传营血,热盛动风,引发本证。

3.阴血亏损:素体阴虚血虚,或高热耗阴、亡血、过汗、误下等阴血亏竭,失其濡养,则筋脉拘急,而成痉证。

(二)辨证分型

1.邪壅经络:头痛,项背强直,恶寒发热,肢体酸重。苔白腻,脉浮紧。

2.热甚发痉:口噤蚧齿,项背强直。甚至角弓反张,手足挛急,发热胸闷,腹胀便秘,咽干口渴,心烦急躁。甚至神昏谵语,苔黄腻,脉弦数。

3.阴血亏虚:项背强直,四肢抽搐,头目昏眩,自汗、神疲、气短。舌淡红,脉弦细。

(三)治疗

1.法则:祛邪和营,泄热存津,滋阴养血。

2.取穴:

邪壅经络:风池(图2-109)　风府(图2-109)　曲池(图2-110)　后溪(图2-111)

热甚发痉:曲池(图2-110)　合谷(图2-110)　人中(图2-112)　复溜(图2-113)

阴血亏虚:血海(图2-113)　足三里(图2-114)　三阴交(图2-113)　太溪(图2-115)

伴高热神昏:十宣放血(图2-116)

伴角弓反张:太冲(图2-117)　筋缩(图2-118)　阳陵泉(图2-114)

3.刺法:邪壅经络型以毫针刺法,泻法为主。风池针尖微下,深度小于0.3寸;风府直刺或向下斜刺0.5~1寸;后溪直刺0.5~1寸,较强刺激,边行针边活动颈项。热甚及阴血亏虚发痉时,以中粗火针,速刺法,点刺不留针。若针后发痉不减,继以毫针刺之,人中向上强刺激,直至痉止,余穴不留针。伴高热神昏,十宣放血;伴角弓反张,以中粗火针点刺上述穴位。

4.方义:风池为足少阳与阳维交会穴,风府为督脉与阳维交会穴,阳维主表,二穴可解表散风,曲池长于泄热;后溪为手太阳小肠经之输穴,输主"体重节痛",且后溪通督脉,邪祛督通则痉解。曲池、合谷属手阳明经穴,有退热之功,可使邪热外达;人中为督脉与手足阳明经交会穴,善于醒脑开窍;复溜滋水涵木以熄风止痉。血海、足三里、三阴交、太溪共济滋阴养血之功。十宣放血以退热醒神。筋缩,顾名思义,可治筋肉挛缩诸病,配合筋会穴阳陵泉、肝经原穴太冲共奏平肝熄风解痉之效。

5.按语:针刺有解痉之效,惊厥发作时,针刺亦可暂时控制。但对于急重证患者,要配合中西药综合救治。临床发现,对流行性乙型脑炎等患者,急性期即配合针刺治疗者,可减少后遗症的发生。

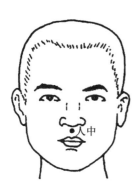

图 2-112

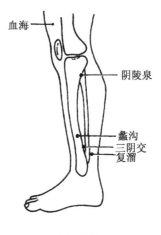

图 2-113

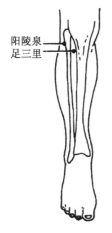

图 2-114

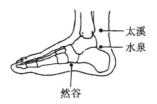

图 2-115

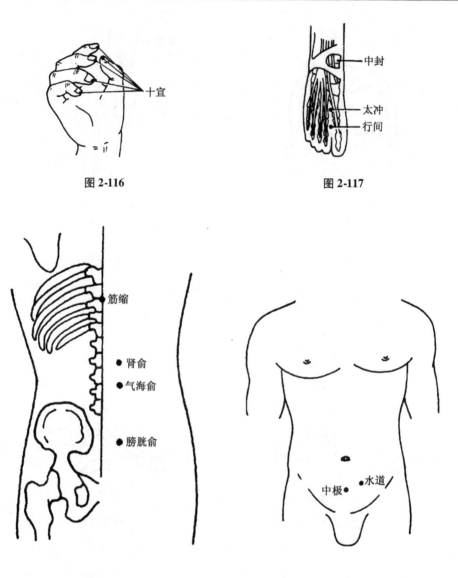

图 2-116

图 2-117

图 2-118

图 2-119

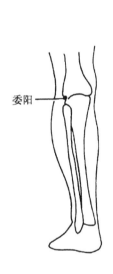

图 2-120

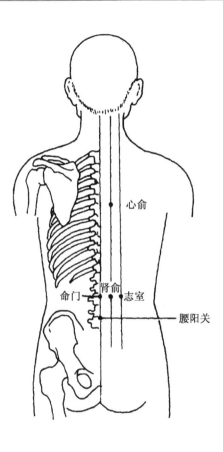

图 2-121

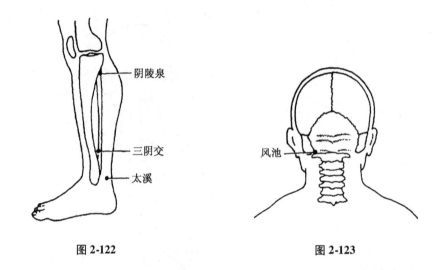

图 2-122　　　　　　　　　　　图 2-123

二十四、淋证

淋证是指小便频数、短涩淋沥、小腹尿道刺痛胀痛的病证。现代医学中的泌尿系统急慢性感染、结石、急慢性前列腺炎以及乳糜尿等病,有类似淋证证候者,可参照淋证辨证施治。

(一)病因病机

1.湿热内蕴:湿热之邪蕴结下焦,膀胱气化失职,则可产生尿频急数痛等症;湿热灼伤血络则可出现血尿;湿热煎熬尿液,浊质凝结为砂石,可使尿路受阻,刺痛难忍。

2.肝郁气滞:情志不畅,肝郁气滞,下焦膀胱气机不利则小腹坠胀,尿有余沥发为气淋;气郁化火,亦可致络脉受损,产生血尿。

3.脾肾亏虚:年老体虚,或病程日久,耗伤正气;或房事不节,而致脾肾亏虚,摄纳无权,膀胱气化不利,无以分清泌浊,尿如膏脂,发为膏淋;小便淋沥不已,久治不愈,遇劳即发而为劳淋。

(二)临床表现

症见小便频繁,短涩淋漓,尿道刺痛胀痛,甚则小便胀满而点滴难出。

热淋:或伴有恶寒发热,口苦,便秘。

血淋:尿中带血,夹有血丝或血块。

石淋:排尿常因砂石而中断,有时可突发腰部剧痛,伴有面色苍白,冷汗出。

膏淋:尿如米泔,混浊如膏。

气淋:少腹坠胀,尿有余沥。

劳淋:小便淋沥不已,遇劳即发。

（三）治疗

1.法则:清热利湿,凉血止血,通淋排石,分清泌浊,补气行气,健脾固肾。

2.取穴:

主穴:膀胱俞（图2-118）　中极（图2-119）　阴陵泉（图2-113）

热淋:行间（图2-117）　合谷（图2-110）

血淋:血海（图2-113）　三阴交（图2-113）

石淋:委阳（图2-120）　然谷（图2-115）

膏淋:肾俞（图2-118）　水泉（图2-115）

气淋:蠡沟（图2-113）　水道（图2-119）

劳淋:肾俞（图2-118）　气海俞（图2-118）

痛重时:中封（图2-117）

3.刺法:以中粗火针,速刺法,点刺不留针。腹部穴深度2~5分,背部及其他穴位深度1~3分。痛重时以毫针刺中封穴,直刺5~8分,泻法,较强刺激,留针30分钟。

4.方义:取膀胱经俞募穴膀胱俞和中极,俞募相配以疏利膀胱气机;配脾经合穴阴陵泉清热利湿,共为主穴,使气化复常,小便通利。肝经络阴器,取其荥穴行间泻热行气;合谷清利湿热,解表镇痛。血海、三阴交可清血分之热而凉血止血。取三焦经之下合穴委阳,通调三焦气机,配肾经荥穴然谷以通淋排石。肾经郄穴水泉与肾俞穴固摄下元,分清泌浊。肝经络穴蠡沟与水道疏肝理气,通利止痛。肾俞、气海俞以培补下焦元气而治劳淋。疼痛剧烈时,可取中封穴,中封为足厥阴肝经之经穴,有通调气机,疏利水道之功,泻法,较强刺激有明显止痛效果。

5.按语:针刺治疗淋证有一定疗效。在尿路结石的活动期,针刺既可止痛,亦可促进排石。

二十五、水肿

水肿体内水液潴留,泛溢肌肤,引起头面、眼睑、四肢、腹背甚至全身浮肿者,称为水肿。常见于急、慢性肾炎,充血性心力衰竭,肝硬化以及营养障碍等疾患。

(一)病因病机

1. 外邪侵袭:风邪外袭,肺气失宣,皮腠不能散发水湿,内聚为患,或寒湿、湿热困脾,脾不健运,水湿泛滥肌肤,形成水肿。

2. 正气内虚:脾阳虚,健运失司,水湿内停;肾阳虚,膀胱气化不利,水湿停积而成水肿。

(二)辨证分型

1. 阳水:多由外邪侵袭而发。肿自头面,渐及全身,腰以上肿甚,按之凹陷速复,肌肤光华,小便短少。偏于风寒者,恶寒发热,周身酸痛,咳嗽气粗,形寒无汗,苔白滑,脉浮紧;偏于风热者,咽喉肿痛,苔薄黄,脉浮数。

2. 阴水:多因正气内虚而患病。肿自足跗,渐及周身,腰以下肿甚,按之凹陷缓复,肤色晦暗,小便短少。脾虚则脘痞便溏,四肢倦怠,苔白腻,脉濡缓;肾虚则腰酸腿软,神疲肢冷,舌淡苔白,脉沉细弱。

(三)治疗

1. 法则:散风清热,补益脾肾,通调气机。
2. 取穴:
主穴:肾俞(图 2-121)　　阴陵泉(图 2-122)
阳水:风池(图 2-123)　　曲池(图 2-124)
阴水:三阴交(图 2-121)　　足三里(图 2-125)
3. 刺法:主方以中粗火针,速刺法,不留针,深度 2~3 分。余穴毫针刺法,阳水用泻法,阴水用补法。留针 30 分钟。其中,风池穴向鼻尖方向斜刺,深度 <0.3 寸。
4. 方义:水肿发病乃三焦气化功能失常,病于肺脾肾三脏。取肾俞温补肾阳,阴陵泉健脾渗湿为主穴。阳水者以风池、曲池疏风解表,通调水道;阴水者,以足三里、三阴交健脾助运,水湿得化而水肿自消。

5.按语:针灸对水肿有一定作用,但治疗同时,应查明病因,对尿少、腹大、喘咳、心慌或尿闭、神昏、抽搐等危重证候,需中西医共同抢救治疗。患者平素应劳逸结合,低盐饮食,避受风寒。

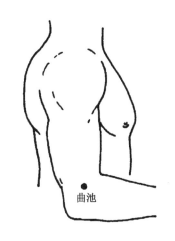

图 2-124

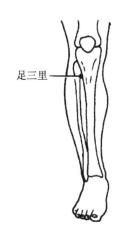

图 2-125

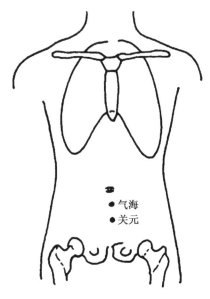

图 2-126

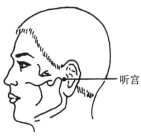

图 2-127

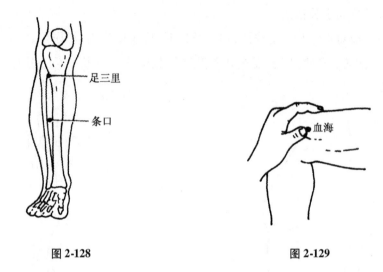

图 2-128   图 2-129

二十六、遗精

遗精是指非因性生活而精液遗泄的病证,青壮年人偶有遗精者,无须治疗,如遗精频繁量多,且伴有头晕、心悸、乏力、腰酸等症时,则属病理现象。其中有梦而遗称"梦遗",无梦而遗称"滑精",现代医学中的性神经衰弱、前列腺炎、精囊炎、睾丸炎等疾病可引起遗精,可参照本病辨治。

(一)病因病机

1.心阴亏耗,心火独亢,不能下济肾水,阴虚火旺,扰动精室而梦遗。

2.肾虚不藏而自遗。肾阴虚则虚火妄动,干扰精室;肾阳虚则精关不固,封藏不密而发滑精。

3.过食醇酒厚味、脾胃受损,运化无权,停湿蕴热,扰动精室而发遗精。

(二)辨证分型

1.梦遗:梦境纷纷,阳事易举,遗精频频或兼早泄。头晕耳鸣,心烦少寐,腰酸溲黄,舌质偏红,脉细数。

2.滑精:无梦而遗,滑泄频频。或兼阳痿,面色㿠白,自汗气短,腰部酸冷,舌淡苔白,脉细或细数。

（三）治疗

1.法则：交通心肾，补肾气或益肾阴。

2.取穴：主穴：关元（图2-126）　三阴交（图2-122）

梦遗：心俞（图2-121）　肾俞（图2-121）

滑精：志室（图2-121）　太溪（图2-122）

3.刺法：关元以中粗火针，速刺法，不留针，深度2～3分。余穴毫针刺法，心俞泻法，余穴补法，背部穴斜刺5～8分，留针30分钟。

4.方义：取肝、脾、肾三经之会三阴交，能益阴以和阳；配合关元穴，振奋肾气，补摄下元，共为主穴。补肾俞，泻心俞以清心宁志，补肾滋阴，有补北泻南，交通心肾之意。志室益肾摄精，太溪为肾经原穴，滋补肾中元阳和元阴。肾无虚损，则封藏有固。

5.按语：遗精多属功能性，因此在治疗同时要对患者进行解释和鼓励。消除其恐惧心理和有关异性的杂念，注意精神及日常起居的调摄，节制性生活，戒除手淫，多参加体育锻炼。对病程长、疗效差的患者，则需排除器质性病变，治疗原发病。

二十七、阳痿

阳痿是指阴茎不能勃起或举而不坚，以致影响正常性生活的一种病证。属现代医学的性功能障碍范畴。

（一）病因病机

1.命门火衰：少年之时，手淫过度，精气大伤，或成年房劳过度，肾元亏损，命门火衰而致阴茎痿软不举。

2.气血亏虚：七情内伤，思虑劳神，损伤心脾，以致气血亏损，宗筋失养而弛缓。

3.湿热下注：饮食厚味，或肥胖之人，复过食膏粱厚味，以致湿热内生，下注宗筋，发为阳痿。

（二）辨证分型

1.命门火衰：阳痿，腰膝酸软，畏寒肢冷，面色㿠白，头晕目眩，精神不振。舌淡苔白，脉沉细。

2. 气血亏虚：阳痿不举，神疲倦怠，面色苍白，四肢乏力，不思饮食，心悸失眠，舌淡苔白，脉沉细。

3. 湿热下注：阴茎勃起不坚，时间短暂，每多早泄，阴囊潮湿，下肢酸重，小便黄赤，舌苔黄腻，脉濡数。

（三）治疗

1. 法则：壮阳益火，补气养血，清利湿热。

2. 取穴：

主穴：肾俞（图2-121）　关元（图2-126）

命门火衰：命门（图2-121）　腰阳关（图2-121）

气血亏虚：气海（图2-126）　太溪（图2-122）

湿热下注：阴陵泉（图2-122）　三阴交（图2-122）

3. 刺法：主穴及命门火衰型以中粗火针，速刺法，点刺不留针，2～3分深。余穴毫针刺法，气血亏虚型用补法；湿热下注型用泻法。腹部穴直刺1～2寸。留针30分钟。

4. 方义：本病病位主要责之于肾；肾俞培补肾气；关元为元气所存之所，火针刺之，使真元得充，恢复肾气作强之功。命门、腰阳关借火针之力，补益肾中元阳，壮命门之火。气海、太溪补气益阴养血。阴陵泉、三阴交健脾利湿，清利下焦湿热，从而兴奋宗筋。

5. 按语：对阳痿患者，应解除其忧虑及紧张心理；清心寡欲；劳逸结合。

二十八、落枕

落枕是由于睡觉姿势不当，颈部扭伤，感受风寒所引起颈项强痛的一种病证。

（一）病因病机

本证多因睡眠枕位不当，或因负重颈部扭伤，或因感受风寒，局部脉络受损，经气不调所致。

（二）临床表现

症见晨起发现一侧颈项牵拉痛，不能左右转侧或回顾。患部酸楚疼痛，有明显压痛，并可向同侧肩部及上臂扩散,或兼有头痛怕冷等症状。

（三）治疗

1. 法则:祛风散寒,通经活络。

2. 取穴:阿是　听宫(图2-127)

3. 刺法:中粗火针速刺局部阿是穴2~3针,毫针刺听宫,深1寸。

4. 方义:经云:"太阳主开。"凡外邪侵袭,经络阻滞不通先从太阳经治,"听宫此其输也"。故取听宫以祛风散寒,通经活络。火针点刺阿是穴以疏通局部气血。

5. 按语:针灸治疗落枕效果很好。一般1~2次即可治愈。平时睡眠枕头高低要适度,避免受凉。

二十九、漏肩风

漏肩风以单侧或双侧肩关节酸重疼痛,运动受限为主症。患者年龄多在50岁左右,俗称"五十肩",即西医所称的肩关节周围炎。

（一）病因病机

营卫虚弱,筋骨衰退,加之局部感受风寒湿邪,劳累闪挫;或习惯偏侧而卧,筋脉长期受压,以致气血阻滞,不通则痛。

（二）辨证分型

初病时单侧或双侧肩部酸痛,并可向颈部和整个上肢放射,日轻夜重,患肢畏风寒,手指麻胀。肩关节呈不同程度僵直,手臂上举、外旋、后伸等动作均受限制,病情迁延日久,可致患肢肌肉萎缩。

风胜者:肩痛可牵涉项背手指。

寒胜者:肩痛较剧,深按乃得,得热则舒。

湿胜者:肩痛固定不移,局部肿胀拒按。

（三）治疗

1. 法则:疏风散寒祛湿。

2. 取穴:听宫(图 2-127)　条口(图 2-128)　阿是穴

3. 刺法:先以毫针刺听宫、条口,听宫直刺 1 寸,条口深刺 2 寸,不留针。后以中粗火针速刺阿是穴,点刺不留针。

4. 方义:听宫为手太阳小肠经穴,有祛风散寒之功。条口为足阳明胃经穴,足阳明经多气多血,如其平调,内外得养、五脏皆安,故刺条口穴能鼓舞脾胃中焦之气,令其透达四肢,濡筋骨,利关节,通经脉,条口深刺,可加强驱除外邪之力。局部点刺,借火针热力,鼓舞阳气,温煦肌肤,驱散风寒,调和经脉而疼痛自止。

5. 按语:毫针火针并用治疗漏肩风效果很好。轻型患者针治 1 次,症状即可减轻;重型患者治疗时间较长,一般坚持几十次,亦可完全治愈,三四次后可使症状明显减轻。

三十、扭伤

扭伤是指四肢关节或躯干部的软组织损伤,如皮肤、肌肉、肌腱、韧带、血管等,但无骨折、脱臼、皮肉破损等症状。

(一)病因病机

扭伤多因剧烈活动或持重不当、跌仆、牵拉等原因,引起筋脉及关节活动损伤,经气运行受阻,气血壅滞局部而成。

(二)临床表现

扭伤部位肿胀疼痛,伤处肌肤红肿青紫,关节活动受限。

1. 新伤:局部微肿,肌肉压痛较轻,重伤则局部红肿高耸、关节屈伸不利。

2. 陈伤:病史较久,肿胀不明显,疼痛持续,常因风寒湿盛,或因劳累过度而反复发作。

(三)治疗

1. 法则:行气活血,祛瘀止痛。

2. 取穴:

新伤:对侧相应处阿是穴

陈伤:血海(图 2-129)　曲池(图 2-130)　足三里(图 2-128)　阿是穴

3.刺法:新伤以中粗火针,速刺法;点刺对侧相应处,点刺后留针10分钟。陈伤毫针平补平泻,留针30分钟;火针点刺局部,或艾灸局部。

4.方义:《灵枢·官针》曰:"巨刺者,左取右,右取左。"《素问·缪刺论》:"故络病者,其痛与经脉缪处,故命曰缪刺。"左右交叉取穴即源于"巨刺"、"缪刺"法。因经络循环周身,左右对称,可互通气血,故新伤者取对侧阿是穴以行气活血,又无损害伤处之弊。血海活血;曲池散邪;足三里补气,诸穴共济推动气血运行而祛瘀止痛之功。

5.按语:针灸治疗扭伤效果较好,止痛效果显著。新伤者,火针点刺对侧相应处阿是穴,常能一次而愈。

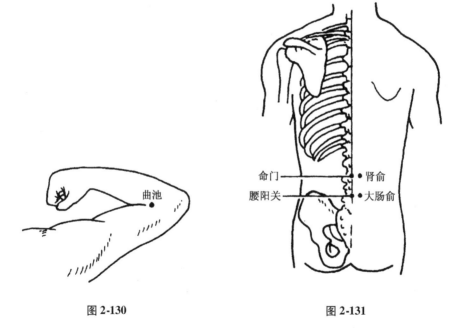

图 2-130　　　　　　　　　　　图 2-131

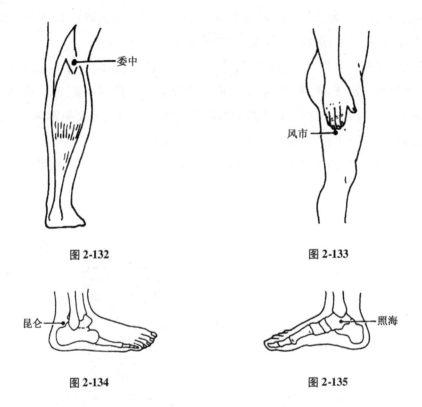

图 2-132　　　　　　　　　　　　　　图 2-133

图 2-134　　　　　　　　　　　　　　图 2-135

三十一、腰痛

腰痛是临床常见证候之一,疼痛部位或在背中,或在一侧,或两侧俱痛。现代医学的脊柱疾病,如类风湿性脊柱炎;脊柱软组织疾病,如腰肌劳损、纤维组织炎;脊神经根受刺激所致的腰痛,如脊髓压迫症;内脏疾病如肾脏病所致腰痛,只要以腰痛为主要临床症状,就可参照本病辨治。

（一）病因病机

1.感受寒湿:坐卧冷湿之地,或涉水冒雨,身劳汗出,衣着冷湿等以致寒湿滞留经脉,气血运行受阻,因而发生腰痛。

2.外伤闪挫:外伤可使经脉气血受损,引起气滞血瘀,络脉不和而腰痛。

3.肾虚劳损:素体亏虚,劳累过度,房劳所伤,精气损耗,腰部经脉失于濡养而致腰痛。

（二）辨证分型

1.寒湿腰痛：腰部重痛、酸麻或拘急不可俯仰。或痛连臀腘部,逢阴雨寒冷则疼痛加剧,舌苔白腻,脉沉缓或沉濡。

2.闪挫血瘀：腰痛如刺,痛有定处,轻则俯仰不便,重则不能转侧。痛处拒按,舌质紫暗,或有瘀斑,脉沉涩。

3.肾虚劳损：腰部隐隐作痛,疲软无力,反复发作,遇劳则甚。肾阳虚兼神倦腰冷,滑精,脉沉;肾阴虚兼虚烦溲黄,舌红,脉细数。

（三）治疗

1.法则：祛寒利湿,补肾育阴,祛瘀止痛。

2.取穴：

主穴：肾俞（图2-131）　委中（图2-132）

寒湿腰痛：风市（图2-133）　昆仑（图2-134）　腰阳关（图2-131）

肾虚劳损：大肠俞（图2-131）

肾阳虚：命门（图2-131）

肾阴虚：照海（图2-135）

闪挫血瘀：阿是穴。

3.刺法：中粗火针,速刺法,点刺不留针,深2~3分;阿是穴可重复点刺2~3分,针后可拔火罐,令瘀血尽出。

4.方义：腰为肾之府,取肾俞强肾壮腰;委中为足太阳膀胱经合穴,足太阳经挟脊抵腰,取二穴为主穴,疏通经气,通络止痛。风市长于驱风散寒;昆仑为足太阳膀胱经之经穴,可强壮腰脊;配用督脉之腰阳关,宣导阳气,共奏祛湿散寒健腰之功效。肾虚者取足太阳膀胱经穴大肠俞以利腰脊;命门培阳壮肾;照海通于阴跷脉,可益肾滋阴。对于闪挫瘀血所致腰痛,火针点刺及拔罐放血,可祛瘀活血,气血运行通畅则腰痛可解。

5.按语：引起腰痛的原因很多,病程长短不一。针灸治疗急性腰痛见效快,病程长者则收效亦慢。在针灸治疗过程中,患者腰部要用力得当,注意保暖,防止受凉及坐卧冷湿之地,避免劳欲太过。

三十二、腿股风

腿股风,即西医所称坐骨神经痛,属中医痹证范畴,因病情常见,又很有特征性,故独立为病论述。坐骨神经痛是沿坐骨神经通路及其分布区的疼痛,其主要临床表现为腰部、臀部、大腿后侧、小腿后外侧及足背外侧疼痛。本病可分为原发性和继发性两类,原发性为坐骨神经炎,继发性则因其邻近结构的影响压迫所致,亦可根据病变部位不同分为根性和干性坐骨神经痛。

(一)病因病机

本病多因感受风寒湿之邪,或跌仆闪挫,以致经络受损、气血阻滞,不通而痛。

病久则正气不足,气血亏虚,筋肉失养,则肌肉麻木萎缩。

(二)辨证分型

1.寒湿留滞:腰腿痛剧,循经走窜,屈伸不便。喜暖畏寒,阴雨寒冷气候则疼痛加剧,苔白腻,脉濡缓。

2.瘀血阻滞:多有腰部外伤史,腰腿疼痛如针刺刀割,经久不愈,转侧困难,入夜疼痛加重。舌质紫暗或有瘀斑,脉涩滑。

3.正气不足:腰腿痛迁延不愈,反复发作,劳累后痛甚,喜按。多伴患肢感觉异常,乏力,面色少华,脉沉细。

(三)治疗

1.法则:驱邪扶正,通经活络。

2.取穴:昆仑(图2-134) 阿是穴

3.刺法:昆仑以毫针刺法,寒湿及瘀血型用泻法,正气不足型用补法,直刺5～8分,留针30分钟。对于病程较长而疼不缓以及后期感觉障碍,如麻木、冷痛、灼热感及肌肉萎缩者,以中粗火针局部点刺,不留针,深度2～5分。

4.方义:足太阳膀胱经挟脊抵腰中,从腰中下挟脊贯臀,入腘中,过髀枢,以下贯踹内,至小指外侧。昆仑穴为膀胱经之经穴,刺之可疏通膀胱经经气,为治疗坐骨神经痛之要穴。局部火针刺之,可温阳散寒,扶助正气,改善感觉异常,延缓肌肉萎缩。

5.按语:针灸治疗坐骨神经痛,疗效很好。对于急性疼痛,有时针治一次,即可痊愈。如由肿瘤、结核等原因引起的,则应治疗原发病。急性期应卧床休息,椎间盘突出者须卧硬板床。平时患者应慎起居,避风寒,劳动时采取正确姿势。

三十三、颈椎病

颈椎病属中医痹证范畴,是由于颈椎间盘退化导致上、下椎体骨质增生,压迫神经根、脊髓或影响椎动脉供血所引起的一系列症状,多见于中年以上,男性较多,单侧多发,双侧少见。

(一)病因病机

随人体老之已至,气血渐衰,正气不足,腠理空虚,卫外不固,则外邪乘虚而入,稽留颈项,经络受阻,气血流注不畅而发病。

(二)临床表现

自觉颈部不适,颈部、肩部肌肉酸痛或麻木,颈部有沉重压迫感,常伴有头痛,眩晕,耳鸣,严重时半身肢体麻木或行履不稳等症。

(三)治疗

1.法则:扶正助阳,温通经络。

2.取穴:阿是穴

3.刺法:以中粗火针,速刺法,点刺不留针,深度2~3分。在局部不同位置点刺3~6针。

4.方义:借火针之力温通局部经脉气血而缓解症状。

5.按语:火针治疗颈椎病,操作简便,疗效可靠。注意颈部、肩部勿针刺过深。曾治疗一位病程1年的颈椎病患者,女性,53岁。西医诊断为"颈椎$_{5,6}$骨质增生"。表现为两肩背痛,过劳时,疼痛加重。治疗以火针点刺疼痛局部,一次即见好转,6次治疗后,疼痛消失,活动自如。

三十四、足跟痛

足跟痛好发于运动员和老年人,多为跟骨骨刺、急性滑囊炎等引起。

(一)病因病机

1. 实证:因长期站立,行走过多,奔跑、跳跃,挫伤筋骨;或因风寒湿热之邪外侵,流于经络,与血气相搏,经气痹阻而痛作。

2. 虚证:体质素虚或摄生失调而致肾气亏虚,肾主骨,肾虚则阴精无以充养筋骨而发足跟痛。

(二)辨证分型

1. 实证:足跟疼痛剧烈,行走触地则加重,部分病人局部有肿胀感,舌苔白,脉弦紧。

2. 虚证:足跟隐隐作痛,缠绵不愈,遇劳则重,局部皮肤色泽无明显改变,常伴腰膝酸软、耳鸣等症状,舌淡少苔,脉弦细。

(三)治疗

1. 法则:祛邪逐瘀,补肾通络。

2. 取穴:

实证:承山(图 2-136)　阿是穴

虚证:太溪(图 2-137)　昆仑(图 2-138)　阿是穴

3. 刺法:实证以中粗火针或三棱针点刺放血,并用艾条灸足跟部;虚证以细火针,速刺法,点刺不留针,深 2 ~ 3 分。

4. 方义:承山为足太阳经之俞穴,足太阳经贯踹内,出外踝之后,因此承山穴放血可改善足跟部的气血运行,并用艾条灸之以温养经脉。取足少阴肾经原穴太溪,足太阳膀胱经经穴昆仑,火针点刺以补养肾气,濡润筋骨配用阿是穴疏通局部气血而止痛。

5. 按语:曾治一男性患者,53 岁,两足跟痛已 1 年余,行走不便,近数月来,局部略有肿胀,有时足跟不敢着地,X 线示:"两足跟骨骨刺"。取穴太溪、昆仑、阿是穴,火针点刺,共治疗 2 个月,20 余次而痊愈。

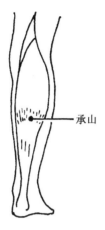

图 2-136

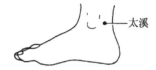

图 2-137

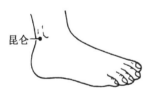

图 2-138

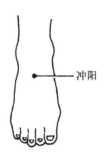

图 2-139

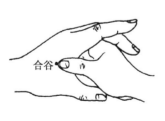

图 2-140

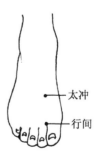

图 2-141

三十五、肘劳

肘劳即"网球肘",肱骨外上髁炎。

(一)病因病机

多因肘腕长期操劳,以致劳伤气血或风寒阻塞脉道,筋经失养而发。

(二)临床表现

起病较缓慢,初起时偶感劳累后肘外侧疼痛。日久则加重,影响正常生活,不能做提水瓶、扭毛巾等简单动作,疼痛可向上臂和前臂放射。局部压痛明显。

(三)治疗

1. 法则:舒筋通络。
2. 取穴:冲阳(图 2-139)　阿是穴
3. 刺法:冲阳穴以毫针平补平泻,直刺 3 ~ 5 分,较强刺激,使患者得气明显,留针 30 分钟。以中粗火针,速刺法,点刺阿是穴,不留针。
4. 方义:冲阳为足阳明胃经原穴,阳明经多气多血,脾胃为后天之本,气血生化之原,主筋肉,故取冲阳以濡筋肉,养气血,借局部火针温通之力而止肘痛。

三十六、腕劳

腕劳,即腱鞘炎。是外伤或劳损后,腱鞘发生纤维病变,使肌腱在腱鞘内活动受碍而引起的疾病。

(一)病因病机

1. 风寒湿热等外邪浸淫肌肤筋脉。
2. 不慎跌挫,或劳损伤筋,以致血瘀经络,筋脉受阻,而使局部气血运行不畅,发生腕劳。

（二）临床表现

腕部微红，微肿，发热，疼痛可放射及前臂。拇指运动无力，在拇指活动时可有摩擦感或弹响。

（三）治疗

1. 法则：行气活血，舒筋通络。
2. 取穴：阿是穴
3. 刺法：以中粗火针，速刺法。环腕点刺疼痛明显处3～5下。深度1～2分。
4. 方义：借火之力以推动气血运行，从而消肿、舒筋、止痛。
5. 按语：平时应避免手腕过度用力。此种火针环腕点刺的方法亦可用治腕管综合征。

第二节　外科病证

一、乳痈

乳痈为乳部急性化脓性感染，往往发生在初产、产后尚未满月的哺乳妇女。本病相当于现代医学的急性乳腺炎。

（一）病因病机

恣食厚味，胃经积热；或忧思恼怒，肝气郁结；或乳头皲裂，外邪火毒侵入，致使乳房脉络阻塞，排乳不畅，火毒与积乳互凝而红肿成痈。

（二）辨证分型

1. 郁乳期：乳房肿胀触痛，皮肤微红或不红。或有肿块硬结，乳汁排泄不畅，恶寒发热，骨节楚痛，口渴欲饮，口臭便秘，苔黄腻，脉弦数。
2. 成脓期：肿块逐渐增大，皮色楚红，疼痛剧烈，壮热不退。苔黄，脉弦数，肿块渐软示脓已成熟。

3. 溃破期:破溃出脓;或脓出不畅,或形成乳漏。

（三）治疗

1. 法则:疏肝清热,通乳消肿;托脓外出,祛腐生肌。

2. 取穴:阿是穴

3. 刺法:郁乳期以细火针,围刺法,根据肿块大小进针 1~3 分,点刺 3~5 针,不留针。成脓、溃破期以中粗火针,散刺法,对准脓肿波动明显处点刺,使脓尽出,要将脓液全部排净,可用火罐辅助排脓。溃破处以火针点刺。

4. 方义:郁乳期用火针以热引热,消肿解毒;成脓、溃破期则借火针之力开门祛邪,排脓祛腐生肌。

5. 按语:毫针疗法对乳痈早期出现肿块而未化脓者有效,而火针可用于乳痈的各个阶段,尤其是后期可使患者免受西医手术引流之苦,很具优势。本病应以预防为主,产后哺乳前后应洗涤乳头,保持清洁,在发病早期,针灸治疗的同时可配合内服中药、热敷等多种疗法以尽快治愈。

二、乳癖

乳癖以乳腺肿块和疼痛为主症,以 30~40 岁妇女多见。患者自觉乳房胀痛或刺痛,一侧或两侧乳房发生多个大小不等的圆形结节。类似于现代医学的乳腺小叶增生和乳房囊性增生。

（一）病因病机

1. 肝气郁结:忧思恼怒,肝失条达,气血失调,阻滞乳络而成。

2. 肝肾阴亏:房事不节,损伤肝肾,精血亏虚以致经络失养而发病。

（二）辨证分型

1. 肝气郁结:乳房有肿块,胸闷胁胀,噫嗳不舒,小腹胀痛,经前乳胀,经行不畅,乳房胀痛随喜怒而消长,舌苔薄白,脉弦。

2. 肝肾阴亏:乳房有肿块,胀痛,面色晦滞,头晕耳鸣,腰酸背痛,腿软无力,月经色淡,舌质淡,脉沉细。

（三）治疗

1. 法则:疏肝解郁,滋补肝肾。

2. 取穴:

主穴:阿是穴

肝气郁结:合谷(图 2-140) 太冲(图 2-141)

肝肾阴虚:曲池(图 2-142) 照海(图 2-143)

3. 刺法:主穴以中粗火针,点刺乳房肿物中心及周围 3～5 针,不留针,视肿块深度而定深浅。配穴以毫针刺法。合谷、太冲、曲池平补平泻,照海补法。留针 30 分钟。

4. 方义:合谷、太冲分别为手阳明大肠经和足厥阴肝经之原穴,配用即为四关穴,有疏肝解郁之功。曲池长于清热散结消肿,照海属足少阴肾经,可滋肾养阴;配合局部火针点刺以调畅气机、消除瘀滞、散结除病。

5. 按语:火针为主治疗肿块结节性疾病,疗效满意。病程短,结节小者,一般 2 次治疗可使痛消,10 次治疗小结节亦可消失。

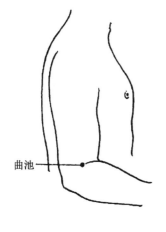

图 2-142

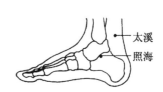

太溪
照海

图 2-143

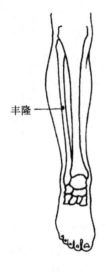

图 2-144

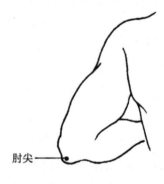

图 2-145

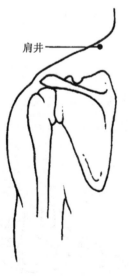

图 2-146

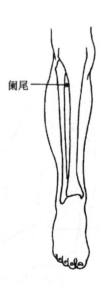

图 2-147

三、乳岩

乳岩,即乳房部结块,凹凸不平,坚硬如岩石。相当于乳腺癌。多见于 40~60 岁的妇女。

(一)病因病机

1.情志内伤:恼思恼怒,损伤肝脾,脾虚生痰,无形之气与有形之痰相互交凝,结滞于乳中而生岩。

2.肝肾不足:肝肾不足,则气虚血衰,冲任之脉空虚,气血运行不畅,阻于乳中而结块。

3.毒邪凝聚:气郁痰浊,积久化火成毒,毒邪蕴结,结成坚块。

4.气血虚弱:此病日久而耗伤正气,正气衰败,气血亏虚,故而久治难愈。

(二)临床表现

乳房内结块,初起不痛,结块坚硬不平,不红不热,与周围组织分界不清,乳头有血性溢液。随肿块增长而出现疼痛,乳头内缩,乳房呈橘皮样改变。晚期出现破溃,疮口不愈,常流臭秽血水。患者逐渐出现消瘦,乏力,贫血,发热等症状,预后不良。

(三)治疗

1.法则:行气活血,解毒化痰,通经活络。

2.取穴:阿是穴

3.刺法:以中粗火针,速刺法,点刺肿物及其周围 3~5 针,深度视肿物大小而定。进针方向指向肿物基底部。

4.方义:以火针之力,助阳益气,祛邪解毒,从而消肿散结,化瘀生新。

5.按语:乳岩早期,火针疗效较好,但对于中晚期,则无根治之力。应尽早采取综合措施治疗。

四、瘿瘤

瘿瘤以颈部肿大、眼球凸出为主要症状,其肿物特点是皮色不变,无疼痛感,缠绵难消,不溃破。相当于现代医学的地方性甲状腺肿、甲状腺炎、弥漫性结节性甲状腺肿等甲状腺增大性疾病。

（一）病因病机

1. 情志不遂：气结不化,津液运行不畅而凝聚为痰,气滞则血瘀,气痰瘀互结而成瘿瘤。

2. 外感山岚：水土失宜,气血郁滞而发病。

3. 肝肾素亏,或病久伤阴：阴虚则生虚热,痰瘀热结而成本病。

（二）辨证分型

1. 气郁痰阻：颈部肿大。伴有胸胁窜痛,胸闷太息,情绪不稳,随月经、妊娠而肿块增大,纳呆,肢体沉重,苔白腻,脉弦缓。

2. 阴虚火旺：颈部肿大,形体消瘦。易饥多食,失眠多汗,舌红少苔,脉细数。

（三）治疗

1. 法则：疏肝解郁,理气化痰,滋阴清热。

2. 取穴：

主穴：阿是穴

气郁痰阻：丰隆（图2-144）　行间（图2-141）

阴虚火旺：曲池（图2-142）　照海（图2-143）

3. 刺法：以中粗火针速刺局部,散刺法,点刺不留针,进针达肿物2/3处。余穴以毫针刺之,丰隆、行间、曲池泻法,照海补法,留针30分钟。

4. 方义：以阿是穴消肿散结。丰隆为足阳明胃经络穴,可推动脾胃之气,蠲化痰浊;配用足厥阴肝经荥穴行间,二穴共奏理气化痰之效。曲池清热散结,照海益肾滋阴,以使水火相济。

5. 按语：实验表明,针刺可调整内分泌激素水平,对代谢产物有调整作用。还可促进甲状腺对碘的吸聚和利用,揭示了针刺治疗本病的原理。对于甲亢引起的瘿瘤,应嘱患者注意病情变化,出现甲亢危象时应及时抢救;由地方性甲状腺肿引起的,应对当地居民进行补充碘盐等预防性治疗,以防地方流行。

五、瘰疬

瘰疬是一种慢性化脓性疾病,多发于颈项及耳前后、颌下、缺盆、胸腋等处,因其累累如贯珠之状,故称"瘰疬"。相当于现代医学的淋巴结结核,以儿童及青年多见。

（一）病因病机

1. 风热外袭:外感风热,外邪挟痰凝阻少阳经络,以致营卫不和,气血凝滞而发瘰疬。

2. 情志不畅:肝主情志,情志不畅则肝气郁结,气郁化火,烁液为痰,经络受阻,痰火结于颈项而发本病。

3. 肺肾阴亏:肺阴不足,津液不能敷布,灼液为痰,痰火凝结,形成瘰疬,或疾病后期,肝火愈旺,下烁肾阴,阴虚火旺,灼津为痰,痰火相结,渐至血瘀肉腐,或脓水淋沥,或耗伤气血,溃烂不收。

（二）临床表现

本病早期可见颈项部肿块,小如豆,大如杏,一个或数个,散在或成串出现,按之坚硬,推之可动,微痛,皮色微红。若日久迁延不愈,皮下结块逐渐增大,可融合成片,与表皮粘连,推之有轻微波动感,表皮转为暗红或微黄色。后期,结块可液化成脓,破溃,脓水清稀,疮口呈潜行性空腔,疮面肉色灰白,四周皮肤紫暗,可形成窦道。

（三）治疗

1. 法则:化痰散结,通经活血,祛腐生肌。

2. 取穴:阿是穴　肘尖(图2-145)　严重者加曲池(图2-142)　肩井(图2-146)

3. 刺法:早期以中粗火针,速刺法,点刺不留针,每次选1~2个结节,每个结节在其中心及四周点刺3~5针,深度视结节肿块大小而定。日久成脓后,以粗火针,速刺法,点刺结节波动处,使脓水尽出,可加用拔火罐。破溃后,以中粗火针在疮口周围行围刺法,不留针。余穴以毫针刺法,泻法为主。

4. 方义:火针取其温通经络,化痰散结。肘尖为经外奇穴,常用于治疗瘰疬、痈疽、疔疮等疾病。曲池有泻热解毒消肿之功;肩井为胆经穴位,长于治疗瘰疬等结节性疾病。

六、肠痈

肠痈以右下腹疼痛为主症,包括现代医学的急慢性阑尾炎、阑尾周围脓肿等,临床以右下腹固定压痛、肌紧张、反跳痛为特征。

(一)病因病机

1. 饮食失调:嗜食膏粱厚味,或多食生冷,饥饱劳累,致肠腑壅滞,郁久化热而成痈。

2. 活动过剧:疾走跳跃,或负重挫跌,或饱食后剧烈运动,导致肠腑功能失调,气血壅滞,肉腐成脓。

(二)辨证分型

1. 轻证:初起时,绕脐作痛。旋即转移至右下腹痛,按时痛剧,痛处固定,右腿屈而难伸。伴有发热恶寒、恶心呕吐,便秘尿黄,舌苔薄腻而黄,脉象滑而有力。

2. 重证:痛势较剧,腹皮拘急。局部可触及肿块,壮热自汗,舌苔黄,脉洪数。

(三)治疗

1. 法则:散瘀消肿,清热止痛。

2. 取穴:

主穴:阿是穴

重症:阑尾穴(图2-147)

3. 刺法:以中粗火针,速刺法,点刺痛点2～3下,深度3～5分,不留针。阑尾穴以毫针泻法,较强刺激,深度1.5～2寸,留针30分钟。

4. 方义:火针治疗热证,以热引热,火郁发之,散瘀祛腐消痈。阑尾穴属经外奇穴,因善治此病而得名,其介于足三里与上巨虚之间,乃足阳明经脉循行之所,阳明多气多血,气血充沛从而驱邪解毒。阑尾穴有压痛者,效果尤佳。

5. 按语:据报道,强刺激手法针刺阑尾穴0.5～3分钟内,大多数阑尾蠕动增强,少数甚至形成蜷曲摆动,钡餐检查发现针后1～2分钟各例阑尾出现不同程度的充血现象,可见阑尾穴的特殊治疗作用。针灸对初次发作的急性单纯性阑尾炎疗效较好。若属急性化脓性阑尾炎、坏死及穿孔,以及阑尾周围脓肿等情况严重时,应及时采取外科疗法。

七、痔疮

痔疮以肛门内外生赘肉为特征,是指直肠末端黏膜下和肛管皮下静脉曲张,所形成的柔软的静脉团块。

(一)病因病机

1. 气虚下陷:久坐、久立、负重或久痢、胎产,以致中气下陷,筋脉松弛而发病。
2. 湿热郁滞:嗜食辛辣厚味,或长期便秘,使湿热浊气结聚肛肠而形成痔疮。

(二)辨证分型

主症是肛门周围生有赘肉,或痛,或痒,便时可出鲜血。
1. 气虚下陷:肛门有下坠感,气短懒言,食少乏力,舌质淡红,脉弱无力。
2. 湿热郁滞:口渴,溲赤,便秘,舌质红,苔薄黄,脉滑数。

(三)治疗

1. 法则:益气升阳举陷,清热利湿化滞。
2. 取穴:
主穴:长强(图2-148) 承山(图2-149) 阿是穴
气虚下陷:肾俞(图2-148)
湿热郁滞:曲池(图2-150) 合谷(图2-150)
3. 刺法:阿是穴以中粗火针,散刺法,点刺不留针,视痔核大小而决定点刺深度与密集程度,一般3~5针。余穴以毫针刺法,气虚下陷型用补法,湿热郁滞型用泻法。长强紧靠尾骨前面斜刺0.8~1寸,勿直刺。
4. 方义:长强穴靠近肛门,善治肛肠疾患;承山早在《铜人腧穴针灸图经》中即有"大便难久痔肿痛"的适应证,《针灸聚英》云:"刺长强与承山,善主肠风新下血。"可见二穴为治疗痔疮的经验要穴。配用肾俞补肾助阳。曲池、合谷清热祛邪,解毒化滞。

5.按语:当痔疮局部有红肿、化脓及有窦道形成时,火针点刺局部,借其火力排脓,解毒,散瘀,止痛,可收很好疗效。

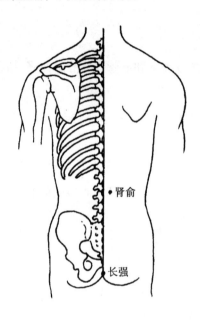

图 2-148

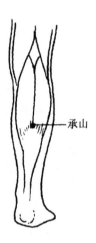

图 2-149

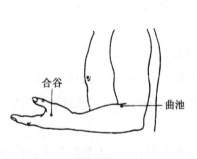

图 2-150

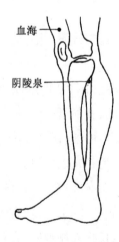

图 2-151

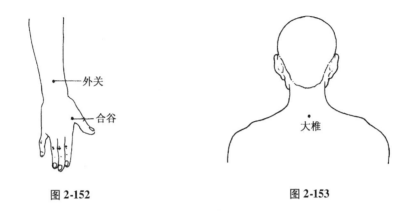

外关

合谷

大椎

图 2-152　　　　　　　　　　　　　　　图 2-153

八、丹毒

丹毒是一种急性感染性疾病。因其发病时皮肤突然发红如丹涂脂染而得名。丹毒可发生于头面、躯干、腿部及全身各部位,以小腿部多见。

(一)病因病机

多由于血分有热,外感风湿热邪,郁于肌肤;或因体表失于固卫,邪毒乘虚入侵,以致经络不畅,气血壅滞而成。

(二)辨证分型

主症可见发病迅速,患处皮肤焮红灼热疼痛,按之痛甚,边缘清楚而稍凸起,很快向四周蔓延,中间由鲜红转为暗红,数天后脱屑而愈;或产生水泡,破烂流水,疼痛作痒。

1. 风热证:多发于头面,发热恶风,头痛骨楚,便秘溲赤,舌红苔薄黄,脉数。

2. 湿热证:多发于下肢,发热心烦,口渴胸闷,关节肿痛,小便黄赤,舌苔黄腻,脉濡数。

(三)治疗

1. 法则:宣散风热,清热利湿,活血解毒。

2. 取穴:

主穴:阿是穴　曲池(图 2-150)

风热证:血海(图 2-151)

湿热证:阴陵泉(图 2-151)

3. 刺法:以中等火针,散刺法,点刺局部,不留针,血随针出为佳,或针后拔火罐,使瘀血尽出。余穴以毫针泻法刺之,留针 30 分钟。

4. 方义:曲池穴长于清热,配血海凉血驱风;阴陵泉为足太阴经合穴,可清利足胫之湿热,阿是穴火针点刺放血,取"以热引热",菀陈则除之之意。

5. 按语:对于毒邪内陷之丹毒急重证,应多种措施,综合治疗,勿延误病情。平时应注意保护皮肤,避免皮肤破损。患病后要注意休息,抬高患肢,保护病灶局部皮肤清洁。施治针具要严格消毒,防止交叉感染。

九、痄腮

痄腮,俗称"蛤蟆瘟",即流行性腮腺炎,是由病毒引起的一种急性传染病。本病以耳下腮部肿胀疼痛为主症。冬春季多发,以儿童多见。

(一)病因病机

痄腮的主要病因为外受风温病毒。病机为病邪入侵,挟痰火壅阻少阳经络,郁而不散,络脉壅滞,结于腮颊,故表现为耳下腮颊漫肿作痛;少阳与厥阴相表里,足厥阴肝经绕阴器,若内传厥阴,则睾丸红肿疼痛;病邪内陷,窜攻心肝,则惊厥昏迷。

(二)临床表现

轻症仅见一侧或两侧耳下腮部肿胀酸痛,咀嚼不便。或伴有全身轻度不适,如恶寒发热,咽红;重症则腮部焮热红肿,咀嚼困难,高热头痛,呕吐,烦躁口渴,大便干结,小便短赤。或伴有睾丸肿大,神昏惊厥,舌苔黄腻,脉滑数。

(三)治疗

1. 法则:清热解毒,消肿止痛。
2. 取穴:
主穴:阿是穴　外关(图 2-152)　合谷(图 2-152)
热重者:大椎放血(图 2-153)

睾丸肿痛:大敦(图2-154) 中封(图2-154)

神志昏迷:人中(图2-155)

四肢痉厥:十宣放血(图2-156)

3.刺法:以细火针或中粗火针点刺局部,不留针,深度5分,点刺3~5下。余穴除放血外,以毫针泻法刺之。大敦浅刺,人中强刺激,留针30分钟,人中以病人清醒为度。

4.方义:火针清热消肿。外关、合谷分别为手少阳络穴,手阳明原穴,疏风解表,清热解毒,是循经远取之要穴。大椎为诸阳之会,放血以解高热。大敦为肝经井穴,善治"阴头中痛";中封亦为肝经穴位,主"阴暴痛"。取督脉人中穴,醒脑开窍,调和阴阳。十宣放血以泻热解痉。

5.按语:本病患者一经发现即须隔离,以免传染。急性期应卧床休息,肿痛局部可予冷敷,腮腺炎并发脑炎等病情深重者,应综合疗法,积极救治,勿延误病情。据报道,在腮腺炎流行区,对易感儿童针刺合谷穴,可起到预防作用。

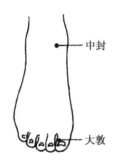

图 2-154

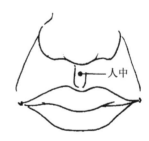

图 2-155

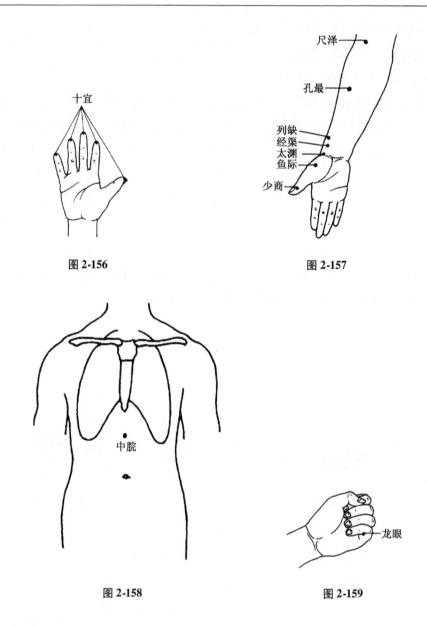

图 2-156

图 2-157

图 2-158

图 2-159

十、脱疽

脱疽是指四肢末端坏死,甚则指(趾)节自行脱落的病证,相当于现代医学的血栓闭塞性脉管炎。多见于青壮年男性,常有寒冷潮湿刺激,精神打击,长期吸烟等诱因。以下肢多发。

（一）病因病机

1. 脾胃虚弱，阳气不足，气血生化乏源，不能温煦濡养四肢，则皮肉枯槁不荣；复感寒湿之邪，气血凝滞，经络阻遏，不通而痛。

2. 肾阴不足，虚热内生，或寒邪郁久化热蕴毒，湿毒浸淫，经络闭阻，肢末失于供养，而致坏死、脱落。

（二）临床表现

初起时多有间歇性跛行，即行走时小腿突然疼痛，迫使患者跛行或休息，方可缓解。跌阳脉搏动减弱或消失，患肢麻木，酸胀，苍白冰冷，或黯红而肿，疼痛剧烈，继则肉枯筋萎，毫毛脱落，趾甲变厚。重则患肢发生干性坏死，常由拇指尖端，逐渐蔓延至足背和其他脚趾，坏死脱落后，残面形成慢性溃疡，经久不愈，如有继发感染，可转为湿性坏死。

（三）治疗

1. 法则：散寒利湿，益阴解毒，温通活血，敛疮生肌。

2. 取穴：阿是穴

3. 刺法：中粗火针，散刺法，速刺不留针。深度足趾1分，下肢3~5分，不超过1寸。在疾病早期，未形成疮面之时，可用毫针密刺局部，留针半小时，可加灸；后期则以火针为主。

4. 方义：取火针温通之力，祛邪解毒，活血化瘀，调和气血。

5. 按语：脱疽属疑难症之一，无特效疗法。针灸治疗脱疽，疗效尚满意，但疗程长，甚至需达百余次，方可治愈。对于病程过长，病情严重，而体质虚弱者，还需多种疗法综合救治，甚至手术治疗。

十一、无脉症

无脉症，因临床可见一侧或双侧桡动脉搏动变弱或消失而得名，是主动脉及其分支的非特异性炎症，相当于现代医学的缩窄性大动脉炎。患者以青年女性为多。

（一）病因病机

风寒湿邪外侵，气机阻滞，血瘀不行，经络痹阻而致脉搏变弱或消失。

久病重病患者，日久气血虚弱也可出现无脉症。

（二）临床表现

本病以寸口脉搏动微弱或深伏不易切到为特征。常有上肢发麻，发冷，无力等症。

（三）治疗

1. 法则：温经活血，化瘀通脉。
2. 取穴：阿是穴　手太阴肺经（图 2-157）
3. 刺法：以中粗火针沿肺经行速刺法，点刺不留针。深度 1 ~ 2 分，点刺 3 ~ 5 下。
4. 方义：火针助阳益气，疏通气血而复脉。
5. 按语：无脉症亦可发生于下肢，但较为少见。可以同法点刺足阳明胃经，深度 3 ~ 5 分。

十二、臁疮

臁疮，相当于现代医学的下肢慢性溃疡，是下肢静脉曲张、静脉血栓、静脉炎、糖尿病等疾病的并发症，是发生于小腿内外侧的久不收口的溃疡。

（一）病因病机

初起多因外感风热湿毒，湿热下注，下肢瘀血，经脉阻滞，肌肤失养，而致溃烂。

日久耗伤气血，正气不足，湿毒难清，从而病程持久，顽固不愈。

（二）临床表现

本病好发于下肢内外侧，尤以小腿内侧下 1/3 处多见。溃疡边缘坚硬，疮面肉色灰白，流溢秽臭脓汁，疮口周围皮肤糜烂。病程日久则患肢浮肿，肤色暗淡，肢凉畏寒，疮面肉芽晦褐，渗液清稀，难以痊愈。

（三）治疗

1. 法则：祛湿解毒，益气活血，敛疮生肌。

2. 取穴：阿是穴

3. 刺法：以中粗火针，速刺法，点刺溃疡中央及周围十针至数十针不等，深度 1～3 分。

4. 方义：用火针促使溃疡收口，此功效是其他针具针法所无法比拟的，作用独特。

5. 按语：火针治疗臁疮，效果显著。一般 15 次左右可治愈。同时，臁疮的易感患者，应积极治疗原发病，臁疮治疗中及治愈后，应注意保护患处皮肤，防止其破损复发。

十三、冻疮

现代医学认为，冻疮是由于受寒冷刺激，引起局部血管痉挛、瘀血所致。多发生于手足、耳鼻及面部等部位。

（一）病因病机

内因为素体虚弱，阳气不足。加之外受寒邪，经络凝滞，气血失养，而发为本病。

（二）临床表现

初起疮伤表浅，为局限性红斑，自觉痒痛，遇热尤甚。继则皮肤肿胀，破溃，疮伤深重，甚至损及筋骨。治愈后，可遗留瘢痕及色素沉着或色素脱失。

（三）治疗

1. 法则：温通助阳，行气活血。

2. 取穴：中脘（图 2-158）

3. 刺法：以中粗火针，缓刺法，留针 10～20 分钟。深度 5 分～1 寸。亦可灸中脘。

4. 方义：中脘为任脉与手太阳、少阳、足阳明经交会穴，为多气多血之足阳明经募穴，且为腑之会穴，火针刺之，有温暖中阳，通达四肢之效，故为冻疮要穴。

5. 按语：火针治疗冻疮，疗效满意，若疮伤表浅，5 次可治愈。本病易于复发，故应及早治疗，彻底根治。应注意改善防寒设备，加强耐寒锻炼。

十四、痰核

痰核,多指现代医学的皮下肿瘤,如纤维瘤、神经纤维瘤、脂肪瘤等。

(一)病因病机

长期忧思,肺气郁滞,卫气不行,气结成肿;劳倦过多,肺气损伤,腠理空虚,寒邪侵入,气机凝滞而成结为肿。

过食肥甘厚味,脾为湿困,痰浊内生,痰随气行,聚于体表而发病。

(二)临床表现

1.纤维瘤:是位于皮下层的良性肿瘤,由纤维组织组成。见于全身各部,数目、大小不等,表面光滑,无粘连,生长缓慢,很少发生压迫、功能障碍等情况。

2.神经纤维瘤:呈多发性,沿神经干分布,肿块软而不坚,皮色正常,多呈念珠状分布。多者可达数百个,遍及全身。大部分为良性,少数可发生恶变。

3.脂肪瘤:瘤自肌肉肿起,数目不等,大小不一。瘤体软而如绵,皮色不变,边界清楚,活动良好,无痛感,好发于肥胖之人,多见于肩、背、臀部等处。有数发者,有多发者,均为良性。

(三)治疗

1.法则:宣调肺气,解郁健脾,化痰散结。

2.取穴:阿是穴

3.刺法:以中粗火针或粗火针,缓刺法,点刺瘤体及肿瘤周围,针至肿块深部。

4.方义:取火针散结之效。

5.按语:火针治疗痰核,简便易行,疗效显著。

十五、胶瘤

胶瘤,即现代医学的腱鞘囊肿,为发于关节和腱鞘附近的圆球状囊性肿物。

（一）病因病机

胶瘤多因筋脉损伤，局部气血运行不畅，湿聚成痰而发。一般与外伤、机械性刺激及慢性劳损等有关。

（二）临床表现

本病症见腱鞘处圆形凸起，表面光滑，边缘清楚，质软，有波动感。囊液充满时较坚硬，有压痛。好发于腕背、足背、腘窝等处。

（三）治疗

1. 法则：祛湿化痰，散瘤消肿。
2. 取穴：阿是穴
3. 刺法：以粗火针，速刺法，点刺不留针，一般在囊肿的头、体、尾三处各点刺一针。从针孔挤出胶状黏液，然后加压包扎。
4. 方义：此法效果显著，一般少则1次，多则3～4次即可治愈，且无感染，少复发。
5. 按语：火针点刺时，一定要穿破囊壁，使囊液尽出。火针治疗此病，多一次治愈，若三四次仍未愈，可改它法治疗。

十六、鸡眼

鸡眼好发于足部经常受压或容易摩擦的部位，在受到挤压或行走时产生疼痛。多见于中青年和老年人。

（一）病因病机

由于局部长期受到摩擦、挤压，以致气血运行不畅，肌肤失养而发病。

（二）临床表现

病灶处为局限性圆锥状角质增生物，色泽由淡黄逐渐加深转变为暗褐色，略高于皮肤，顶端有硬结，肉中生刺，深入皮内。多见于足底及足趾，多单发，压之疼痛。

（三）治疗

1. 法则：祛瘀生新。

2. 取穴：阿是穴

3. 刺法：以粗火针，速刺法，点刺鸡眼中间部分，深达根底部。若鸡眼较大，可加行围刺法。

4. 方义：火针可破坏坚硬的病灶组织，促使局部组织新生。

5. 按语：火针治疗鸡眼，轻者 1 次可愈。病灶较大者，可于 1 周后重复施术，亦可治愈。无须上药及包扎，简便易行。平素穿鞋应宽大，以舒适为要，勿挤压足部。

第三节　皮肤科病证

一、蛇丹

蛇丹是在皮肤上出现簇集成群、累累如串珠的水疱，疼痛异常剧烈的一种疾病。每多缠腰而生，故又称"缠腰火丹"、"蛇串疮"、"缠腰龙"。蛇丹亦可生于其他部位，如头面、下肢等。春秋季节多发。本病是由于带状疱疹病毒感染引起的急性疱疹性皮肤病，相当于现代医学的带状疱疹。

（一）病因病机

1. 肝胆郁火：外感风火之邪，或肝气郁结，郁而化火，以致肝胆火盛，湿热蕴蒸，浸淫肌肤、脉络而发病。

2. 脾经湿热：多因脾湿久困而化热，蕴于皮肤而成本病。

（二）辨证分型

主症可见初起皮肤发红，继则出现密集成簇、大小不等的丘疱疹。迅即变成小水疱，水疱三五成群，排列成带状，疱群之间肤色正常。患部呈带索状刺痛、灼痛。

1. 肝胆郁火：多发于腰肋部。头痛眩晕，面红目赤，心烦易怒，口苦溲黄。舌苔黄，脉弦数。

2.脾经湿热:多发于胸部或颜面部。水疱溃破,淋漓,脘痞纳呆,疲乏无力。舌苔黄腻,脉濡数。

(三)治疗

1.法则:疏肝利胆,清热化湿,祛瘀止痛。

2.取穴:

主穴:阿是穴　龙眼(图2-159)　丘墟透照海(图2-160、图2-161)

肝胆郁火:行间(图2-162)

脾经湿热:三阴交(图2-165)

3.刺法:以中粗火针,散刺法,点刺龙头、龙体中部、龙尾三处,不留针,深度2～3分,或加用火罐。大水疱可用火针点破,液体流出,应用干棉球拭净,外涂甲紫,再敷以消毒纱布。疱疹干燥后仍遗留痛感者,火针散刺。余穴毫针泻法,留针30分钟。丘墟深刺,以照海有针感为度。

4.方义:火针祛邪解毒止痛。龙眼为经外奇穴,位于小指尺侧第2、3骨节之间,推拳于横纹尽处取之,有清热利湿、活血化瘀之功效。蛇丹多由肝胆湿热而发,丘墟透照海可调畅气机,疏肝利胆。荥穴行间清泻肝火,三阴交健脾利湿。

5.按语:针灸治疗本病有较好效果。止痛作用明显,可阻止病情进展,治疗效果优于药物疗法。

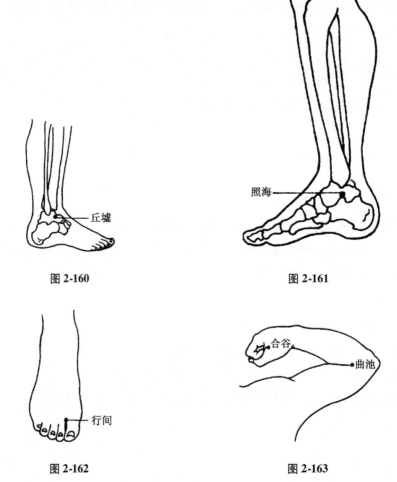

图 2-160

图 2-161

图 2-162

图 2-163

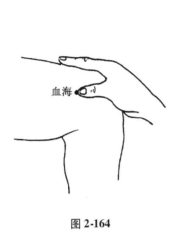

图 2-164

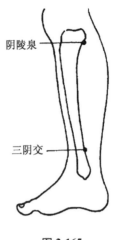

图 2-165

二、湿疹

湿疹是以糜烂和瘙痒为主症的一种常见皮肤病。

(一)病因病机

湿疹乃由湿热蕴蒸肌肤皮肉而成。湿热之邪,或源于脾虚失运,水湿郁久化热,或由于感受湿热之邪,湿热久滞,气血亏耗,肌肤失养而成慢性湿疹。

(二)辨证分型

1.湿热证:初起为红斑、丘疹、水疱,色鲜红而痒。搔破后糜烂、渗液,其后则结痂、脱屑而愈,不愈则转为慢性湿疹。伴腹痛腹泻,小便短赤,身热头痛,舌苔薄或黄腻,脉浮数或滑数。

2.血虚证:病程较长,病情反复,皮损处颜色暗褐,粗糙肥厚,瘙痒脱屑,边缘清晰。舌淡苔薄白,脉细弦。

(三)治疗

1.法则:清热利湿,养血凉血。

2. 取穴：曲池（图 2-163）　　血海（图 2-164）

湿热证：阴陵泉（图 2-165）

血虚证：膈俞（图 2-166）

3. 刺法：以中粗火针，速刺法，点刺不留针。深度 1～3 分。

4. 方义：曲池为手阳明大肠经之合穴，可疏风清热；血海理血和营，二穴共为主穴，常用于皮肤病的治疗中。阴陵泉健脾利湿。膈俞养血活血。

5. 按语：本病忌食鱼腥味及刺激性食物。

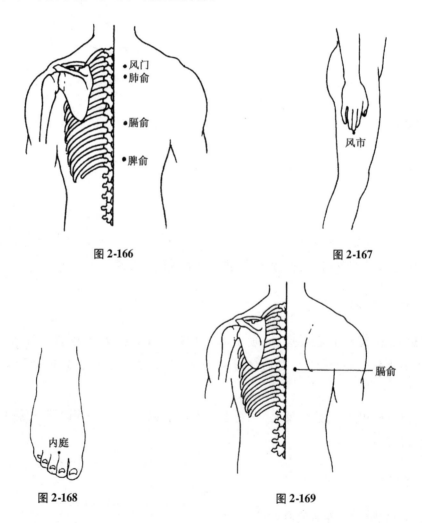

图 2-166　　　　　　　　　　　　　　　图 2-167

图 2-168　　　　　　　　　　　　　　　图 2-169

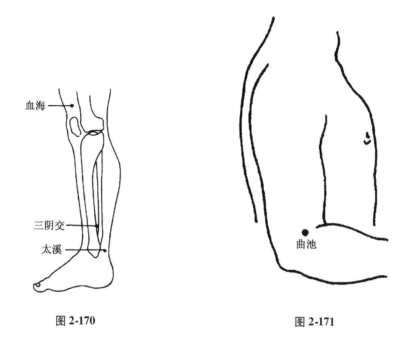

图 2-170　　　　　　　　　　　　　　　　　　　　　图 2-171

三、风疹

风疹,是以皮肤上出现鲜红色或苍白色成片疹块,并伴有瘙痒的一种疾病。相当于现代医学的荨麻疹,属过敏性疾病。

(一)病因病机

1.风邪外袭:由于腠理疏松,卫外不固,而感受风邪,遏于肌肤而发病。

2.胃肠积热:禀赋不耐膏粱厚味、鱼虾荤腥,胃肠积热,复感风邪,内不得泄,郁于肌肤而发为风疹。

(二)辨证分型

皮肤突然出现疹块,此起彼伏,疏密不一,或块或片,瘙痒异常,发病迅速,消退亦快。

1.风邪外袭:伴发热恶风,自汗,身痛,咳嗽。舌苔薄白,脉浮缓。

2.胃肠积热:伴脘腹疼痛,大便秘结。舌苔黄腻,脉滑数。

（三）治疗

1. 法则：祛风清热，凉血止痒。

2. 取穴：

主穴：曲池（图2-163）　血海（图2-164）

风邪外袭：风市（图2-167）

胃肠积热：内庭（图2-168）

3. 刺法：以中粗火针，速刺法，点刺不留针。深度1～3分。

4. 方义：曲池、血海养血祛风。风市为疏散风邪之要穴。内庭为足阳明胃经荥穴，善治胃肠积热。

5. 按语：据报道，针刺对毛细血管通透性有明显的调节作用，并有对抗组胺的作用，所以针灸可治疗风疹等多种过敏性疾病。患者忌食鱼腥等发物，保持大便通畅。

四、牛皮癣

牛皮癣是一种慢性瘙痒性皮肤病，以皮肤苔藓化和阵发性皮肤瘙痒为主症。好发于颈项、肘窝、腋窝、额部、会阴、大腿内侧等部位。相当于现代医学的神经性皮炎。

（一）病因病机

风湿热三邪蕴阻肌肤经络，日久耗伤营血，血虚生风化燥，皮肤失于濡养，以致患处粗糙脱屑而发病。

（二）辨证分型

本病初起为扁平丘疹，色淡红。逐渐皮肤增厚，形成肥厚斑块且伴有脱屑，局部奇痒，入夜尤甚，搔之不知痛楚。

1. 风湿热型：病程较短，患部皮肤潮红、糜烂、湿润，有血痂，舌苔黄或黄腻，脉濡数。

2. 血虚风燥：病程较长，患部干燥、肥厚、脱屑，状如牛皮，舌苔薄白，脉濡细。

（三）治疗

1. 法则：散风祛湿清热，养血活血润燥。

2. 取穴：

主穴：阿是穴

风湿热型：肺俞（图2-166）　脾俞（图2-166）　风门（图2-166）　阴陵泉（图2-165）

血虚风燥：膈俞（图2-166）　风市（图2-167）

3. 刺法：以粗火针，密刺阿是穴，点刺不留针。深度3~5分。余穴以中粗火针，速刺法，点刺不留针，深度1~3分。

4. 方义：阿是穴疏通局部气血。肺俞、风门宣肺散风，脾俞、阴陵泉健脾清热利湿；膈俞为血之会穴，取"治风先治血，血行风自灭"之意。配用风市，加强散风之力。

5. 按语：火针穿刺肥厚皮损后，如有黑褐色血液流出，勿急止血，待血自凝，或色鲜为止。

牛皮癣病情顽固而易复发，患者应解除精神紧张，减少对皮损部位的理化刺激，生活规律，以配合治疗。

五、扁瘊

扁瘊是病毒感染引起的、发生在皮肤浅表部位的小赘生物。相当于现代医学的扁平疣。

（一）病因病机

扁瘊多因风热之邪侵袭肌表经络；或因肝气郁结，气血凝滞而发于肌肤所成。

（二）辨证分型

大多骤然出现，疣体表面光滑、扁平，大小如米粒或黄豆，或淡褐色，或肉色，不痛不痒，散在或密集分布。好发于青少年的面部、手背、前臂、颈项等处。

（三）治疗

1. 法则：祛邪通经。

2. 取穴：阿是穴

3. 刺法：以平头火针，速刺疣体，不留针，勿刺过深，以免留瘢痕。点刺痕迹1周可消失。

4. 方义：有形之邪随针而泻，气血通畅则肌肤得以润养。

5. 按语：火针治疗扁瘊，一般 1 次即可治愈，且不留瘢痕。

其他疣类，如寻常疣、传染性软疣、丝状疣等皮肤浅表赘生物，均可以此法治疗，亦可 1 次治愈。另外，黑痣、雀斑等皮肤疾病亦可同法治疗，烧灼黑痣时要轻着力，勿重按；点刺雀斑时火针烧至温热即可，勿深刺。

六、白疕

白疕，即现代医学的白癜风，是一种以局部色素脱失为特征的常见皮肤病。世界上所有种族都可罹病。本病病因尚不完全明确，可能与遗传、自身免疫等多种因素有关。

（一）病因病机

1. 外感湿热：湿热之邪侵袭肌表，以致肺气不宣，卫气周流受阻，毛窍闭塞而发病。

2. 气血不和：情志不畅，肝失疏泄，气滞而血瘀。

3. 素体阴虚：肝肾不足，水不涵木，疏泄无常，血运受阻，气血失和而发于肌肤。

（二）辨证分型

1. 外感湿热：白斑呈粉红色。多发生于颜面七窍周围或颈下，遇热或日晒可有肤痒。病情以夏秋季进展快。舌红苔黄腻，脉濡或略数。患者以中青年多见。

2. 气血不和：白斑呈淡红色，分布无一定规律。男性常有阳痿、头晕等症；女性多伴有月经不调，舌淡或暗，苔薄白，脉弦细。

（三）治疗

1. 法则：清热利湿，调和气血。

2. 取穴：

主穴：阿是穴

外感湿热：曲池（图 2-163）　血海（图 2-164）　三阴交（图 2-165）

气血不和：行间（图 2-162）　合谷（图 2-163）　三阴交（图 2-165）

3.刺法:以平头火针,速刺患处,浅刺勿深,视病变范围大小决定针数,一般2~5针。余穴以中粗火针,速刺法,点刺不留针,深度1~3分。余穴以毫针刺法亦可,外感湿热型用泻法;气血不和型行间行泻法,合谷、三阴交行补法。留针30分钟。

4.方义:火针改善局部气血。曲池泻热祛邪;血海既可清血热,又可利湿;三阴交健脾化湿。泻肝经荥穴行间行气理滞;取多气多血之手阳明大肠经合谷;三阴经交会穴三阴交以补气养血,通调气血。邪清而气血调畅,肌肤得以营养则白疕可缓。

5.按语:白疕属疑难病证。针灸治疗是一条新的途径。以火针点刺患处治疗,的确可改变其色泽及范围。患者应坚持治疗,以保证疗效。

第四节　妇科病证

一、经早

经早是指月经周期提前7天以上,甚至一月两次,并伴有经量、经色、经质的异常,与经迟、经乱等同属现代医学的月经失调。

(一)病因病机

1.血热:素体阳盛内热或嗜食辛辣,助阳生热;或因阴虚而生内热;或因五志过极而化火,致使热伤冲任,迫血妄行,使经血先期而下。

2.气虚:劳倦过度,饮食失调,脾气受伤,不能统摄血液,以致经血早期而行。

(二)辨证分型

1.实热证:月经先期,量多,色深红,经质黏稠。心胸烦热,面赤口干,便干尿黄,舌红苔黄,脉滑数。

2.虚热证:月经先期,量少,色红,经质黏稠。潮热盗汗,手足心热,腰膝酸软,舌红少苔,脉细数。

3.郁热证:月经先期,经量或多或少,经色紫红,经质黏稠并夹有血块。经行不畅,胸胁乳房胀痛,心烦易怒,舌苔薄黄,脉弦数。

4. 气虚证:月经先期,量多,色淡,经质清稀。神疲肢倦,心悸气短,小腹空坠,舌淡苔薄白,脉弱无力。

(三) 治疗

1. 法则:清热,滋阴,解郁,益气。

2. 取穴:

主穴:膈俞(图2-169)　　血海(图2-170)　　三阴交(图2-170)

实热证:曲池(图2-171)

虚热证:太溪(图2-170)

郁热证:太冲(图2-172)

气虚证:足三里(图2-173)

3. 刺法:以中粗火针,速刺法,点刺不留针。足三里深度3~8分,余穴深度1~3分。

4. 方义:膈俞为血之会穴,血海入阴分,三阴交为足三阴之交会穴,可调肝、脾、肾之精血,三穴共用,冲任调和。曲池为手阳明大肠经合穴,善泄实热。太溪为足太阴肾经之原穴,滋阴清热。太冲为足厥阴肝经原穴,平肝泄热。足三里为足阳明胃经合穴,益气养血。

5. 按语:平素注意经期卫生,忌食生冷或刺激性食品,避免精神刺激,减轻体力劳动。

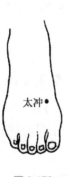

图 2-172

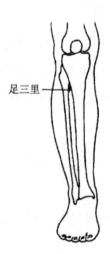

图 2-173

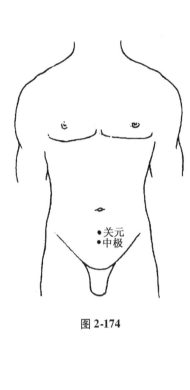

图 2-174

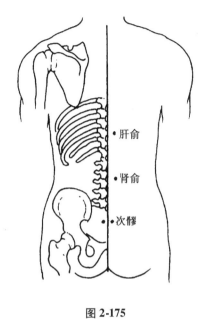

图 2-175

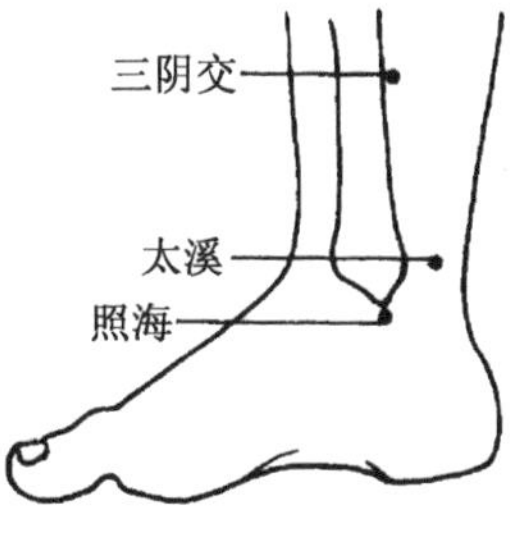

图 2-176

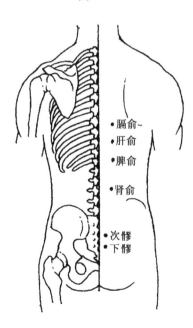

图 2-177

二、经迟

经迟是指经期推迟 7 天以上,并伴有经量、经色、经质发生异常的疾病。

(一)病因病机

1.气滞:素多忧郁,气机不利,气郁血行不畅,冲任受阻,血海不能按时满盈,以致经行后延。

2.血寒:素体阳虚,阴寒内生;或行经期贪凉受寒,寒邪搏于冲任,血为寒凝,经行受阻,而致经血来迟。

3.血虚:久病体虚或长期慢性失血;或脾胃不健,化源不足,营血衰少,以致冲任血虚,血海不足,经水不能按时而下。

(二)辨证分型

1.寒证:虚寒者可见经色淡,量少,质清稀;小腹隐痛,喜热喜按,腰酸无力,大便溏薄,舌淡苔白,脉沉迟。寒实者可见经行后期,量少而色暗;小腹冷痛,得热痛减,畏寒肢冷,脘腹冷痛剧烈,舌苔薄白,脉沉紧。

2.血虚证:经行后期,量少色淡。小腹空痛,身体瘦弱,面色萎黄,头目眩晕,心悸少寐,舌淡红少苔,脉虚细。

3.气滞证:月经错后,量少色黯。小腹胀满而痛,胸胁乳房作胀,舌苔薄白,脉弦。

(三)治疗

1.法则:温阳散寒,养血通经,行气化滞。

2.取穴:

主穴:中极(图 2-174)　血海(图 2-170)　三阴交(图 2-170)

寒证:关元(图 2-174)

血虚证:膈俞(图 2-169)

气滞证:太冲(图 2-172)

3.刺法:以中粗火针,速刺法,点刺不留针,中极、关元深度 3～5 分,余穴 1～3 分。关元可加灸。

4.方义:中极为任脉与足三阴经之交会穴,通于胞宫,连系冲脉,可通调冲任;血海理气活血;三阴交益精养血,共济调和胞脉之功。关元与人之元气有关,灸之更可温阳散寒。膈俞养血补血。太冲疏肝理气。

5.按语:治疗时间可在正常月经周期提前5~7天进行,隔日1次,至月经来潮为止,疗程越长,效果越好。

三、经乱

经乱是指月经不能按周期来潮,或先或后,伴有经量、经色、经质异常的疾病。

(一)病因病机

1.肝郁:郁怒伤肝,疏泄失调,以致冲任胞宫蓄溢失常,故见经期先后不定。

2.肾虚:房事不节,早婚多产,耗伤精血,以致肾气不固,封藏失职,血海蓄溢失调,而致经乱。

(二)辨证分型

1.肝郁型:月经先后不定,经量或多或少,色紫红,质黏稠。经行不畅,胸胁乳房胀痛,嗳气不舒,善太息,舌淡苔白,脉弦。

2.肾虚型:经期先后不定,量少、色淡、质稀。腰膝酸软,头晕耳鸣,舌淡苔白,脉沉弱。

(三)治疗

1.法则:疏肝补肾,调和冲任。

2.取穴:

肝郁型:肝俞(图2-175)　中极(图2-174)

肾虚型:肾俞(图2-175)　关元(图2-174)

3.刺法:以中粗火针,速刺法,点刺不留针,背俞穴深度1~3分,腹部穴深度3~5分。

4.方义:中极、关元为足三阴经与任脉交会穴,有通调冲任之功。肝俞疏肝解郁,肾俞调补肾气,益肾之封藏,则血海蓄溢有时,经血以时下。

5.按语:月经干净后即可开始治疗,月经恢复正常后,还要巩固治疗一段时期。

四、痛经

妇女在行经前后,或行经期,小腹及腰部疼痛,甚至剧痛难忍,称为痛经。若月经期有轻度小腹坠胀感、腰部不适等,乃生理现象,不属痛经范围。

(一)病因病机

1.寒湿凝滞:经期冒雨涉水,感寒饮冷,或坐卧湿地,寒湿伤于下焦,客于胞宫,经血为寒湿所凝,气血运行不畅,故经行而痛。

2.肝郁气滞:情志不舒,肝郁气滞,气机不利,血行受阻,经血滞于胞宫而痛。

3.肝肾亏损:素体虚弱,禀赋不足;或多产房劳,以致精亏血少,胞脉失养而痛。

(二)辨证分型

1.寒湿凝滞:经前或行经时小腹冷痛,重则连及腰脊,得热痛减,经行量少,色暗有血块,畏寒便溏。舌苔白腻,脉沉紧。

2.肝郁气滞:经前或经期小腹胀痛,胀甚于痛,经中有瘀块,块下后痛减,月经量少,淋漓不畅,色黯有血块,胸胁两乳作胀。舌质黯或有瘀斑,脉沉弦。

3.肝肾阴虚:经后小腹隐痛,按之痛减,月经量少色淡,质稀,腰膝酸痛,头晕耳鸣,舌质淡。苔薄白,脉沉细。

(三)治疗

1.法则:祛寒利湿,温经止痛;疏肝解郁,行气活血;补肝益肾,调和冲任。

2.取穴:

主穴:中极(图2-174)

寒湿凝滞:次髎(图2-175)

肝郁气滞:肝俞(图2-175)　三阴交(图2-176)

肝肾阴虚:太溪(图2-176)　照海(图2-176)

3.刺法:以中粗火针,速刺法,点刺不留针。中极深度3~5分,余穴1~3分。

4.方义:中极调和冲任,火针刺之温通胞脉。次髎为治疗痛经要穴,针感向前阴放射最佳。肝俞、三阴交行气调血。太溪、照海补益肝肾,调和气血而止痛。

5.按语:本病治疗时机,可从月经来潮前1周开始。针灸对原发性痛经疗效较好。针灸治疗效果欠佳的,应进行妇科检查,排除器质性病变,针对病因治疗。

五、经闭

凡女子年龄超过18岁,月经仍未来潮,或已形成月经周期,但又连续中断3个月以上者,称为经闭。现代医学称之为闭经。

(一)病因病机

1.虚证:肝肾不足,精亏血少;饮食劳倦,伤及脾胃;久病之后,耗伤气血,均可引起化源不足,血海空虚,无血以行,导致经闭。

2.实证:肝气郁结,血滞不行;感寒饮冷,血液凝涩;或痰湿内蕴,导致冲任不通,胞脉闭阻而经闭不行。

(二)辨证分型

1.血枯经闭:月经超龄未至,或见经期错后,量少,渐至经闭,纳减,便溏,唇爪色泽不荣,头晕心悸,精神疲倦,舌淡,脉细涩。

2.血滞经闭:月经闭阻,小腹作胀或兼疼痛,伴有烦热、胸闷等症。重证每于腹部出现癥瘕,大便燥结,皮肤甲错,口干,舌暗红或有瘀斑,脉沉弦而涩。

(三)治疗

1.法则:调理脾胃,补益肾气;疏肝解郁,化瘀生新。

2.取穴:

主穴:中极(图2-178)

血枯经闭:关元(图2-178)　归来(图2-178)　膈俞(图2-177)　肝俞(图2-177)　脾俞(图2-177)　肾俞(图2-177)

血滞经闭:三阴交(图2-179)　血海(图2-180)

3.刺法：以中粗火针，速刺法，点刺不留针。腹部穴位深度 3～5 分，余穴 1～3 分。

4.方义：任脉与三阴经会穴中极，理冲任而调下焦气机，是治疗月经病要穴。关元、肾俞补益先天，肾气足而精血充；归来温下焦，理胞宫；膈俞、肝俞理气养血；脾俞健运脾胃，而使气血生化有源。肾气充，血源足，胞宫温而经血下。三阴交益阴活血；血海为脾血归聚之海，善治血分病证，有祛瘀生新之效。

5.按语：据报道，针刺家兔，可诱导出 LH 黄体生成素高峰，形成黄体。说明针刺能兴奋下丘脑-垂体系统，诱发排卵。这可能是针灸治疗经闭的作用机制之一。

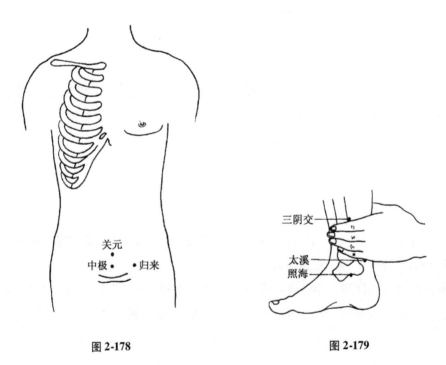

图 2-178　　　　　　　　　　　　　　　　图 2-179

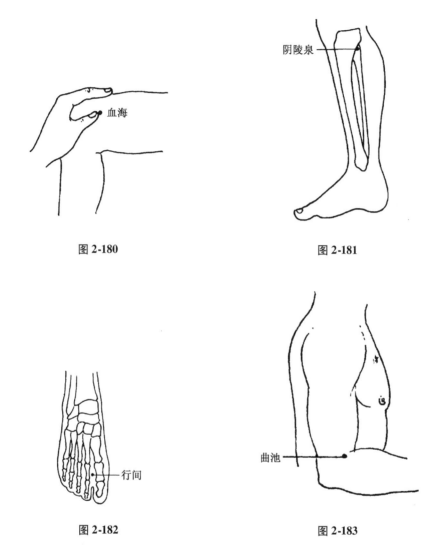

图 2-180

图 2-181

图 2-182

图 2-183

六、带下病

白带是指妇女阴道内流出的一种黏稠液体。当白带量多，或色、质、气味出现异常，或伴有全身症状时则为带下病。本病与现代医学的阴道炎、宫颈炎、子宫内膜炎、肿瘤等因素有关。

（一）病因病机

1. 脾虚：饮食不节，劳倦过度，伤及脾气，脾失运化，谷不化精，反聚为湿，流注下焦而成本病。

2. 肾虚：素体下元亏损，或纵欲无节，或孕育过多，伤及肾气，带脉失约，任脉不固，遂成带下病。

3. 湿毒：经行产后，胞脉空虚，或手术所伤，湿毒秽浊之气乘虚而入，损伤任带二脉而成带下病。

（二）辨证分型

1. 脾虚证：带下量多，色白或淡黄，质黏稠，无臭味，绵绵不绝。面色萎黄，纳少便溏，精神疲倦，四肢倦怠，舌淡苔白腻，脉缓而弱。

2. 肾虚证：带下清冷，量多，色白，质稀薄，终日淋漓不断，腰酸如折，小腹发冷，大便溏薄，小便清长，夜尿频多。舌淡苔白，脉沉迟，尺脉尤甚。

3. 湿毒证：带下量多，色黄绿如脓，或挟有血液，或混浊如米泔，臭秽，阴中瘙痒，口苦咽干，小便短赤。舌红苔黄，脉滑数。

（三）治疗

1. 法则：健脾利湿，调补任带，清热解毒。

2. 取穴：

脾虚证：阴陵泉（图2-181）　三阴交（图2-179）　中极（图2-178）

肾虚证：三阴交（图2-179）　中极（图2-178）　肾俞（图2-177）

湿毒证：阴陵泉（图2-181）　行间（图2-182）　下髎（图2-177）

3. 刺法：脾虚证与肾虚证以中粗火针，速刺法，点刺不留针，阴陵泉深度3～8分，中极3～5分，余穴1～3分。湿毒证以毫针泻法，留针30分钟。

4. 方义：脾虚者，取脾之合穴阴陵泉，与三阴交、中极共用，健脾利湿，固摄任带。肾虚者取三阴交、中极、肾俞补益肾气，温暖下焦。湿毒者取阴陵泉、行间泻脾经、肝经郁热，与下髎共济清热解毒之功。

5.按语:治疗效果不明显者,应进行进一步妇科检查。对于 40 岁以上,带下黄赤者,应排除癌症的可能。患者平素要保持外阴清洁。

七、阴痒

阴痒是以妇女阴道内或外阴部瘙痒,甚则痒痛难忍,坐卧不宁为特征的一种病证。阴痒常见于滴虫性阴道炎、霉菌性阴道炎、老年性阴道炎等,也有因精神因素而引起的。

(一)病因病机

1.湿热下注:脾虚湿盛,郁久化热,以致湿热蕴结,流注下焦,形成阴痒。

2.病虫侵袭:外阴不洁,久坐湿地,病虫侵袭阴部,以致阴痒。

3.肝肾阴虚:老年人肝肾不足,精血两亏,血虚生风化燥,则致瘙痒。

(二)辨证分型

1.湿热下注:外阴或阴道内瘙痒,甚则疼痛,奇痒难忍。心烦少寐,坐立不安,口苦而黏腻,胃脘胀闷,小便黄赤,白带量多,黄稠腥臭,舌苔黄腻,脉滑数。

2. 病虫侵袭:外阴或阴道内瘙痒难耐,坐卧不宁。舌苔白腻,脉弦。

3.肝肾阴虚:阴部干涩,灼热瘙痒。五心烦热,头晕目眩,腰酸耳鸣,带下量少,色黄甚或血样,舌红少苔,脉细数无力。

(三)治疗

1.法则:清热利湿,解毒杀虫,滋补肝肾。

2. 取穴:

主穴:阿是穴

湿热下注:曲池(图2-183)　阴陵泉(图2-184)　三阴交(图2-184)

病虫侵袭:血海(图2-184)　三阴交(图2-179)　蠡沟(图2-184)

肝肾阴虚:太溪(图2-184)　行间(图2-184)　蠡沟(图2-184)

3.刺法:主穴以粗火针,速刺法,点刺不留针,深度 1 ~ 3 分。余穴以毫针刺法,湿热下注与病虫侵袭型用泻法,肝肾阴虚型用补法,留针 30 分钟。

4.方义:局部火针解毒祛邪,通调气血以止痒。曲池清泄邪热;阴陵泉、三阴交健脾化湿。血海可清血中之热,又可杀虫,配用三阴交、蠡沟清热止痒。肾经原穴太溪,肝经荥穴行间,肝经络穴蠡沟共济滋补肝肾之效。

5.按语:本病患者应保持外阴清洁干燥。针灸久治不愈患者,要配合其他疗法进行局部和全身治疗。滴虫性阴道炎患者应做消毒隔离工作,防止交叉感染。

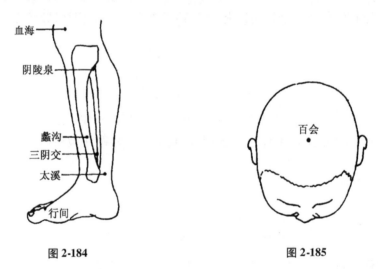

图 2-184   图 2-185

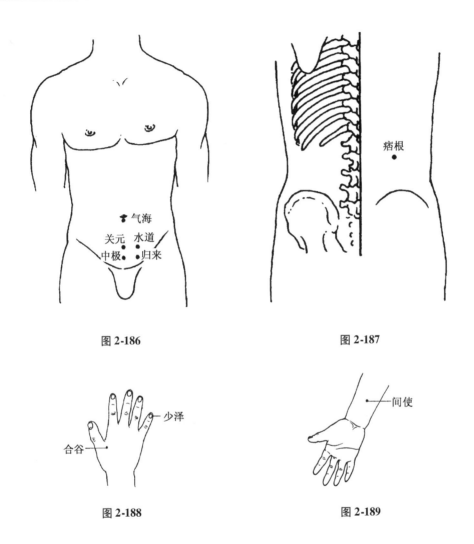

图 2-186　　　　　　　　　　　　　　　　　图 2-187

图 2-188　　　　　　　　　　　　　　　　　图 2-189

八、阴挺

阴挺,即阴道内有肿物脱出或凸出于阴道外。相当于现代医学的子宫脱垂。

(一)病因病机

素体虚弱;产后气血未复,过早参加体力劳动;或产育过多,房劳伤肾,导致气虚下陷,冲任不固,胞络松弛,不能收摄胞宫,形成阴挺。

（二）辨证分型

阴中有物脱出，小腹下坠，腰部酸楚，精神不振，舌淡，脉弱，常因过劳、剧咳、排便努责等引起反复发作。

（三）治疗

1. 法则：健脾益肾，固摄胞宫。

2. 取穴：百会（图 2-185）　气海（图 2-186）　三阴交（图 2-184）

3. 刺法：以中粗火针，速刺法，点刺不留针，百会深度 1 ~ 2 分，余穴 3 ~ 5 分。百会亦可加灸。

4. 方义：取三阳五会穴百会，以升举清阳，乃"陷者举之"之意。气海益气，配三阴交升提举陷，固摄胞宫。

5. 按语：治疗期间，避免重体力劳动。注意卫生，防止继发感染。坚持作提肛练习，有利于本病恢复。

九、癥瘕

癥瘕，简言之即为肿块。凡坚硬不散，推之不移，痛有定处者为癥；质地不坚，推之可移，痛无定处者为瘕。在妇科病范畴，凡外阴、卵巢、子宫、输卵管等女性生殖器官任何部位发生的肿块，都属癥瘕范畴。包括现代医学的子宫肌瘤、卵巢肿瘤、宫颈癌、盆腔肿块、卵巢内膜样囊肿等多种疾病。这里，以论述子宫肌瘤和卵巢囊肿为主。

十、子宫肌瘤

子宫肌瘤是女性生殖器官中最常见的良性肿瘤，主要由平滑肌细胞增生所形成，以30 ~ 50 岁妇女多见。西医认为与体内雌激素、胎盘生乳素、免疫因素等有关。

（一）病因病机

经期、产时、产后，血室正开，胞脉空虚，风寒湿邪乘虚侵入胞宫脉络；或因房事不节，损伤胞脉，瘀阻胞宫。

或因脾气虚弱,气虚瘀阻;或郁怒伤肝,肝郁气滞,气滞血瘀,瘀血积聚胞宫;日久而成癥瘕。

（二）辨证分型

主症可见经行量多,周期失调,色紫红,有大小不等之血块,伴有腹痛,或不规则阴道出血,经期延长,小腹作胀,胸闷烦躁,腰酸纳差,舌质黯或有瘀点,脉沉涩。妇科检查可发现子宫增大,表面光滑或呈结节,质地偏硬,病久可见面色萎黄,精神疲倦,头晕心悸,气短懒言,面浮肢肿;或形体消瘦,面色黯黑,胸闷烦躁,五心烦热,便干,尿黄等症。

（三）治疗

1. 法则:消癥化瘀,软坚散结。

2. 取穴:关元（图2-186）　中极（图2-186）　水道（图2-186）　归来（图2-186）　痞根（图2-187）

3. 刺法:以中粗火针,速刺法,点刺不留针。针下坚硬感,触及肿块时,留针半分钟,且可酌情深刺。痞根深1~3分。

4. 方义:关元、中极为任脉与足三阴经交会穴;水道、归来属多气多血之足阳明胃经;痞根为经外奇穴,善治腹内痞块,此方体现了局部取穴和随证取穴原则,火针刺之有软坚散结之功。

十一、卵巢囊肿

卵巢囊肿亦为女性生殖系统常见肿瘤之一。以良性多见。

（一）病因病机

多因情志不遂,肝气郁结或脾不健运,痰湿内停,加之气血凝滞,日久结聚不化,渐致癥瘕。

（二）辨证分型

本病可见下腹部肿块,从一侧向上增大,生长缓慢,常可形成巨大肿块。肿块呈球形,多数表面光滑,上缘边界清晰可触。一般月经及饮食、二便正常。瘤体过大可使患者瘦弱,影响月经。

（三）治疗

1. 法则:温通活血,散结化瘕。

2. 取穴:阿是穴

3. 刺法:以中粗火针,速刺法,点刺不留针。可点刺肿物的头、体、尾三处。

4. 方义:局部气血得以温通,从而软坚散结。

5. 按语:火针治疗妇科癥瘕,方法简便,病人痛苦小,疗效肯定,胜于普通毫针治法。我们收集了火针治疗子宫肌瘤的大量病例,进行总结整理,进一步突出了火针治疗本病的优势。癥瘕患者应定期复查,包括妇科检查、B 超等,一旦出现腹痛、腹胀及月经的变化,应注意是否有癌变的可能。

十二、阴疮

阴疮,相当于现代医学的外阴白斑,是指妇女外阴部皮肤黏膜色素脱失,呈白色,伴有瘙痒或浅溃疡,以及大小阴唇萎缩,可以发生在任何年龄,以中年妇女为多。

（一）病因病机

1. 素体较弱,脾胃不健,后天失养。

2. 情志不畅,肝郁克脾,中焦健运失司,气血化源不足,经脉失于濡养,足厥阴肝经过阴器,肝经失养则阴部不荣,故出现阴疮。

（二）临床表现

早期阴部多有红肿瘙痒,继而局部肌肉色白,有时可因搔抓而成皮炎。重者大小阴唇萎缩,白斑可蔓延至肛门周围。

（三）治疗

1. 法则:温通止痒。

2.取穴：阿是穴

3.刺法：以粗火针,速刺法,点刺局部隆起处。深度1~3分。

4.方义：火针刺之,通调局部气血,阴部得以濡养,即痒止斑消。

5.按语：外阴白斑尚无理想的治疗方法。火针疗效肯定。当外阴白斑有鳞状上皮非典型增生时,应视为癌前病变,要抓紧时间治疗。

十三、产后乳少

产后乳少为产后乳汁甚少或全无,又称缺乳,多发生在产后2~3天至半个月内,也可发生在整个哺乳期。

(一)病因病机

乳汁为气血所化生,来源于中焦脾胃;乳汁的分泌则依赖于肝气的疏泄。若脾胃虚弱,则气血不足,乳汁亦无所化生。若情志不畅,肝失条达,疏郁无度,则乳汁不能正常分泌,以致乳少。

(二)辨证分型

1.气血虚弱：产后乳少,甚或全无,乳汁清稀,乳房柔软无胀感。面色无华,神疲乏力,食欲不振,或有心悸头晕,舌淡少苔,脉虚细。

2.肝郁气滞：产后乳少或全无,乳汁黏稠,乳房胀硬或疼痛。情志抑郁,食欲不振,舌质正常或黯红,苔薄黄,脉弦数。

(三)治疗

1.法则：补气养血,行气理滞。

2.取穴：

主穴：阿是穴　少泽(图2-188)

气血虚弱：合谷(图2-188)　三阴交(图2-190)

肝郁气滞：间使(图2-189)　太冲(图2-191)

3.刺法：以中粗火针,速刺法,点刺不留针。阿是穴取两侧乳房,在每个乳房上呈环形点刺 3~5 下,浅刺 1~2 分。少泽浅刺,肝郁气滞型少泽放血。

4.方义:火针点刺阿是穴,疏通局部气血;少泽为手太阳小肠经井穴,是通乳首选穴。合谷为手阳明大肠经原穴,有补气之功;配用三阴经之交会穴三阴交益阴,气血双补,使乳汁化生有源。间使为手厥阴心包经之络穴,可行气散滞,与太冲共济疏肝解郁,行气化滞之功。肝之疏泄有度,则乳汁分泌如常。

5.按语:产妇在孕期即应做好哺乳准备,做好乳头护理。并应早期哺乳,定时哺乳,有正确哺乳方法。平素忌辛辣酸味食物,注意加强营养。

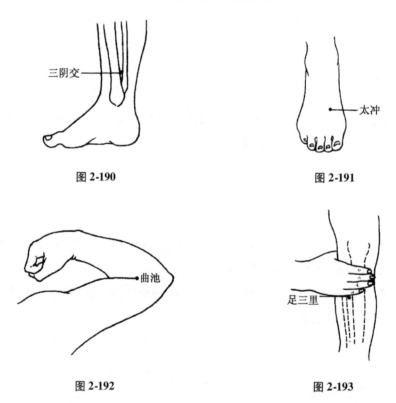

图 2-190

图 2-191

图 2-192

图 2-193

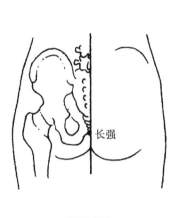

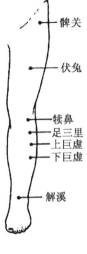

图 2-194　　　　　　　　　　　　　图 2-195

第五节　儿科病证

一、小儿泄泻

小儿泄泻是春秋季多发的小儿常见病,症见大便次数增多,便下稀薄,甚或水样便。相当于现代医学的婴幼儿腹泻。

(一)病因病机

1.湿热内蕴:外感暑湿,饮食不节,脾胃健运失司,湿浊内停,蕴而化热,清浊不分,形成泄泻。

2.乳食停滞:饮食无度,乳食停滞,困扰脾胃,运化失常,水谷不分,并走肠间而泄泻。

3.脾肾阳虚:先天体弱,后天失养,以致肾阳不足,命门火衰、温煦无权,加之脾虚谷不化精,以致水谷下注于肠间而成泄泻。

（二）辨证分型

1.湿热证:泻下稀薄,色黄而秽臭。腹部疼痛,肛门灼热,身热口渴,小便黄赤,舌苔黄腻,脉滑数。

2.伤食证:腹部胀痛,痛则欲泻,泻后痛减,大便腐臭,状如败卵。或呕吐不消化食物,舌苔垢腻,脉滑而实。

3.阳虚证:时泻时止,或久泻不愈,大便溏或完谷不化,每于食后作泻。纳呆,神疲肢倦,面色萎黄,甚则四肢厥冷,睡后露睛,舌淡苔白,脉细缓。

（三）治疗

1.法则:清热利湿化滞,益肾健脾壮阳。

2.取穴:

湿热证、伤食证:曲池(图 2-192)　足三里(图 2-193)

阳虚证:长强(图 2-194)

3.刺法:以细火针,速刺法,点刺不留针,深度 1~3 分。

4.方义:分别取多气多血之手足阳明经合穴,曲池泻热化滞,足三里健脾利湿。长强为督脉起点,督脉主一身之阳,为阳气之海,火针点刺长强有壮阳益气止泻之功效。

5.按语:泄泻严重时应注意有无脱水现象,多种方法予以救治。家长对婴幼儿要实行科学喂养。

二、小儿痿证

小儿痿证是由感受时邪疫毒引起的一种传染性疾病,早期临床表现类似感冒,继而出现肢体瘫痪,后期可见肌肉萎缩,关节畸形。多发于 1~5 岁幼儿。以下肢多见。常流行于夏秋季节。相当于现代医学的脊髓灰质炎。

（一）病因病机

1.肺热:风热袭肺,耗伤肺津,肺不布津,筋脉失养,气血失调,而致肢体痿软瘫痪。

2.湿热:外受湿热之邪,蕴蒸阳明,阳明受病则宗筋弛缓,不能束筋骨利关节而成痿证。

3.肝肾阴虚:素体阴虚,久病不愈,精血亏耗,筋脉失常,则筋软骨痿,肌肉萎缩,弛缓不收而痿。

（二）辨证分型

1.肺热证:肢体痿软、瘫痪,发热、咳嗽、咽红而痛。苔薄白,脉细数。

2.湿热证:肢体疼痛、沉重,不敢触动。烦躁嗜睡,发热汗出而热不解,舌红苔黄腻,脉濡数。

3.肝肾阴亏证:肌肉萎缩,关节畸形。舌淡,脉沉细无力。

（三）治疗

1.法则:祛邪通络,滋补肝肾,濡养经脉。

2.取穴:

足阳明经所属下肢穴位(图2-195),常用的有髀关、伏兔、犊鼻、足三里、上巨虚、下巨虚、解溪等。

3.刺法:以细火针,速刺法,点刺不留针。深度 3～5 分,每次选用 4～6 穴。

4.方义:中医治疗痿证,都遵循《素问·痿论》中"治痿者,独取阳明"的古训。阳明经多气多血,气血充足,则正气实,邪可祛,筋骨肌肤得以荣养而痿证可缓。

5.按语:近年来,采用口服脊髓灰质炎减毒活疫苗进行预防,发病越来越少。消灭脊髓灰质炎是我们的目标,胜于任何一种治疗方法。

三、小儿遗尿

凡年满 3 周岁具有正常排尿功能的儿童,在睡眠中不能自行控制而排尿者,称为遗尿。偶因疲劳,或临睡时饮水过多而引起的暂时性遗尿,不属病态。

（一）病因病机

禀赋不足,肾气亏虚,膀胱固摄失司;或病后体弱,后天失调,脾肺气虚,上虚不能制下,而使膀胱约束无权发生遗尿。

（二）辨证分型

睡梦中遗尿，一夜可发生一二次或更多，醒后方知。迁延日久，常伴消瘦萎黄，精神不振，食欲减退，腰膝酸软，大便溏薄，智力相应减退，舌苔薄白，脉沉细。

（三）治疗

1. 法则：补益脾肾，升阳固摄。

2. 取穴：中极（图2-196）　关元（图2-196）　气海（图2-196）　脾俞（图2-197）　肾俞（图2-197）　膀胱俞（图2-197）

3. 刺法：以细火针，速刺法，点刺不留针。腹部穴深度2～5分，背俞穴深度1～3分。

4. 方义：关元、气海为任脉穴，可益气补元；中极与膀胱俞为俞募配穴，以振奋膀胱气机，增强膀胱约束水液之力；脾俞、肾俞健脾益肾。诸穴共济益气升阳固摄之功。

5. 按语：针灸治疗本病有较好疗效。治疗期间，家长应控制患儿饮水，临睡前排空小便，定时叫醒患儿小便，使其逐渐养成起床排尿的习惯。并鼓励患儿消除自卑心理，正确教育和引导患儿。

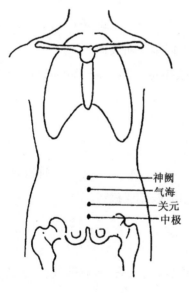

图2-196

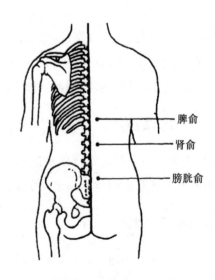

图2-197

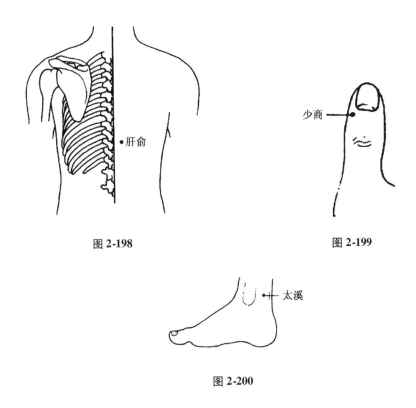

图 2-198　　　　　　　　　　　图 2-199

图 2-200

第六节　五官科病证

一、麦粒肿

麦粒肿,俗称针眼。表现为眼睑发生硬结,形如麦粒,是皮脂腺感染而引起的一种急性化脓性炎症。

（一）病因病机

1.外感风热毒邪:客于胞睑,气血壅阻发为本病。

2.过食辛辣炙搏:脾胃蕴积热毒,上攻于目,气血凝滞,壅阻于眼睑皮肤经络之间,发为本病。

（二）临床表现

主症可见睑缘局限性红肿硬结、疼痛和触痛，继则红肿渐形扩大。数日后硬结顶端出现黄色脓点，破溃后脓自流出。可伴有恶风发热、头痛咳嗽，或口臭、口渴、心烦、便秘，舌苔黄，脉数。

（三）治疗

1. 法则：祛风清热，散结散肿。
2. 取穴：阿是穴　　肝俞附近痣点（图2-198）
3. 刺法：以细火针，点刺结肿局部，如已溃破，则使脓尽出。病程较长者，在肝俞及其附近寻老痣点2~3个，以三棱针挑破并放血。
4. 方义：利用火针以散结消肿，祛毒排脓。肝开窍于目，在肝俞附近寻找反应点以疏肝理气明目，放血使毒邪尽出。
5. 按语：病程较短，结肿初起或刚溃破时，火针疗效很好。平素注意用眼卫生。

二、胬肉攀睛

胬肉攀睛指目内眦胬肉横贯白睛，侵攀黑睛的眼病。相当于现代医学的翼状胬肉。

（一）病因病机

心肺二经风热壅盛；或过食辛辣厚味，脾为湿热所困，加之风沙、阳光等刺激，风湿热邪循经上犯，而致本病。

（二）临床表现

眦内赤脉如缕，渐渐增厚，呈三角形肉状胬起，逐渐伸展，横贯白睛，攀侵黑睛。

（三）治疗

1. 法则：温通祛邪，活血化瘀。

2.取穴：阿是穴

3.刺法：以平头火针，点烙红肉处。针前先用0.5%~1%的利多卡因滴眼麻醉。

4.方义：借火针灼热之力，烧断胬肉生长之根，截断气血通络，而使胬肉萎缩。

5.按语：火针治疗胬肉攀睛，需要熟练的技术，施术时压力要不轻不重，严防伤及角膜。

三、鼻衄

鼻衄即鼻中出血。鼻部损伤及脏腑功能失调均可引起鼻衄。

（一）病因病机

1.热迫血行：风热犯肺，或五志过极而化火；或嗜食辛辣厚味或饮酒过度，湿热内蕴，热迫血行而出血。

2.气虚不摄：素体较弱，中气不足，脾不摄血，血溢脉外而发鼻衄。

（二）辨证分型

1. 热盛者：可见血色鲜红，鼻干，口渴，烦躁，便秘，尿赤，舌红苔黄，脉数。

2. 气虚者：兼见肌衄，伴神疲乏力，心悸、头晕，舌淡苔白，脉细。

（三）治疗

1.法则：清热凉血；补气摄血。

2.取穴：少商（图2-199）

3.刺法：以中粗火针，速刺法，点刺不留针，热盛者可挤出少量血液。浅刺即可。

4.方义：施治前，使患者呈仰头位，先以纱条填塞鼻腔、压迫出血点。少商为手太阴肺经井穴，肺开窍于鼻，故少商可治鼻病。虚者可补益，实热者放血以泄热凉血而止血。

5.按语：反复鼻出血患者，应进行鼻科检查及全身系统检查，以针对病因治疗。

四、咽喉肿痛

咽喉肿痛是口咽和喉咽部病变的一个主要症状。相当于现代医学的急、慢性扁桃体炎,急、慢性咽喉炎。

(一)病因病机

1. 实热:外感风热外邪熏灼肺系;或肺、胃二经郁热上壅,而致咽喉肿痛。
2. 虚热:肾阴亏耗,阴液不能上润咽喉,阴虚生内热,虚火上灼于咽喉,而发为本病。

(二)辨证分型

1. 实热证:咽喉肿痛,发热,口渴引饮,头痛口臭,咯痰黄稠,大便干结,小便黄赤。舌苔黄厚,脉滑数。
2. 虚热证:咽喉稍肿,色暗红,疼痛较轻;或吞咽时觉痛楚,微有热象,入夜则见症加重。舌质红,脉细数。

(三)治疗

1. 法则:清热泻火,滋阴利咽。
2. 取穴:阿是穴

实热证:少商放血(图2-199)

3. 刺法:以中粗火针,点刺咽喉肿痛部位二三下,浅刺即可。若有血水流出,勿急止血。实热证加用少商放血。
4. 方义:以火针泻火益阴,凉血解毒。少商为肺经井穴,咽为肺之关,少商放血,可泻肺热而利咽。
5. 按语:咽喉肿痛,久治不愈者,应进一步检查,以排除肿瘤的可能性。

五、牙痛

牙痛是口腔疾患中常见的症状,遇冷、热、酸、甜等刺激可致疼痛加重。多见于龋齿、牙髓炎、冠周炎等。

(一)病因病机

1. 实火:手足阳明经分别入上下齿,大肠、胃腑积热,或风邪外袭经络,郁于阳明而化火,火邪循经上扰而牙痛。

2.虚火:肾主骨,齿为骨之余,肾阴不足,虚火上炎而牙痛。

3.龋齿:嗜食甘酸,口齿不洁,垢秽蚀齿而作痛。

（二）辨证分型

1.实火证:牙龈红肿,疼痛剧烈,遇冷痛减,或溢脓。伴有口臭,口渴,便秘,尿黄,舌苔黄,脉滑数。

2.虚火证:牙痛隐隐,时作时息,牙根松动,牙痛日轻夜重,齿龈不红肿,舌红少苔,脉细数。

（三）治疗

1.法则:清热止痛。

2.取穴:阿是穴

虚火证:太溪（图2-200）

3.刺法:以中粗火针,速刺法,点刺痛处。牙龈红肿者,使其紫血尽出。虚火证,火针点刺太溪,不留针,深度1~3分。

4.方义:以火针泻火解毒,使实火得散,虚火得降。太溪为足少阴肾经原穴,滋补肾水,水火相济而痛止。

5.按语:针灸对实火牙痛效果最好。对于龋齿牙痛,仅能暂时缓解疼痛,不能根治。

第三篇　强通法

导读　放血疗法即"强通法",为贺氏针灸三通法之一,即用三棱针或其他针具刺破人体一定部位的浅表血管,根据不同的病情,放出适量的血液,通过决血调气、通经活络以治疗疾病的针刺方法。

第一章　强通法(三棱针疗法)操作规范图说

一、概念及机制

放血疗法是临床实践中采用的重要的治疗手段之一。我们在多年的医疗实践过程中,对其有很深的研究,总结出一整套用放血疗法治疗疾病的方法,并用它治愈了许多疑难重症,达到针到病除、立竿见影的效果。

我们认为放血疗法的治病机理可以从两方面分析,一是经络学说;二是气血学说。

1. 经络学说

古人以为经络具有由里及表,通达内外,联络肢节的作用。人体内各脏腑组织器官之间的密切联系即由经络完成,同时经络将气血运达周身,以保证正常的生理活动。如经络不通,引起脏腑不和,阴阳失衡,则出现各种疾病。《灵枢·经脉》中说:"经脉者,所以能决死生,处百病,调虚实,不可不通。"如外邪由表入里,通过经络内传脏腑,也可引起各种病症。《素问·缪刺论》中说:"夫邪之客于形也,必先舍于皮毛,留而不去,入舍于孙脉,留而不去,入舍于络脉,留而不去,入舍于经脉,内连五脏,散于肠胃。"

络脉是经脉分出的斜行支脉,大多分布于体表。《灵枢·经脉》指出:"诸脉之浮而常见者,皆络脉也。"从络脉分出的细小络脉称为"孙络",分布于皮肤表面的络脉称为"浮络"。别络、孙络、浮络,从大到小网罗全身,具有加强十二经表里两经之间的联系和由体内向体表灌渗气血以濡养全身的作用。

络脉还是外邪由皮毛腠理内传脏腑的途径,也是脏腑之间及脏腑与体表组织之间病变相互影响的途径。《素问·皮部论》说:"百病之始生也,必生于毫毛……邪客于皮则腠理开,开则邪入客于络脉,络脉满者注入经脉,经脉满者入舍于脏腑也。"

2. 气血学说

古人认为脏腑功能紊乱、经络功能失调所产生的症状,根本原因不是气发生改变,就是血发生变化。又认为气血相互为用,气病影响到血,血病也可影响到气。放血疗法正是以这个理论为指导,建立了自己独特的治疗体系。由于络脉在发病与病机传变过程中均处于中间环节,故当病邪侵袭人体或脏腑功能失调而致气血瘀滞时,络脉本身也会出现相应的瘀血现象。因此,针对病在血络这一重要环节而直接于络脉施用放血法,强迫恶血外出,治血调气。一方面能迅速达到祛除邪气的作用,另一方面通过经络之全身调节作用及脏腑间的生克制化、表里关系的作用,使相应的脏腑功能改善,此法为直接刺血以调血,又以血调气,从而达到调整和恢复脏腑气血功能的目的。《素问·调经论》中指出:"刺留血奈何?……视其血络,刺出其血,无令恶血得入于经,以成其疾。"又说:"病在脉,调之血,病在血,调之络。"

二、历史沿革

放血疗法在我国已有悠久的历史,早在"以砭为针"的年代里,就有利用砭石刺破皮肤放血治病的说法。当时脏象学说、经络学说作为完整的医疗体系尚未建立,放血部位大多限于局部病灶,属于外治法,而关于放血疗法最早的文字记载,乃见于《黄帝内经》。

《黄帝内经》对放血疗法从针具、方法到治病机理、适应证等方面都进行了论述。《灵枢·九针十二原》对针具的描述曰:"四曰锋针,长一寸六分。""锋针者,刃三隅以发痼疾。"《灵枢·官针》对具体操作方法谈到:"络刺者,刺小络之血脉也","赞刺者,直入直出,数发针而浅之出血","豹文刺者,左右前后针之,中脉为故,以取经络之血者,此心之应也。"此段经文中的"络刺"、"赞刺"、"豹文刺"都是放血的具体方法。《灵枢·小针解》指出了放血的机制:"菀陈则除之者,去血脉也",又说"泻热出血"。对"放血疗法"的适应证《内经》作了大量的论述。如《素问·三部九候论》曰:"经病者治其经,孙络病者治其孙络血……上实下虚,切而从之,索其结络脉,刺出其血,以见通之。"《素问·刺疟》曰:"刺疟者,必先问其病之所先发者,先刺之。先头痛及重者,先刺头上及两额、两眉间出血。先项背痛者,先刺之。先腰脊痛者,先刺郄中出血。先手臂痛者,先刺手少阴、阳明十指间出血。"《灵枢·癫狂》有放血疗法治狂的记载:"狂而新发,未应如此者,先取曲泉左右动脉,及甚者见血,有顷已。"《灵枢·热病》载有:"心疝暴痛,取足太阳、厥阴,尽刺去其血络。"《灵枢·厥病》记载:"头痛甚,耳前后动脉涌有热,泻出其血。"《灵枢·官针》还指出放血疗法可以治痈肿等。还有《刺络论》专门谈及放血方面的问题。总之,《黄帝内经》为放血疗法奠定了理论基础。

古时名医扁鹊也有用放血疗法治重症的记载。据《史记·扁鹊仓公列传》记载:"扁鹊……过虢,虢太子死……扁鹊曰:……若太子病,所谓尸厥者也……扁鹊乃使弟子子阳厉针砥石,以取外三阳五会,有间,太子苏……"根据《循经考穴编》督脉百会条内最后记载:"昔虢太子尸厥,扁鹊取三阳五会而苏。"三阳五会即指百会穴。

汉代医家华佗是我国杰出的医学家,擅长外科,并精通针灸,他曾根据《黄帝内经》的"刺其出血无令恶血得入于经"的道理,创造性地把放血疗法用于外科"红丝疔"。相传曹操患了"风眩病",也是请华佗在他的头部针刺出血才治好的。

到了晋唐时代之后,各医家除沿用《黄帝内经》的放血疗法之外,并有所发展。如晋代葛洪在他的《肘后方》中提到"疗急喉咽舌痛者,随病所左右,以刀锋截手大指后爪中,令出血即愈"。唐代孙思邈的《千金方》中记有:"胃疟令人病善饥不能食,支满腹大,刺足阳明、太阳横络出血。喉痹,针两手小指爪之中出血,三豆许愈,左刺右,右刺左。"唐代秦鹤鸣,刺百会,以治疗唐高宗的"头风目眩"症。

宋代以后,对放血疗法应用的范围更加广泛。如宋代娄全善在他撰著的《医学纲目》中记有,治一男子喉痹,于太溪穴刺出黑血半盏而愈。陈自明所著《外科精要》记载:"一男子年逾五十,患疽五日,焮肿大痛,赤晕尺余,重为负石,当峻攻,察其脉又不宜,遂先砭赤处,出血碗许,背肿顿退。"金元时代的四大家之一张子和所著的《儒门事亲》虽是一部内科专著,其中也突出地提到放血方法。如其中有"目疾头风出血最急说"等篇章,阐述作者对放血疗法的重视和临床应用。

而明清时代的医家也对放血疗法有所论述。如明代薛立斋著《外科心法》7卷,《疡疮机要》3卷和《正体类要》2卷。他还校注了宋代陈自明的《外科精要》。在他附的医案中记载:"喉痹以防风通圣散投之,肿不能咽,此症须针乃可,奈牙关已闭,遂刺少商出血,口即开。"晚清时期的吴尚先著《理瀹骈文》为外治法专著,该书内也有放血疗法治疗小儿锁喉风的记载:"治一小儿咽喉肿胀痛甚,半饮喝水不下,晨甚……以银针少商、然谷二穴出血,其喉即宽,与之茶即下咽无苦,饮食遂进。"

放血疗法不仅在国内历史悠久,应用广泛,而且在世界上也享有盛名,并著之于书。例如,在埃及的许多"纸草文"中就可以发现,古代埃及的医生们为了"泻血",经常采用

"放血术"。又如中世纪著名的阿拉伯医家阿维森纳在其《医典》中对放血疗法作了详尽的论述。其中包括静脉的选择,切口的大小和形式,以及患者的年龄、体质等,还谈到"放血术"的适应证及禁忌证。有些国家放血疗法甚至风行一时,如俄国的晋巴柯夫发现,在古代诺夫格勒城的户口登记簿中有"放血人",作为一种职业的记载,说明当时对放血疗法已经作为一种独立的医疗活动存在了。19 世纪法国医家布鲁塞教授十分推崇"放血疗法",据记载,他曾给一位病人作过 32 次放血治疗,他认为:"放血是一种刺激疗法,是对抗炎症的有效方法。"

三、特点及操作规范

(一)特点

放血疗法的治疗原则为祛除病邪,调和气血,使邪去正安。《灵枢·小针解》指出"菀陈则除之者,去血脉也"及"泻热出血"。"菀陈"即恶血;"去血脉"指放血以排除血脉中郁结已久的病邪。《素问·阴阳应象大论》中也指出:"血实宜决之。"王冰注:"决谓决破其血。"张志聪注:"血实者,决之使行。"

各种疾病皆由经络不畅,引起脏腑不和,阴阳失衡所致。而经络不畅则为经络之中气血运行不畅。血是有形的物质,气必须以血为基础,气属阳本主动,但必须依赖血以济,才能表现出它的机能活动。这样,血就形成气血中的主。放血疗法可以决破皮肤,强迫恶血外出而治血,同时也起到治血调气的作用。该疗法属于泻法,不论血实有余之证,还是瘀血内阻之证,都适合用此法。但对不同邪气,不同病位,宜区别对待。古人云"气行则血行","气住则血停"。

从临床观察发现放血疗法具有适应证广、奏效快、副作用少和操作简便的特点。据资料统计,它的适用病种有 150 余种。经观察放血疗法对临床上的热证、实证效果迅速。另外操作上不需要特殊设备,简便易学,容易掌握。该疗法除以上 4 个特点外还能根据出血的颜色、稀稠和迟速诊断病性,判断预后。《痧胀玉衡》指出:"发晕之时,气血不流,放血亦无紫黑毒血流出,即有些须,亦不能多,略见紫黑血点而已,此痧毒入深,大凶之兆也。"

(二)操作

1. 针具:放血疗法依据不同的需要和不同的条件选择不同的针具,临床上常用的有以下3种,辅助用具2种。

（1）三棱针:古称"锋针"。一般用不锈钢制成,长约1寸6分,即6 cm,针柄较粗呈圆柱形,针身呈三棱形,尖端三面有刃,针尖锋利。三棱针为放血泻络的主要针具(图3-1)。

（2）梅花针:在古代镵针的基础上演变而成。用5~7枚不锈钢针集成一束,或如莲蓬形固定在针柄的一端而成。其针柄坚固而有弹性。具有刺激面积广,刺激量均匀,使用方便等优点。适用于浅刺皮肤出血(图3-2)。

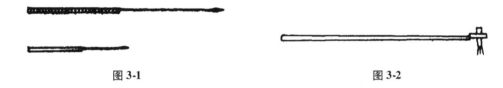

图3-1　　　　　　　　　　　　　　　　图3-2

（3）毫针:即古代九针中的毫针,由18号不锈钢丝制成,放血时一般用1寸针。适用于小儿及虚性病人(图3-3)。

（4）火罐:分竹罐、陶罐和玻璃罐等。现临床上常用的为玻璃罐。拔罐法乃是借热力排除罐内空气,形成负压,使之吸附于体表一定部位,而达到治病的目的。火罐多用于刺络拔罐（图3-4）。

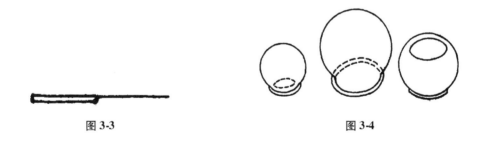

图3-3　　　　　　　　　　　　　　　　图3-4

（5）橡皮止血带:在四肢肘窝、腋窝及头部太阳、丝竹空等处放血时,必须使用橡皮止血带。该带长约0.67 m(2尺),系在穴位的上端或下端,阻止血液回路,使静脉努起,后用三棱针对准穴位,刺入0.5~1分深,血即流出,使疾病缓解(图3-5)。

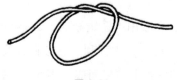

图 3-5

2.选穴：由于放血疗法在治疗上的特殊性，决定了其取穴处方的特点。我们以为其取穴处方大体可分两方面：即按穴位和按部位。它们各自又分为 3 类。这些分类在临床上可相互结合，根据具体情况，灵活运用。

（1）按穴位取穴

①用经穴：又分为特定穴和非特定穴。十四经穴中有一部分为特定穴，如五输穴、郄穴、络穴、俞穴、募穴及交会穴等，这些穴位与脏腑经脉紧密相连，有特殊的功用，故为放血疗法所常用。其中五输穴有清热泻毒的功效，多用于治疗高热毒盛之症。古人云："病在脏，取之井。""病在腑，取之合。""荥输治外经。"《针灸大成》载："凡初中风跌倒，卒暴昏沉，痰涎壅滞，不省人事，牙关紧闭，药水不下，急以三棱针刺手指十二井穴，当去恶血；又治一切暴死恶候，不省人事及绞肠痧，乃起死回生妙诀。"在临床上，特定穴常配合使用，使疾病全面迅速得到治疗。

另外，根据经络循行的理论，放血疗法还常取本经或异经穴来治疗疾病，即病在何经，取何经的穴，或取与其互为表里或与其相连接的经脉的穴位。如《灵枢·热病》载："风痉，身反折，先取足太阳及腘中及血络出血。"《素问·刺腰痛论》载："足太阳之脉令人腰痛，引项脊尻背如重状，刺其郄中太阳正经出血。"以上说明角弓反张，腰脊疼痛，可取该经的委中放血来治疗。《素问·刺热论》载："肺热病者……身热，热争则咳喘，刺手太阴、阳明出血如豆大，立已。"以上说明病在肺经，可取与之相表里的大肠经的穴位，在两经的穴位上放血，可治疗肺热病。

②用奇穴：奇穴指有穴名，有位置，但分布较分散，在经脉上或在经脉外的穴。因这些穴位大多对某些病证有特殊的治疗作用，故放血疗法也多取用。如现代临床常用金津、玉液放血治疗中风失语；耳尖、太阳放血治疗红眼病；四神聪放血治高血压等。古人也有这方面的论述，如《玉龙歌》载"两眼红肿痛难熬，怕日羞明心自焦，只刺睛明鱼尾穴，太阳出血自然消"等。

③用经验穴：放血疗法经过历代医家的实践研究，发现了在一些穴位处放血，对某些

病证有特殊的疗效,这些治疗办法仍被现代医家沿用。如身柱、大椎放血治疗疟疾;大椎、合谷、曲池放血退热;耳背血管放血治疗头痛、眩晕。

(2)按部位取穴

①取病理反应点或痣点:经络有一定的循行部位和脏腑络属,它可以反映所属脏腑的病证,在某些疾病的过程中常发现在经络循行的通路上,或在经气聚集的某些穴位上,有明显的压痛、结节,这就是反应点。十二经脉功能活动反应于体表的部位是十二皮部,也是经脉之气散布的所在。故当体内脏腑病变反映在皮肤上,可出现瘢痕,或青或红或褐或有突起,这就是痣点。所以在胸、腹、背部出现的反应点或痣点上放血,可以起到治疗脏腑病变的作用。《针灸聚英》载:"偷针眼,视其背上有红点如疮,以针刺破即瘥。"临床上在背部痣点放血拔罐,可治疗多种疾病,如白癜风、痤疮等,效果甚佳。

②血管显露处:头面、舌下、腘窝、肘窝都为静脉显露之处,有些穴周的静脉也较明显,当有病变时,以上部位的静脉形态、颜色均可发生变化,在该处放血,出血容易,操作便捷,往往效果极佳。如《灵枢·厥病》载:"厥头痛,头脉痛……视其头动脉反盛者,刺尽出血。"《医林改错》记载:"瘟毒流行……用针刺其胳膊肘里弯处血管,流紫黑血,毒随血出而愈。"

③取病灶处:在瘀血肿胀处或疮疡疖肿局部放血,可治疗急性挫伤及多种皮肤病。如《疮疡全书》中治丹毒"三棱针刺毒上二、三十针",此即为直接于病灶处放血治疗。

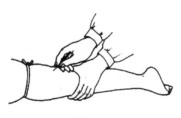

图 3-6

3.施术方法

(1)缓刺法:此法操作时先用橡皮止血带一根系在应刺穴位的上端或下端,施术者用右手拇食中三指持三棱针,对准穴位或静脉努起处,徐徐刺0.5～1分深,然后将针缓缓退出,血即流出,待血色由黑变赤时,可将橡皮止血带解开,用消毒干棉球揉按针孔,其血可自行停止。此法适用于浅表静脉放血,如尺泽、委中及太阳穴等处(图3-6)。

(2)速刺法:此法施术时先用左手拇食中三指捏着应刺的穴位,右手持三棱针或毫针可迅速刺入皮内0.5～1分深,立即敏捷地将针退出,然后用手挤压局部使血液尽快流出。

临床上刺少商治咽喉痛,刺十宣穴治中暑,刺十二井穴治中风病,都用此法。此外,面部穴位放血也多用此法(图3-7)。

(3)挑刺法:这种刺法适用于胸部、腹部、背部、头面部穴位及肌肉浅薄的部位,如挑"羊毛疔"、"偷针眼"以及背部痣点。针刺时看准部位,左手将痣点的皮肉捏起,右手持三棱针横挑之,使出血或流出黏液,流出适量血液后,再行无菌消毒即可(图3-8)。

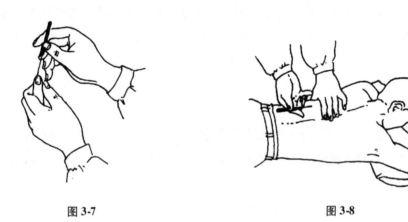

图3-7　　　　　　　　　　　　　　　　　图3-8

(4)围刺法:这种刺法,施术时对准红肿患处周围,用三棱针点刺数针或几十针,然后用两手轻轻挤压局部,使恶血尽出,以消肿痛,此法适用于痈肿、痹证等(图3-9)。

(5)密刺法:此法是用梅花针叩打患处,使局部出微量血液。施术时针尖应对准叩刺部位,使用手腕之力,将针尖垂直叩打在皮肤上并立刻提起,反复进行。多适应于皮肤病,如顽癣等,对神经性疼痛效果亦佳(图3-10)。

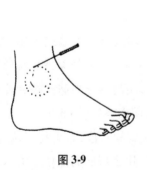

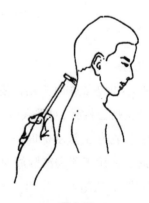

图3-9　　　　　　　　　　　　　　　　　图3-10

（6）针罐法：此为针刺后加拔火罐放血的一种治疗方法，多用于躯干及四肢近端能扣住火罐处。操作时，先局部用酒精棉球消毒，再用三棱针或皮肤针针刺局部见血，然后再行拔火罐，一般留罐10分钟，待罐内吸出一定量的血液后起之。本法适用于病灶范围较大的疾病。如神经性皮炎、丹毒、白癜风、痤疮等。

（7）火针法：此法是一种火针与放血相结合的疗法。《内经》记载的"焠刺"、"燔针刺"即是指的火针刺法。此法操作时，先将火针烧热，后刺入一定的部位，使血液流出，待颜色由深变浅后，止血消毒。火针刺法具有火针和放血的双重优点，临床疗效较佳。临床上多用于治疗寒痹、疔毒、下肢静脉炎、下肢静脉曲张、血管瘤等疾病。《针灸资生经》中载王执中治脚肿之症，即"以针置火中令热，于三里穴刺之微出血，凡数次，其肿如失"。

4. 禁忌及注意事项：放血疗法手段强硬，属于强通法，对实证、热证有特殊疗效，但亦有严格的禁忌。我们认为临床上应注意四方面：病人、手法、部位和穴位。治疗中如不慎重考虑病情的需要，穴位是否妥当，妄施放血，不仅于病无益，而且容易贻误病情，甚至关系到病人的安危，故不可忽视。

（1）患者禁忌：阴虚血少、大汗太过或体力过于衰竭的患者，或脉象虚弱的病人，水肿的病人，平素易出血的病人皆不宜放血；大劳、大饥、大渴、大醉、大怒等的病人，暂时不易放血，必须休息一定的时间，使气血平静下来，再行放血，否则不仅无效，反而容易造成意外。《灵枢·血络论》指出："脉气盛而血虚者，刺之则脱气，脱气则仆。"《灵枢·终始》指出："大惊大恐，必定其气乃治之；乘车来者，卧而休之，如食顷乃刺之；出行来者，坐而休之，如行十里顷乃刺之。"

（2）手法禁忌：针刺的手法不宜过重，否则会因刺激过重而发生晕针。针刺时深浅需适度，禁忌针刺过深，以免穿透血管壁，造成血液内溢，给患者造成痛苦。

（3）部位禁忌：在邻近身体的重要脏腑和器官的部位，应该浅刺甚至禁刺，否则伤及内脏，造成内部出血，给病人造成危害。因动脉和大静脉不易止血，故也应禁止刺血。《素问·刺禁论》载："刺臂太阴脉，出血多立死"；"刺郄中大脉，令人仆脱色"。故刺大血管附近的穴位，须谨慎操作，防止误伤。如果不慎刺中动脉也不必慌张，立即用消毒干棉球按针孔，压迫止血。

（4）穴位禁忌：古人有20多个穴位禁针，放血时也应禁忌，如脑户（图3-11）、囟会（图3-12）、神庭（图3-12）、玉枕（图3-13）、络却（图3-13）、承灵（图3-14）、颅息（图3-15）、角孙（图3-15）、承泣（图3-16）、神道（图3-17）、灵台（图3-17）、水分（图3-18）、神阙（图3-

18）、会阴（图3-19）、横骨（图3-18）、膻中（图3-18）、气冲（图3-18）、箕门（图3-20）、承筋（图3-21）、手五里（图3-22）、三阳络（图3-23）、青灵（图3-24）等穴。还有云门（图3-25）、鸠尾（图3-18）、客主人（图3-15）、肩井（图3-26）、血海（图3-21）等穴不可深刺。孕妇合谷（图3-23）、三阴交（图3-27）、石门（图3-18）等穴以及腰骶部的穴位应禁刺，以防万一。

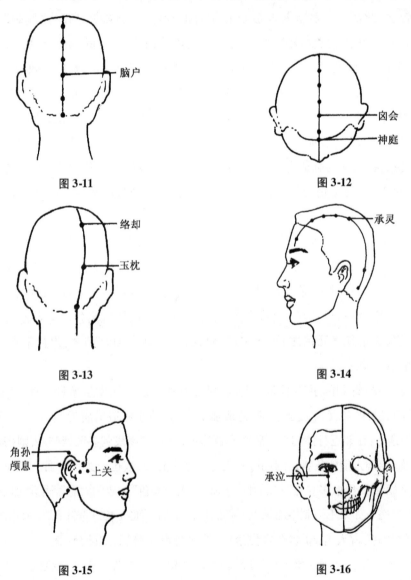

图3-11

图3-12

图3-13

图3-14

图3-15

图3-16

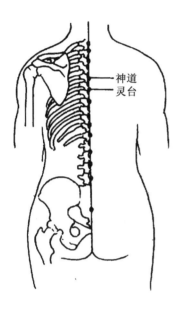

图 3-17

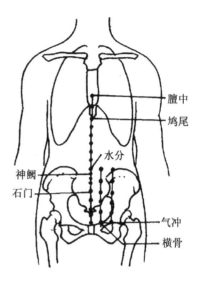

图 3-18

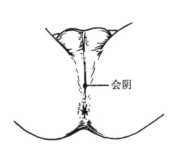

图 3-19

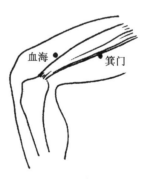

图 3-20

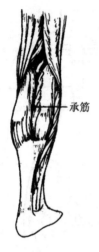

图 3-21

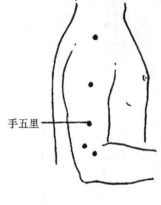

图 3-22

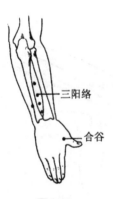

图 3-23

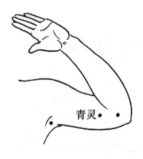

图 3-24

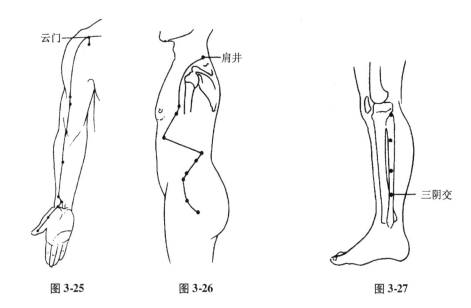

图 3-25　　　　　　图 3-26　　　　　　图 3-27

以上都是前人从实践中总结出来的经验教训,应予重视。在放血疗法的具体操作中,要取得好的疗效,还应注意以下 5 点:

(1)点穴准确:点穴的正确与否,直接影响治疗效果,因此,针刺时应认真点穴,可将病人摆放一舒适体位后再点穴。一般可用拇指指甲按出一个"十"字,然后按此标志,准确取穴。

(2)消毒严格:放血时因针具直接刺入血管内,很容易引起感染,故放血前必须严格消毒。又因三棱针的针体粗大,针孔不易闭合,如果针刺后不严格消毒,也很容易引起感染。

(3)针具锋利:放血前必须详细检查针具,首先检查针尖、针刃是否锋利,然后才能进行治疗。这样可减轻病人痛苦。

(4)持针要稳:操作时右手持三棱针,必须全身用力,贯注手臂,运于手腕,达到指尖然后针刺方能得心应手,运用自如。

(5)出血适量:临床上必须根据十二经气血的多少及其运行的情况来决定是否刺血及刺血量的多少。太阳、阳明、厥阴等多血之经,宜刺血。相反,少气之经病变则不宜刺血或少量出血。《灵枢·九针十二原》指出:"审视血脉者,刺之无殆。"穴位点刺出血时,出血 3~5 滴即可,如在静脉处放血,血色由深变浅即可停止放血。

四、临床作用

我们以为应用放血疗法时，要充分考虑患者体质的强弱、气血的盛衰以及疾病的虚实属性、轻重缓急，准确取穴，平稳操作，并严格掌握其适应证及禁忌证，这样才能在临床上针到病除，为患者早日解除痛苦。放血疗法在临床应用时应注意以下几方面问题：

(一)整体辨证

临床放血要观其形神，必须根据患者的体质状态、气质特点及神气盛衰情况，确立相应的治疗原则，根据神气的有余、不足，来确定放血的适应范围和方法。《灵枢·终始》指出："凡刺之法，必察其形气。"张景岳也提出："适肥瘦出血者，谓瘦者浅之，少出血；肥者深之，多出血也。"《素问·调经论》说："神有余，则泻然筋血。"如对神不足者，当"视其虚络，按而致之，刺而利之，无出其血，无泄其气，以通其经，神气乃平。"

分辨虚实在临床治疗时同样重要。放血疗法的作用主要是通过"血实"，除"菀陈"而治疗疾病。因此，此法多适用于实证、热证。但也不是绝对的，对虚证也可适用，但手法宜轻，出血量宜少。《类经图翼》指出："凡肾与膀胱实而腰痛者，刺出血妙；虚则不宜刺，慎之。"《灵枢·癫狂》有治虚证的论述，如"短气、息短不属……去血络也。"古人曾曰："出血者，乃所以养血也。"虚证用放血，要根据临床禁忌，不可妄为。

在辨证中除了辨虚实、神形以外，还应察明其标本缓急。我们认为治病之法，应先缓解其痛苦，再根据疾病的虚实属性，采取必要的治疗措施。如对各种原因所致的高热、昏厥等危证，先放血清热开窍以治其标，再针对不同病因而治本。另外，当邪气初袭，尚未注入脏腑时，宜及时放血治疗，防止病邪入里。《素问·血气形志》说："凡治病必先去其血，乃去其所苦，伺之所欲，然后泻有余，补不足。"《素问·离合真邪论》指出："此邪新客，溶溶有定处也，推之则前，行之则止……刺出其血，其病立已。"

(二)局部辨证

因为放血疗法的根据是病在血络，所以临床上通过观察络脉瘀血的形状和瘀血的颜色变化，可以辨出疾病的寒热属性和累及的脏腑组织。如《灵枢·血络论》中说："血脉者，盛坚横以赤，上下无常处，小者如针、大者如筋，则而泻之万全也。"《灵枢·经脉》说：

"刺诸络脉者,必刺其结上甚血者。虽无结,急取之,以泻其邪而出血。"《灵枢·经脉》又说:"凡诊络脉,脉色青则寒且痛,赤则有热。胃中寒,手鱼之络多青矣;胃中有热,鱼际络赤;其暴黑者,留久痹也;其有赤、有黑、有青者,寒热气也;其青短者,少气也。"

临床上体内不同脏腑的病变,通过经络可以反应在体表,如胸、腹、背部会出现反应点或痣点,在该处放血,可起到治病的作用。所以在治病时要仔细观察,准确治疗。

(三)临床作用

放血疗法的作用比较复杂,我们经过多年的临床应用,将其归纳为 10 个方面,凡临床使用得当,均可获满意疗效。

1. 退热作用:发热,中医认为有两种情况,"一为阳盛发热;一为阴虚发热"。强通法退热作用适用于阳盛发热,因为阳气盛必然导致血盛。

放血可减消血盛,以减轻体内的热邪,因而起到退热作用。人身之气是以血为本,同时又随血出入,迫血外出能泄出过盛的阳气,从而改善了阳盛的状态,使机体的气血趋于平衡,而热自平。至于阴虚发热则不宜使用此法。

2. 止痛作用:中医学认为"通则不痛,痛则不通",意思就是说凡是伴有疼痛病证的疾病,在其经脉中必有闭塞不通的地方。

"强通法"可以直接迫血外出,疏泄瘀滞,畅通经脉,故疼痛可以立即停止。临床很多急性病证,如咽喉痛及偏头痛等,应用放血疗法都能收到满意的疗效。

3. 解毒作用:"强通法"对机体正气不足、机能障碍时毒邪内窜和病邪证,如毒火攻心的"红丝疔",以及毒邪浸淫而生的疮疡等亦有很好的疗效。

放血不仅使侵入机体的毒邪随血排出,而更重要的是通过理血调气,使人体机能正常,抑制毒邪的扩展与再生。

4. 泻火作用:中医学认为心属"火",如果心阳过亢,人体就会出现一系列的"火谵症",如心烦不安,口舌生疮,甚至发热神昏谵语等症状。

心又有主血脉的功能,所以放血可以直接减轻心阳过盛的状态,而达到泻火的目的。中医还认为,肝胆内是相火,肝藏血,因此放血也能治疗肝胆相火妄动的疾病,如暴发火眼,头晕目眩等症。

5. 止痒作用:痒之一症,古人认为是有风气存于血脉中的表现,古人有"治风先治血,血行风自灭"的治疗原则。

　　放血就是"理血调气",血脉流通则"风"气无所存留,而达到祛风止痒的作用。

　　6. 消肿作用:"肿"大多是由于气滞血涩,经络瘀积而造成的。

　　放血能直接排除局部经脉中"菀陈"的气血和病邪,以促使经脉通畅无阻,自然就达到消肿之目的。

　　7. 治麻作用:中医认为由于气虚不能帅血达于肢端,则每每出现麻木的症状,以毫针刺患侧肢端的穴位,放出少量的血液。

　　放血治疗麻木的病证,是以"血行气通"的理论为指导,以鼓励气机使血液达于肢端,而麻木止。

　　8. 镇吐作用:恶心、呕吐多属于胃热或肝气横逆犯胃或食积停留。

　　放血能泻热平肝逆,并有助消化疏导胃腑的作用。

　　9. 止泻作用:放血治疗泄泻的范围是肠胃积食化热而成的热泄或时疫流行造成的清浊不分的泄泻等,其机制是通过泻火降小肠热,而起到升清降浊的作用。

　　临床上常用委中穴缓刺放血,一般 1~3 次即愈。

　　10. 急症解救:临床多应用放血治疗昏迷、惊厥、狂痫及中暑等危重症,简便有效。《乾坤生意》曾记载:"凡初中风跌倒,暴卒昏沉,痰涎壅滞,不省人事,牙关紧闭,药水不下,急以三棱针刺手指十二井穴,当去恶血。又治一切暴死恶候,不省人事,及绞肠痧,乃起死回生妙诀。"可见古人也多用放血进行急救。

第二章 各 论

一、头痛

头痛是临床上常见的一种症状,可由多种原因导致。例如,血管性头痛,多因高血压引起;蛛网膜下腔出血、颅内发生炎症,也都有头痛;邻近颅腔的局部器官组织的疾患,如额窦炎、上颌窦炎以及眼、耳、牙齿、咽喉等五官与颈部疾病亦常有头痛的症状。此外,偏头痛和神经机能性头痛(包括生理功能性如月经前后、更年期的头痛等),都是临床上常见的头痛疾患。

(一)病因病机

中医认为本病可由风邪、积热、肝阳、痰湿和体质虚弱等原因所导致。以风为阳邪,易犯巅顶,随经入脑,阻留于上,与正气相搏,则发为头痛;或胃中积热,肝胆火炽,随经逆上,阻滞经气而发病;亦有因痰湿内阻,脾失运化,或劳倦伤中,致清阳之气不能上举,而产生头痛;或肾气亏损,阴血虚耗,肝阳上潜,清空被扰而作痛。

(二)辨证分型

1.外感头痛

风寒头痛:头痛时作,痛连项背,恶风畏寒,遇风尤剧。常喜裹头,口不渴,苔薄白,脉浮。

风热头痛:头痛如胀,甚则头痛如裂,发热恶风。面红目赤,口渴欲饮,便秘溲黄,舌质红,苔黄脉浮数。

风湿头痛:头痛如裹,肢体困重,纳呆胸闷,小溲不利,大便或溏。苔白腻,脉濡。

2. 内伤头痛

肝阳上亢头痛：头痛而眩，尤以两侧痛甚。心烦喜怒，面赤目红，胁肋胀满，舌红苔黄，脉强有力。

痰湿中阻头痛：头痛昏蒙而沉重，胸脘痞闷，呕吐痰涎。苔白厚腻，脉滑。

肾精虚损头痛：头痛发空，摇晃加重，眩晕耳鸣，腰膝酸软。舌红苔薄，脉弦细无力。

（三）治疗

1. 法则：

外感头痛：疏风散寒、疏风清热或祛风胜湿。

内伤头痛：平肝潜阳、燥湿化痰或滋阴补肾。

2. 取穴：

（1）外感头痛：

主穴：太阳穴放血（图 3-32）

风寒型：风池（图 3-32）

风热型：大椎（图 3-33）

风湿型：丰隆（图 3-34）

（2）内伤头痛：

主穴：四神聪放血（图 3-35）

肝阳上亢：合谷（图 3-36）　　太冲（图 3-37）

痰湿中阻：中脘（图 3-38）

肾精虚损：肾俞（图 3-39）

3. 刺法

（1）太阳穴放血：选择太阳穴处静脉怒张处，用三棱针点刺 0.2 分出血数滴，有的病人出血很少或不出血，可用小火罐吸血，一般血出痛止。

（2）四神聪放血：常规消毒后，用三棱针点刺四神聪，有的立即出血，不出血者，可用手挤按，出血量不必过多。

4. 方义：太阳为经外奇穴，是止头痛之效穴。风池为足少阳与阳维脉之会穴，阳维脉主阳主表，可散风解表。大椎能表散阳邪而清热。丰隆为胃经之络穴，可健运中焦以运化水湿。主配穴相用,共奏解表止痛之功。

四神聪为醒脑止痛之穴。太冲为肝经原穴,配主穴相用,有平肝潜阳清利头目之效。中脘为胃之募,有健中焦化痰浊之效。肾俞为背俞穴,具补肾填精之功。

5.按语:针灸对本病的治疗有较多的方法。临床运用得当,可起到立竿见影之效。但因头痛原因复杂,故在治疗前应作细致诊断。

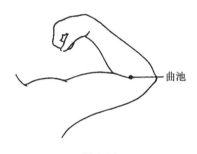

图 3-28

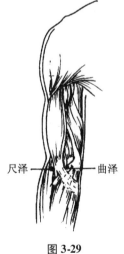

图 3-29

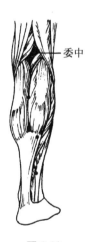

图 3-30

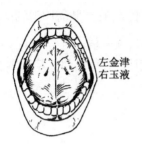

图 3-31

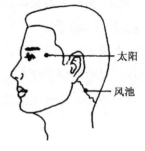

图 3-32

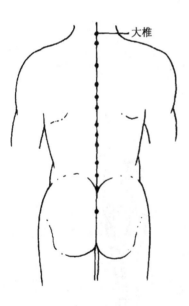

图 3-33

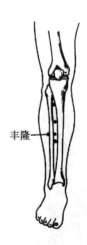

图 3-34

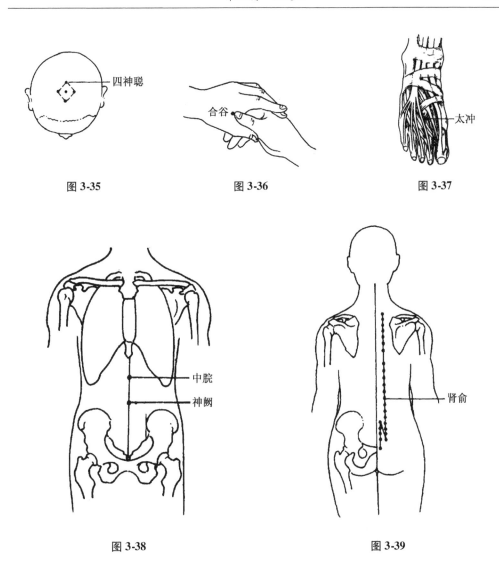

图 3-35　　　　　　　　　图 3-36　　　　　　　　　图 3-37

图 3-38　　　　　　　　　　　　　　图 3-39

二、高热

凡体温超过 39 ℃者,称为高热。高热多见于现代医学中流行性感冒、流行性脑脊髓膜炎、乙型脑炎等多种传染性疾病、感染性疾病及其他一些病证。

（一）病因病机

1.风热上受,表里不和,肺失宣肃故发热重,恶寒轻。

2.表邪不解,入里化热,邪热盛实。

3.温热毒疫之邪,侵入人体,内陷营血,损伤阴络,迫血妄行。

（二）辨证分型

1.邪在肺卫:发热,恶寒,头痛,无汗或少汗。咳嗽,口渴,苔薄白或薄黄,脉浮数。

2.邪热盛实:但热不寒,大汗,口渴饮冷。舌苔黄燥,脉滑数或洪大。

3.热入营血:高热,神昏谵语,烦躁抽搐,面赤气粗。或喉间痰鸣或肌肤发斑,吐衄便血,舌质绛,脉细数。

（三）治疗

1.法则:

邪在肺卫:清热解表。

邪热盛实:清热宣肺。

热入营血:泄热开窍。

2.取穴:

主穴:大椎刺络放血(图3-40)

邪在肺卫:风池(图3-32)　曲池(图3-41)　合谷(图3-41)

邪热盛实:曲池(图3-41)　合谷(图3-41)

热入营血:十宣三棱针点刺放血(图3-42)　内关(图3-43)　人中(图3-44)

加减:热闭者加曲池(图3-45);痰闭者加丰隆(图3-46);动风者加百会(图3-47);动血者加委中(图3-48)、曲泽(图3-49),棱针点刺出血。

3.刺法:用三棱针点刺大椎穴,挑刺法后放血拔罐。十宣以三棱针点刺放血,每指挤压出血6滴左右。委中、曲泽用三棱针缓刺法放血,用手按压出血1~2 mL为宜。

4.方义:督脉联系手足三阳经,是人体诸阳经脉的总汇,称为阳脉的督纲,具有统摄全身阳气的作用。大椎是督脉腧穴,又是手足三阳、督脉的交会穴,为治疗高热的特效穴。

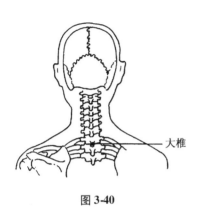

图 3-40

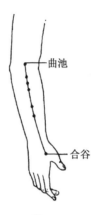

图 3-41

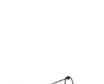
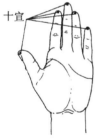

图 3-42

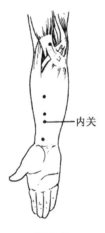

图 3-43

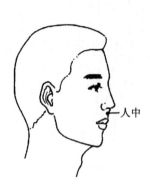

图 3-44

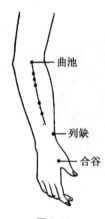

图 3-45

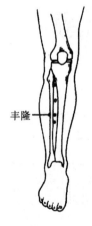

图 3-46

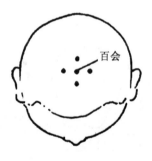

图 3-47

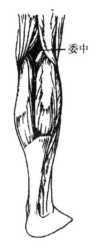

委中

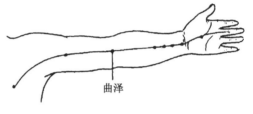

曲泽

图 3-48

图 3-49

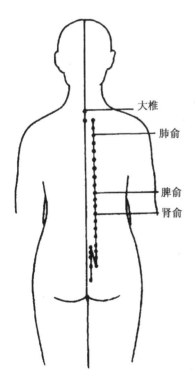

大椎

肺俞

脾俞

肾俞

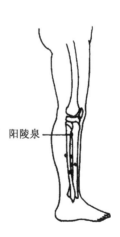

阳陵泉

图 3-50

图 3-51

三、咳嗽

咳指肺气上逆作声,嗽指咯吐痰液。有声有痰为咳嗽,有声无痰为咳逆。本证有外感、内伤之分,外感多发病较急,除咳嗽主症外,常兼见表证,但若调治失当,可转为慢性咳嗽。内伤咳嗽则发病较缓,兼见胸闷脘痞,食少倦怠,胸胁引痛,面红口干等症。现代医学之呼吸道感染、支气管炎、肺炎、肺结核等病可出现咳嗽症状。

(一)病因病机

1. 外感六淫之邪,常以风寒、风热、燥热为主,从口鼻皮毛而入,致肺气宣肃失常。
2. 饮食不当,或脾气虚弱,健运失常,痰湿内生,上犯于肺,肺失宣降。
3. 情志刺激,致肝气郁而化火,上犯于肺,肺受火灼,气失宣降。
4. 肺病日久,气阴虚亏,清肃无权,气逆而咳。

(二)辨证分型

1. 外感咳嗽:

风寒型:咳嗽声重,咳痰稀薄色白。伴头痛鼻塞,恶寒发热,无汗等表证,舌苔薄白,脉浮或浮紧。

风热型:咳嗽频剧声粗,咯痰不爽,痰色黄而稠。常伴头痛身热,汗出恶风等表证,舌苔薄黄,脉浮数。

2. 内伤咳嗽:

痰湿壅肺型:咳嗽反复发作,痰多色白黏稠,痰出咳平。多于晨起或食后加重,常伴胸闷脘痞,食少体倦,舌苔白腻,脉濡滑。

肝火犯肺型:咳嗽阵作,气逆而咳,痰少质黏,咳时胸胁引痛。口干咽苦,可受情志波动的影响,舌尖红苔干少津,脉浮数。

肺阴亏虚型:干咳少痰,痰色白而黏或痰中带血。口燥咽干或午后潮热,神疲体瘦,病程较长。

(三)治疗

1. 治则:

（1）外感咳嗽：

风寒型：疏风散寒,宣肺止咳。

风热型：疏风清热,宣肺化痰。

（2）内伤咳嗽：

痰湿壅肺：健脾化湿,祛痰止咳。

肝火犯肺：平肝降火,清肺止咳。

肺阴亏虚：滋阴润肺,止咳化痰。

2.取穴：

主穴：肺俞刺络放血拔罐（图3-50）

（1）外感咳嗽：

风寒型：列缺（图3-45）　合谷（图3-45）

风热型：大椎（图3-50）　曲池（图3-45）

（2）内伤咳嗽：

痰湿壅肺：脾俞（图3-50）　丰隆（图3-46）

肝火犯肺：阳陵泉（图3-51）　太冲（图3-52）

肺阴亏虚：太溪（图3-52）　三阴交（图3-52）

3.刺法：在肺俞穴,用三棱针刺穴位深0.2分,然后用双手挤出鲜血后,用大号玻璃罐拔在穴位上,留罐15分钟。

4.方义：咳嗽为肺系疾患的主要症状之一。"五脏六腑,皆令人咳,非独肺也。"（《素问·咳论》）"咳嗽病五脏六腑皆有之,然必传于肺而始作。"（《医学实在易》）"咳嗽不止于肺,而亦不离乎肺也。"（《医学三字经》）说明本病与肺关系密切。

"丰隆、肺俞,咳嗽称奇。"（《玉龙赋》）"咳嗽须针肺俞穴。"（《玉龙歌》）"若是痰涎并咳嗽,治却须当灸肺俞。"（《胜玉歌》）肺俞是治疗咳嗽的有效穴,是足太阳经的背部腧穴,与肺脏有内外相应的联系,为肺经经气输注于背部之处。因此,凡施用解表宣肺、清气肃肺、化痰理肺、滋阴养肺、泻火清肺、平肝清肺之法者,均可用肺俞穴,配合其他穴位可起到宣肺、清肺、补肺等功效。

5.按语：临床应用,贵在正确的辨证取穴。

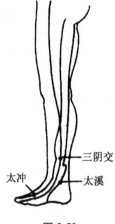

图 3-52

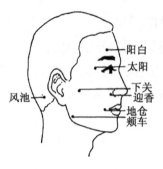

图 3-53

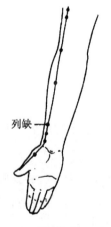

图 3-54

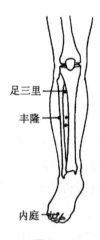

图 3-55

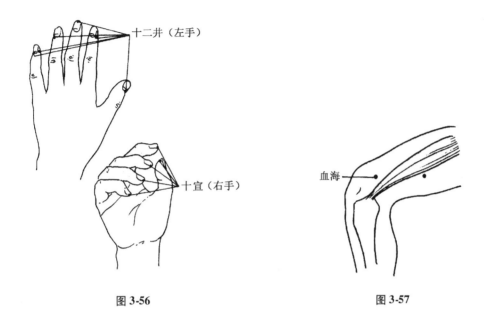

十二井（左手）

十宣（右手）

血海

图 3-56　　　　　　　　　　　　　　　　图 3-57

四、面瘫

本病是以口眼㖞斜为主要症状的一种疾病。又称"口㖞"、"卒口僻"、"口眼㖞斜"。本病可发生于任何年龄,以 20 ~ 40 岁者居多,男性比女性发病多。面部左右两侧的发病率大致一致。本证相当于现代医学的面神经麻痹症,指周围性面神经麻痹引起的面瘫,系由病毒感染、面神经缺血或水肿或附近组织有炎症病变等引起的面部肌肉运动障碍。

（一）病因病机

1.风邪外袭:本病多因风寒之邪侵犯手足阳明经络,邪气壅塞,经气阻滞,以致经筋失养,面部肌肉纵缓不收,发为本病。

2.正气内虚:思虑过多、劳役过度,久病之后,人体气血内虚,经气不足,营卫失调,经络空虚,而致风邪乘虚侵入经络、经筋,发为本病。

（二）辨证分型

1.风邪外袭:突然口眼㖞斜,面部感觉异常。并兼有头痛,鼻塞,颈项发紧不舒,颜面肌肉僵硬,脉浮,舌苔薄白等。

2.气血双亏:口眼㖞斜,面肌松弛,眼睑无力,少气懒言,脉细无力。舌质淡嫩,舌苔薄白。

（三）治疗

1.治则:祛风散邪或补益气血。

2.取穴:太阳(图3-53)　　下关(图3-53)　　阳白(图3-53)　　地仓(图3-53)　　迎香(图3-53)颊车(图3-53)均为患侧点刺出血

配穴:风邪外袭:风池(图3-53)　　列缺(图3-54)

气血双亏:足三里(图3-55)　　合谷(图3-45)

3.刺法:用三棱针点刺穴位,使其少许出血,每次选2~3穴,隔日1次。

4.方义:面瘫为风邪所致,点刺放血有祛风先治血,血行风自灭之意。取局部穴位,具祛散风邪,活血补血通络之效。

5.按语:口眼㖞斜的针灸治疗有理想的效果,但早期治疗是关键。及时和恰当的治疗,痊愈率可达85%以上。病程长短不一,病情轻的可在10天内恢复,病情长的有超过6个月不愈,少数患者可出现倒错现象,有的可遗留面肌痉挛。放血方法在炎症期或后遗面部"倒错"现象时,效果较好。

五、四肢麻木

麻木是指肌肤知觉消失,不知痛痒,若见于四肢者,则称为四肢麻木。

麻木在《内经》及《金匮要略》中称"不仁",隶属于"痹"、"中风"等病范畴。《诸病源候论》言"不仁"之状为"其状搔之皮肤,如隔衣是也。"《素问病机气宜保命集》始有麻木症名。朱丹溪云:"曰麻曰木,以不仁中而分为二也。"可见麻木与不仁同义。

（一）病因病机

1.风寒外袭:腠理疏松,风寒外袭,经脉失荣,气血不和,风寒入络而四肢麻木。

2.气血亏虚:劳倦失宜,或吐泻伤中,或失血过多,或生育频接,或热病久羁,或出现于其他虚损疾患之后。气血双亏,脉络空虚,四肢无所秉,遂可发生麻木。

3.气血瘀滞:因情志失调,气机不利或因外伤及病久入络,气血瘀滞,填塞经络,营阴失养,卫气失温,故见四肢麻木。

(二)辨证分型

1.风寒入络:四肢麻木伴有疼痛,遇天阴寒冷加重;兼有恶风寒,手足发凉,腰膝酸沉,舌质淡黯,苔白润,脉浮或弦。

若风邪偏盛呈走窜性麻木,无固定患处;或伴有轻度的口眼㖞斜,脉多浮象。寒邪偏盛的麻木,伴有疼痛,患处固定,手足发凉,恶寒与腰膝酸沉明显,脉多弦紧。

2.气血失荣:四肢麻木,抬举无力,面色萎黄无华;伴有气短心慌,头晕失眠,健忘等,舌质淡红,苔薄白,脉细弱。

偏于气虚者面色㿠白,四肢软弱,抬举无力,伴有心慌气短,脉弱,舌质淡红。偏于血虚者面色无华,皮肤偏干,伴有头晕目眩,失眠健忘,脉细或兼有数象,舌质嫩红。两者的共同点是:皆为虚证,一为气虚;一为血虚,麻木而无疼痛,呈现一派虚象。

3.气滞血瘀:四肢麻木伴有郁胀疼痛,按之则舒,面色晦暗,口唇发紫,舌质可见紫色瘀斑,舌苔薄,偏于脉涩。

气滞偏重的麻木时轻时重,但少有疼痛,脉弦不柔,舌淡黯无瘀斑。血瘀偏重的麻木而兼疼痛,无有轻时,皮色发黯,口唇青紫,脉沉涩,舌质必有瘀斑。

(三)治疗

1.治则:祛风护卫、补气养血或行气活血通络。

2.取穴:十二井或十宣(图3-56)　　阿是穴

配穴:

风寒入络型:可配火针点刺患处。

气血失荣型:曲池(图3-45)　　足三里(图3-55)　　三阴交(图3-52)

气滞血瘀型:曲池(图3-45)　　血海(图3-57)　　三阴交(图3-52)

3.刺法:十二井或十宣用三棱针速刺法点刺穴位0.1分深,挤出数滴血液即可。四肢患处麻木区域,如风寒入络型和气滞血瘀型可用三棱针刺络放血拔罐,留罐15分钟,一周2～3次或与火针治疗交替进行。气血失荣型用梅花针叩打患处出血即可。

4.方义：十二井是阴阳经交通脉气之处，点刺该穴放血可祛风散邪，血行风自灭，可推陈出新，补益气血；还可疏通经络活血化瘀，调血行气。配合应用其他穴位，治疗四肢及手足麻木有良好的效果。

5.按语：临证四肢俱见麻木者不多，而以双上肢或双下肢或单侧肢体麻木者多见。临证要分清虚实之证，虚证麻木患肢软弱无力，实证麻木患肢疼痛郁胀，这是两者的主要区别。

麻木一症，历代医家把它列为中风先兆之一。张三锡说："中年人但觉大拇指时作麻木，或不仁；或手足少力，或肌肉微掣，三年内必有中风暴病"（《中风专辑》）。王清任在《医林改错》中记载的中风先兆症状，亦有肢体麻木。因此积极治疗四肢麻木，对预防中风有着十分重要的意义。

六、中风

中风又名卒中。因起病急骤，证见多端，变化迅速，与风性善行数变的特征相似，故以中风名之。本病以突然昏仆，不省人事，口眼㖞斜，语言不利，半身不遂为主症。本病易反复发作，常遗留有后遗症状，发病率、致残率及死亡率较高，是威胁人类生命的一大疾患。

（一）病因病机

1.正气不足，经脉空虚，风邪入侵。

2.烦劳过度，病后体虚，年老体衰，阴阳失调，内风旋动。

3.饮食不节，劳倦内伤，脾失健运，聚湿生痰，痰郁化热，阻滞经络，蒙蔽清窍；或肝阳素旺，木克脾土，脾失运化，内生痰浊，或内火炽盛，以致肝风挟痰火窜扰经络，蒙蔽清窍而猝倒昏迷，㖞僻不遂。

4.五志过极，心火暴盛，风火相煽；或肝郁气滞，失于条达，气血瘀滞；或暴怒伤肝，肝阳暴动，气血俱浮，上冲于脑，突发大厥。

（二）辨证分型

1.中风先兆：眩晕，半身或一侧手、足麻木无力。

2.中经络：口眼㖞斜、语言謇涩，半身不遂。

3.中脏腑:昏不识人,呼吸急促,面色潮红,目合口噤,两手握固,二便闭结,舌卷囊缩,喉中痰鸣,腹胀如鼓,头痛。

（三）治疗

1.治则:疏经通络,起闭开窍。

2.取穴:

中风先兆:四神聪点刺放血(图3-58)

中经络:曲泽(图3-49)　　十宣(图3-56)　　委中(图3-48)

中脏腑:四神聪(图3-58)　　十宣点刺放血(图3-56)

3.刺法:四神聪、十宣均用速刺法,深度0.1~0.2 cm,挤出血液数滴。曲泽、委中用缓刺法,三棱针斜刺穴位出浮络,出血后待其自然停止,勿用棉球止血。

4.方义:四神聪位于头顶部,其功效《圣惠方》云:"理头风目眩,狂乱风痫。"《类经图翼》云:"主治中风,风痫。"故该穴主治中风之证。十宣位于手十指尖端,阴阳之气相互交接之处,可通调阴阳,具有开窍醒脑作用。曲泽、委中均为经脉合穴,气血充盛之处,可起到疏通经络,调理气血的作用。

5.按语:针灸治疗中风病历史已久,近40年来,由于针灸医学的发展,及现代检测、治疗手段的综合应用,在临床疗效方面又有新的提高。尤其在中风早期及后遗症期放血疗法的应用对病人的恢复有着良好的效果。

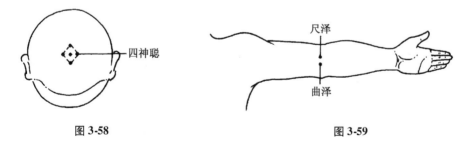

图 3-58　　　　　　　　　　　　　　　　　　图 3-59

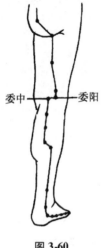

图 3-60

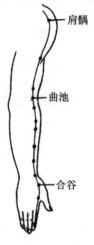

图 3-61

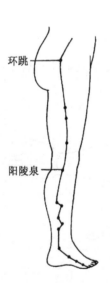

图 3-62

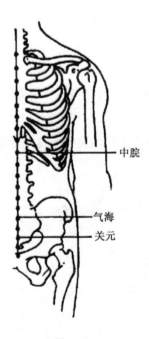

图 3-63

七、上吐下泻

上吐下泻是指呕吐和腹泻症状同时发生或交替出现,与单纯性呕吐或腹泻有所不同。

此症在历代文献中称之为霍乱,意即这种疾病起于仓促,挥霍缭乱不安。霍乱之名首见于《内经·诸病源候论·霍乱候》,具体地描述了霍乱病的症状:"其乱在于肠胃之间者,因遇饮食而变发则心腹绞痛,其有先心痛者则先吐,先腹痛者则先利,心腹并痛者则吐利俱发,挟风而实者,身发热,头痛体痛而复吐利,虚者但吐利,心腹刺痛而已。"但须注意,中医学所说的霍乱,主要是指上吐下泻症状表现为主的胃肠道病证。部分是指现代医学所指的急性胃肠炎。

(一)病因病机

1. 暑湿型:夏秋之交,暑湿交蒸,秽浊之气侵入体内,暑湿秽浊郁遏中焦,脾胃升降失常所致。

2. 食滞型:内伤食积,积滞阻于中焦,脾胃机能受损,升降失职,运化无权所致。

(二)辨证分型

1. 暑湿型:发病较急,猝然吐泻交作,腹部绞痛,吐物酸腐,泻下黄水样便。或带黏液,其气秽臭,烦热口渴,胸脘痞闷。或伴有发热头痛,肢体疼痛,小便黄赤,舌苔黄腻,脉多滑数。

2. 食滞型:呕吐酸腐,腹痛胀满,嗳气厌食。多见先吐后泻,泻下粪便酸臭,泻后痛减,稍缓又痛。舌苔厚腻,脉滑或弦滑。

(三)治疗

1. 治则:清暑利湿,辟秽化浊;消食导滞,健脾利湿。

2. 取穴:曲泽(图3-59)　委中(双)(图3-60)

暑湿型:曲池(图3-61)　丰隆(图3-55)　足三里(图3-55)

食滞型:合谷(图3-61)　内庭(图3-55)　足三里(图3-55)

3. 刺法:以三棱针,用缓刺法放血。

4. 方义:曲泽是心包经合穴,脉气入合处;委中亦是足太阳之脉所入为合的合穴,二穴合用点刺出血具清心安神、清泄暑热、消食导滞之功,能促进脾胃运化,分清别浊,治疗上吐下泻之疾。

5. 按语:曲泽与委中配伍,称为"四弯"穴。两穴配伍使用放血疗法,可用于急性高热、急性吐泻、急性腹痛、厥证等实热急证,还可配伍针刺泻法,治疗四肢拘挛、肘膝屈而不伸,具有舒筋活络、通畅筋脉的功效。

八、痹证

痹证是因感受风寒湿热之邪引起的以肢体、关节疼痛、酸楚、麻木、重着以及活动障碍为主要症状的病证。临床上具有渐进性或反复发作的特点。其主要病机是气血瘀阻不通,筋脉关节失于濡养所致。

(一)病因病机

1. 体虚感邪:由于患者素体虚弱,气血不足,腠理空疏,故外邪易于入侵;既病之后,又无力驱邪外出,以至风寒湿热之邪,得以逐渐深入,留恋于筋骨血脉而为痹证。

因此,体虚是本病重要的内在因素:阳虚者以其卫外不固,易为风寒湿邪所伤,故感之者多为风寒湿痹;阴虚者,阳气相对地处于偏盛状态,脏腑经络,先有蓄热,故感之者多为风热湿痹。

2. 外邪入侵:风、寒、湿、热之邪通常是引起本病的外在因素,体质柔弱者,固然易于导致外邪入侵;也有平时体质尚好,但由于久居严寒之地,又缺乏必要的防寒保暖措施;或者由于工作关系野外、雪天露宿;或住地潮湿,或睡卧当风,或冲风冒雨,水中作业;或劳力感寒受湿;或汗出入水等,日久也可积而为病;或在卫外功能低下的情况下,重感于风寒湿邪;或风寒湿邪郁久化热而发病。

3. 停痰留瘀:由于病久气血周流不畅,而致血停为瘀,湿凝为痰;痰瘀可以互结,也可以和外邪相合,阻闭经络,深入骨节,而致根深难以驱除;痹证晚期所见到的关节肿胀、畸形,多为痰瘀交阻于骨节之间所致。

(二)辨证分型

痹证有新久虚实之异,偏风、偏寒、偏湿、偏热的不同。实痹包括风寒湿痹、热痹、顽痹;虚痹包括气血虚痹、阴虚痹、阳虚痹。放血疗法主要治疗实痹。

1.行痹(风痹):肢体关节、肌肉疼痛酸楚,其疼痛呈游走性,不局限于一处,关节屈伸不便,多见于上肢、肩、背。初起多兼有畏风、发热等表证,舌苔薄白,脉浮缓。

2.痛痹(寒痹):肢体关节肌肉疼痛剧烈,甚则如刀割针扎,逢寒则加剧,得热则痛缓。痛处较为固定,日轻夜重,关节不可屈伸,痛处不红不热,常有冷感,舌苔白,脉弦紧。

3.着痹(湿痹):肢体关节肌肉疼痛,痛处较为固定,且有明显的重着感,肌肤麻木不仁。或患处表现为肿胀,行动不灵便,得热得按则痛可稍缓,舌质淡,苔白腻,脉濡缓。

4.热痹:肢体关节疼痛,痛处焮红灼热,肿胀疼痛剧烈,筋脉拘急,手不可近,更难于下床活动,日轻夜重。患者多兼有发热、口渴、心烦、喜冷恶热等症状,舌质红,苔黄燥,脉滑数。

5.顽痹:痹证历时较长,反复发作,骨节僵硬变形,关节附近呈黯黑色,疼痛剧烈,停着不移,不可屈伸,或疼痛麻木。关节或红肿疼痛,兼见发热而渴,尿短赤;或关节冰凉,遇气交之变,寒冷季节而痛剧,得热而安。舌上多见紫色瘀斑,脉细涩。

(三)治疗

1.治则:

行痹、痛痹、着痹:祛风、散寒、逐湿,温通经脉。

热痹:清热活血通络。

顽痹:活血,化瘀,化痰通络。

2.取穴:

行痹:风池(图3-53)　血海点刺出血(图3-57)

痛痹:关元(灸)(图3-63)　肾俞(灸)(图3-50)

着痹:中脘(图3-63)　丰隆(图3-55)　足三里(图3-55)

热痹:大椎刺络放血拔罐(图3-50)　曲池(图3-61)

顽痹:气海(灸)(图3-63)　太溪(图3-52)

配穴:

上肢:尺泽(图3-59)　曲泽(图3-59)　肩髃(图3-61)

下肢:环跳(图3-62)　委阳(图3-60)　足三里(图3-55)　阳陵泉(图3-62)

3. 刺法：血海用三棱针速刺法点刺出血。大椎三棱针点刺 3～4 点，加火罐放血 4 mL。关元、肾俞用艾盒灸 20 分钟。

4. 方义：风池以搜风要穴而命名，又为手足少阳、阳维之会穴，具疏散风寒、利窍止痛之功。血海由于有调血气，理血室的功效，配合风池应用，可起到血行风自灭的作用。关元、肾俞温补肾阳，振奋阳气，驱寒外出。中脘、丰隆、足三里具有调理中焦，健益脾胃，促进运化之功。大椎为诸阳之汇，刺络放血以达清热活血通络之功。

5. 按语：由于痹证多系缠绵难愈，患者在积极治疗的同时应加强个体调摄。如房室有节、食饮有常、劳逸结合、起居作息有规律等。此外，可视具体情况积极参加各种体育运动，以增强体质，提高机体对外邪的抗御能力。

九、面痛

面痛指面颊抽搐疼痛而言，多发于一侧，亦有少数两侧俱发者。临床可见眉棱骨痛，颧痛，下颌及舌、颊痛，以上 3 个部位可以同时发病，亦可单一或两个部位并发疼痛，现代医学称为三叉神经痛。

（一）病因病机

风寒之邪侵入阳明经脉，寒性收引，凝滞筋脉，血气痹阻，遂致面痛。或因风热毒邪，浸淫面部，影响筋脉气血运行而致面痛。或肝气郁结，肝郁化火，或饮食不节，食积生热，胃火上冲。或素体阴虚，阴虚火旺致热灼面部。

（二）辨证分型

1. 风邪外袭：多呈发作性，烧灼样或刀割样疼痛。痛时面红、出汗，舌淡苔薄、脉滑。
2. 脾胃实火：面痛，烦躁易怒，口渴、便秘等症。
3. 阴虚阳亢：体质素虚，形体消瘦，颧红升火。脉细数无力，劳累则发作加剧。

（三）治疗

1. 治则：疏导经气，行气止痛。
2. 取穴：

主穴:太阳(图3-64)　颊车(图3-64)

配穴:

风寒型:列缺(图3-65)　合谷(图3-66)　地仓(图3-64)

风热型:大椎(图3-67)　合谷(图3-66)

脾胃实火:内庭(图3-68)

阴虚阳亢:列缺(图3-65)　照海(图3-69)

3. 刺法:用三棱针点刺主穴出血,3天治疗1次。

4. 方义:主穴均分布在局部,为局部选穴的方法,点刺出血可使脉络疏通,气血通畅,疼痛自止。

5. 按语:针灸对原发性三叉神经痛有一定的治疗作用。如遇有感觉障碍,口眼㖞斜,颈部肿块等,则需做进一步检查,以确诊是否属于继发性三叉神经痛。

可配合推拿手法治疗,令病人仰卧,以一指禅、点、按、揉、抹、直推等手法施于阿是穴、阳白(图3-64)、鱼腰(图3-64)、太阳 (图3-64)、上关(图3-64)、下关 (图3-64)、颧髎(图3-64)、颊车(图3-64)等穴各2分钟。

然后,令病者坐位,施拿法风池、天柱、合谷各2分钟。如属风热者,在手阳明、手少阳肘以下循行线上施以擦法;如属肝阳上亢者,在足厥阴经膝以下循行线上施以擦法;如属虚火上炎者,在足少阴经膝以下部位施以擦法,均以透热为度。

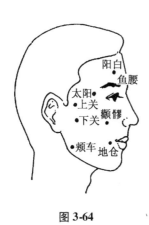

图3-64

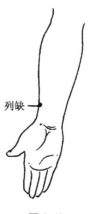

图3-65

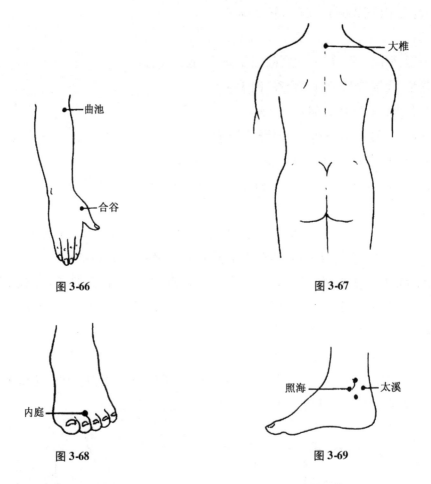

图 3-66

图 3-67

图 3-68

图 3-69

十、急性泄泻

泄泻又称"腹泻"、"下利"、"注泄"、"飧泄"等,是指急性排便次数增多,粪便稀薄,甚至泻出如水样而言。

(一)病因病机

1.病邪犯胃:外邪,以寒、湿、热邪伤及脾胃为常见。尤以湿邪兼夹寒、暑、热邪为多见,湿困脾阳,脾失健运,清浊不分,水食相夹并走大肠而成泄泻。

2.饮食所伤:饮食不节,损伤脾胃,水湿内停,变生污浊而成泄泻。

3.情志失调:素体脾胃虚弱,复因情志影响,忧思伤脾,脾胃气机失调;恼怒伤肝,肝气郁结,横逆犯脾,脾伤则运化失常而成泄泻。

(二)辨证分型

1.寒湿泄泻:便多稀水,色白无臭。或完谷不化,肠鸣腹痛,喜温,身冷不渴,面白肢凉,舌淡苔白,脉沉迟。

2.湿热泄泻:腹痛泄泻,泻不及迫。或泻而不爽,粪黄臭秽,肛门灼热,烦热口渴,小便短黄,苔黄腻,脉滑数或濡数。

3.伤食泄泻:腹痛肠鸣,大便恶臭。泻后痛减,脘腹胀满,嗳腐酸臭,不思饮食,苔垢浊或厚腻,脉滑。

(三)治疗

1. 治则:祛邪止泻。

2. 取穴:主穴:曲泽(图 3-70)

配穴:委中(图 3-71)

寒湿泄泻:中脘(图 3-72) 神阙(灸)(图 3-72)

湿热泻泄:十二井穴点刺出血(图 3-73)

伤食泄泻:上脘(图 3-72) 天枢(图 3-72)

3. 刺法:曲泽、委中用三棱针点刺放血 5～10 mL。十二井用三棱针点刺出血,出血量以血色变为鲜红为度。寒凝血瘀腹痛较甚者,亦可选曲泽、委中等青筋隆起处刺血。

4. 方义:曲泽为手厥阴心包经合穴,该经与手少阳三焦经相表里,经气相互沟通,三焦经主调上、中、下三焦之气,促进水液运行、吸收,调理中焦脾胃之气。委中为膀胱经合穴,主司下焦水液,泌别清浊。二穴配合应用擅长主治泄泻之症。

5. 按语:针灸治疗泄泻的机制方面的研究尚不多见。有人认为针灸治疗流行性腹泻,是因为针灸具有兴奋网状内皮系统的吞噬机能和增强白细胞的吞噬作用,从而起到抗炎、产生抗体和调整胃肠机能的作用。

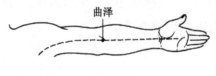

图 3-70

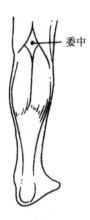

图 3-71

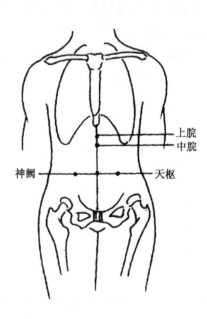

图 3-72

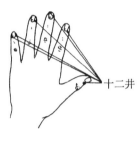

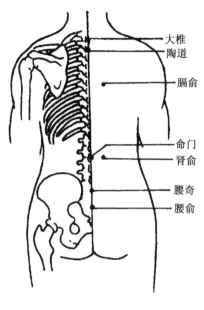

大椎
陶道

膈俞

命门
肾俞

腰奇
腰俞

十二井

图 3-73　　　　　　　　　　　　　　　图 3-74

十一、痫证

痫证又名"羊痫风",以小儿青壮年居多,且反复发作,缠绵难愈。临床表现发作性神志异常,重者突然昏仆,神志丧失,口吐涎沫,两目上视,瞳孔散大,四肢抽搐,角弓反张,小便自遗,或大便失禁,或呕吐,或口中如作猪羊叫声,发过即苏,一如常人。

部分患者发作后可遗面色苍白、精神疲倦、头痛头晕、周身酸楚等症。轻者为短暂的神志丧失,是谓"失神",突然终止活动,中断谈话,面色白,两目凝视,手中持物落地,头向前倾,上肢轻微颤动,发作一过,立即神志清楚。

（一）病因病机

1. 先天因素:先天肝肾不足,气机逆乱,神不守舍,则发为痫证。

2. 积痰郁火:脾失健运,聚湿而生痰,火由五志过极或房劳过度而成,火邪煎熬津液亦可酿成热痰,且可触动内伏痰浊,使痰随火升,阻蔽心包,可使痫发。痰热亦可迷塞心窍,扰乱神明,引发癫痫。

3.惊恐外伤:突然感受大惊大恐,惊则气乱,气血运行不畅,心神失养而作痫证;或因外伤,瘀血阻络,心神失和,脏腑失调而发。

(二)辨证分型

1.实证:突然昏倒,不省人事,牙关紧闭,口吐白沫,角弓反张,抽搐劲急。或有吼叫声,二便失禁等。

2.虚证:痫证日久,反复发作,抽搐强度减弱。精神萎靡,神疲乏力,腰膝酸软等。

(三)治疗

1.治则:

实证:熄风定痫,宁心化痰。

虚证:补益心脾,化痰镇静。

2.取穴:

实证:大椎(图3-74) 腰奇(图3-74)刺络拔罐。

虚证:脊柱两侧夹脊穴加实证穴位。

3.刺法:用三棱针挑刺大椎、腰奇若干次,使其出血各1~2滴,然后叩拔火罐10~15分钟,使其出血少许。患者伏卧,用梅花针叩打第1颈椎至第4骶椎的脊柱及两侧,由上而下,叩打至皮肤红润或微出血为度,一周2~3次。

4.方义:本病是风动痰涌,阴阳逆乱,神明受蔽所致,故取大椎以清泄风阳,宁神醒脑;腰奇为经外奇穴,是古人治疗痫证的经验效穴。二穴配合应用为治疗癫痫的最基本配穴对穴,治疗虚、实证。因背腧穴分布于脊柱两侧,故用梅花针叩打,可作用于心俞、脾俞、肾俞、肝俞,以达健脾益气、和胃化浊、滋补肝肾、潜阳安神的作用。

5.按语:针灸对痫证有一定的治疗作用,尤其近十几年来,由于科学的进步,增添了许多新的治疗方法,为进一步提高临床疗效开辟了更多的途径。但对大发作期间的治疗,因病人肢体抽搐,针刺时应防止事故;对癫痫持续状态,应进行及时的急救处理,以免延误治疗时机。患者须保持精神舒畅,防止过度疲劳及情绪波动,参加适当的体育锻炼,坚定战胜疾病的信心,可增加和巩固疗效。

十二、胁痛

胁痛是指一侧或两侧胁肋部发生疼痛而言,为临床常见的自觉症状。《灵枢·五邪篇》指出:"邪在肝,则两胁中痛。"指明胁痛主要和肝胆的疾病有关。

本病常见于现代医学的肝、胆囊、胸膜及肋间神经痛等疾病。

(一)病因病机

根据历代医家论述和近代认识,胁痛的病因病机可概括为以下几方面。

1. 肝气郁结:肝在胁下,胆附于肝下,其经脉分布于两胁,因此肝胆有病,往往反映到胁肋部位而发生胁痛。肝为将军之官,其性动而主疏泄,若因情志抑郁,或暴怒伤肝,皆能使肝失调达,疏泄不利,气阻络痹而致胁痛。《金匮翼·胁痛统论·肝郁胁痛》说:"肝郁胁痛者,悲哀恼怒,郁伤肝气。"

2. 瘀血停着:气郁日久,血流不畅,逐渐积滞而成瘀血,阻塞胁络而发生胁痛。或因受外伤,或暴力负重,致使胁肋受伤,瘀血停留阻塞胁络,而致胁痛。《金匮翼·胁痛统论·污血胁痛》说:"污血胁痛者,凡跌仆损伤,污血必归胁下故也。"

3. 肝阴不足:久病体虚、劳欲过度,或由于各种原因引起的失血,均能导致精血亏损。肝阴不足,血虚不能养肝,使络脉失养而发生胁痛。《景岳全书,胁痛篇》说:"内伤虚损胁肋疼痛者,凡房劳过度,肾虚羸弱之人,多有胸胁间隐隐作痛,此肝肾精虚不能化气,气虚不能生血而然。"

4. 外邪侵袭:外邪入侵,特别是湿热病邪最易侵犯肝胆,使肝胆失于疏泄条达而引起胁痛。《素问·刺热论》云:"肝热病者……胁满痛。"可见外邪侵袭为胁痛发病的一个原因。

(二)辨证分型

1. 辨证要点:

(1)辨外感和内伤:外感胁痛,起病较急,大多为湿热病邪侵犯肝胆,临床多有表证,发热、恶寒,并多同时伴有黄疸、恶心、呕吐等症状,脉象浮数或弦数,舌质红,苔黄腻或白腻。内伤胁痛,起病较缓,没有发热、恶寒等表证出现,多由肝气郁结、瘀血阻络或肝阴不足等引起。

（2）辨胁痛性质：疼痛走窜不定，时痛时止者，多属肝郁不舒，气阻络痹所致；以重着疼痛为主，痛有定处，触痛明显，疼痛多为持续性，间歇加剧，多为湿热结于肝胆，肝胆疏泄功能受累所致；以隐痛为主，疼痛轻微，但绵绵不绝，疲劳后可使疼痛加重，按之仅较舒适，多属血不养肝，络脉失养所致；以刺痛为主，痛有定处，触之坚硬，间歇发作，入夜更剧，多为气滞血瘀，瘀血阻滞经脉所致。

（3）辨证候虚实：根据胁痛的病因，疼痛的性质，以及脉象、舌诊等方面，对胁痛属虚属实，一般不难辨别。在这里要强调的是，在临床上，很多胁痛病人，往往是虚实互见，既有湿热，又有血虚，或是兼有瘀血停着，因此在治疗上就应该统筹兼顾。

2. 分型：

（1）肝气郁结：胁痛，走窜不定，疼痛每因情志之变动而增减，饮食减少，嗳气频作，苔薄，脉弦。

（2）瘀血停着：胁痛如刺，痛处不移，入夜更甚。胁肋下或见痞块，舌质紫暗，脉沉涩。

（3）肝阴不足：胁肋隐痛，其痛绵绵不休，口干咽燥，心中烦热，头晕目眩，舌红少苔，脉细弦而数。

（4）肝胆湿热：发热恶寒，胁痛口苦，胸闷纳呆，恶心呕吐，目赤或目黄身黄，小便黄赤，舌质红，舌苔黄腻，脉浮数或弦数。

（三）治疗

1. 治则：

肝气郁结：疏肝理气。

瘀血停着：祛瘀通络。

肝阴不足：养阴柔肝。

肝胆湿热：清热利湿。

2. 取穴：

肝气郁结：支沟（图 3-75）　委中（图 3-71）放血

血瘀血停着：支沟放血（图 3-75）　委中放血（图 3-71）

肝阴不足：丘墟（图 3-76）　透照海（图 3-69）

肝胆湿热:丘墟(图3-76)　透照海(图3-69)　委中放血(图3-71)

3.刺法:针刺泻法双侧支沟穴,双侧委中缓刺法放血。用三寸毫针从丘墟穴进,经过踝骨至照海皮下,不提插捻转。阳陵泉毫针泻法。

4.方义:支沟为手少阳三焦经经穴,因三焦主持诸气,总司人体气化,为通行元气之路,故可疏肝理气,为治疗胁痛的特效穴。丘墟为足少阳经脉所过为原的原穴,胆者肝之腑,其脉络肝,胆经循行胁肋;该穴透肾经照海穴,可起到养阴柔肝止痛的目的。委中为血郄,该穴放血,具有活血化瘀,清热凉血之功。

5.按语:内伤胁痛多与情志有关,因此精神愉快,避免情绪过于激动,以及适当进行体育锻炼,增强体质,有一定的预防意义。已患胁痛,则要多注意休息,饮食切忌肥甘辛辣滋腻之品。多吃蔬菜、水果、瘦肉、豆制品等清淡有营养的食物,并及时进行治疗。

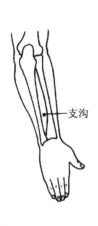

图 3-75

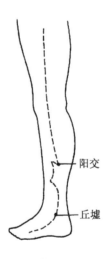

图 3-76

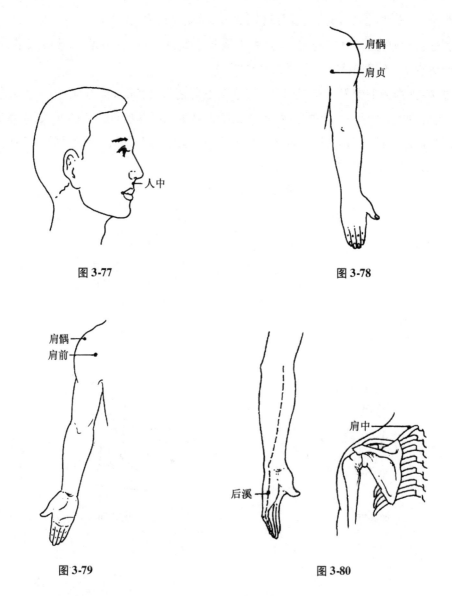

图 3-77

图 3-78

图 3-79

图 3-80

十三、腰痛

腰痛，又称"腰脊痛"，为临床上常见的一种症状。腰为肾之府，肾脉循行"贯脊属肾"，可见腰脊痛与肾之关系甚密，而腰脊部经脉、经筋、络脉的病损，亦可产生腰痛。

本证常见于腰部软组织损伤、肌肉风湿以及脊柱和内脏病变等。

（一）病因病机

1.寒湿腰痛：多由感受风寒，或坐卧湿地，风寒水湿之邪浸渍经络，经络之气阻滞而发病。

2.腰肌劳损：每因闪挫撞击未全恢复，或积累陈伤，经筋、络脉受损，瘀血凝滞所致。

3.肾虚腰痛：因长期操劳过度，久坐久立，或因房劳伤肾，精气耗损，肾气虚惫导致腰痛。

（二）辨证分型

1.寒湿腰痛：由于风寒湿邪为患，故见腰部重痛、酸麻。或拘急不可俯仰，或腰脊痛连臀腿，如迁延日久，则时轻时重，患部时觉发凉，值气候骤变、阴雨风冷则发作尤剧。

2.腰肌劳损：多由陈伤宿疾，劳累时腰痛乃举发。腰部触之僵硬或有牵掣感，其痛固定不移，转侧为甚。

3.肾虚腰痛：起病缓慢，隐隐作痛。或酸多痛少，绵绵不已，腰腿酸软无力。如兼神倦腰冷、滑精、脉细者为肾阳虚；伴有虚烦、溲黄、脉细数、舌红者属肾阴虚。

（三）治疗

1.治则：

寒湿腰痛：祛寒除湿，温经通络。

腰肌劳损：活血行气，养血通络。

肾虚腰痛：温肾补肾或滋肾益阳。

2.取穴：

主穴：肾俞（图3-74）　委中放血（图3-71）

配穴：

寒湿腰痛：人中放血（图3-77）

腰肌劳损：膈俞放血（图3-74）

肾虚腰痛：命门（灸）（图3-74）　太溪（图3-69）

3.刺法:用三棱针缓刺法点刺委中放血少许。并用 26 号 1 寸毫针速刺法点刺人中、膈俞使其出血。灸命门,毫针补法于肾俞穴和太溪穴。

4.方义:肾脉贯脊,取肾俞可调益肾气;委中位居血络(血管)丰富之处,是放血疗法的常用穴位,从经络所通、主治所及的作用上来说,委中对腰背一些疾病有佳效,故前人有"腰背委中求"之说。膈俞为血会,可疏利膀胱经气,消络中瘀滞,腰肌劳损者宜之。灸命门可温补肾阳;太溪为肾少阴经之原穴,为脏病取原之意。

5.按语;预防腰痛应避免坐卧湿地。若涉水冒雨或身劳汗出后即应换衣擦身,或服用生姜红糖茶,以便发散风寒或寒湿。暑季湿热郁蒸时,亦应避免夜宿室外,贪冷喜水。

《养生方》提出腰痛的护理方法有:①进食之后不能立刻平卧,需作散步;因为胃的腐熟,需要肾的温煦,适当活动,可使肾气通畅,不会腰痛;②使大便通畅,每日定时解便,即使大便干燥,也不应该用力过度,否则可引起腰痛。

十四、肩周炎

肩周炎以单侧或双侧肩关节疼痛、活动受限为主要症状。年龄多在 50 岁左右,故又称"五十肩"。

(一)病因病机

1.外感六淫:风、寒、暑、湿、燥、火六种外邪,在一定条件下侵害人体,使肢体发生病理改变,产生疼痛。

2.内伤七情:主要是异常情绪变化引起气机逆乱所致。

3.不内外因:主要为劳逸失度和外伤。如体劳、房劳过度,创伤、跌打损伤,持重努伤等。

(二)临床表现

肩部弥散性疼痛,日轻夜重,夜间有时可被痛醒,而早晨起床时病变肩关节稍事活动,疼痛反能减轻,此即所称的静止痛。

局部伴有广泛的压痛。外旋、外展动作受到限制。随着病情的发展,病变组织产生粘连,功能障碍也随着加重,形成"冻肩"或称"肩凝",所以本病早期以疼痛为主,晚期以功能障碍为主。

(三)治疗

1. 治则:祛风散寒,化湿通络,调理气血。

2. 取穴:肩贞(图 3-78)　肩髃(图 3-78)　肩前(图 3-79)　局部　肩中(图 3-80)局部

3. 刺法:取肩贞、肩髃、肩前、肩中穴位及其周围有瘀血现象的静脉血管,以三棱针刺血后即拔罐,留罐 15 分钟,每周 2~3 次。两寸毫针远端刺丰隆,用泻法。

4. 方义:肩贞、肩髃、肩前、肩中均为局部穴位,刺络放血后起到活血化瘀,行血散风祛寒,促进经络气血运行的目的。

5. 按语:针灸治疗本病有一定的疗效,尤其是即时效果比较理想。本病应加强功能锻炼。功能锻炼以自动性操练为主。现将几种简易操练方法介绍如下:

(1)患者背靠墙而立,屈肘 90°握拳,拳心向上,上臂逐渐外展,尽可能使手接近或碰到墙壁。

(2)患侧手指通过头后摸耳朵。

(3)面墙而立,用两手手指作爬墙运动,在每次爬行的最高点做记号,可以知道各次操练的成绩就能加强操练信心。

(4)患侧翻手从背后摸取对侧的肩胛骨。

(5)患侧肢体顺时针方向画圈数次,再作逆时针方向画圈数。每次操练 5~10 分钟,每天操练二三次。操练时有些疼痛,但必须坚持。

十五、坐骨神经痛

坐骨神经痛是指坐骨神经通路及其分布区内的疼痛,是临床上常见的病证。有原发性、继发性和反射性三种类型。原发性坐骨神经痛是坐骨神经本身发生的病变,多与感染有关,受冷常为诱发因素。继发性坐骨神经痛,是因该神经通路的邻近组织病变所引起,如腰椎间盘突出症、脊椎关节炎、椎骨内肿瘤以及骶髂关节骨盆等部位病变产生机械性压迫而致。反射性坐骨神经痛是由于背部的某些组织遭受外伤或炎症的刺激冲动,传入中枢,反射性地引起坐骨神经的疼痛。

（一）病因病机

本病隶属于"痹证"范围。由于风寒或风湿之邪客于经络，经气阻滞，不通则痛。若风胜则疼痛呈游走性；寒胜则疼痛剧烈，如迁延日久，则气滞血瘀，病邪固着，更使病势缠绵难愈。

（二）临床表现

沿坐骨神经通路，即腰、臀、大腿后侧，小腿后外侧，足背等处发生放散性、烧灼样或刀割样疼痛。疼痛多由腰部、臀部或髋部开始，向下放射，从大腿、小腿直到足背。疼痛常因行走、咳嗽、喷嚏、弯腰、排便而加剧。病人常取保护性姿势。体检时，直腿抬高试验阳性，腘窝点、小腿外侧及外踝后方有时也有压痛。如为继发性疼痛，压迫腰部的压痛点往往可使疼痛向下放射。如属反射性疼痛则在病变部位可查到压痛，且经局部封闭后，坐骨神经疼痛也相应消失。

（三）治疗

1. 治则：疏导经气。

2. 取穴：腰俞（图 3-74）　丘墟（图 3-76）　委中（图 3-71）　阳交（图 3-76）

3. 刺法：上述穴位均为患侧，用三棱针挑刺，使其出血，第一次刺血出血量偏大，方能缓解疼痛。每日 1 次。疼痛缓解后，可隔日 1 次。

4. 方义：因病邪留滞于脊膂之间，故取腰俞以除深邪远痹。按疼痛放散部位，可取足太阳膀胱经穴委中，疏通膀胱经气。足少阳胆经穴阳交、丘墟通利胆经之气。诸穴合用，通调经气，行气活血止痛。

5. 按语：患者急性期宜卧床休息，如病情好转时宜结合适当的活动。下肢、腰部均须保温，最好卧板床，平卧时腰部可垫小枕头。

十六、疟疾

疟疾是由于疟邪、瘴毒或风寒暑湿之气，侵袭人体，伏于少阳，出入营卫，正邪相争，表现出以毛孔竖起、寒战鼓颔，寒罢则一身壮热，体若燔炭，头痛，烦渴，而后汗出，热退身凉，如此寒热往来,反复发作,间日一发,或一日一发,或三日一发为临床特征的疾病。

(一)病因病机

关于疟疾的病因,古人认为风寒暑湿、情志劳倦、痰食内滞、起居不慎等均可致疟,同时也认识到疟邪、瘴毒也可致疟。

感受疟邪、瘴毒常因兼感风寒暑湿等时令邪气不同,以致夹杂情志、劳倦、痰食和体质差异等因素,而形成不同的疟疾证候。疟邪、瘴毒入侵人体之后,伏于半表半里,出入营卫之间,入与阴争则恶寒,出与阳争则发热,正邪交争则寒热往来。若正邪相离,邪气藏伏,不与营卫相争,则寒热休止。邪在阳分病浅则发作日早,邪陷阴分病深则发作日迟,故疟疾有一日一发,二日一发,三日一发之不同。

(二)辨证分型

至于疟疾的不同证候表现,则是兼感时令邪气不同以及体质差异引起。如感受疟邪而不兼感时令邪气,则表现为正疟。如素体阳盛,暑邪内蕴,则形成温疟;素体阳虚,复感寒气,则引起寒疟;兼感湿邪,则发为湿疟;暑邪太盛,邪热入里,可引起瘴疟。又如同是感受瘴毒,但由于体质不同而发生寒瘴、热瘴的不同证候。大抵疟疾初起实证居多,久疟不愈,则气血亏耗,正虚邪恋,甚则血瘀痰凝,胁下结块,而形成劳疟和疟母。

1.正疟:初起肢体酸楚,呵欠乏力,继则畏寒战栗,寒罢则遍体灼热,头痛面赤,口渴心烦;数小时后,汗出淋漓,寒热休止,诸证消失,唯觉头晕神疲。舌苔薄白或黄,其脉多弦,寒战时弦紧,发热时脉弦滑数。多为间日一发,少数有一日作或三日作。

2.温疟:其发病过程与正疟相仿,但热甚无寒,骨节烦痛,面红目赤,胸闷呕吐,烦渴饮冷,头痛阵作,少气乏力,日久肌肉消烁,甚则突然神昏谵语,惊厥黄疸,躁狂不宁。舌红苔黄,脉洪数或弦数。

3.寒疟:其发病过程与正疟相仿,但寒甚热微,或但寒不热,亦称轻疟,倦怠嗜卧,胸痞泛恶,战栗头痛,口不渴。或渴喜热饮,胸胁痞闷,神疲困倦,甚则神昏不语,舌淡苔白腻,脉弦迟。

4.痢疟:其发病过程与正疟相仿,但兼有腹痛泄泻,或痢下赤白,里急后重,身困重痛胸闷呕吐,日久则形体瘦削,少气懒言,舌淡苔腻,脉来弦细。

（三）治疗

1. 治则：

正疟：和解少阳，祛邪截疟。

温疟：清热达邪，化浊辟秽。

寒疟：和解少阳，温通达邪。

痢疟：清热化湿，和解达邪。

2. 取穴：

主穴：大椎（图 3-74）

配穴：

正疟：液门（图 3-82）

温疟；陶道（图 3-74）

寒疟：复溜（图 3-83）

痢疟：商阳（图 3-82）

3. 刺法：

正疟：发作前 2 小时左右，用毫针泻法治疗，留针 20～30 分钟，留针期每隔 5 分钟捻转 1 次，以持续保持酸胀感。

温疟：大椎用三棱针点刺出血，余穴毫针泻法。

寒疟：诸穴均直刺 0.5 寸，留捻 10 分钟，采用补法，然后再灸 10 分钟。

痢疟：商阳、关冲点刺出血，余穴直刺 0.5 寸，平补平泻，留捻 10 分钟。

4. 方义：大椎为督脉之穴，能疏导一身之阳，后溪通督，辅佐大椎发挥作用。间使同属手厥阴经，厥阴少阳为表里，能疏泄三焦，和解表里，调整阴阳之气。三穴为主，通利三焦，通达阳气，和解表里阴阳以祛邪截疟。

5. 按语：针灸治疗疟疾效果较好，但应掌握好治疗时间。发作时须安卧，忌受风寒，寒战时应多加棉被，高热时可适当降温，热盛汗出后宜多饮开水，并用干毛巾擦除汗液。病愈后宜忌食生冷腥腻之物半月，否则有复发之虑。

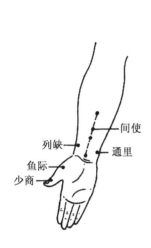

图 3-81

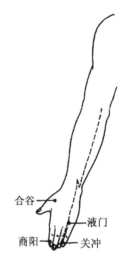

图 3-82

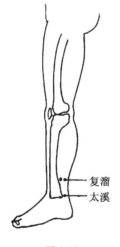

图 3-83

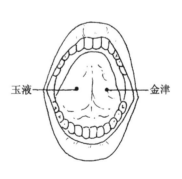

图 3-84

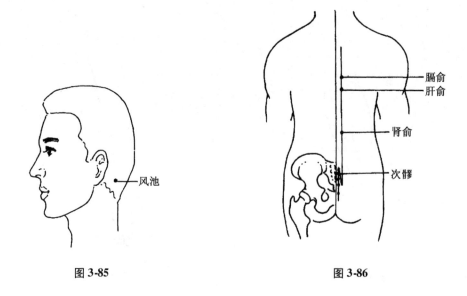

图 3-85 图 3-86

十七、失音

失音是一个症状,凡是语声嘶哑,甚则不能发声者,统谓之失音。主要由于感受外邪,肺气壅遏,声道失于宣畅;或精气耗损,肺肾阴虚,声道失于滋润所致。古代将失音称为瘖或喑。

(一)病因病机

1.感受外邪:由于风寒外袭,邪郁于肺,肺气失于宣畅,会厌开合不利,音不能出,以致猝然声嘎。由于感受风热燥邪,或寒郁化热,肺受热灼,清肃之令不行,燥火灼津,声道燥涩,均可导致发音不利。或因热邪灼津为痰,痰热交阻,壅塞肺气,而使声音不扬。此外亦有因肺有蕴热,复感风寒,寒包热邪,肺气壅闭,失于宣肃而致失音者。

2.久病体虚:慢性疾患,又咳劳嗽,迁延伤正,或酒色过度,素质不强,以致体虚积损成劳,阴虚肺燥,津液被灼,或肺肾阴虚,虚火上炎,肺失濡润,而致声瘖。亦有因阴气耗伤,无力鼓动声道而致失音者。

3.情志刺激:此因忧思郁怒,或突受惊恐,则致气机郁闭,声喑不出。情志因素致瘖与内脏功能失调密切有关。

4.用声过度:用声过多、过强,损伤声道,津气被耗,亦可导致失音。

（二）辨证分型

1.风寒失音:发热恶寒,头痛无汗,咳嗽不渴,嘶哑失音。

2.风热失音:发热不寒,咳嗽口渴,声嘶失音。

3.肺燥失音:歌呼伤肺,咽喉涩痛,语音低哑,甚则失音。

4.肺肾阴虚:肺阴虚者,体羸颧红,午后潮热,咳嗽音哑。肾阴虚者,体弱面憔,腰膝酸软,咽干音哑。

5.气闭失音(癔病性失语):情志不遂,猝发失音,心中明了,口不能言。

（三）治疗

1. 治则:宣散清疏,或清润滋养,或气阴并补。

2. 取穴:

（1）风寒失音:鱼际（图3-81）　通里（图3-81）　列缺（图3-81）　合谷（图3-82）

（2）风热失音:少商（图3-81）　关冲（图3-82）

（3）肺燥失音:鱼际（图3-81）　液门（图3-82）

（4）肺肾阴虚:鱼际（图3-81）　太溪（图3-84）

（5）气闭失音:金津（图3-84）　玉液（图3-84）

3.刺法:风寒失音和肺燥失音诸穴均用毫针泻法针刺穴位,并留针20分钟。风热失音及气闭失音型诸穴用三棱针速刺法点刺诸穴。肺肾阴虚型之太溪用三棱针点刺出血,鱼际则用毫针平补平泻法操作。

4.方义:因风寒犯肺,肺气不宣所致失音,治疗取肺经络穴列缺,大肠经原穴合谷,联络肺与大肠的表里关系,有疏风散邪解表作用;鱼际属肺经,走咽喉,通里为手少阴之络穴,络脉系舌咽,相辅相用,利于咽喉。

少商、关冲分别为手太阴、手少阳之井穴。《灵枢·经脉》云:"是动则病……喉痹。"故放血点刺二穴,可疏通经脉,疏风清热,消肿利咽。

液门为手少阳三焦经的荥火穴,鱼际为手太阴肺之荥火穴,二穴合用可起到滋阴清热的作用。

太溪为手少阴肾经穴,为肾原穴,足少阴经所注为输。肾经的上行之脉从肺中,沿喉咙,挟于舌根部,故针太溪可清利咽喉,并有滋阴之功,配用鱼际,可起加强作用。

金津、玉液为经外奇穴,点刺出血,调血行气,擅长治因气闭所致失音。

5. 按语:针灸治疗本症,以急慢性喉炎,声带充血等效果较好。治疗癔病性失语,配合心理疗法可提高疗效。失音患者宜清淡滋润饮食为好,忌食一切辛辣香燥食物,如辣椒、胡椒、葱及油炸物。

十八、落枕

落枕是指突然颈项强痛,活动受限的一种病证,又称颈部伤筋。本病多见于成年,在老年则往往是颈椎病变的反映,并有反复发作的特点。

颈肌劳损、颈项纤维织炎、颈肌风湿、枕后神经痛及颈椎肥大等引起的斜颈,均可参考本证施治。

(一)病因病机

多由睡眠姿势不当,枕头不适,使颈部骨节肌肉受到长时间地过分牵拉而发生痉挛所致。亦有感受风寒,致使经络不疏,气滞血瘀,筋脉拘急而成。

(二)临床表现

早晨起床后,颈项部强直,不能左右转侧或回顾,患部酸楚、疼痛,并可向同侧肩部及上臂扩散,或兼有头痛怕冷等症状。一般 3~5 天即能缓解,每易反复发作。检查时局部肌肉痉挛,有压痛,但无红肿。

(三)治疗

1. 治则:舒筋活血,散风通络。

2. 取穴:压痛点(刺络拔罐)　风池(患侧)(图 3-85)　肩井(患侧)

3. 刺法:在患侧颈部寻找明显的压痛点,常规消毒后用三棱针快速点刺压痛处 3 针,使之出血 2 mL,取火罐用闪火法吸附于上,留罐 15 分钟。在留罐期间用针刺风池、肩井,手法为泻法。

4.方义:该病主要因局部气滞血瘀、筋脉拘急而成,故用局部穴,取输穴所在主治所及之义,尤刺络法促进经气通畅。选风池为祛风特效穴;肩井局部穴。疏通少阳之气。

5.按语:针灸治疗落枕有很好的疗效,对急性期一般1~3次即可治愈,慢性病人的治疗次数略多几次,也可取得较好效果。患者睡眠时体位姿势及枕头高低要适当,并注意保暖,避免风寒,防止复发。

十九、痛经

妇女在行经前后,或正值行经期间,小腹及腰部疼痛,甚至剧痛难忍,常可伴有面色苍白,头面冷汗淋漓,手足厥冷,泛恶呕吐等症,并随月经周期发作,称为痛经。

(一)病因病机

实证多由于行经之时受寒饮冷,以致血得寒而凝滞,瘀血停滞胞中,经行受阻,不通则痛,或因七情郁结,气机郁滞而成。

虚证多由于体质素弱,气血不足,肝肾亏损,以致血海渐虚,胞脉失养而成。

一般经前或经期痛者为实;经后痛者为虚。

(二)辨证分型

1.实证:经行不畅,少腹胀痛较剧。如腹痛拒按,经色紫红而夹有血块,下血块后痛即缓解,脉象沉涩的为血瘀;胀甚于痛,或胀连胸胁,胸闷泛恶,脉弦的为气滞。

2.虚证:腹痛多在经净后,痛势绵绵不休,少腹柔软喜按,经量减少。每伴有腰酸肢倦,纳食减少,头晕心悸,脉象弦细,舌淡等。

(三)治疗

1.治则:

实证:通调冲任,行瘀止痛。

虚证:调补肝肾,补益气血。

2.取穴:次髎(图3-86)　关元(图3-87)

若肝郁加肝俞(图3-86)　血瘀加膈俞(图3-86)　肾虚加肾俞(图3-86)

3. 刺法:次髎用三棱针挑刺法针治,挤压出血数滴,后用玻璃罐按压于穴位上。关元实证用毫针泻法,虚证用补法。

4. 方义:次髎为膀胱经穴,位于腰骶部,临近盆腔子宫组织,为治疗痛经的经验有效穴;关元属任脉穴位,可调理冲任之气,又为足三阴交会穴,疏肝健脾补肾,二穴合用,有通经止痛的功效。

5. 按语:关于治疗的时机,宜于每次月经来潮前 3~5 天开始治疗,每日 1 次,至行经后为止。较多患者经 1~3 个月经周期的治疗,痛经症状即可缓解或消失。

注意经期卫生,避免精神刺激,防止受凉或过食生冷食品,注意保暖。

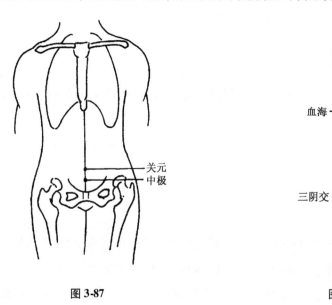

图 3-87　　　　　　　　　　　　　　　　图 3-88

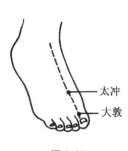

图 3-89

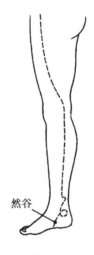

图 3-90

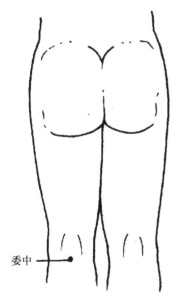

图 3-91

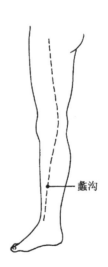

图 3-92

二十、崩漏

妇女非周期性子宫出血,称为崩漏。一般以来势急,出血量多者为"崩";出血量少,淋漓不净,病势缓者为"漏"。

崩漏是概括阴道出血而言,是多种妇科疾病所表现的共有症状,如功能性子宫出血、女性生殖器炎症、肿瘤,产后出血等,都属崩漏范畴。

(一)病因病机

本病的发生多由冲任损伤,肝脾失调所致。肾主闭藏,房劳过度则伤肾,损及冲任,不能固摄血脉,以致经血非时而下;情志不舒,肝失条达,气血壅滞,郁结化热,藏血失职,以致邪热迫血妄行;饮食失节,或久思积虑,脾虚不能统血,轻则漏下不止,重则崩注大量出血。

(二)辨证分型

1. 气虚:骤然下血甚多,或淋漓不断。色淡红,精神疲倦,气短下陷,懒于言语,饮食不思,畏风怕冷,发热自汗。舌淡苔燥而润,脉虚弱。

2. 血热:血来量多,或淋漓不断,色深红。烦热口渴,精神不振,头眩,睡眠不安,舌红而干,苔黄,脉滑弦。

3. 肾虚:阴道下血,淋漓不断,量多少不一,色鲜红。头晕耳鸣,五心烦热,失眠盗汗,腰膝酸软,或腰痛、足跟痛。舌红,少苔,脉细数。

4. 血瘀:时崩时止,淋漓不净,色紫黑有瘀块。小腹痛,拒按。舌暗,脉弦涩。

(三)治疗

1. 治则:健脾、补肾、疏肝、化瘀、清热、调理冲任。

2. 取穴:

主穴:隐白(图3-88)　大敦(图3-89)

配穴:气虚加三阴交(图3-88)　血热加血海(图3-88)　肾虚加然谷(图3-90)　血瘀加太冲(图3-89)。

3.刺法:血热血瘀型点刺隐白、大敦两井穴,出血2~3滴,继用消毒棉球按压止血,每日或隔日1次。气虚肾虚型隐白用灸法,大敦用补法。

4.方义:隐白为足太阴经穴,是五输穴中的井穴,配五行属木。脾统血,肝藏血,脾虚则失于统血,肝脏疏泄太过则失于藏血,就会引起崩漏等出血疾病,隐白为土木之穴,故擅治月经过多、崩漏等证。大敦为足厥阴肝经经穴,肝脏具有贮藏血液和调节血量的功能,妇女以血为本,经血的调节与肝密切相关,大敦为井木穴,具疏肝理气之功,二穴合用为治崩漏的主穴。

5.按语:患者要注意饮食调摄,忌食生冷,防止过度劳累。

二十一、阴痒

阴痒是以妇女阴道内或外阴瘙痒,甚则痒痛难忍,坐卧不宁为特征的一种病证,亦称"阴门瘙痒"。

阴痒常见于滴虫性阴道炎、霉菌性阴道炎、老年性阴道炎和外阴白斑等,也有因精神因素引起的。

（一）病因病机

本病多因肝经湿热下注,感染邪毒所致;亦有因肝肾不足,精血亏虚,生风化燥所致者,此则多为老年妇女所患。

1.肝经湿热:过食肥甘,脾虚湿盛,郁久化热,湿热蕴结,流注下焦,滞于肝脉;或下焦湿热,白带淋漓,又感染邪毒,聚于阴门,而成本证。

2.肝肾阴虚:年老体衰,肝肾虚损,精血亏虚,不能荣养阴户;或久病不愈,阴血不足,阴部失润,可发为阴痒之症。

（二）辨证分型

1.肝经湿热:阴部瘙痒,或痒痛,坐卧不安,带下量多。或白或黄,或呈泡沫米泔样,质稠气臭,心烦胸闷,口苦而腻,脘闷纳呆。苔黄腻,脉弦数。

2.肝肾阴虚:阴部干涩,灼热瘙痒。或带下量少色黄,五心烦热,头晕目眩,时有烘热汗出,腰酸耳鸣。舌红少苔,脉细数。

（三）治疗

1. 治则：疏肝清热,利湿止痒或滋阴清热,养血止痒。

2. 取穴：

肝经湿热：委中（图 3-91）

肝肾阴虚：蠡沟（图 3-92）　　中极（图 3-87）　　三阴交（图 3-88）

3. 刺法：委中用三棱针缓刺法点刺,出血适量；蠡沟穴针尖向上斜刺 2 寸,施提插捻转泻法,使针感向大腿内侧放射；中极针尖稍向下斜刺；三阴交直刺,均施提插捻转泻法。

4. 方义：委中为血之郄穴,善治血分病证,委中放血可以泻血分热邪,适用于阴痒属湿热型。中极属任脉,为任脉和足三阴之会,又是膀胱募穴；三阴交为肝、脾、肾三阴经之会；蠡沟清肝经虚热而止痒。三穴合同共奏滋阴清热,养血止痒之功。

5. 按语：应注意外阴卫生,勤洗、勤换内裤,应注意吃清淡食物,忌食辛辣、香燥、肥甘食物,如海鲜、蛇、羊肉、香菜等。

二十二、前庭大腺炎

前庭大腺炎是指前庭大腺遇有感染、腺管呈化脓性炎症的改变,以局部红肿热痛为特点。若腺管口肿胀,粘连堵塞,分泌物不能排出,则形成前庭大腺脓肿。在其急性炎症消退后,脓液逐渐吸收转清可形成囊肿。本病的急性炎症期,祖国医学称之为阴痛、阴肿；形成脓肿或囊肿期,则被称为阴蚀。其发病与接产、手术、洗澡、性交等感染链球菌、葡萄球菌、大肠杆菌或肠球菌有关。

（一）病因病机

1. 肝经湿热：肝经循阴器,情志所伤,肝经积郁,气血凝滞,郁而化热,肝旺伤脾,脾虚湿蕴,湿热互结,稽留于外阴部；或湿热之邪外侵、蕴积阴户而成。

2. 热毒蕴积：外阴不洁、经行产后、同房过度、阴户外损、调护失当、热毒外袭,与气血相搏,化热为毒,蓄积成毒。

（二）临床表现

急性炎症时,病人自觉外阴一侧肿痛,甚至不能行走,可见病侧阴唇下端红肿、发热、触痛明显。若化脓时局部疼痛加剧,并可伴有发热等全身症状,按压时局部有波动感,如未及时治疗,脓肿可自行破溃而溢出。慢性期则形成囊肿,局部有圆形囊性肿块。

（三）治疗

1. 治则:清热解毒、祛腐排脓。

2. 取穴:阿是穴

3. 刺法:用中粗火针采用密刺法。点刺时根据病灶的大小确定针刺次数,为5~10次,深度3~5分。急性炎症期可流出血液;前庭大腺脓肿时可流出黄白色脓液;前庭大腺囊肿则流出血性分泌物。火针点刺后局部流出的分泌物或血液不要用棉球按压,应待其自行流尽后方可用消毒干棉球将局部擦净。急性期可隔日1次,形成囊肿后每周治疗2次,但后者治疗次数明显增多。

4. 方义:用中粗火针治疗本病具有三棱针和火针的双重作用。既有三棱针的泻火解毒、消肿止痛作用,又有火针疏通经气、生肌敛疮、祛腐排脓的功能。实践证明:火针也可治疗一切热症。其理论基础即是古人提出的"以热引热"、"火郁发之"的理论。在本病的急性期,虽然毒邪炽盛,但用之则可引热外行。另因其是经过加热烧红后刺入人体的,故非但不引起感染,还可治疗各种感染性疾病。在脓肿和囊肿形成后用火针点刺局部,可借热力激发经气,推动血运,温通经络,鼓舞正气,促使毒邪顺针孔外流,达到祛腐排脓、生肌敛疮的目的。

5. 按语:应注意外阴卫生,保持清洁;摄入清淡食物,忌辛辣肥甘油腻。

二十三、急惊风

惊风是以四肢抽搐,口噤不开,角弓反张和意识不清为特征的一种儿科常见病。惊风又称"惊厥"。其发病迅速,证情急暴者称为急惊风。

本证在很多疾病中均可发生,以5岁以内婴幼儿最为常见,年龄越小发病率越高,7岁以后逐渐减少。

（一）病因病机

小儿脏腑娇嫩,形气未充,其阳气偏旺,感受毒邪之后,极易化热、化火,热极生风,风火相煽,引动肝风,产生惊厥。

1.外感时邪:幼儿阳常有余,外邪入里,最易化火,风火相煽,肝风内动则见抽搐、项强;热陷心包,或痰热蒙蔽清窍,则神昏,意识不清。

2.痰火积滞:乳食不节,积于胃肠,郁而生热化痰,痰热生风而为惊风。

3.暴受惊恐:幼儿神气怯弱,多有痰热,若突受惊恐,如乍见异物,乍闻怪声,或不慎跌扑等,必致神摇于舍,惊则气乱,恐则气下,神无所依,而发惊厥。

总之,惊厥是由外感时邪、痰火积滞、暴受惊恐所致。其病位在肝、心(心包)。

(二)临床表现

急惊风发作前,常有壮热面赤,烦躁不宁,摇头弄舌,咬牙切齿,或睡中惊惕等先兆症状,继之可很快出现神志昏迷,牙关紧闭,颈项张直,角弓反张,四肢抽搐症状。

(三)治疗

1.治则:祛邪、清热、豁痰、安神、开窍。

2.取穴:少商(图3-93) 人中(图3-94)

3.操作:用三棱针点刺上穴,出血少许。一般操作结束后,可使上冲之火下降,则热退搐止。

4.方义:少商为手太阴肺经井穴,配五行属木,肺属金,可抑制肝木;井穴属木,可平肝熄风,故少商可治小儿惊风。人中穴居口鼻中间,地气通于口,天气通于鼻,故人中可沟通天地二气、任督二脉,任脉总纳诸阴经,督脉总督诸阳经,督脉又入络于脑,其分支和心相联系,如二脉经气失调,阴阳失于交合,就会导致惊风之证,故人中有开窍启闭、宁心安神和疏通经络的功效,是临床常用的急救穴之一。

5.按语:急惊风是小儿常见的急症,因小儿神经系统发育尚不健全,易受各种刺激而过分兴奋紊乱,所以有很多疾病都能引起惊厥。针灸治疗急惊风可镇惊止痛以救其急,痛止之后,必须查明病因,相应采用治疗措施。

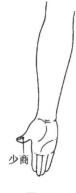

少商

图 3-93

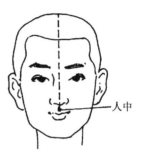

人中

图 3-94

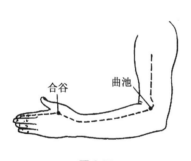

合谷　　曲池

图 3-95

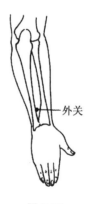

外关

图 3-96

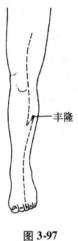

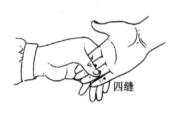

图 3-97　　　　　　　　　　　　　　　　　图 3-98

二十四、痄腮

痄腮是以发病急,耳下腮部肿胀疼痛为特征的一种疾病。现代医学上称"流行性腮腺炎"。

(一)病因病机

痄腮主要是由风热疫毒所引起。风热疫毒从口鼻而入,客于少阳,郁而不散,气血壅滞结于腮颊。

(二)辨证分型

临床时要分清轻重,轻者耳下腮部酸痛、肿胀,咀嚼不便,并伴有表证;重者则见腮部焮热肿痛,咀嚼困难。

1.轻证:腮部酸胀疼痛,弥漫肿胀,咀嚼不便,舌苔微黄,脉浮数,伴恶寒发热,全身轻度不适。

2.重证:腮部焮热肿痛,咀嚼困难,苔黄,脉滑数,伴高热头痛,烦躁口渴,溲赤便秘,睾丸红肿,昏迷惊厥。

（三）治疗

1. 治则：疏风清热，通络消肿。

2. 取穴：患部放血。

如轻证加外关（图3-96）　合谷（图3-95）；若重证加合谷（图3-95）　曲池（图3-95）
丰隆（图3-97）

3. 刺法：常规消毒，在耳旁腮腺红肿处，上、中、下直线上，用三棱针点刺挤出血，拔火
罐10～20分钟。余穴均用毫针泻法。

4. 方义：局部放血可清散局部气血的壅滞。外关通于阳维脉可以解表，合谷为手阳明
经原穴，既可解表散风，又能清热解毒。曲池、丰隆为阳明经穴，可清热解毒，清痰降火，诸
穴合用，共奏佳效。

5. 按语：本病属传染病，应注意隔离，至腮部肿胀完全消退为止。如有严重并发症如
昏迷、抽搐者，当采取综合措施积极救治。

在腮腺炎流行区域可在幼儿园和小学校内对未患腮腺炎的儿童针刺合谷穴，对预防
本病有良好的疗效。

二十五、疳积

疳积是以面黄肌瘦、毛发稀黄、食欲反常、肚腹膨大或腹凹如舟、时发潮热、精神萎靡
等为特征的儿科慢性病证。本病多见5岁以下婴幼儿。

疳字含义有二：一是"疳者甘也"，意谓此病乃小儿恣食肥甘、损伤脾胃、积滞中焦、日
久成疳；二是"疳者干也"，意谓此病气液消耗、形体羸瘦而成干枯之病。

（一）病因病机

多由饮食不洁或不节、断乳过早、喂养不当、疾病影响、病后失调、药物攻伐太过以及
虫积等因素，使脾胃功能受损，津液耗伤，不能消磨水谷，日久脏腑肢体缺乏濡养，形成疳
积。

（二）辨证分型

1. 早期：形体略见消瘦，面色萎黄，毛发稀疏，厌食或食欲不振，精神欠佳，易怒。大便

稀薄或秘结,苔薄白,脉沉细。

2.中期:形体消瘦明显,肚腹膨胀,青筋暴露,面色萎黄无华,毛发稀黄,精神不振,易激动、烦躁,夜寐欠安。若有吮指磨牙、嗜食异物、食欲减退或多吃多便、舌质红、少苔或苔燥、脉细数者,多为虫积所致。

3.后期:患儿极度消瘦,呈老年貌,肌肤干瘪起皱,啼哭无力,毛发干枯,腹凹如舟,纳呆,时有低热。舌绛、苔光剥或舌淡、苔白,脉虚软。

(三)治疗

1.法则:健脾和胃,消滞化积。

2.取穴:四缝(图3-98)　脾俞(图3-99)

3.刺法:取四缝穴,常规消毒。以锋针速刺,深度0.5～1分,刺破挤出黄白色黏液,或稍出血为宜。脾俞用毫针点刺不留针。隔日1次,至穴处无黏液溢出及症状好转为止。

4.方义:四缝穴位于手掌面的食、中、环、小四指第一二指关节横纹中点,是手三阴经所过之处,针刺四缝可解除烦热、通畅百脉、调和脏腑。疳积之病理变化,不外乎脾胃运化失常所致,脾胃乃后天之本,取脾俞可使脾胃机能旺盛,积滞得以化除,生化之源可复,与经外奇穴、治疗疳积有奇效的四缝穴相配临床疗效更佳。

5.按语:本病的预防主要应注意饮食调护。婴儿期最好以母乳喂养,母汁缺少可以牛奶、羊奶代之。适当时期应增加糕干粉、果汁、菜汁等,以保证营养。小儿进食则应定时、定量,不可过饥、过饱,不要或少吃生、冷、硬食。另外,还要注意饮食卫生,以防各种肠道传染病。

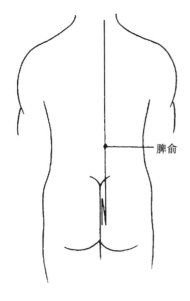

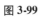

图 3-99

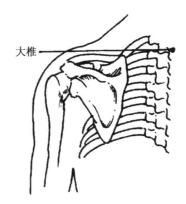

图 3-100

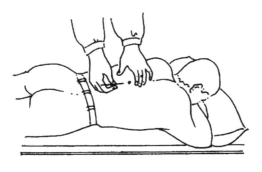

图 3-101

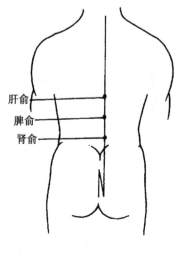

图 3-102

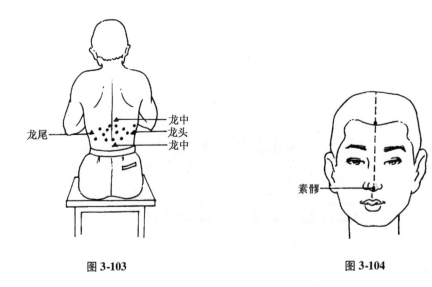

图 3-103　　　　　　　　　　　　　　图 3-104

二十六、毛囊炎

　　毛囊炎是指由葡萄球菌感染后引起毛囊的化脓性炎症的一种疾病。可在身体各部位发生,发于颈后发际间的称之为"发际疮";发于臀部的称之为"坐板疮";长于胡须处的则称为"羊胡子疮"。

（一）病因病机

多由夏秋季节感受暑湿之邪,蕴于肌肤,化为热毒而成;因正气虚弱,皮毛不固,感受外邪,气血凝滞,蕴阻肌肤以致迁延不愈。

（二）临床表现

本病初起为与毛囊口一致的一个圆锥形隆起,表面发红、发热,有压痛。隆起周围的皮肤也发红,以后中央软化,可见脓头,脓疮破裂或拔去毛发后,可排出少量脓血。脓疮约5～7天吸收,一般不留瘢痕。通常没有全身症状。有些人反复发作,此愈彼起,日久不愈。

（三）治疗

1. 法则:清泻热毒,活血消肿。

2. 取穴:大椎(图3-100)

3. 刺法:找准穴位后以三棱针快速点刺,深度约1分,可连续点刺2～3下,然后于该处拔火罐吸血,留罐10分钟。上法隔日1次。

4. 方义:大椎是督脉、手足三阳经的交会穴。督脉总督诸阳,大椎为诸阳之会,阳主表,外邪入侵,多犯阳经,取大椎穴可以疏泻阳邪火毒。三棱针点刺放血又有活血消肿、清泻热毒之功,适用于实证、热证。针后即于该处拔罐吸血,可增强其行气活血、消肿止痛之功效。

5. 按语:现代医学认为,长期服用类固醇激素,或并发糖尿病,或某些物理化学刺激等因素与本病发生有关。

三棱针点刺大椎治疗毛囊炎简便易行、疗效显著。

二十七、黄褐斑

黄褐斑是发生在面部的黄褐色色素沉着斑。它以面部蝶状不规则、无自觉症状的褐色斑为特点。多呈对称分布,病因未明,妇女发生较多,常与妊娠或妇科疾患有关。有的与慢性肝病或日晒有关。中医称之为"面尘"、"肝斑"、"黧黑斑",俗称"蝴蝶斑"。

（一）病因病机

1. 肝郁气滞：因长期的精神抑郁，情志不畅，而致肝气郁结、脉络气血运行不畅，血脉瘀滞于面部而成。

2. 脾虚血瘀：脾虚不能化生气血精微，以致气血两亏，瘀血内生，不能达于肌肤。

3. 肾阳虚衰：多因禀赋不足，肾水不能荣华于面，日久火郁而为斑。

（二）辨证分型

1. 肝郁气滞：面部黄褐斑，烦躁易怒，口苦目赤，胁肋胀满，月经中有紫黑色血块。舌质紫暗或有瘀斑，脉弦。

2. 脾虚血瘀：面部黄褐斑，面色萎黄少华，神疲少气，心慌乏力，脘腹胀满，月经量少或多。舌质淡，舌体胖大，边有齿痕，脉沉细。

3. 肾阳虚衰：面部黄褐斑或伴面色黧黑，形寒怕冷，四末欠温，腰膝酸软。舌质淡，苔白，脉细弱。

（三）治疗

1. 法则：舒肝理气，益气健脾，活血化瘀，温补肾阳。

2. 取穴：

主方：背部痣点挑刺拔罐吸血（图 3-101）

肝郁气滞：肝俞（图 3-102）

脾虚血瘀：脾俞（图 3-102）

肾阳虚衰：肾俞（图 3-102）

3. 刺法：挑刺时先找到背部痣点。术者手指消毒，然后以左手将背部痣点的皮肤捏起，并将其固定。再用握笔式把持针体，当挑刺时，使针尖快速刺入痣点皮肤，约 5 分许，随即迅速拔出。挑刺过程要迅速有力，有如蜻蜓点水，一触即离、再触再离，各点的深度要一致。肝俞、脾俞、肾俞的挑刺方法与之相同。挑刺后立即在该处拔火罐，待罐内吸出一定量血液起之，约 10 分钟。

4. 方义："异点"、"痣点"古代医者早有重视。《灵枢经》："无虚之邪不能独伤人，必因虚邪之风与其身形二虚相得乃客其形。"《黄帝内经太素》:"五脏之道皆出于经隧,以行气血,血气不和,百病乃变化而生,攻守经隧泻。阴络之色应其经,阳络之色变无常,随时而行。"这些记载均说明疾病的发生与卫气营血有关,并可借助经络的"通内达外"的生理功能,在体表的各部上出现各种反应点,而挑痣法正是利用了经络的这一生理功能,从治疗体表入手。再挑刺肝俞、脾俞、肾俞,进而调整相关脏器的生理功理,使五脏六腑之阴阳相互协调。加拔罐可促使局部出血,达到经气通畅、营卫调和、祛瘀生新之目的。

5. 按语:黄褐斑主要与性激素紊乱及自主神经系统功能紊乱有密切关系。此外,光照和外界物理因素刺激可使本病加重。另外,一些消耗性疾病也与本病的发生有关。还应注意春、夏季节少晒太阳,防止紫外线照射,也可涂防晒霜等以减少皮肤对紫外线的吸收。消除精神负担,保持心情舒畅,也可作为本病的辅助治疗。

二十八、带状疱疹

带状疱疹是由感染病毒引起的,同时损及周围神经和皮肤所发生的急性水泡性皮肤病。因其呈带状分布,为红色疱疹,宛如蛇行,中医称之为"蛇丹"。本病多发于身体一侧,常见于腰肋部,故又叫"缠腰火丹"、"串腰龙"。其次为胸部、面部。本病不传染,大部分病人患病后不再复发。

(一)病因病机

多因情志内伤,肝气郁结,久而化火;脾失健运,湿热搏结,蕴于肌肤;感受毒邪,引起湿热火毒郁于肌表;年老体弱,血虚肝旺,湿热毒盛,气血凝滞,肌肤失养而成。

(二)临床表现

发病前常有轻度全身症状,如发热、疲乏无力、胃纳不佳等。继之患处出现不规则的红斑。患部常有带索状皮肤刺痛是本病的重要特征。疼痛多发生在皮疹出现之前,有的伴随皮疹同时出现,极个别发生在皮疹出现之后。其疼痛程度也不同,儿童患者疼痛较轻,年老体弱者疼痛剧烈,常扩展到皮疹之外,有的皮疹已消失,疼痛尚持续数月。皮损多先为带片状的红色斑丘疹,密集成簇,继之发展为绿豆或黄豆大小的清澈水疱,疱壁紧张发亮,2~5天内不断有新水疱出现,3~5个簇集成群,多数排列成带状,一群水疱与另一群水疱之间皮肤正常。轻者没有典型的水疱,皮肤稍有潮红,仅有刺痛感。重者有出血点,血疱或坏死。5～6天转为混浊,逐渐吸收、干涸结痂,痂脱而愈,不留瘢痕。本病大多发生在胸、腰、腹、背等处,如侵犯三叉神经时,除上额有疱疹外,常出现眼的症状,如结膜出血、溃疡性角膜炎等,少数引起视力障碍,严重者可致视力失明。若侵犯面神经、听神经时,则可出现本侧的面瘫和听力障碍,应特别注意。

(三)治疗

1. 治则:清泻肝火,健脾利湿,清热解毒,活血止痛。

2. 取穴:龙头(图3-103)　龙体中部(图3-103)　龙尾(图3-103)

3. 刺法:带状疱疹位于人体前部的端点叫龙头;位于人体后部的端点叫龙尾;龙头、龙尾的中间处叫龙中。在龙头前或龙尾后约2cm处以三棱针快速点刺,再予拔罐吸血。然后于龙中处寻找正常皮肤按上法实施,若龙中处无正常皮肤,可在龙中的上、下约2cm处实施上法。点刺深度约0.5分。有大水疱者,三棱针消毒后将其点破,液体流出后用干棉球拭净,外涂甲紫,再敷以消毒纱布。带状疱疹痂脱愈合后留有后遗痛者,可用火针散刺或毫针围刺痛处。

4. 方义:选此三穴乃我们治疗带状疱疹之经验穴。强通法是贺氏三通法的针法之一,具有良好的镇痛作用。而本病给人带来的最大痛苦即是局部疼痛。祖国医学认为:"通则不痛,痛则不通。"疼痛发生皆因经脉闭塞不通所致。于龙头、龙中、龙尾三段均匀取穴,有斩头、断尾、去中之意。三棱针挑刺于病部可以直接迫血外出,清除毒邪、疏泄瘀滞、调理气血、畅通经脉,达到痛去病除之目的。正如徐灵胎所说:"邪气因血以泄,病乃无也。"

5. 按语:带状疱疹一病,西医无特效疗法。以三棱针点刺龙头、龙中、龙尾法治疗本病,选穴少,操作易,止痛作用明显,并能阻止病情发展,疗效较药物疗法好。

二十九、酒渣鼻

酒渣鼻是以皮肤潮红并伴发丘疹、脓疱的慢性炎症性皮肤病。它以皮脂溢出与面部毛细血管扩张为其特征。因鼻色紫红如酒渣而得名。本病多发于中年。

(一)病因病机

《外科大成》云:"酒渣鼻者,先由肺经血热内蒸,次遇风寒外束,血瘀凝结而成。"《黄帝内经》云:"脾热病者,鼻先赤。"本病主要是肺胃积热上蒸,复感风寒外束,血瘀凝结而成;嗜酒之人,酒气熏蒸,又遇风寒之邪交阻肌肤所致;胃肠传导失司,性情急躁、肝郁气滞、经络受阻也可诱发本病。

（二）临床表现

主要见于颜面中部,特别是鼻尖和鼻翼两侧。也有鼻部正常,只发于两颊和额部的。按病情发展可分为三期,各期间常无一定界限。

1.红斑期:初为暂时性,皮疹可时隐时现,进食辛辣、寒冷刺激或情绪紧张激动时出现或加重。后因发作频繁而持久不退。有毛细血管或小血管扩张,以鼻尖或鼻翼两旁的浅血管为著。面部常有皮脂溢出,并时有瘙痒。

2.丘疹脓疱期:皮疹继续发展,成批出现针尖至黄豆大小的丘疹、脓疱、结节。有的可有鳞屑,常可找到毛囊虫。

3.鼻赘期:在长期发病过程中,鼻部组织肥厚,或呈结节增生如瘤状,皮色紫红,表面高低不平,即为鼻赘。

（三）治疗

1.法则:清热凉血祛风。

2.取穴:素髎(图3-104)

3.刺法:以三棱针快速点刺素髎穴的同时再在其上、下、左、右呈环状向中心多次点刺,使之出血,根据病变部位大小的不同,可刺10~20针。刺入约0.5分深。刺后轻轻挤压针孔周围,使之出血少许,然后用消毒棉球按压针孔。本法每周2次。

4.方义:督脉主一身之阳,为诸阳会,总督诸阳经脉,循行过鼻部。素髎为督脉经穴,位于面部正中的鼻尖处。张景岳云:"三棱针出血,以泻诸阳热气。"本病之病因主要是内有热邪,外遇风寒所致。古人又有"治风先治血,血行风自灭"的治法。对于肺胃有热,或酒热熏蒸于头面又复感风寒之邪的酒渣鼻,以三棱针速刺素髎放血,可清泻血中邪热,使血脉流通,让风气无所留存,达到祛风活血、濡养肌肤之目的。

5.按语:本病如能坚持治疗,对于红斑期和丘疹脓疱期的疗效较好,鼻赘期则效果较差。而患者到老年症状可减轻或消失。

三十、痤疮

痤疮是一种毛囊、皮脂腺的慢性炎症。好发于颜面,重的常累及上胸及肩背部。可形成黑头粉刺、丘疹、脓疱、囊肿和结节等损害。中医称之为"肺风"、"粉刺",俗称"青年疙瘩"。本病多发于青春期男女,青春期过后大多自然痊愈或减轻。

(一)病因病机

1.肺经风热:《医宗金鉴》:"此证由肺经血热而成,每发于面鼻,起碎疙瘩,形如黍屑,色赤肿痛,破出白粉汁。"本病多因肺经风热熏蒸而成。

2.胃肠湿热:嗜食辛辣油腻之品,生湿生热,郁阻肌肤。

3.脾失健运:水湿内生,聚湿生痰,日久化热,外犯肌肤而成。

4.冲任不调:因冲任失调,肌肤疏泄功能失畅而发。

(二)辨证分型

1.肺经风热:颜面潮红,皮疹红热,疼痛或有脓疱。舌尖红,苔薄黄,脉浮数。

2.胃肠湿热:皮肤油腻不适,皮疹有丘疱疹或者脓疱、结节等,溲黄,大便秘结。舌苔黄腻,脉濡数。

3.脾失健运:皮疹以结节、囊肿为主。伴纳呆、便溏、神疲乏力,舌苔白、脉沉细。

4.冲任不调:病程长,呈周期性变化,与经期变化关系较密切。并伴有月经不调或痛经,舌质暗红,苔薄黄,脉弦细数。

(三)治疗

1.法则:疏风清热,健脾化湿通腑,调摄冲任。

2.取穴:

主穴:耳尖(图 3-105)　背部痣点

肺经风热:肺俞(图 3-106)

胃肠湿热:胃俞(图 3-106)　大肠俞 (图 3-106)

脾失健运:脾俞(图 3-106)

冲任不调:膈俞(图3-106)

3. 刺法:耳尖穴用速刺法。针刺前先将耳尖穴周围用手指向针刺处挤按,使血液聚集于针刺部位,消毒后以左手拇、食、中指夹紧被刺部位,快速刺入1分左右,迅速出针,挤出鲜血数滴,再用干棉球按压。背部痔点则用挑刺拔罐法(详见黄褐斑中刺法)。隔日1次。

4. 方义:痔点位于背部五脏俞附近,挑刺痔点有疏风清热、调整脏腑、宣通气血、促进血运、活血散结、扶正祛邪、平衡阴阳的作用。再加上耳尖穴放血,增强了泄热消肿的功能。此外,由于分型不同,又分别配以肺俞、脾俞、胃俞、大肠俞、膈俞等,分别起到了调整本脏腑功能的作用,有"治病必求于本"之意。

5. 按语:本病患者应经常用温水、硼酸肥皂洗涤患处;禁止用手挤压皮疹,尤其是面部三角区处;少食油腻、辛辣食物及巧克力糖,多吃新鲜蔬菜、水果。如柳某,男,16岁,学生。面部、胸部生痤疮不愈2年余。曾用抗生素及多种外用药,病情未见好转。查:面部有密集痤疮,顶部有脓疱,胸部有10余处散在的毛囊性丘疹,有的形成黄豆大的结节。依前法治疗,5诊后症好转,未再出现新病灶。16诊后面及胸部痤疮尽愈。随访4个月未发。

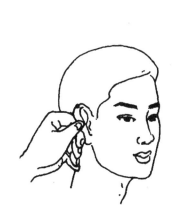

图 3-105

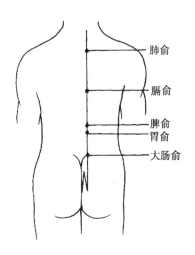

图 3-106

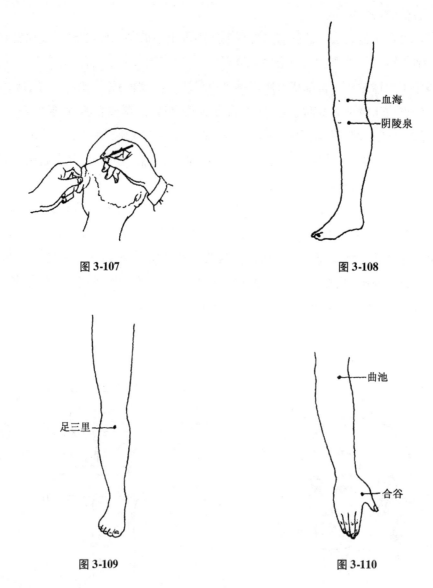

图 3-107　　　　　　　　　　　图 3-108

图 3-109　　　　　　　　　　　图 3-110

三十一、湿疹

　　湿疹为一种常见的变态反应性疾病,它包括许多病因不同而症状相似的皮肤病。其临床特点是皮疹多形性,瘙痒剧烈,渗出明显。慢性则局限而浸润肥厚,病程慢,反复发作等。男女老幼皆可累及,无明显季节性。急性者多泛发全身,三四周可治愈;慢性者往往固定在某些部位,容易复发,较难根治。中医称之为浸淫疮。又因部位不同而有多种命名,如生在手足部的叫病疮,生在耳部的叫旋耳疮,生在脐部的叫脐疮,生在阴囊部的叫肾囊风,生在下肢的叫血风疮,生在乳部的叫乳头风,婴儿湿疹则叫胎癥敛疮等。

（一）病因病机

1. 湿热型:禀赋不耐,湿热之邪蕴伏,郁于腠理而发。
2. 风热型:多由风热之邪客于肌肤而成。
3. 脾虚型:脾虚不运,水湿内生,湿邪留恋,郁于肌肤。
4. 血虚风燥型:慢性者病久伤血,血虚生风生燥,肌肤失去濡润而成。

（二）辨证分型

1. 湿热型:起病急,为急性炎症。初起见皮肤潮红、肿胀、瘙痒、面积大小不一、边界不清。继而在潮红或其周围的皮肤上出现丘疹、丘疹疱、水泡,群集成片,此起彼伏。可伴腹痛、腹泻或便秘,舌质红、苔黄腻、脉滑数。
2. 风热型:当急性炎症渗出减少或停止,红肿减轻,皮损以小丘疹、鳞屑、结痂为主。仅有少数丘疱疹或小水疱,仍自觉瘙痒剧烈,舌质红、苔薄黄、脉浮数。
3. 脾虚型:皮损微红、浸润,反复发作,病情顽固,痒甚,抓之糜烂、结痂。伴倦怠乏力、纳呆,舌淡、苔白、脉濡细。
4. 血虚风燥型:病情反复,缠绵不愈,皮损色暗淡,浸润肥厚、干燥,夜间痒甚,苔藓样变,色素沉着,脱屑等。舌质淡红,脉沉细无力。

（三）治疗

1. 法则:疏风清热,健脾利湿,养血润肤。
2. 取穴:
主穴:阿是穴　耳背青筋(静脉)(图3-107)
湿热型:阴陵泉(图3-108)　足三里(图3-109)
风热型:曲池(图3-110)　合谷(图3-110)

脾虚型:脾俞(图3-106)

血虚风燥型:血海(图3-108)　膈俞(图3-106)

3.刺法:皮损周围用三棱针点刺不留针,深度1~3分,后拔罐放血。耳背处青筋(静脉)以锋针点刺后挤出鲜血3~5滴。再以消毒干棉球按压。

4.方义:本病主症即是由皮损引起的瘙痒。古人认为瘙痒乃由风邪、血热、血虚所致。而血热与风邪引起的瘙痒又恰好适合于放血疗法。以三棱针点刺,再拔罐吸血,可以使热随血而泄,血脉畅通无阻,风气无所存留,症状得以改善。而耳背部的青筋点刺放血乃为治疗各种瘙痒的经验穴,临床用之,屡用屡验。此外,又根据辨证分型的不同,选用足三里、阴陵泉,它们分别为胃经与脾经的下合穴,二穴同用可以调和脾胃、和中化湿。曲池,合谷同属阳明经穴,阳明与太阴互为表里,故二穴善走表以疏风清热。脾俞乃膀胱经的腧穴,取之可健脾而祛湿。血海善治血分病,膈俞为血之会穴,合而用之能养血活血、祛瘀生新、荣养肌肤。

5.按语:针刺放血治疗本病有较好的临床疗效,尤以急性和亚急性期为著。此外还应避免热水洗烫、肥皂、洗衣粉类化学物质刺激局部,避免搔抓,并忌食辛辣等发物。如侯某,男,27岁,记者。两肩部、手心、腘窝处反复发作皮肤潮红、起小丘疹、瘙痒、渗液14个月。局部奇痒,抓后糜烂。服中西药、外涂药未效。舌红、苔黄、脉弦。辨证为风热型,依上法治疗,7诊后瘙痒明显减轻,32诊后皮损基本恢复正常。共诊48次。5个月后随访,未再复发。

三十二、神经性皮炎

神经性皮炎是以皮肤阵发性剧烈瘙痒、苔藓化,坚硬顽固,难以治愈为特征的慢性炎症性皮肤病。中医因其常发于颈部、衣领拂着则剧而称之为"摄领疮",又因形如牛项之皮而称之为"牛皮癣"。本病虽名曰癣,其实并非癣菌引起。现代医学认为是一种皮肤神经功能障碍性皮肤病。可能与大脑皮层兴奋和抑制失调有关。此外,胃肠功能障碍或自体中毒、内分泌异常及感染性病灶的致敏均可能成为发病因素。而局部化纤物质的刺激、摩擦以及日照,多汗、饮酒,或其他物理性刺激均可诱发或加重本病。

(一)病因病机

1.风湿热型:本病初起多由风湿热邪阻于肌肤经络、皮肤失养所致。

2. 血虚风燥型：日久由于营血不足、血虚生燥，不能濡养肌肤而成，而情志不遂、忧思恼怒更易诱发或加剧本病。

（二）辨证分型

本病好发于颈、肘、膝关节屈侧及上眼睑、会阴、大腿内侧等处。但大多数在颈项部，此为局限型；若在身体多处发病，则为播散型。

1. 风湿热型：初起多为皮肤间歇性瘙痒，以后则出现扁平的类圆形或多角形坚实的丘疹，密集成群，部分搔抓后有湿润或结血痂，舌质稍红、苔薄黄、脉濡数。

2. 血虚风燥型：日久丘疹融合扩大成片，皮疹干燥肥厚，呈席纹状，称苔藓样变或革化。阵发性剧痒难忍，入夜、情绪波动时，瘙痒更剧，伴心悸失眠、神疲乏力，舌质淡、苔白，脉细弱。

（三）治疗

1. 法则：疏风清热利湿，养血润燥止痒。

2. 取穴：委中（图 3-111）　尺泽（图 3-112）　八髎（图 3-113）

3. 刺法：尺泽、委中的放血法同银屑病中的委中放血法。八髎穴则消毒后用锋针点刺，再拔罐吸血。尺泽与委中二穴可交替使用。本病的急性期可隔日治疗 1 次，慢性期每周治疗 2 次。

4. 方义：尺泽为手太阴肺经五输穴中的合穴。合穴有汇合之意，是本经经气最盛之处，故有通调经络的作用。肺主一身之表，外合皮毛。风湿热之邪侵袭人体，先伤皮毛。取尺泽用泻血法，可疏风清热祛湿。尺泽配五行属水，补之可益阴血。放血虽为泻法，但清泄血中之邪热，祛除外来之风邪，祛邪以扶正，泻血而活血，活血可养血，故又用于血虚风燥型之牛皮癣。委中乃足太阳膀胱经穴，"太阳主开"，位于人体的最表层，易感受外邪而发病，因而当外邪侵犯人体后还可取委中穴治之。另该穴又为血郄，善治一切血分病证。本穴与尺泽相配有相辅相成之功用。八髎穴则为治疗本病之经验穴，临床应用屡用屡验。

5. 按语：本病病程缠绵，可迁延数年，虽可治愈，也可复发。平时应注意解除精神紧张，避免过度劳累，禁用烟酒，限制辛辣食品、浓茶、咖啡等，还要避免搔抓、摩擦、肥皂水洗涤等。

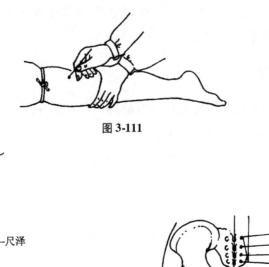

图 3-111

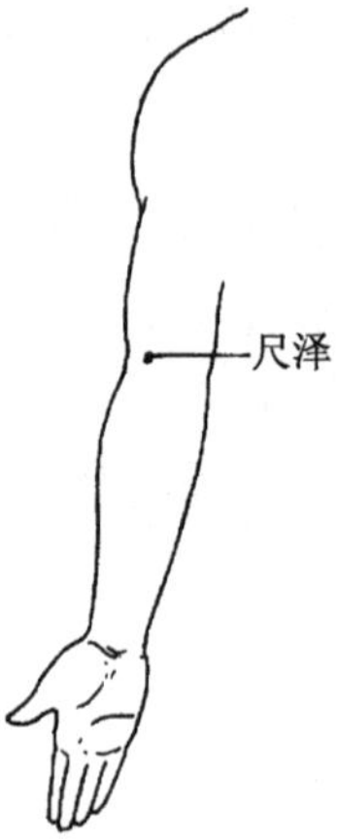

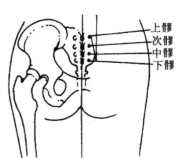

图 3-112

图 3-113

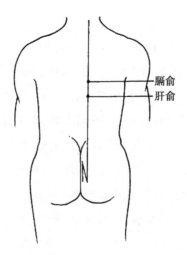

图 3-114

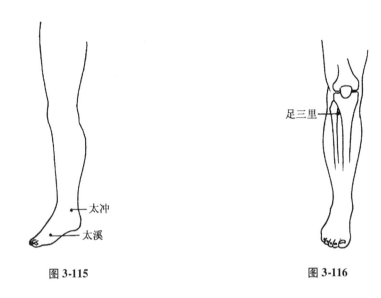

图 3-115　　　　　　　　　　　　　图 3-116

三十三、银屑病

银屑病是一种常见的、易复发的、具有顽固的特征性皮损的慢性鳞屑性皮肤病。因其局部皮损如松树皮状,祖国医学称之为松皮癣;又因形如疹疥,搔起白色皮屑,故又称白疕。其确切病因尚不清楚,可能与感染后的变态反应、精神神经因素、酶代谢紊乱、内分泌障碍及维生素缺乏、外伤后反应、季节改变、久居寒凉潮湿之地及遗传因素有关。男女老幼皆可患病,但以青壮年为多,男性略多于女性。

（一）病因病机

初起多挟有风寒或风热之邪侵袭肌肤,营卫失和、气血不畅,阻于肌肤而生,病久风寒之邪郁久化热、耗伤气血、血虚风燥、肌肤失养更为明显,营血失和,气血循行受阻,继而瘀阻肌表而成。或因肝肾不足、冲任失调,致使营血亏损。甚至因调治不当、感染毒邪,风寒化热,湿邪化燥,燥热成毒,毒邪流窜,入于营血,内侵脏腑造成气血二燔之证候。

（二）临床表现

银屑病可发于全身各处,但以四肢伸侧,尤其是肘膝部多发。其次也可见于头皮、腰骶部、掌跖、指(趾)甲及黏膜也可受累。皮损为红色斑丘疹,边缘清楚,可呈点滴状、银币状,也可扩大融合成地图状。覆有多层银白色鳞屑,刮除鳞屑后,可见半透明薄膜,再刮之有点状出血,多伴瘙痒。若波及头皮时,基底部红肿,复有灰白色厚屑,头发簇集在一起呈束状,但不脱发。

(三)治疗

1.法则:清热解毒,润燥止痒。

2.取穴:委中(图3-111)　耳背(图3-107)

3.刺法:刺委中:先用止血带系在委中穴的上端(近心端),常规消毒,右手持锋针,对准委中处努起的静脉,徐徐刺入脉中(0.5～1分),然后缓缓将针退出,血即流出,待黑色血出尽,变为赤色,再将止血带松开,以消毒棉球按压针孔,其血即可自行停止。但切忌针刺过深,以免穿透血管壁,造成血液内溢。若治疗后局部发生血肿,可以用手挤压出血,或用火罐拔出。如血肿不退,还可局部热敷,促使血肿消散。

刺耳背:用点刺放血法。先找到耳背之青筋(暴露的静脉),消毒后用三棱针快速点刺,后挤压针孔,放出鲜血数滴,再以消毒棉球按压。注意刺时不要过深,以免伤及软骨。

4.方义:委中为血之郄穴,善治一切血分病证。具有祛风清热、凉血活血的功能。所以凡血分有疾,再感受风热之邪引起的各种皮肤病皆可治之。是治疗皮肤病的常用穴。耳背穴与之相配,可增强其清血分之热、行血分之瘀的功效,活血可祛瘀、祛瘀能生新,进而达到养血润燥止痒的目的。

5.按语:针灸治疗本病有一定效果,应综合治疗为佳。

本病病程较长,应嘱病人坚持治疗,本病易复发,所以应注意了解与患病有关的诱因,有益预防本病的复发。

忌食辛辣香燥的羊肉、牛肉、鱼、虾等,宜食清淡菜蔬、果品。

三十四、斑秃

斑秃为一种头部突然发生的局限性脱发,一般头发多呈圆形或椭圆形脱落,局部皮肤正常,无自觉症状。斑秃中约有5%～10%的病例其秃发可继续进行或迅速发展,在几天内～几个月内头发全部脱光而成全秃,甚至累及全身毛发,包括眉毛、胡须、腋毛、阴毛等都可以脱落,称为"普秃"。

(一)病因病机

此病多由肝肾不足,血虚不能上荣,以致毛孔开张,风邪乘虚而入;或饮食不节,脾胃积热,造成风胜血燥;或由情志不遂,肝气郁结,气机不畅,气滞血瘀,发失所养而成。

(二)辨证分型

1. 肝肾不足:头发大片脱落,头皮光滑,病程较长,且无新发生长,甚可发生全秃或普秃,伴头晕失眠,耳鸣目眩,腰膝酸软,阳痿遗精,月经不调等,舌淡、苔少,脉弦细。

2. 血虚风盛:突然头发成片脱落,轻痒,伴头晕失眠,心悸健忘,舌淡苔薄白,脉细数。

3. 气滞血瘀:头发成片脱落,或眉毛、胡须俱落,日久不长,头痛寐差;胸闷叹息,面色晦暗,舌暗有瘀斑或瘀点,苔薄白,脉细涩。

(三)治疗

1. 法则:养血祛风,滋养肝肾,活血化瘀。

2. 取穴:

主穴:病灶处

配穴:

肝肾不足:肝俞(图3-114)   太溪(图3-115)

血虚风盛:膈俞(图3-114)   足三里(图3-116)

气滞血瘀:血海(图3-117)   太冲(图3-115)

3. 刺法:皮肤针叩刺脱发区。用梅花针从脱发区边缘,螺旋状向中心均匀密刺,每次叩打至皮肤微微出血为度。然后再从不脱发区向脱发区作向心性叩刺20~30次,在局部用鲜姜涂抹。

4. 方义:患处用梅花针叩刺出血有较好的近治作用,能通过微微出血取其血行祛风、活血化瘀、调肝养肾之义,配合辅穴治疗,对各型斑秃均能收到良好的效果。

5. 按语:治疗期间,应嘱患者保持心情舒畅,切忌烦恼、悲观、忧愁和动怒。同时饮食宜清淡,忌香燥、肥甘油腻。

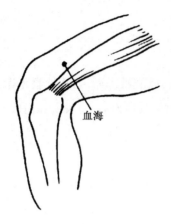

图 3-117

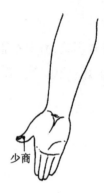

图 3-118

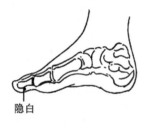

图 3-119

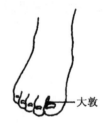

图 3-120

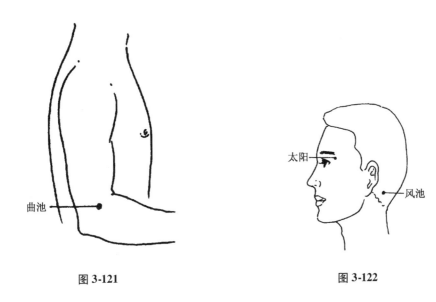

图 3-121　　　　　　　　　　　　　　图 3-122

三十五、疣

疣是发生于皮肤浅表的小赘生物,其病名首见于《灵枢经》。现代医学认为疣为病毒性皮肤病,一般分为寻常疣、扁平疣、传染性软疣、掌跖疣、丝状疣等。

(一)病因病机

本病多由风热之邪搏于肌肤。或郁怒伤肝,或因血虚肝失所养,而引起气血凝滞,郁于肌肤而生。

(二)临床表现

初起损害为针头大的丘疹,与皮色相似,可逐渐或迅速增多增大,大如豌豆或更大,损害呈半球形或略扁平的坚实丘疹,有蜡样光泽,界清,中央形成脐窝,能从中挤出一个半固体的乳酪状白色小栓,有时此物从中央窝突出而明显易见,损害数目不定,由数个至数十个,陆续出现,可发生于任何部位,往往零星散布于面部、臂部、颈部或躯干部。虽然可以成群但不融合,自觉症状轻,有时损害自然消失,不留痕迹。

（三）治疗

1. 法则：活血通络，清热解毒，凉血祛瘀，养血平肝。

2. 取穴：隐白（图 3-119） 大敦（图 3-120） 少商（图 3-118）

3. 刺法：用三棱针点刺以上诸井穴，以自然出血为度，5～10 分钟后擦去血迹。

4. 方义：隐白为足太阴经穴，是五输穴中的井穴，配五行属木，有健脾养血、疏肝理气的作用；大敦为足厥阴肝经之"井穴"，配五行属木，应于肝，肝藏血又主疏泄，用之放血可有活血通络、凉血祛瘀作用。少商为肺经之井穴，肺主皮毛，用之可治皮肤病变，与上二穴合用加强其活血通络、清热解毒之作用。

5. 按语：本病在治疗期间可能会出现疣疹加重增多现象，皮疹亦可呈急性发作，如色泽转红，隆起明显，瘙痒增剧等，为气血旺盛，经气流畅之象，不需要改治法，继续治疗，则丘疹趋于消退。若因惧怕而停治则可导致前功尽弃。

治疗期间应忌食辛辣、海味之品。

三十六、丹毒

丹毒是由溶血性链球菌引起的急性接触性传染性皮肤病。以皮肤突发鲜红成片，状如涂丹，迅速蔓延为特征。中医因其发病部位不同而有多种名称。发于头面部的叫抱头火丹；发于胸腹腰胯的叫内发丹毒；发于下肢的叫流火；新生儿叫赤游丹。一般好发于小腿和头面部。

（一）病因病机

本病多由血分有热，外感风湿热邪；体表失于固卫，如皮肤黏膜损伤、鼻腔黏膜破碎、皮肤擦破、脚趾间糜烂、毒虫咬伤、小腿溃疡，毒邪乘袭侵入而成。

（二）辨证分型

本病发病迅速，初起多有怕冷、高热，继之局部皮肤焮红灼热疼痛，按之更甚，边缘清楚而稍突起，压之红色稍退，放手后肤色立即变红。重者红肿处伴发瘀点、紫癜，或有大小不等的水疱，破烂流水。1 周左右发生脱屑，逐渐痊愈。偶有化脓或皮肤坏死者。

1.风热毒炽:多发于头面,肿势可波及双目以致不能睁眼,疼痛剧烈,伴高热气急,舌红、苔薄黄、脉滑数。

2.肝胆湿热:多发于胸腹腰胯,皮疹鲜红肿胀,甚至发疱,伴口苦咽干、面赤溲黄,舌红,苔黄腻,脉弦滑数。

3.湿热下注:多发于小腿,红肿发亮,重则发水疱,甚至坏死,舌红,苔黄腻,脉滑数。

(三)治疗

1.法则:疏散风热;清热利湿,凉血解毒。

2.取穴:

主穴:阿是穴(病灶周围)

配穴:

风热毒炽:曲池(图3-121)

肝胆湿热:行间(图3-123)

湿热下注:阴陵泉(图3-123)　风池(图3-122)

3.刺法:于患部用酒精棉球消毒后,持三棱针在皮肤发红处先上后下快速散刺,使之出数滴血,再用消毒干棉球擦净患处血迹。余穴以毫针用泻法,隔日1次。

4.方义:血分有热,兼感风湿热毒,阻遏经络,气血壅滞是本病发生的主要机理,而红肿热痛是其主要症状。用三棱针在病灶处放血,可以促进局部血液循环,迅速带走炎性渗出物及致痛因子,促进局部的血液流通好转,消除局部肿胀、疼痛,即祖国医学所说的有清热利湿、凉血活血、疏通经络、消肿止痛的作用。再根据分型的不同又分别选用风池等穴,风池乃治风要穴,可疏散风热。曲池是手阳明大肠经穴,与风池同用可加强其泻阳明邪热的作用。行间为肝经输穴,又是五输穴中的子穴,肝胆有热,取之有"实则泻其子"之意。而用脾经的阴陵泉,采用泻法,以清利足胫之湿热。

5.按语:治疗本病时切记要严格消毒,以防再次感染。用过的敷料要烧毁,防止接触传染。

典型病案:王某,男,36岁,下岗工人。3天前腿上忽起红斑两块,约手掌大,局部发热,伴痒痛,夜间发热,体温38.7℃,肌注青霉素未效。今来门诊。查:腿部红斑部位表浅,境界分明,有压痛,舌干红、苔黄,脉浮数。于病灶处每隔2～3分点刺出血,当日烧退。3 次痊愈。

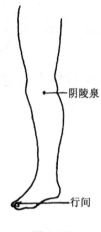

图 3-123

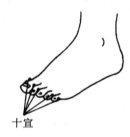

图 3-124

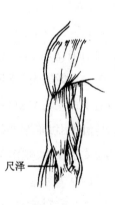

图 3-125

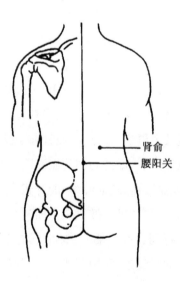

图 3-126

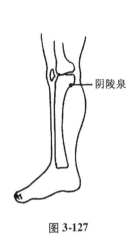

图 3-127

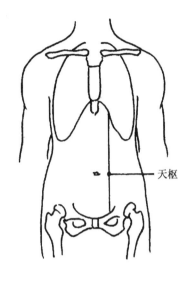

图 3-128

三十七、血栓闭塞性脉管炎

血栓闭塞性脉管炎是一种较少见的慢性复发性中、小动脉和静脉节段性炎症的疾患。血管内膜因发炎增厚和管腔闭塞,造成局部缺血,进而产生疼痛、间歇性跛行,甚至坏疽。多发生在下肢趾端。好发于青壮年男子。中医称之为脱疽、脱骨疽、脱骨疔、脱痈、十趾零落等。

（一）病因病机

1.脉络寒凝:由于素体阳虚,或久处寒冷、寒邪外迫,气血运行不畅,血遇寒凝则瘀滞不通,肌肤经脉失养发为本病。

2.热毒蕴结:情志内伤,肝肾不足,房劳过度,致使五脏精亏、气血凝滞,瘀久化热,阻于经络而发。

（二）辨证分型

1.脉络寒凝:患肢发凉,肤色苍白,局部疼痛、酸胀麻木,间歇性跛行,受凉后疼痛加剧,跌阳脉(足背动脉)微细,甚至不能触及。舌质紫淡、苔白润、脉弦紧。

2.热毒蕴结:患肢疼痛剧烈,入夜更甚,抱膝而坐,局部灼热疼痛,遇热痛甚,遇冷痛缓。重者患肢皮肤干枯焦黑、溃破腐烂,可五趾相传,甚至上攻脚面,跌阳脉消失。小便短赤,大便秘结,舌红绛,苔黄腻,脉细数。

（三）治疗

1.法则:温通经络,滋阴降火,活血解毒。

2.取穴:足十宣(图3-124) 阿是穴

3.刺法:足十宣穴乃治疗本病之经验穴。其定位于两足十趾尖端,距趾甲1分处,共10穴。常规消毒后以三棱针快速点刺穴位(每次3~4个穴),挤出血液数滴后用消毒干棉球按压。阿是穴刺法:用中粗火针常规消毒后以散刺法,速刺不留针。刺足趾时深度1分左右。刺下肢时则视其肌肉丰满程度而定,约3分到1寸。若有紫黑色血液外流,务使瘀血流尽,再用消毒干棉球擦干污血。

4.方义:本病乃阳虚寒凝与热毒十宣蕴结所发。徐灵胎云:"邪气因血以泄,病乃无也。"三棱针点刺法具有清热解毒、活血通络的功能。而四肢为诸阳之末,得阳气而温。经络是气血运行的通道,针刺具有疏通经络的作用,针刺足十宣穴同样有此功能。刺之可使气血达于四末,肢体的远端得到气血的温煦、濡养,故取之还有温通经络、荣养肌肤的双向调整作用。同样机理,寒证与热证也分别用火针点刺出血。寒者用之,可以温阳补虚、助阳化气、疏通经络、祛寒止痛;热证取之,则能以热引热,使蕴结之毒火发之散之,最终达到活血散瘀、消肿止痛、祛腐生新的作用。

5.按语:本病的发生与发展与某些因素有关,因此应采取积极的预防措施。①避免感受寒湿,少食肥甘厚味及辛辣食品。②据统计:本病90%以上好发于25~40岁嗜烟男子。所以应戒烟。③注意休息和营养。④注意保暖。⑤除患肢有疮口外,提倡做适当运动锻炼,以加强气血流通。如孙某,男,38岁,工人。左拇趾发凉、疼痛3年余。近4个月来疼痛剧烈、入夜难寐,在西医院诊为"血栓闭塞性脉管炎",建议做截肢术。患者惧怕,要求针灸治疗。平素嗜烟。查:左腿发凉,肤色发白,大趾色紫暗,二趾红肿,跌阳脉消失。嘱其戒烟。用本法治疗,6诊后痛减,已能入寐。18诊后二趾肤色转为正常。38诊后跌阳脉可及,小腿已不凉。54诊后跌阳脉搏动正常,大趾色转淡红。

三十八、下肢静脉曲张

下肢静脉曲张指下肢表浅静脉的曲张交错结聚成团块状的病变。祖国医学称之为"筋瘤"。明代《外科正宗》对其有详细的描述："筋瘤者,坚而色紫,垒垒青筋,盘曲甚者,结若蚯蚓。"本病多见于男性中年人。

（一）病因病机

1. 过度劳累、耗伤气血、中气下陷、筋脉松弛薄弱。

2. 经久站立工作,经常负重及妊娠等因素,致使血壅于下、筋脉扩张充盈、交错盘曲。

3. 因劳累之后,血脉充盈,再涉水淋雨,寒湿侵袭,筋挛血瘀,阻滞于络脉之中,使局部血行受阻,肌肤遂失所养。

4. 因肝火亢盛,血涸筋脉失养、挛结成团者。

（二）临床表现

下肢,尤其在小腿,静脉明显扩张,隆起弯曲,状如蚯蚓聚结,小如豆、大如栗,表面青蓝色,质地柔软或因发炎后变成硬结。患者常感下肢沉重、紧张,容易疲倦,小腿有隐痛、踝部和足背往往有水肿出现,每因站立或午后上症加重。若患肢抬高则曲张可立刻减轻。晚期小腿皮肤常呈营养性障碍现象,如萎缩、色素沉着、鳞屑、发痒等。且常并发下肢慢性溃疡、慢性湿疹、曲张结节破裂或血栓性静脉炎。

（三）治疗

1. 法则:活血化瘀,舒筋散结。

2. 取穴:病灶局部

3. 刺法:选中粗火针,以散刺法。在患肢找较大的曲张的血管,常规消毒,再将火针于酒精灯上烧红,迅速准确地刺入血管中,随针拔出即有紫黑色血液顺针孔流出,待血流尽或血色变红后用消毒干棉球将血渍擦净,或按压针孔。

4. 方义:用中粗火针点刺患处血管有两个作用:①因是中粗火针点刺于病处血管,故有放血作用。②火针本身的作用。火针有壮阳补虚、升阳举陷的功能,直接作用于因长久站立、劳累过度、耗伤气血、中气下陷引起的筋脉松弛薄弱的血管,起到升阳举陷的作用;火针有祛邪除湿、通经止痛的功能,由于火针是一种有形无迹的热力,对于因寒湿之邪侵袭经络,引起筋挛血瘀的筋瘤,用之可以祛散寒湿之邪,使脉络调和,疼痛缓解;火针还有通经活络、散瘀消肿、生肌敛疮、祛腐排脓的功用,通过中粗火针散刺外露的较大的血管,使其瘀血随针外出,起到了三棱针放血的作用,在此还有祛瘀生新之意。对于下肢静脉曲张合并有慢性溃疡及慢性湿疹者,可使疮口周围瘀积的气血得以消散,加速血液流通,增强病灶周围的营养,促进组织的再生,达到祛腐排脓、祛瘀生新的目的。故治疗本法有较好的临床疗效。

5. 按语:因为火针是经过加热烧红后刺入人体血管的,消毒很彻底。所以火针引起感染的机会很小,针后无需特殊处理。另外,火针还能激发人体的防御功能,起到扶正祛邪的作用。如曾某,女,29 岁,售货员。诉双下肢憋困不适四五年。因长期站立工作,夏日贪凉,经常用冷水冲腿引起。近 1 年来时感小腿肿痛,劳累后明显,舌质淡、苔白、脉濡细。查:双下肢静脉曲张,左小腿尤甚,状如蚯蚓。经上法治疗 4 次后,下肢憋胀感明显减轻。12 诊后曲张隆起的静脉基本消失,仅留局部青黄色。又诊 5 次,症状体征均消失。随访半年,一切良好。

三十九、瘿气

瘿气是以颈部肿大,或显著粗大,眼球突出为主要症状的疾患,俗称"大脖子"病。其特点是皮色不变,无疼痛之感,缠绵难消,且不溃破。相当于现代医学的甲状腺肿、甲亢等。

(一)病因病机

瘿气系由气、痰、瘀三者互凝于颈部而成。
1. 情志不遂,气结不化,津液凝聚为痰,气滞日久则血瘀。
2. 外感山岚、沙水病气,气血郁滞,经络阻塞,痰浊凝聚而成本病。

(二)临床表现

颈部肿大,皮色不变,无疼痛,皮宽而不泽,烦躁易怒,心悸多汗,手指颤抖,五心烦热,眼球突出,舌质红,苔薄白,脉弦数。

（三）治疗

1. 法则:理气化痰,消瘀散肿。

2. 取穴:太阳(图 3-122)　尺泽(图 3-125)

3. 刺法:三棱针斜向上刺太阳穴出血,直刺尺泽出血,太阳穴出血 3～5 滴,尺泽穴出血 3～5 mL,一周放血 1 次。

4. 方义:尺泽为五输穴中的"合穴","合主逆气而泄",尺泽为肺经之穴,肺主气,调气可理血,肺又为水之上源,可通利水道,气血调畅,则瘀滞可除。故尺泽放血可起到疏调气机、活血化瘀、祛湿除痰之作用。辅以太阳,相辅相成。

5. 按语:瘿气多见于女性,与情志忧郁有关,平时应注意保持心情舒畅;勿怒郁动气。瘿气亦与地区和食物有关,所以在瘿气高发地区,除改善饮水来源外,主要以食用碘化食盐作集体性预防,用至青春期过后,碘化食盐除有预防作用外,对缺碘性瘿气患者也有治疗作用。

四十、泌尿系结石

泌尿系统结石病包括肾、输尿管、膀胱、尿道结石病,是结石形成后在泌尿系统造成局部创伤、梗阻或并发感染的疾病。本病属祖国医学的"石淋"、"膏淋"、"癃闭"等范畴。

（一）病因病机

多由过食辛热肥甘之品,或嗜酒太过,酿成湿热,下注膀胱;下阴不洁,秽浊之邪侵入膀胱,酿成湿热,湿热蕴结日久,而成砂石,瘀阻膀胱,排泄失畅,气机窒塞不通而发病。

（二）临床表现

腰部或小腹部突发性刀割伴剧烈绞痛和血尿是泌尿系统结石病的主要特征。疼痛呈阵发性,可持续几分钟、几十分钟或几小时,自肾区向输尿管、外生殖器、大腿内侧放射,常伴有恶心呕吐,甚或昏厥。

（三）治疗

1. 法则：清利湿热，通淋止痛，疏通水道。

2. 取穴：肾俞（图 3-126）　腰阳关（图 3-126）　阴陵泉（图 3-127）

3. 刺法：用三棱针点刺放血少许。

4. 方义：肾俞是肾脏之气输注的部位，肾主二阴，又主五液，以维持体内水液的平衡。肾与膀胱相表里，取肾俞以利膀胱气机。腰阳关是督脉之经穴，其经脉贯行于脊中，为"阳脉之海"，诸阳经皆与其会合，腰阳关与足太阳经相关联，通淋止痛。阴陵泉为脾经之"合穴"，配五行属水，应于肾。所以本穴有健脾益气、利湿消肿的作用。三穴刺血可促进血行，清利湿热，缓解疼痛。

5. 按语：患者平时要注意多饮水，避免进食多钙质的食物，以预防本病的发生。有时针后 30 分钟，肾绞痛反而加重，这是针刺效应，千万不要中止治疗，应继续观察 1～2 次治疗情况。这种疼痛的加剧是因为针刺后，刺激结石在泌尿系统内活动。

四十一、肠痈

肠痈包括急慢性阑尾炎，是急腹症中最常见的一种疾病。可发生于任何年龄，多见于青壮年，老年人和婴幼儿则少见。

（一）病因病机

其主要病机是肠腑传导功能失常，气机壅塞，气血瘀阻；久则肠腑化热，瘀热互结，导致血败肉腐而生痈脓。引起肠腑传导功能障碍的原因有：

1. 饮食失调：嗜食膏粱厚味，或多食生冷，饥饱劳伤，致肠腑壅滞，郁久化热而成痈。

2. 活动过剧：疾走跳跃，或负重挫跌，或饱食后急暴奔走，导致肠腑传导功能失常发生本病。

（二）辨证分型

1. 轻证：痈起脘部或绕脐作痛，旋即转移于右下腹，痛处固定不移，以手按之，其痛加剧，腹皮微急，右腿屈而难伸。伴发热恶寒，恶心呕吐，便秘，尿黄，舌苔薄腻而黄，脉象滑而有力。

2.重证:痛势较剧,腹皮拘急,拒按。局部可触及肿块,壮热自汗,舌苔黄,脉洪数。

(三)治疗

1.法则:清热导滞,散瘀消肿。

2.取穴:天枢(图3-128)　阑尾穴(图3-129)

3.刺法:取以上两穴,用三棱针速刺法点刺出血3~5滴。

4.方义:肠痈是由于肠腑传导失司,气血凝滞,肠腑化热,瘀热互结,导致血败肉腐所致。根据腑病取募的原则,取大肠之募穴天枢,调理阳明腑气,以达散瘀消肿,清热止痛之效。再辅以肠痈经验穴阑尾穴,可增其清热导滞之功。

5.按语:针灸疗法适用于急性单纯性或轻型化脓性阑尾炎,对其他各类阑尾炎都作为辅助治疗。若症状严重,有阑尾穿孔或坏死倾向者,须及时进行外科处理。

针灸疗法可提高机体对炎症的抗病能力,增强白细胞对细菌的吞噬作用,增强阑尾蠕动,有利于阑尾腔内容物的排空和血运的改善,促使炎症消失。

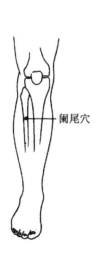

图 3-129

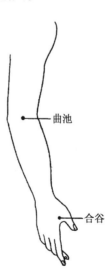

图 3-130

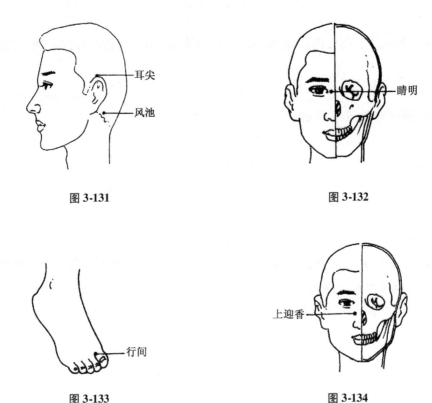

图 3-131　　　　　　　　　　　　　　图 3-132

图 3-133　　　　　　　　　　　　　　图 3-134

四十二、麦粒肿

麦粒肿是指睫毛、毛囊所属的皮脂腺或睑板腺的急性炎症,也称急性睑腺炎。多由化脓性细菌所引起。眼睑有局限性红、肿、热、痛,可化脓穿破。病变在睫毛根部皮脂腺的为外睑腺炎,即外麦粒肿;病变在睑板腺的为睑板腺炎,即内麦粒肿。祖国医学称之为睑生偷针、土疳、针眼、睑缘疖等。

(一)病因病机

1.外感风热:外感风热毒邪,结于胞睑皮肉之间,气血壅滞,发为本病。

2.脾胃热盛:过食辛辣炙搏,脾胃蕴积热毒,循经升发于胞睑,壅阻于眼睑皮肤经络之间而成。

（二）辨证分型

1. 外感风热：初起胞睑缘微痒微痛，局部红肿形如麦粒，疼痛拒按。触之局部有硬结，推之不移，轻者数日内消散，甚者数日后溃破排脓而愈，舌苔薄黄，脉浮数。

2. 脾胃热盛：局部红肿疼痛剧烈，甚则胞睑浮肿、白睛肿胀，若成脓则见睑缘患处有白色脓头，耳前可有肿核压痛。伴口臭、口渴、心烦、小便黄赤、大便秘结，舌红，苔黄，脉数。

（三）治疗

1. 法则：散风，清热，解毒。

2. 取穴：曲池（图 3-130）

3. 刺法：取患眼对侧曲池穴，常规消毒，以三棱针点刺后挤压出 3～5 滴鲜血，后用干棉球按压。点刺深度 2～3 分，每日 1 次。若双目均有疾，则取双侧曲池。

4. 方义：曲池为手阳明大肠经五输穴中的"合穴"；阳明为二阳相合，其火通明，言其阳气隆盛，"合"为汇合之意，犹江河入海，指其经气最盛，故曲池穴通调经络的作用当为之最。又本穴配五行属土，土为火之子，火主热，本病乃外来风热或脾胃内生火热而成，实证居多，"实则泻其子"，故其清热作用，亦当为之最。而眼睑为眼睛以外之屏障，风热毒邪侵袭，先犯眼睑，又眼睑胞在脏属脾，脾胃蕴积热毒，循经上扰，阻塞睑胞经络，本证虽只取一穴曲池，但可泄二经之火热，最终达到清热解毒、疏通经络、调理气血、消肿定痛的目的。

5. 按语：患处切忌挤压，以免炎症扩散而引起眼睑或眼眶蜂窝组织炎，甚至海绵窦栓塞及败血症等。

四十三、急性结膜炎

急性结膜炎多为细菌或病毒感染而引起的急性传染性眼病。常见的致病菌有肺炎双球菌、葡萄球菌及结膜杆菌等，可通过各种接触途径如手、手帕、公共浴池、游泳池等传播，多在夏秋季节流行。祖国医学称之为天行赤眼、红眼病、暴发火眼或目中赤痛。

（一）病因病机

1. 风热毒邪：白睛在脏属肺，风热毒邪侵袭肺络，郁而发热，气血壅滞，交攻于目而猝然起病。

2.肝胆火盛:目为肝窍,肝胆热邪循经上攻于目,以致经脉闭阻、气血壅滞发为本病。

(二)辨证分型

1.风热毒邪:患眼目赤肿痛,畏光羞明,怕热流泪,眼涩难睁,或有鼻塞流涕,周身不舒,发热恶寒等,舌苔薄黄、脉浮数。

2.肝胆火盛:目赤肿痛,眵泪混杂,眼涩难睁,怕光头胀。或有口苦心烦,头晕,舌红苔黄,脉弦。

(三)治疗

1.法则:散风清热解毒,疏泄肝胆明目。

2.选穴:耳尖(图 3-138)

风热毒邪:风池(图 3-131)　合谷(图 3-130)

肝胆火盛:睛明(图 3-132)　行间(图 3-133)

3.刺法:耳尖穴以三棱针快速点刺放血。若单眼患病,放血时要取患侧耳尖穴;若双目皆有病,则双侧耳尖穴均放血。余穴用毫针采用泻法。每日 1 次。

4.方义:耳尖穴放血除有清热解毒、泄火止痛的作用外,还有泄肝胆相火的功能。因为胆经的循行:"起于目锐眦,上抵头角,下耳后……从耳后入耳中,出走耳前,至目锐眦后。""肝开窍于目"。肝与胆又互为表里。故耳尖与肝胆经关系密切。所以,凡目疾属实证者,临床取之疗效甚佳。此外,根据辨证分型不同,又配以治风要穴风池,可疏泄在表之风热;合谷为手阳明大肠经穴,与肺经相表里,善治头面之疾,取之能调整阳明经气,与风池同用起到了宣散风热、解毒定痛的作用。睛明穴为太阳、阳明交会穴,位于目内眦,为局部取穴,可宣泄患部之郁热;本病乃肝胆火盛所致,再取肝经之荥穴行间泻之,可清泄肝胆、开窍明目。

5.按语:急性结膜炎一病传染性甚强,患者的眵泪秽汁可接触传染。故应注意水源、用具及手的清洁,要勤洗手,分巾分水,患眼切忌包扎,以免病情加剧。另不要用手揉眼是预防本病的有效措施。如郦某,女,12 岁,学生。游泳后突感右眼不适,发痒,用手揉按后加重,约半小时后,左眼亦不适。半天后,双目畏光、流泪、疼痛。次日就诊,双球结膜充血、舌红、苔黄、脉数。辨证属风热毒型。用上法 2 次后球结膜充血消退,分泌物明显减少,不再畏光,四诊后痊愈。

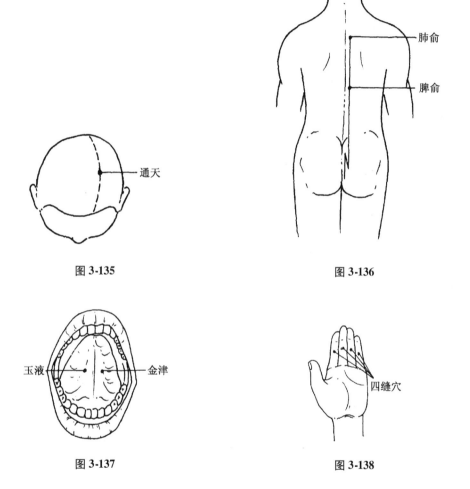

图 3-135

图 3-136

图 3-137

图 3-138

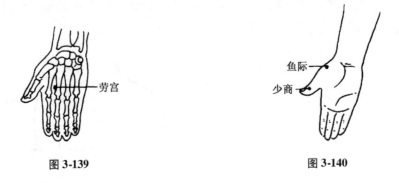

图 3-139　　　　　　　　　　　　图 3-140

四十四、鼻塞

鼻塞是指呼吸之气通过鼻腔时受阻的症状。本证是以鼻塞时轻时重,或双侧鼻窍交替堵塞,反复发作,经久不愈,甚则嗅觉失灵为特征的慢性鼻病。男女老幼均可发生,往往在受凉受湿后症状更加明显。本病无季节性和地区性。现代医学的慢性鼻炎、鼻窦炎、鼻甲肥大均可按本证治疗。

(一)病因病机

1.外感风寒或风热之邪,邪气侵于肺窍,使局部气血壅滞而发生鼻塞。

2.饮食失节,劳役过度,正气内伤,肺气虚,阳气不通利而鼻窍不利,发为本证。

(二)辨证分型

1.肺脾气虚,邪滞鼻窍:鼻塞呈交替性,或鼻塞时轻时重,鼻涕黏稀,遇寒时症状加重。检查见鼻内肿胀色淡。肺气虚者,兼见咳嗽痰稀,气短,面色㿠白,舌质淡红,苔白或薄,脉缓或浮无力。脾气虚者,兼见食欲欠佳,大便或溏,体倦乏力,舌质淡,苔白或稍厚,脉缓弱。亦有全身症状不显者,亦兼有嗅觉减退,头痛,头晕等证。

2.邪毒久留,气滞血瘀:持续鼻塞,鼻涕较多,黏黄或黏白,嗅觉迟钝。检查见鼻内肿胀、硬实,呈桑椹样。可伴语音声浊,咳嗽痰多,脉弦细或数涩,舌质暗红或有瘀点等。

(三)治疗

1.法则:健脾补气、散邪通窍,或调和气血、行滞化瘀。

2. 取穴：

主穴：上迎香（图 3-134）　　通天（图 3-135）

配穴：肺脾气虚，邪滞鼻窍：肺俞（图 3-136）　脾俞（图 3-136）

邪毒久留，气滞血瘀：合谷（图 3-130）

3. 刺法：上迎香点刺出血，通天则用旋转泻法，肺俞、脾俞用补法，合谷用泻法，留针30 分钟。

4. 方义：上迎香为经外奇穴，位于鼻翼软骨与鼻甲的交接处，为治鼻塞之经验有效穴。通天穴位于头部，上通天气，所以有宣通鼻窍的作用。因此肺司呼吸，鼻是呼吸出入的门户，呼吸之气，所受于天，所以《内经》指出："天气通于肺"，"在脏为肺，在窍为鼻"。又曰："肺气通于鼻，肺和则鼻能知臭香矣。"由此可见，通天穴上应于天气，天气通于肺，肺气通于鼻，又因太阳膀胱经通于鼻窍，太阳主开，故其经穴有宣通鼻窍、开腠祛邪的作用。鼻之疾患多因感受风寒风热所致，故可取通天穴开肺气，通鼻窍祛外邪，所以通天穴是专治各种鼻病的要穴。

5. 按语：若小儿惧针者可用推拿穴位法，其方法如下：以一指禅和点指法施于风府、大椎、风门、肺俞各 2 分钟，拿风池、肩井各 2 分钟，然后以一指禅施法于通天、上星、神庭、印堂、迎香各 2 分钟，并在鼻上的山根穴处沿鼻的两侧向下至迎香用一指禅推法，往返 3 ~ 4遍，最后拿曲池、合谷各 2 分钟，用一指禅推法于列缺 2 分钟，而以搓上肢结束治疗。

四十五、口疮

口疮是指口舌疮疡或溃烂的一种病证，局部灼痛，常反复发作久久不愈。多由心脾积热，外感热邪，或阴虚阳亢，或虚阳浮越而致。

（一）病因病机

口疮虽只生在口腔，而口腔与内脏有密切的联系，脾开窍于口，心开窍于舌，肾脉连咽系舌本，两颊及齿龈属胃与大肠，牙齿属肾，任督等经脉均上络口腔唇舌，因此，口疮与整体的病变相联系。

1. 心脾积热：因为舌为心之苗窍，诸痛痒疮皆属于心；脾开窍于口，脾脉挟舌本，散舌下，故口疮之患，与心脾之关系最为密切。暴饮暴食、过食甘肥辛辣、煎炒炙搏、嗜酒等损伤脾胃,内蕴化热;或思虑过度,郁怒忧伤等化火,致使心脾积热,而成本证。

2. 外感邪热:口腔为肺胃之门户,外邪入侵,肺胃邪热上蒸,势必导致口舌生疮。

3. 阴虚火旺:素体阴虚或热病伤阴,或劳倦过度,耗亏真阴,均可致阴液不足,而生内热,热熏口腔发为口疮。临床常见消瘦之人易患口疮,并在失眠、过劳、思虑过度后复发、加重,肺痨病人,亦多有口疮。均属阴虚火旺之证。

(二)辨证分型

1. 心脾积热:口疮三五不等,灼热疼痛,表面多黄白分泌物,周围鲜红微肿,心烦失眠,口渴口臭,大便干少,小便黄短。舌红,苔黄,脉滑数。常因酒食燥热、七情刺激而诱发加重。

2. 肺胃邪热:口疮起病较急,数量较多,大小不等,表面多黄白色分泌物,疮周红肿或有水泡,常伴有发热头痛,咽喉痹痛,咳嗽,口渴,便秘尿黄。舌红苔黄,脉洪数。

3. 阴虚火旺:口疮反复发作,灼热疼痛,疮周红肿稍窄,口燥咽干,头晕耳鸣,失眠多梦,心悸健忘,腰膝酸痛,手足心热,舌红少苔,脉细数。

(三)治疗

1. 法则:疏风清热,养阴止痛。

2. 取穴:

心脾积热:金津(图3-137)　玉液(图3-137)

肺胃邪热:四缝(双)(图3-138)

阴虚火旺:劳宫(图3-139)

3. 刺法:金津、玉液刺血法为让患者伸出舌头,左手持纱布,固定舌体,选择较粗大、最明显的静脉上点刺,以一次出血为最好,如一次未成功时,须使静脉逐渐恢复,方可进行第2次。用三棱针或粗针点刺双侧四缝后放出血液或黄白色液体。劳宫用毫针捻转泻法。

4. 方义:脾开窍于口,心开窍于舌,金津玉液位于舌系带两侧静脉上,舌为心之苗,二穴放血可以散瘀清心脾积热。四缝有清除肺胃邪热之有效经验穴。劳宫是手厥阴心包经的"荥"穴,配五行属火,故用之可清虚热,养心阴而止痛愈疮。

5. 按语:预防口疮应注意口腔卫生,一要勤漱口;二要常叩齿;三要细咀嚼。并要注意调节饮食,做到饮食有节,饥饱适宜,去除不良嗜好,勿暴饮暴食,避免烟酒及辛辣煎炒之品。还应注意身心健康,锻炼身体,增强体质。避免过劳和精神刺激,可以防止心脾积热或阴虚内热等的形成。

四十六、咽喉肿痛

咽喉肿痛是口咽和喉咽部病变的一个主要症状。诸如"喉蛾"、"喉痹"、"喉痛"等均可发生。本证可包括急性扁桃体炎、急性咽炎以及扁桃体周围脓肿等。

(一)病因病机

1. 外感风热等邪熏灼肺系,或肺、胃二经郁热上壅,而致咽喉肿痛,属实热证。
2. 胃阴亏耗,阴液不能上润咽喉,虚火上炎,亦可致咽喉肿痛,属阴虚证。

(二)辨证分型

1. 实热证:咽喉赤肿疼痛,吞咽困难,如兼咳嗽、咽干、口渴、便秘,对有寒热头痛者,多为外感风热与肺胃实热。
2. 阴虚证:咽喉稍肿,色暗红,疼痛较轻,或吞咽时觉痛楚,微有热象,入夜则见症较重。

(三)治疗

1. 法则:疏风邪,清胃热,宣肺气,滋肾阴,利咽喉。
2. 取穴:
实热证:阿是穴　少商(图3-140)
阴虚证:鱼际(图3-140)　照海(图3-141)
3. 刺法:阿是穴刺血方法是病人取仰卧位,在扁桃体压痛中心及其左右两侧共取3点,两点间隔5 mm左右,使呈"⋯"状。首先医者右手持三棱针对准上述3点连续迅速刺入1~2分,出血后用手挤捏针孔周围,使每个刺血点出血3~5滴,然后用消毒棉球按压针孔,双侧穴位均刺,日1次,直至治愈。三棱针用速刺法点刺少商,使其出血5滴。鱼际、照海均用毫针施平补平泻手法。

4. 方义:阿是穴局部刺血可直接起到活血消肿止痛的作用。少商为手太阴经所出为"井",配五行属木,肺主表,木属肝主风,故擅治外感风热引起的咽喉肿痛,以散风清热。鱼际乃荥穴,"荥主身热",所以本穴有滋阴清热作用。照海是足少阴经经穴,足少阴经起于下肢……入肺中,照海穴又是阴跷脉的交会穴,阴跷脉为足少阴经的别支,起于足跟,从内踝上行,经大腿内侧进入阴部,向上沿胸里至咽喉,所以照海可以滋肾阴,润咽喉,与鱼际相配,一上一下,同名经取穴,主治阴虚型咽喉肿痛。

5. 按语:针灸对本病不论是急性还是慢性的都有明显的退热、消肿、止痛的良好疗效。患病期间宜食清淡食物,忌食肥甘、厚腻、辛辣食物。

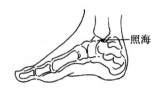

图 3-141

第四篇　针灸三通法的临床医案与基础研究

第一章 针灸三通法的临床医案与基础研究

多年来在贺普仁教授的带领下,众多的中医师们运用三通法治疗各种疾病,有许多的疑难杂症都取得了很好的疗效,现选取其中的一部分介绍给大家。

第一节 微通法部分

一、输尿管结石验案

(一)临床资料

贺教授与弟子曲延华大夫运用三通法在针灸临床中,治疗了26例输尿管结石患者,其中有23例是急性发作,采用了条达气机,培补脾肾,通利水道之法,取得较满意的疗效,现介绍如下:

治疗26例输尿管结石,24例为男性,2例为女性;年龄最轻的23岁,长者60岁;病程短的1~15天,长的2个月~4年;有血尿的8例;X线腹平片显示阳性结石者18例,未见者8例;查肾图梗阻者11例,正常5例,未查者10例。

病员入院后即行针刺治疗,一次止痛者16人。疼痛明显减轻者,行二次针刺,止痛者6人。起针后,还有隐疼,影响活动和睡眠者,再行第三次治疗,止痛者1人,以上3次治疗均在1天内完成。连续治疗8次才止痛者1人。其中在入院时疼痛不明显者2例。经过1~60次的针刺治疗将结石排出者有21例(见医案1),绝大多数在5~20次排石。

有一例是因输尿管中段呈钩状畸形,病程长达两年,经它院服中、西药及"总攻"疗法均无效而来我院针刺治疗,经针治60次,结石排出体外,所有排出的结石大小不等,形状各异,有呈泥沙样,小的如绿豆大,中等的如黄豆大,大的如小蚕豆大。形状有的带棱角,有的如桑椹,有的较光滑。颜色有灰白、黄白、乳白及棕褐色,质地有的较松散,有的很坚硬(见医案2)。一例治疗1个月,结石才下降1 cm,另一例因家中有事,仅治疗几次就中断了,3例治疗后结石位置无变化而症状消失(见表4-1、表4-2)。

表4-1　病员一般情况和检查结果　　　　　　　　　　　　　　　　　　(例)

性别		年龄	病程	阳性结石	阴性结石	肾图			血尿
男	女	(岁)				梗阻	正常	未查	
24	2	23~60	1天~2年	18	8	11	5	10	8

表4-2　针刺止痛情况　　　　　　　　　　　　　　　　　　　　　　(例)

1次	2次	3次	8次	无明显疼痛者
16	6	1	1	2

(二)典型医案

1. 安某,男,40岁,干部。

问诊:1980年7月中旬,左腰微疼,服中药后痛止。7月23日晨,左腰酸疼2小时,31日4时左腰又痛,以酸为主,重时牵引左腹也痛。7月31日10时左右,左腰腹绞痛难忍而来我院急诊。查尿常规有多数红细胞/高倍每视野。X线腹平片示:左腰2~3椎旁输尿管走行处,可见一枣仁状密度高的阴影。病员从1978年以来常有左腰腿疼痛。

望诊:痛苦面容、苔白。

触诊:左腹部有压痛,左腰部有叩击痛。脉略弦、尺弱。

病机分析:腰为肾之腑,肾虚则腰痛,肾气不足,三焦气化失常,致水湿内停,尿中杂质易于沉积,结为沙石,刺激“尿路”产生疼痛。

辨证:肾气不足,三焦气化失司所致。

治则:条达气机,补肾通淋。

配穴:蠡沟、中封、三阴交、水泉、关元。

效果:病员针刺一次立即止痛,针治9次,排出一绿豆大的褐色结石。复查X线腹平片,结石影消失,尿常规正常,症状消失,痊愈出院。

2.曹某,女,23岁,工人。

问诊:患者于2年前开始腰痛,无力。查尿中有数个红细胞/高倍每视野,尿蛋白+~++,因症状轻没注意。直至今年7月,在外地医院拍摄X线腹平片,诊为:双侧输尿管结石。又做逆行膀胱造影证实,右侧输尿管呈钩状畸形,结石正在弯钩中。经住院治疗无效,建议手术治疗,病员未同意。出院后,又服药排石汤近30付,曾采用2次"总攻"法治疗,未能排石。于1980年10月22日来我院收住院治疗,病员平时易忧郁,不能多饮。查:X线腹平片示双侧输尿管走行区可见阳性结石(右第四腰椎横突处,左第三腰椎横突下)。肾图示右侧bc段均延缓,排出段呈痉挛图形,左侧呈梗阻图形。尿常规,红细胞5~7个/高倍每视野。

望诊:苔白,舌边有齿痕。

触诊:两少腹有按压痛,双肾区有叩击痛。脉略滑数,尺弱。

病机分析:病员脉滑数,饮水不多,苔白边有齿痕,为脾不健运,水湿内停之象,平时生闷气则肝郁木旺,更克脾土,水湿蕴久化热,湿热郁结,阻滞不通,结于下焦,热则煎熬尿液,形成沙石,刺激"尿路"而生疼痛。

辨证:肝木乘土,脾不健运,湿热郁结下焦所致。

治则:舒肝健脾,通结利水。

配穴:中封、蠡沟、水道、三阴交。

效果:针治2次后,右侧结石下降3 cm;针治15次后,结石下降12 cm;针治30次后,结石下降13 cm(均由X线腹平片证实);针治60次后,有一0.6 cm×0.5 cm大之结石通过畸形输尿管下降至膀胱,排出体外。复查肾图,右侧正常。X线腹平片证实右侧输尿管结石影消失。至于左输尿管结石,治疗毫无改变。做B超:左肾积水,明显肿大。因影响肾功能,故建议转院手术治疗。出院后电话随访,得知左侧输尿管已长息肉,结石镶在息肉内,结石不得出乃息肉故。

(三)讨论与体会

1.如何抓住结石形成的三个主要原因

输尿管结石是淋证之一,常见一侧腰部或少腹部发生胀痛或剧痛,牵引小腹,尿痛,排尿困难或中断,并兼有气淋的症状。《金匮要略》:"淋之为病,小便如粟状,小腹弦急痛引脐中。"著名医家尤在泾按巢氏云:"淋之为病,由肾虚而膀胱热也,肾气通于阴,水液下流之道也。膀胱为津液之腑,肾虚则小便数,膀胱热则水下涩,数而且涩,淋沥不宣,故谓之淋。"所以后世医家一般认为,淋证系由于肾虚,湿热蕴毒结于下焦所致。

结石的形成主要与肝、脾、肾三脏有关。①与肾有关:肾主水,藏精,司二便,肾虚则精亏,气化温煦力弱,尿中杂质易于沉积而成沙石。②与脾有关:脾不健运,寒湿郁久化热,结于下焦,尿液受湿热煎熬形成沙石。③与肝有关:肝主疏泄,喜条达,若因七情所伤,肝郁气滞,升降失序,引起三焦的气化失司,水液通利失常,再则肝肾同源,肝气不舒亦可影响肾的正常功能,这也可使尿中杂质逐渐凝结成石。总之,三脏不仅在单一病变的情况下产生结石,而且往往是相互影响,逐渐形成沙石,因此调整气机,培补脾肾,通利水道就成为治疗输尿管结石的理论根据。

2. 沙石即已形成又如何将它排出呢?

这在古典医籍中多见以疏导膀胱,利尿镇痛为主。沙石不是一朝一夕结成的,其形成的主要原因是本虚,当正气不足时而发病。在治疗时,体质尚可的病员,可用针刺或药物利尿的办法通淋排石。事实证明,运用条达气机,培补脾肾,通利水道之法,使肝气疏泄,气机条达,后天充足,精血充沛,肾气充实,上焦得肃降,中焦得通畅,下焦得开塞,肝、脾、肾等脏的功能恢复正常,泌尿系各组织器官活动增强,尿量增多,就能将沙石下降,排出体外。这就是"源清流清"的道理。

从经脉循行来看,输尿管结石痛在腰部及少腹,牵引小腹亦痛,根据立法,选取了足厥阴肝经,足少阴肾经和足太阴脾经,以及与其相表里的多气多血的足阳明胃经及任脉。

3. 选择哪些对穴增进疗效

(1)中封、蠡沟穴:都是足厥阴肝经穴位。中封为经穴,主疝癥,脐和少腹引痛,腰中痛,阴暴痛等证;蠡沟为络穴,别走足少阳,与三焦相通,主少腹痛,阴跳腰痛,阴暴痛,小便不利等证。两穴合用,有疏肝利气,通结止痛利尿的作用。

(2)天枢、水道穴:天枢穴为手阳明大肠经之募穴,主治脐腹胀痛,切痛,有疏调肠腑,理气消滞的作用。水道穴是多气多血的足阳明胃经俞穴,主治小腹胀满,痛引阴中,有通利水道之功。二穴同用,有利尿止痛之效。

(3)关元、三阴交穴:关元穴是任脉的穴位,为小肠经之募穴;足三阴为任脉之交会穴,可补肾益气,三阴交穴为足太阴经之俞穴,与足厥阴经和足少阴经交会,可健脾补肾,调气利水。两穴搭配,能培补脾肾,调气通淋,主治气癃、溺黄之症。

(4)三阴交、水泉穴:水泉穴为足少阴肾经的郄穴,肾属水,针水泉配三阴交有扶正驱邪,舒窍利水之妙。诸穴配伍,共同达到调整气机,培补脾肾,通利水道之目的。

在26例病员的治疗中均用了中封、蠡沟穴,止痛效果肯定。有的患者在来诊前应用阿托品及哌替啶无效,疼痛难忍,抱腿咬牙大汗出,当针中封、蠡沟穴后,针下痛止,从此再无剧痛发作,看来,中封、蠡沟穴有条达气机,舒筋活络止痛的作用。其他配穴,可根据辨证,选择一两对穴位进行治疗。

4. 治疗结石如何不伤正气?

先补后泻不伤正气:在手法上,26例用中封、蠡沟穴治疗中均采用"龙虎交战法",先补阳数9次,后泻阴数6次,使之得气,感应虽强烈但不伤正气,犹如欲跃而先退,针欲泄而先补也。其作用优于平补平泻,临床上镇痛效果颇佳,而无副作用。若在疼痛发作时即行针刺治疗,不但可以立刻止痛,解除病员痛苦,而且还可提高结石的排出率。

26例中,有3例经针刺治疗后,结石位置无明显变化,其中有2例是在入院时症状就不明显,结石亦稍大些,可见结石的排出与结石的位置、大小、形状和"小路"的蠕动(痉挛与扩张)有关。由此说明,针刺治疗输尿管结石是有选择性的。

二、遗尿的临床观察

中医认为,遗尿症主要是肾气不足,膀胱亦虚,故常在睡眠中不自觉排尿。本组病例中部分患者伴肾虚临床症状,如头晕、腰酸腿软、记忆力减退、白天多尿等,部分成年患者则因患此症精神受威胁,从而更加重了病情。

(一)临床资料

85例中男性54例,女性31例。最小者3岁半,最大者62岁。病程5年以下者27例,6~10年者56例,11年以上者8例。多数患者自幼即患,少数在5~8岁时起病,个别成年以后始患。

大部分患者每晚遗尿,少数患者每周遗尿3~5晚,个别间隔更长些,多数患者每晚遗尿1~2次,少数为3~5次。

（二）治疗与结果

1. 治疗方法：治疗原则是补肾、补元气，以补法行针并加用悬灸。以肾俞、关元、三阴交、中极为主穴，以足三里、阳陵泉、膀胱俞、太冲、百会为配穴，每次用主穴两个，配穴 1～2 个，主穴分成 3 组：①肾俞、三阴交；②关元、三阴交；③中极、三阴交。具体运用时分 3 种情况：①单独应用一组主穴；②二组主穴交替应用；③主穴与配穴并用。三阴交可以交换应用，即每次针一侧。每日治疗 1 次，5 次为 1 疗程。以毫针，用补法。

2. 治疗结果

（1）疗效显著者 39 例。其中 29 例治疗后连续 5～85 天未发生遗尿；10 例遗尿明显减少，10～15 天才有一次遗尿。39 例中治疗 1 疗程者 8 例，治疗两疗程者 18 例，治疗 3 个疗程以上者 13 例。

（2）症状减轻者 41 例。患者由每晚遗尿变成隔晚 1 次，或由每晚遗尿 3～4 次减为 1 次。

（3）无效者 5 例。其中 3 例治疗 1 个疗程，2 例治疗 2 个疗程。总有效率为 94.1%。

三、口眼㖞斜

（一）临床资料

口眼㖞斜一症，是针灸临床上较为常见的疾病，往往由于治疗不及时造成终身残疾，给患者带来痛苦。我们在 1964 年总结的基础上，1989 年又对 3～12 月门诊进行治疗本病160 例总结如下。

160 例患者男 84 例（52.5%），女 76 例（47.5%）。最小 11 个月，最大 74 岁。年龄分布见表 4-3。由表中看出，任何年龄均可发生，26～35 岁及学龄前儿童发病较集中。从本组病例看来，任何职业均可发生本病，无显著区别。病期最短 1 天，最长 16 年（表 4-4）。

表 4-3　年龄分布

1 年以内	1～6 岁	7～12 岁	13～18 岁	19～25 岁	26～35 岁	36～45 岁	46 岁以上
1 例	20 例	5 例	10 例	21 例	58 例	18 例	26 例

表 4-4　病期分布

1～30 天	31～60 天	61～90 天	3 个月～1 年	1 年以上
121 例	21 例	2 例	7 例	9 例

发病原因　外因(风寒)38 例,情志不遂 13 例,劳倦 8 例,久病气血虚 5 例,外伤 2 例,肝旺 7 例,耳病 2 例,小儿麻痹后遗引起 1 例,用药过量 1 例等,不明 77 例。本组病例看来无明显差异。

治疗方法　以散风通络、调和气血为原则。取穴:风池、阳白、颊车透地仓、四白、瞳子髎、颧髎、巨髎、合谷、下关。刺法:以毫针根据症状虚实不同,用补虚泻实手法。手法一般采用浅刺,留针时间短(10～15 分钟)或不留针。疗程可根据病情轻重,每日或隔日一次。在治疗过程中,根据病情不同配穴以人中、承浆、足三里、内庭、太冲、内关、曲池等;气血瘀滞、里热较重配以放血拔罐;风寒较重,后期配以灸法。

疗效判断标准:痊愈,外观恢复正常与健侧相同,无任何不适之感;显效,外观恢复正常,但患部动作与健侧稍有差异,或者自觉患侧有不适感;好转,客观检查与主观感觉均有好转;无效:症状表现与治疗前一样。本组治疗结果见表 4-5、表 4-6、表 4-7。

表 4-5　治疗结果

痊愈	显效	好转	无效	共计
80 例	30 例	32 例	18 例	160 例
(50%)	(18.75%)	(20%)	(11.25%)	(100%)

表 4-6　病期与疗效关系

疗效 ＼ 病期	1～30 天	31～60 天	61～90 天	3 个月～1 年	1 年以上
痊愈	71 例	8	无	1	无
显效	21 例	6	无	2	1
好转	17 例	7	2	3	3
无效	12 例	无	无	1	5

表 4-7　发病原因与疗效关系

病因 \ 疗效	痊愈（例）	显效（例）	好转（例）	无效（例）
风寒	20	7	11	6
情志不遂	7	5		1
久病气虚	3	1		1
肝脏	3	1	3	
耳病		1		1
劳倦	3	4		1
用药过量				1
小儿麻痹				1
外伤	2			
不明	43	15	11	8

本组病例分析年龄愈小恢复较快、疗效好，年龄较大恢复较慢、疗效较差。

（二）典型医案

1. 患者付某，女，19 岁，口眼㖞斜已 16 年。面部变形，眼球向外突出，左面肿胀，眼裂大……治疗无效。本例不仅说明由于病期长，疗效不好，而且也说明没有及时治疗而造成治疗无效。

2. 患者张某，男，30 岁。病发 10 天，口眼㖞斜较重，面部全部不能活动，面有肿胀感，味觉减退，同时在医院电刺激检查结果"右面神经部分重度变性反应"。经针灸治疗，共 71 次，结果显效，并继续复查电刺激检查结果基本恢复。

3. 患者徐某，男，23 岁，学生。口眼㖞斜 1 年，右面肿胀，双侧明显不对称，目闭合不全，额纹消失，唇沟消失。患者病于 1964 年 7 月，曾在医院电刺激检查，认为可自行恢复，未经治疗。半年后开始治疗，针灸 71 次，无效。

从以上可以看出，本病不论轻重应即时治疗、坚持治疗，同时在治疗中注意方法，如取穴、手法、留针长短等均直接影响疗效。

（三）讨论与体会

1. 祖国医学对口眼㖞斜的认识

口眼㖞斜症情况表现在面部,经云"阳明经脉荣于面"又《诸病源候论》记载:"风邪人于足阳明,手太阳之经,遇寒则筋急引颊,故口眼㖞斜僻,目不能平视……"《灵枢·经筋》也提到阳明经筋发生病变可呈现㖞僻症。

由文献所述及临床体会,本病在于经筋、在络,与阳明、手太阳经脉有直接关系。通过临床体会,不仅与以上二经有关,并与手足阳经、任脉均有一定的关系。

造成本病的原因,《灵枢·经筋》清楚指出,因寒、因热均可致本病。另外《诸病源候论》亦提到"风邪",由此看出,风、寒、热三邪均为导致本病的原因,在临床上体会到本病还可由单纯外因(风寒)而致。另外,情志不舒,气血不畅,郁久化热,复成外邪,以及久病体虚,汗出受邪,忧思劳倦,感受外邪,均可致成本病的发生。

2. 临床体会

通过临床实践,我们体会到本病病期越长,疗效越差,甚至无效,而且疗程也长。

另外,病期短、病情较重,同时通过电刺激检查部分变性或重度变性,若及时治疗,虽然疗程长,但有些还是可以恢复的。

本症后遗症及有效治疗方法,有待今后继续探讨研究。在本组治疗过程中发现,病情往往表现有耳后、颈部、头部的疼痛、发紧等,或面部肿胀较重,舌麻无味,面部全部瘫痪等现象,同时电刺激检查见神经部分变性,或重度变性。疗程较长,有些可以恢复,但往往留有后遗症等。

第二节　温通法部分

一、坐骨神经痛的临床观察

(一)临床资料

本组患者共30例。其中男性19例,女性11例。年龄最小为21岁,最大为72岁。病程最短者4天,最长者7年。左侧坐骨神经痛者14例,右侧坐骨神经痛者15例,双侧者1例。病情属重度者17例,中度者13例。中医辨证属病在足太阳者18例,在足少阳者12例。

（二）治疗与效果

1. 治疗方法

（1）取穴：①病在太阳：在秩边、殷门、委中、委阳、承山、昆仑等穴周围进行按压，选择明显的压痛点作为针刺点。②病在少阳：在环跳、风市、阳陵泉、绝骨等穴周围进行按压，选择明显的压痛点作为针刺点。

（2）针法：以中等粗细的火针，烧红后迅速刺入选好的穴位，达一定的深度，使患者产生麻、胀或窜的感觉，迅速出针，不留针。针刺时注意避开大血管。隔日治疗1次，10次为1疗程。1个疗程后间隔1周进行第2个疗程。

2. 治疗效果

（1）疗效标准：①痊愈，临床症状及体征消失，活动自如，能恢复原工作。②显效，临床症状基本消失，活动自如，劳累后偶有酸痛，能恢复原工作。③好转，疼痛明显改善，能行走，但小腿及足仍稍有胀痛。④无效，治疗1个疗程后，症状、体征与治疗前比较无明显改善者。

（2）疗效：30例中，经火针治疗20例痊愈，其中半个疗程治愈者7例，1个疗程治愈者11例，两个疗程治愈者2例；6例显效；4例好转；总有效率达100%。

对本组的部分患者做了治疗前后的甲皱微循环和红外热像检查，发现为血色变红，血流速度加快，血流态好转等；红外热线图反映出治疗后患者温度升高。

二、子宫肌瘤的辨证施治

子宫肌瘤为女性盆腔最多见的肿瘤，发病率很高，并且肌瘤的恶变在0.13% ~0.39%，因此国内外医生对此病极为重视，不断研究、探索有效安全的治疗方法。用温通法治疗子宫肌瘤，经过观察证明此法不仅使症状改善，且可使肌瘤明显缩小，甚至消失免除了患者的手术之苦，值得推广。

子宫肌瘤主要的临床表现为腹内结块，并伴有月经量多、腹痛、继发不孕等症。此病多发于中青年妇女，属于祖国医学的癥瘕范畴。古书中对妇女癥瘕病症早有记载，如《素问·骨空论》中有"带下瘕聚"，《诸病源候论》对本病也有描述，如曰："若经血来尽而合阴阳，即令妇女血脉挛急，小腹重急支满……结牢恶血不除，月水不时，或月前或月后因生积聚,如怀胎状。"

　　针灸对于妇女癥瘕虽无专篇记载,但也有具体论述。如《素问·骨空论》载:"任脉为病……女子带下瘕聚。"说明本病的病变部位主要在任脉,可以取该经的腧穴治疗。《针灸甲乙经》曰:"女子绝子,衃血在内不下,关元主之。"又曰:"小腹胀满痛,引阴中,月水至则腰脊痛,胞中瘕,子门有寒,引髌髀,水道主之。"

(一)病因病机

　　本病的发生多因脏腑失和、气机阻滞、瘀血内停,滞而不行、积之日久,日益增大,发为癥瘕。《诸病源候论》中说:"八瘕者,皆胞胎生产,月水往来,血脉精气不调之所生也。"《女科准绳》认为:"妇人癥瘕,并属血病……宿血停凝,结为痞块。"《景岳全书》中说:"瘀阻留滞作症,唯妇人有之……或喜怒伤肝气逆而血留,或忧思伤脾,气虚而血滞,或积劳气弱而不行。"说明肝郁、脾虚均可造成血瘀,瘀阻不去,日渐成癥瘕。正如薛立斋云:"多兼七情亏损,五脏气血乖违而致。盖气主煦之,血主濡之,脾统血、肝藏血,故郁结伤脾,喜怒伤肝者,多患之。"

　　从经络上分析,胞宫及附属器均在盆腔中。盆腔位于小腹部,肝、脾、肾经从足、经鼠蹊部或生殖器进入小腹。冲、任之脉源于胞宫。当病邪蓄积小腹时,可引起足三阴经及冲任之脉气机阻滞、运行失常而产生癥瘕、腹痛及月经失常等一系列病证。

(二)临床分型

　　1.肝郁:肝主藏血,又主疏泄。血液的运行,有赖于气的推动;而疏泄功能正常,则气机调畅,血流无阻。《血证论》所谓:"肝属木,木气冲和条达,不致遏郁,则血脉得畅。"如由于内伤七情,使肝失疏泄,肝郁气滞、气机不畅,则血也随之而瘀,酿成癥瘕。

　　2.脾虚:血液的循行有赖于气的推动,脾胃为气血生化之源,如因素体虚弱或饮食不节,损伤脾胃,使脾虚气弱,血行不利,产生瘀血;另脾统血,脾虚又会出现崩漏。

(三)辨证治疗

　　本病的辨证要点按包块的部位、大小,病程的长短,以及舌苔、脉象和兼证,辨其为肝郁还是脾虚,随证加减治疗。辨明病程中的变证。肝郁的患者平素多急躁易怒、胸闷胁胀,月经不调,舌暗脉弦;而脾虚的患者平素表现为腹胀纳少、面黄乏力、舌淡脉细等症。

本病的治疗以益气活血、化瘀散结为原则。根据症型的不同,加健脾和疏肝。治疗中不可伤正,久病以扶正为主。

(四)治疗方法

取中极、关元、水道(双)、归来(双),用火针点刺。痞根用灸法。子宫前壁肌瘤加曲骨,后壁肌瘤加次髎,均用火针。还可根据症状随症加减。

温通法的治病机理在于利用火的温热作用,刺激穴位和部位,增加人体阳气、激发经气,调节脏腑机能,使经络通、气血行,病邪自消。虚证得火而壮,实证得火而泻。癥瘕若为气滞血瘀引起,实则泻之,此法使气血通,瘀结自消。对于脾虚气弱的,用温通法可温热补益,助阳化气,气行血行,瘀结亦消。所以治疗气滞血瘀,脾虚血结引起的妇女癥瘕,都可见效。

(五)临床资料

近几年治疗子宫肌瘤共 30 例,其中有些效果很好,治疗后肌瘤消失;有些病例肌瘤缩小;还有些病例症状改善;但也有效果不佳的。

病人年龄 20~50 多岁不等。病程长 10 余年,短半年。肌瘤有单发的,也有多发的。最大 10 多厘米,最小 1 cm。中医辨证发病原因包括:气滞气瘀、气虚血聚等。临床伴有头晕、腰酸乏力,纳少便溏,急躁易怒、崩漏腹痛、不孕等症。经用火针加灸法治疗后,30 例病人中痊愈 6 例(肌瘤消失);显效 6 例(肌瘤缩小);好转的 5 例(自觉不适症状明显改善);无效 13 例(包括中断治疗者)。

经过观察,温通法治疗子宫肌瘤是有效的,因此值得进一步研究和推广。

三、急性脑梗塞的临床观察

(一)一般资料

入选病例为北京中医医院针灸科的急诊留观及住院患者,均为急性起病,有神经功能缺损,且在治疗前经头颅 CT 证实并除外脑出血。有严重心、肝、肾功能障碍神志昏迷者及已用抗凝、溶栓剂治疗者均不予入选。神经功能缺损情况,根据1986年全国第二届脑血管病会议通过的《卒中患者临床神经功能缺损程度评分标准》来评定,轻度0~15分,中度16~30分,重度31~45分。

中医辨证标准根据患者的主要症状及舌苔脉象,分为虚实两组,包括气虚血瘀及风痰阻络型。

治疗组66例,男38例,女28例。年龄45~83岁;病程最短2小时,最长为1周。其中神经功能缺损轻度24例,中度33例,重度9例。

对照组62例,男35例,女27例。年龄40~78岁,平均60岁。病程最短12小时,最长1周。神经功能缺损轻度21例,中度32例,重度9例。

治疗组及对照组在年龄、病情严重程度、中医辨证分型等的分布差异均无显著性意义。

(二)治疗方法

1. 火针通络治疗组

火针点刺百会、尺泽、委中处浮络,点刺出血,每日针1次,10次为一疗程,隔1天进行第2疗程。同时辅以降纤酶5 U,加入250 mL生理盐水中,每日1次,共3天。

2. 单纯药物治疗对照组

采用降纤酶10 U,加入250 mL生理盐水中静点。每日1次,10天为一疗程,连续2个疗程。

治疗期间两组均根据病情采用常规降颅压及调整血压治疗。

(三)疗效观察

1. 疗效标准

依据下述评分标准于治疗前、治疗后第10天及第20天各评分一次,并根据治疗后缺损分值的降低率进行评定。基本痊愈:神经功能缺损评分减少91%~100%。显效:神经功能缺损评分减少46%~90%。好转:神经功能缺损评分减少18%~45%。无效:神经功能缺损评分减少0~17%。

2. 实验室观察指标

治疗前、治疗后第 1 天、第 3 天及第 10 天测定凝血酶原时间（PT）及纤维蛋白原（FIB），并常规观察血常规、尿常规、肝肾功能。

3. 治疗结果

治疗第 20 天两组神经功能缺损改善率的比较见表 4-8。从表 4-8 可以看出火针治疗组治疗急性脑梗塞与单纯药物对照组进行比较，疗效差异有显著意义（$P < 0.05$）。

表 4-8　两组疗效对比　　　　　　　　　　　　　　　　例（%）

组别	例数	痊愈	显效	有效	无效	总有效率
治疗组	66	36(54.5)	17(25.8)	9(13.6)	4(6.1)	93.9
对照组	62	17(27.4)	14(22.6)	21(33.9)	10(16.1)	83.9

中医辨证分型与疗效的关系见表 4-9。表 4-9 示对照组气虚血瘀型及风痰阻络型治疗效果无明显区别，火针治疗组风痰阻络型总有效率明显高于气虚血瘀型。

表 4-9　辨证分型与疗效关系　　　　　　　　　　　　　　例（%）

组别	分型	例	痊愈	显效	好转	无效	有效率
治疗组	气虚血瘀	31	14(45.2)	10(32.3)	4(12.9)	3(9.6)	90.4
	风痰阻络	35	22(62.9)	10(28.6)	2(5.7)	1(2.8)	97.2
对照组	气虚血瘀	30	8(26.7)	6(20.0)	11(36.6)	5(16.7)	83.3
	风痰阻络	32	9(28.1)	8(25.0)	10(31.3)	5(15.6)	84.4

两组疗程与疗效的关系见表 4-10。表 4-10 示治疗组的疗程明显短于对照组。

表 4-10　病程与疗效的关系　　　　　　　　　　　　　　（天）

组别	例数	痊愈	显效	好转
治疗组	66	20	14	10
对照组	62	27	22	17

治疗开始的时间与疗效的关系见表 4-11。表 4-11 示两组治疗的疗效均与开始治疗的时间有关，开始时间越早疗效越好。

表 4-11　治疗开始时间与疗效的关系　　　　　　　　例(%)

组别	时间	例	痊愈	显效	好转	无效	有效率
	<24 h	11	6(54.5)	3(27.3)	2(18.2)	0	100.0
治疗组	<3 d	32	20(62.5)	7(21.9)	4(12.5)	1(3.1)	96.9
	<7 d	23	10(43.5)	7(30.5)	3(13.0)	3(13.0)	87.0
	<24 h	9	2(-)	2(-)	4(-)	1(-)	—
对照组	<3 d	30	10(33.3)	8(26.7)	8(26.7)	4(13.3)	86.7
	<7 d	23	5(21.7)	4(17.4)	9(39.1)	5(21.7)	78.3

两组治疗对凝血酶原时间及纤维蛋白原的影响见表 4-12。表 4-12 示治疗组治疗前后 PT 的 t 为 1.83,$P < 0.05$,差异有显著意义;FIB 的 t 为 1.726,$P < 0.05$,差异有显著意义。对照组治疗前后 PT 的 t 为 1.83,$P < 0.05$,差异有显著意义;FIB 的 t 为 1.726,$P < 0.05$,差异有显著意义。

表 4-12　对凝血酶原时间及纤维蛋白原的影响($\bar{x} \pm s$)

组别	时间	PT(s)	FIB(mg/dL)
治疗组	治疗前	12.5 ± 1.20	321.67 ± 110.57
	治疗后	12.9 ± 0.72	274.83 ± 96.67
对照组	治疗前	12.3 ± 0.93	342.8 ± 93.8
	治疗后	12.8 ± 1.15	293.7 ± 101.7

(四)讨论

中风早期脑络瘀阻为主要病机,火针通络疗法是针灸治疗方法的一种,具有温经散寒通经活络的作用,刺络出血则为目前针灸治疗常用的一种治疗方法,二法合用强调的是通络活血的治疗作用。首选督脉的百会穴,因督脉循行通于脑,属于奇经八脉之一,是人体诸阳经脉之总汇,为阳经之海;百会是手足三阳、督脉之会,诸阳经皆上于头,脑为髓海,是气血输注出入的重要穴位,上在百会穴,下在风府穴,而脑络瘀阻则应首选百会,火针刺之,以通其脑络瘀阻;并刺尺泽、委中处浮络出血以加强肢体通络活血的治疗作用。

通过临床观察,总结出以下几点体会。

(1)火针通络治疗可明显改善患者的临床症状,与未施行针刺治疗的对照组相比较,患者神经功能的缺损程度明显恢复。

（2）可明显缩短病程,使患者在较短的时间内达到较满意的治疗效果。

（3）风痰上扰型的实证组疗效优于气虚血瘀的虚证组,因火针施治属于泻法,适于实证患者,故临床治疗应有针对性,以防盲目施治。

（4）在施治的时间上,发病时间越短则疗效越好,24 小时之内显效可达 96%。

（5）对凝血机制的影响,因对照组降纤酶的作用已得到肯定,而火针通络治疗方法可加强其作用,能够延长凝血酶原时间,降低纤维蛋白原,从而达到协同的治疗作用。

四、顽固性面神经麻痹验案

（一）临床资料

本组病例全部为门诊患者。其中男 22 例,女 18 例。年龄最小 9 岁,最大 78 岁;病程最短 3 个月,最长 1 年。均为单侧患病。

（二）治疗方法

1. 取穴:鱼腰、丝竹空、攒竹、四白、阳白、下关、迎香、地仓、颊车、太阳、头维、合谷、足三里、太冲。以上面部穴位每次酌情选用 5~6 个,肢体穴位必取。

2. 操作方法:先选择直径为 0.5 mm 单头细火针在面部进行点刺,将针烧红后迅速刺入选定部位,只点刺而不留针,进针深度为 1~2 分。然后再行毫针刺法,小幅度捻转,平补平泻,留针 30 分钟,隔日 1 次。10 次为 1 疗程,疗程之间不休息,全部病例治疗 3 个疗程后统计疗效。

（三）疗效观察

1. 疗效标准:痊愈,临床症状、体征全部消失,面肌功能完全恢复。显效,临床症状基本消失,面肌功能明显恢复。无效,临床症状和面肌功能无任何改善。

2. 治疗结果:痊愈 24 例(60.0%);显效 9 例(22.5%);有效 5 例(12.5%);无效 2 例(5.0%);总有效率为 95.0%。

（四）典型病例

张某,男,60 岁。初诊日期:1997 年 10 月 29 日。主诉:右侧面部活动不利 5 个月。5

个月前进食时发现右口角流涎,同时伴有耳后疼痛,到某院就诊,诊为面神经炎,给予对症处理,并行针刺治疗 40 次,效果不明显故来我科就诊。目前感觉迎风流泪,面部麻木,进食时塞食,饮水和漱口时口角流涎。查体:右额纹及鼻唇沟变浅,右眼闭目露睛,鼓腮示齿功能不全,口角下垂并向健侧歪斜,舌红苔薄白,脉沉细。诊断:面瘫(后遗症期)。治疗:采用上述方法,隔日针刺 1 次;治疗 3 次后患者诉口角明显有力,流涎和塞食现象均有好转;针刺 6 次后额纹开始恢复,迎风流泪现象减轻,进食及饮水也有明显好转;针刺 12 次后面活动正常,闭目不露睛,额纹及鼻唇沟恢复,鼓腮和示齿功能正常,痊愈。

(五)讨论

温通法治疗面神经麻痹的优势何在? 面瘫多因卫阳不固,经脉空虚,邪气侵入阳明少阳之脉,以致经气阻滞,经筋失养,肌肉纵缓不收而发病,一般患者病后只要积极治疗,并配合适当休息,大多数可获痊愈。但是,如果失治误治或病人体质虚弱以及没有很好休息,都会遗留后遗症,此时外邪虽去,但正气受损,气血俱亏,对这部分病人如果单纯采用急性期的治法效果均不满意,而火针疗法对温经通络、扶正祛邪有积极的作用,火针具有温热的作用,温热可以助阳,人体如果阳气充盈则温煦有常,脏腑功能和组织器官得以正常好转。另外经络具有运行气血,沟通机体表里上下的作用,一旦经络气血失调就会引起病变,因此疏通经络一直是针灸治疗的大法,单纯毫针已经具有这一作用,而火针通过对针体的烧红加热,使这一作用加强,而起到温经通络之效。祖国医学认为:阳主动,阴主静,面瘫患者以面部活动不利为主症,治疗以振奋阳气,通经活络为大法;病程长的患者正气必有耗伤,故采用火针疗法,通过温热之力使得正气充实,卫外固密。正因为火针疗法有温煦机体、疏通经络的作用,才能鼓舞气血运行,使筋骨肌肉得养,发挥驱除邪气的作用,最终达到顽症得解的目的。

五、子宫肌瘤的临床观察

(一)临床资料

本组 50 例病例均为 1995 年 5 月—1997 年 5 月的针灸科门诊患者,均经妇科 B 超明确诊断为子宫肌瘤。年龄分布在 26 ~ 45 岁,平均年龄 37 岁。病程最短为 1 个月,最长者为 15 年,绝大多数在 5 年以内。本组病例均为子宫体小于 3 个月妊娠大小或 B 超提示子宫小于 11 cm×6 cm×5 cm,瘤体直径在 5 cm 以下者。辨证分型:气滞血瘀型 14 例,气虚血瘀型 28 例,痰凝互结型 8 例。

(二)治疗方法与结果

1. 取穴　　主穴为中极、关元、水道、归来、痞根。气滞血瘀型配曲池、合谷、照海。气虚血瘀型配曲池、照海、足三里、肾俞,痰瘀互结型配曲池、合谷、足三里。

2. 刺法　　以火针疗法为主,辅以毫针和灸法。火针选用钨锰合金材料制成长 2 寸、粗 0.8 mm 的针具,具有针尖尖而不锐、针身挺拔坚硬、针柄隔热不烫手的特点。用止血钳夹住若干个被 95% 酒精浸泡过的棉球,点燃后,针尖在火焰上 1 cm 处加热约 5 秒,以针体前 3 cm 处呈鲜红为度,将针快速地刺入穴位,快速出针,全过程应在 1 秒钟内完成。腹部穴位针刺深度为 3 cm,痞根、肾俞针刺深度为 1.5 cm。配穴除肾俞用火针外余均以毫针施术,照海、足三里穴行提插捻转补法,余泻法,留针 5~20 分钟。腹部穴位处施用艾盒灸 15 分钟。每周 3 次,12 次为 1 个疗程,共治疗 3 个疗程。

3. 观察指标　　记录治疗前后月经量、经期、经色的变化及伴随症状,如小腹疼痛坠胀、腰骶疼痛、白带情况和舌脉的变化。B 超检查:治疗前后定时(在月经周期的第 10~15 天)作检查,记录子宫、瘤体大小。妇科检查:治疗前后固定由专人进行检查,检查时间为月经干净后 3~7 天,妇检子宫大小用妊娠子宫周数描述。生化检查:治疗前后进行血液流变学测定及血清雌二醇(E2)、孕酮(P)、睾酮(T)、垂体催乳素(PRL)等激素水平测定。

4. 结果

(1)疗效判断标准

近期止血疗效:显效,经量比治疗前减少 1/3 以上,或治疗 7 天内止血者。有效,经量比治疗前减少 1/3,或治疗 7~10 天止血者。无效,经量比治疗前无改善,或治疗 10 天内未止血者。

综合疗效评定标准:痊愈,临床症状消失,B 超见子宫恢复正常,肌瘤结节消失。显效,临床症状明显改善,B 超见子宫三径之和减少 2.5 cm 以上,或子宫肌瘤缩小 2 cm 以上。有效,临床症状明显改善,B 超见子宫三径之和减少 1.5~2.5 cm,或子宫肌瘤缩小 2 cm 以下。无效,临床症状无改善,子宫肌瘤未缩小。

（2）治疗结果：近期止血疗效组间比较，50 例中伴有月经量多者 35 例，其中气滞血瘀、气虚血瘀两型与痰瘀互结型间疗效比较经统计学处理，均有显著性意义（$P < 0.05$），气滞血瘀型和气虚血瘀型比较无显著性差异（$P > 0.05$），见表 4-13。

表 4-13　近期止血疗效组间比较

组别	例数	显效	有效	无效	有效率（%）
气滞血瘀	10	8	2	0	100
气虚血瘀	20	12	5	3	85
痰瘀互结	5	2	1	2	60

治疗前后综合疗效比较，痊愈 7 例，占 14%；显效 18 例，占 36%；好转 17 例，占 34%；无效 8 例，占 16%。总有效率 84%。治疗前后子宫大小对比除无效组外，其他组均有显著性意义，见表 4-14。

表 4-14　治疗前后子宫大小的比较（$\bar{x} \pm s$，cm）

	痊愈 （$n = 7$）	显效 （$n = 18$）	有效 （$n = 17$）	无效 （$n = 8$）
治疗前	17.34 ± 0.15	21.02 ± 0.56	19.65 ± 0.55	20.02 ± 0.22
治疗后	13.65 ± 0.12	15.52 ± 0.31	16.50 ± 0.22	21.30 ± 0.48
P 值	<0.05	<0.05	<0.05	>0.05

治疗前后血液流变学的比较，本组病人治疗前 5.75 秒切变率下全血黏度红细胞聚集指数、红细胞刚性指数、血球压积为异常升高，治疗后 5.75 秒切变率下全血黏度、红细胞聚集指数、红细胞刚性指数有非常明显的下降（$P < 0.01$），血球压积也有显著下降（$P < 0.05$），见表 4-15。

表 4-15　治疗前后血液流变学的比较（$\bar{x} \pm s$）

项　　目	治疗前（$n = 12$）	治疗后（$n = 10$）
2.30 秒切变率下全血黏度	5.60 ± 0.31	5.25 ± 0.34
5.75 秒切变率下全血黏度	46.75 ± 14.34	27.34 ± 11.21△
2.30 秒切变率下还原黏度	12.33 ± 5.26	10.98 ± 6.52
5.75 秒切变率下还原黏度	33.64 ± 11.45	32.35 ± 13.14
血球压积	56.43 ± 5.7	43.12 ± 8.22*

续表

项　　目	治疗前($n=12$)	治疗后($n=10$)
血浆黏度	2.01 ± 0.21	1.97 ± 0.27
红细胞聚集指数	8.87 ± 4.26	$4.36\pm3.23^{\triangle}$
红细胞刚性指数	2.44 ± 0.78	$1.31\pm0.86^{\triangle}$

* 治疗前后比较 $P<0.05$，$\triangle$ 治疗前后比较 $P<0.01$

　　治疗前后增殖期血清中性激素水平比较，T 和 PRL 显著性降低，P 显著升高，E2 无显著变化，见表4-16。

表 4-16　治疗前后性激素水平比较($\bar{x}\pm s$)

项　　目	治疗前($n=14$)	治疗后($n=10$)	P
E_2(pg/mL)	56.52 ± 9.09	60.36 ± 12.9	>0.05
T(ng/mL)	82.86 ± 4.09	30.59 ± 2.12	<0.01
P(ng/mL)	0.69 ± 0.11	1.53 ± 0.18	<0.01
PRL(ng/mL)	28.35 ± 3.74	17.73 ± 2.85	<0.05

(三)讨论与体会

1. 火针治疗子宫肌瘤的机制与方法

　　子宫肌瘤属于中医癥瘕范畴。祖国医学认为:本病是由于正气虚弱、冲任失调、气血运行不畅,凝滞于胞宫,搏结不散,积累日久而成。其病理因素可分为气滞、血瘀、痰湿,病理性质为冲任胞宫瘀血,并具备本虚标实的特征。古人在论及治疗方面,主张用火针疗法,《针灸聚英》云:"凡癥瘕结积之病,甚宜火针。"贺普仁教授受前人启发并结合个人体会,认为只有用火针温热刺激一定穴位,激发经络之气来调整改变机体的病理状态,方可达到疏通经脉、调和阴阳、扶正祛邪的目的。为此,特选取一定的穴位组成专方,方中中极、关元均为任脉与足三阴经交会穴,可补冲任及肝脾肾经之气,推动气血运行,制约经血妄行;水道、归来为足阳明胃经在下腹部的穴位,可加强调理冲任、活血化瘀的作用;痞根散结消痞,治一切瘀滞之证。

2. 火针疗法的血液流变学改变

血液流变学是一门研究血液及其组成成分流动变形规律的科学,血液黏滞度是衡量血液流变性的一项综合指标。现代研究表明,中医学血瘀证的实质是血液处于浓、黏、聚、凝的高凝状态,从而使全身或局部血液循环发生障碍而产生一系列疾病,这就是血瘀证产生的病理基础。因此,血流变可作为血瘀证病理变化的一个客观指标,并可作为反应各种活血化瘀疗效、改善血液循环障碍、增加血液流量的一个评定指标。本组病例在治疗前血液黏滞度的全血黏度(5.75 s 切变率下)、红细胞聚集指数、刚性指数及血球压积等指标明显升高,治疗后,血液流变学 4 项指标均有好转,表明火针疗法可改善血流变,达到化瘀消癥的目的。

六、胎记验案

(一)治疗方法

1. 针具:1 寸或 1.5 寸普通火针或多头火针。

2. 方法:凡是布有胎记的部位均要针刺。施治时,先嘱患者暴露胎记部位,医者左手持点燃的酒精棉球,右手持火针做好准备。待火针烧热发红时迅速刺入胎记部位,然后迅速拔出,如此反复于患部密刺。针罐配合:在患者背部寻找痣点 (棕色或棕黑色,芝麻粒大小的色素沉着点)3~4 个,以三棱针挑刺肌纤维出血,并在出血部位拔罐 10~15 分钟。

3. 注意事项:①火针相对于毫针痛苦大,应于治疗前向病人说明,并可请第三者帮助固定治疗部位,以免病人不自觉地躲闪,造成针刺深度或部位不准确。②针体烧热至发红才宜刺入,深度以 1~2 mm 为宜,针刺密度可视病人耐受程度、胎记颜色深浅等因素酌情掌握。火针后可以干棉球清拭针孔,如遇出血,不必一味强调止血,可令其自然流出。③初期治疗可从外周开始,以后逐渐深入内部,1 周 1~2 次。每次治疗可先进行火针再刺络拔罐;反之亦可。④嘱病人于治疗当天及第 2 天减少针刺部位的清洗和触摸,针孔处 3~4 天后自然愈合,不留痕迹。

(二)典型病例

陈某,女,34 岁。1995 年 12 月 27 日初诊。患者左面部可见连成片状的蓝黑色胎记,上入发际,下至下颌,内至鼻梁口唇,外至左耳前,且颜色均匀质地较硬。初诊治疗:普通火针针刺胎记边缘,针孔之间相距 1~2 mm,色深处多刺几针。2 周后复诊:可见针刺部位呈点状的颜色变浅。患者及其家属、朋友感到非常高兴,因为她治疗 30 余年未见效。以后每周 1 次以同法施治。5 次后上额部、鼻梁、下颌部颜色变浅并与正常皮肤自然融合。第 6 次改用多头火针,加大刺激强度,主要作用于中部。10 次后,整个胎记部位的蓝色变浅,略透红色且皮肤质地变软。第 14 次治疗加用背部痣点的刺络拔罐。1 周后患者自觉面颊柔嫩光亮。连续 8 次的放血配合疗法后,胎记内可见肉红色,且鼻翼旁有 2 cm×3 cm 大小的部位蓝色基本上褪去。为了取得更好的疗效,现患者继续治疗。

(三)体会

贺氏三通法治疗胎记的优势

胎记在中医里被称为黑䵟、䵟黑、䵟黯、面尘、面皯、肝斑或面生黑斑,首见于《太平圣惠方》。它虽然不影响正常生活,但由于常常长在面部,且随年龄的增长而扩大,故给患者带来了很重的精神负担。西医对胎记的产生原因、病理改变认识不清,常用的手术整容、消磨术及药物烧灼均见效不大,有的给患者留下了永久的疤痕,因此许多人自然转向了中医疗法。气血是构成人体的基本物质,气行则血行,气滞则血阻,气血失和则人体物质转化失衡,新陈代谢不能正常进行,而胎记部位的色素沉着正是这种阴阳失调的表现。

贺普仁教授就是根据"病多气滞"的理论创立了微通、温通、强通的"贺氏三通法"。火针以其温热疗疾被称为温通法,三棱针刺破血络为强通法,二者结合治疗此病可温煦人体阳气,激发经气,补益正气,疏散邪气,调整气血而达气血通畅,气行血行,阴平阳秘则万病皆除。从西医角度看,火针可刺激胎记部位的血管和神经,引起毛细血管扩张,改善局部供血,加速新陈代谢和物质转化,沉着的色素自然会减少,皮肤恢复正常。综上所述,火针疗法无疑是当今治疗胎记的最佳选择,当然此病的病理变化、治疗机理尚需进一步探讨。

七、筋瘤验案

(一)临床资料

本组病例为北京中医医院针灸科门诊及病房近 2 年的病人,共 42 例。年龄 24~68

岁,平均年龄48岁。其中男性31例,女性11例。病程最短者2年,最长29年。发病部位多在双侧下肢,以下肢沉重、紧张、易疲倦、小腿隐痛、肿胀、站立或走路多后诸症加重为主症。少数患者可有足跗浮肿。晚期见皮肤色素沉着、脱屑,还可并发下肢慢性溃疡。

(二)治疗方法

1. 选用贺氏特制的盘龙中粗火针,另配酒精灯1座,火柴1盒。

2. 病人取坐位或卧位。常规消毒后,点燃酒精灯,左手持灯靠近针刺部位,右手握笔式持针,将针尖、针体伸入火外焰烧红,对准瘀曲之血管垂直快速进针,随即出针(约1/10秒),令其出血,有时可有血液随针孔向外射出,不必慌张,以自尽为度,再以消毒干棉球按压针孔。轻者每周1次,重者每周2次。

(三)疗效标准及效果

痊愈:自觉症状消失,且皮肤外观大致正常。好转:自觉症状减轻,皮肤外观有明显改变。无效:自觉症状无变化,皮肤外观如前。

经治疗后痊愈16例;其中治疗10次痊愈者7例;好转26例。治疗时间最短者4次,最长者52次。所有病例于治疗期间均未采用其他疗法。

(四)病案举例

汪某,男,42岁。1998年3月4日初诊。因长期从事站立工作,于1986年开始出现右下肢肿胀、疼痛、站立及长时间行走后症状加重。近二三年左腿也出现上述情况,并伴双下肢怕冷。半年来上症加重,站立3分钟以上即出现疼痛,曾去西医院就诊,建议手术治疗。查:双小腿血管瘀曲、色紫,如蚯蚓状,右侧为著,舌质略暗,苔白,脉弦。辨证:气血瘀滞、筋脉失养。治疗用上法治疗,3诊后疼痛明显减轻,瘀曲之血管亦变细变软;8诊后站立半小时亦无异常感觉;21诊后症状消失。

(五)讨论

1. 筋瘤的针刺治疗原则

本病早在《灵枢·刺节真邪篇》中就有描述:"筋曲不得伸,邪气居其间而不返,发为筋瘤。"这与贺普仁教授一贯提出的疾病的主要病机是"气血郁滞"观点是相吻合的。在治疗上贺普仁教授认为：《内经》中提出了"六腑以通为顺"的治疗原则，而针刺的治疗原则也应是"以通为顺"。他认为"通"有两种含义：一是通其经络；二是调其气血。贺普仁教授继承了《内经》的学术思想，并以此作为指导针灸治疗疾病的大法，这正是贺普仁教授对于针灸理论的一个较大贡献。

2. 筋瘤的疗法要点

在治疗上，贺普仁教授不仅以中粗之针"刺而泻之"，同时加用火力，中粗针刺破表面静脉血管，放出适量血液，可祛瘀生新，以调血气，再配以火针来增强其温通经络、活血通络的功用，进而达到通其经络、调其血气之目的，从而使疾病得到治疗。到目前为止，近半数病例经临床追访 2 年，复发者尚无。贺普仁教授以火针治疗筋瘤为临床提供了一种简便易行、痛苦小的新的治疗手段。

八、缺血性脑血管病与颅脑超声改变的临床观察

（一）临床资料

全部病例均来自北京中医院针灸门、急诊及病房的病人。治疗组：53 例脑梗塞患者全部具有典型的缺血性中风发病过程及神经系统定位损害体征，并经颅脑 CT 检查以确立诊断，均符合中华医学会第二次脑血管病学术会议第三次修订的《脑卒中临床神经功能缺损程度评分标准》。其中男 32 例，女 21 例。年龄 36 ~ 69 岁。病程数小时 ~ 2 个月。其中肢体瘫痪 43 例，语言不利 30 例，面瘫 30 例。以上病人神经功能缺损评分 > 10 分。对照组：采用随机设定对照组病例 40 例（均符合上述标准）。

（二）治疗与结果

1. 治疗方法：治疗组与对照组病例同时针刺手足十二针、静点中药血栓通注射液 20 mL 3 周。其中治疗组加火针点刺百会、四神聪、曲池、外关、合谷、阳陵泉、足三里、太冲，隔日 1 次。

以上二组病人在临床观察期间除上述治疗外，对大面积脑梗塞患者可根据病情使用脱水药物，患者病前服用的降压药、降糖药及治疗冠心病等药物可继续使用。

2. 治疗结果:起点分最低为 10 分,最高不超过 22 分。其疗效评定采用尼莫地平法 [(治疗前积分 − 治疗后积分) ÷ 治疗前积分] × 100% ,以百分数表示。同时观察治疗后颅脑超声的血流速度改变情况。

经统计学检验,二组病人性别、年龄均无显著性差异,具有可比性(表 4-17、表 4-18)。

表 4-17　二组患者性别比较

组别	例数	男	女
治疗组	53	32	21
对照组	40	22	18

$x^2 = 0.18$　$P > 0.05$

表 4-18　二组患者年龄比较(岁)

组别	例数	≤51	51 ~ 69
治疗组	53	13	40
对照组	40	6	34

$x^2 = 1.08$　$P > 0.05$

疗效比较见表 4-19 ~ 表 4-22。治疗组与对照组相比,$P < 0.01$,有显著差别。

表 4-19　治疗组与对照组主要大脑动脉血流速度变化比较(cm/s、$x \pm SD$)

组别	Vs 对照组 n=53	Vs 治疗组 n=40	Vd 对照组 n=53	Vd 治疗组 n=40	Vm 对照组 n=53	Vm 治疗组 n=40
右 MCA	62 ± 17	73 ± 16	34 ± 7	41 ± 8	47 ± 11	58 ± 12
左 MCA	61 ± 18	72 ± 18	35 ± 9	40 ± 11	49 ± 13	55 ± 14
右 ACA	49 ± 12	61 ± 15	30 ± 8	34 ± 8	47 ± 3	52 ± 10
左 ACA	51 ± 18	59 ± 12	28 ± 5	34 ± 5	41 ± 7	49 ± 8
右 VA	38 ± 6	43 ± 7	16 ± 6	18 ± 5	20 ± 6	22 ± 7
左 VA	39 ± 7	42 ± 6	14 ± 7	16 ± 6	19 ± 4	20 ± 5
BA	45 ± 7	47 ± 9	17 ± 8	20 ± 6	28 ± 7	32 ± 7

表 4-20　二组患者中风病积分疗前疗后比较

组别	例数	治疗前 $\bar{x} \pm SD$	治疗后 $\bar{x} \pm SD$	差值 $\bar{x} \pm SD$	自身对比 t	自身对比 P
治疗组	53	13.06 ± 5.07*	6.23 ± 5.21	6.83 ± 2.43	15.4	<0.01
对照组	40	14.93 ± 4.06*	9.3 ± 4.08	5.63 ± 2.14	14.4	<0.01

① $t = 1.57, P > 0.05$ 两组治疗前中风病积分经统计学处理差异无显著意义。

② 治疗组与对照组比较, $t = 2.03, P < 0.05$, 差别有显著性。

表 4-21　二组患者中风症状治疗前后比较

症状 n=30	治疗组 治疗前 +++	++	+	-	治疗组 治疗后 +++	++	+	-	对照组 治疗前 +++	++	+	-	对照组 治疗后 +++	++	+	-
语言不利	°0	10	10	10	0	2	14	14	3	9	3	15	1	5	9	15
面瘫	°°1	19	6	4	0	2	18	10	0	22	5	3	0	7	19	4

* $U_{治} = 1.789$　$P > 0.05$　$U_{对} = 0.716$　$P > 0.05$　$U_{比较} = 0.283$　$P > 0.05$　语言不利二组疗前疗后差别无显著性。

** $U_{治} = 3.954$　$P < 0.01$　$U_{对} = 5.427$　$P < 0.01$　$U_{比较} = 1.997$　$P < 0.05$　面瘫二组疗前疗后差别有显著性。

表 4-22　疗效对照表

组别	例数	治愈(%)	显效(%)	有效(%)	无效(%)	总有效率(%)
治疗组	53	14(26.4)	25(47.1)	10(18.9)	4(7.6)	92.4
对照组	40	7(17.5)	15(37.5)	13(32.5)	5(12.5)	87.5

$x^2 = 2.3$　$P > 0.05$　差别无显著性。

（三）讨论

1. 针刺治疗缺血性脑血管病的病例比较

本研究共收集缺血性脑血管病例 93 例,其中治疗组比例、对照组比例、可比性检测表明在年龄、性别等方面二组比较均无显著性差异。提示影响二组预后的因素具有均衡性。

缺血性中风治疗结果表明,治疗三周后治疗组临床治愈率为 26.4%,显效率为

47.1%,有效率为18.9%;对照组治愈率为17.5%,显效率为37.5%,有效率为32.5%。二组比较无显著性差异。说明治疗缺血性中风无论是否采用火针,三周后均能获得较好的临床疗效。

通过比较发现,二组病人的中风病积分与面瘫症状的改善治疗组与对照组有明显差异,治疗组优于对照组。经颅多普勒超声诊断仪检验,治疗组与对照组主要大动脉血流速度变化比较有显著性差别,前者明显优于后者。

2. 火针治疗缺血性脑血管病的优势

用火针治疗瘫痪,古书早有记载,如《针灸聚英》云:"凡治瘫痪,尤宜火针易获功效。"贺老在病人头部及体部同时施用火针治疗中风确实常有事半功倍之效。他认为通过加热的针体,经腧穴将火热直接导入体内,通过经脉在人体可以直接激发经气,鼓舞血气运行,扶正而益本。血气得热则行,遇寒则凝,"寒则泣而不能流,温则消而去也。"火针导入的火热正是通过温助人体阳气,间接鼓舞血气运行,从而达到治疗血气运行不畅所致的各种疾病。

经 TCD 检验证明,在头皮特定的经穴区与人体的有关穴位进行火针治疗,确可促进大脑的血液循环,使局部血流速度加快,降低循环阻力,改善病灶区的血供,调整血管的痉挛状态,进而调节颅内外血管的收缩功能,从而达到治疗缺血性脑血管病的目的。

第三节　强通法部分

一、银屑病的临床观察

(一)临床资料

12 例中男性9人,女性3人。年龄14~50岁。病程1~20年以上,其中进行期7人,静止期3人,还有1人为消退期,另1人为亚急性期。

(二)治疗与结果

1.治疗方法

（1）放血疗法：全部 12 名患者均用此方法，每周放血 1 次，12 次为 1 疗程，具体操作：

用具：大塑料布 1 块；治疗床 1 台；弯盘 2 个，止血带 2 条；消毒纱布；消毒棉球；2.5% 碘酒棉球；75% 酒精棉球；火罐大小 4 个；95% 酒精及纱布棒；火柴 1 盒；消毒三棱针。

主穴：曲泽、尺泽、曲池、委中。随症加减：头部皮损顽固，可选加大椎、率谷、百会、太阳、印堂；多次放血效果不明显，可加膈俞；顽固皮损在肘膝以下者，可加手足十二井（少商、商阳、中冲、关冲、少泽、隐白、大敦、厉兑、窍阴、至阴、涌泉）。

操作：将塑料布铺在治疗床上，取四肢穴位时取卧位，取头颈及手指穴时病人取坐位。放血的穴位要用碘酒、酒精棉球严格消毒。弯盘应放在穴位肢体下接血，穴位远端扎上止血带，放血后，针刺穴位处要用消毒棉遮盖，用胶布贴好。

（2）内服药：除 1 人外，均服内服药，服白疕 1 号为主 8 人，服白疕 2 号 1 人，服除湿丸 1 人，尚有 1 人自服灰黄霉素。

白疕 1 号（凉血活血汤）：生槐花 30 g，紫草根 15 g，赤芍 15 g，白茅根 3 g，生地 30 g，丹参 15 g，鸡血藤 30 g。清热凉血活血。水煎服，每日 1 剂，分 2～3 次服。

白疕 2 号（养血解毒汤）：鸡血藤 30 g，当归 15 g，土茯苓 30 g，生地 15 g，山药 15 g，威灵仙 15 g，蜂房 15 g。养血解毒，水煎服，每日 1 剂，早晚分 2 次服。

（3）外用药：除 2 人外，均用一般外用药，早期用黄中、晚期用黑豆油膏。

2. 治疗结果

（1）疗效判断标准：①基本痊愈，自觉症状与皮损基本消失，仅残留数小块皮损。②显效，自觉症状显著消退，原有皮损大部分消退，留有少数薄的鳞屑斑。③好转，自觉症状减轻，皮损鳞屑变薄，基底炎症减退，皮损有部分消退。④无效，主客观症状均无变化。甚者仍有新皮疹发生。

（2）疗效分析：见表 4-23、表 4-24、表 4-25。

表 4-23　放血 12 次时疗效情况

例数 ＼ 疗效	基本痊愈	显效	好转	无效	有效率	显效率
例数	3	3	6	0	12	6
%	25	25	50	0	100	50

表 4-24　放血次数与病情开始好转的关系

放血次数 开始好转例数	4 次	5 次	7 次	8 次	10 次
例数	3	4	6	10	12
%	25	33	50	83	100

表 4-25　病情开始好转与分期的关系

好转例数		4 次		5 次		7 次		8 次		10 次	
	总例数	3		4		6		10		12	
		进行期	静止期	进行期	静止期	进行期	静止期	进行期	静止期	进行期	静止期
	分期数	3	0	4	0	5	1	6	3	7	3
	%	100	0	100	0	83	17	60	30	58	25

（3）其他反应：在所坚持放血达 12 次的患者中，反应均较轻微。12 例中仅 2 例发生头晕，2 例发生自汗，并不影响继续治疗（有时可根据情况暂停放血 1 次）。12 例患者局部反应轻微，无明显不适。血色素检验，在治疗过程中，仅 1 例略低于正常，余均在正常范围。

（三）注意事项

1.三棱针进针不宜过深，过深则易穿透血管壁造成瘀血，不易吸收，而局部硬肿疼痛影响下次治疗。

2.血流不畅不宜用手推挤，可用拔火罐协助。

3.曲池、曲泽、委中穴放血尽量在穴位附近选取血管。

4.大椎、百会、率谷、太阳、膈俞等及手足十二井穴用三棱针点刺拔罐出血，少量即可。

5.放血时如有喷射性出血量较多而血不止，可将止血带放松，血量应当即由深变浅可止血。

6.对于素有凝血不好的患者，应特别注意，止血带扎的时间不宜过长，针刺不宜过深，血变而止不宜出的过多。

二、高血压的临床观察

应用放血治疗高血压，是临床常用且确有疗效的治疗方法。放血后，收缩压可降低

10～30 mmHg,舒张压可降低 10～20 mmHg,持续时间 2～4 周。若不遇意外、急、怒等,有的则可较长时间维持下去。

(一)病例选择及方法

1. 病例选择:高血压(素有高血压史或血压突然升高者)或高血压伴有偏瘫(一般选择一侧动作不灵,说话障碍、手足麻木,并有同侧眼睑下垂等脑血管病变者)各 6 例。

2. 微循环观察方法:利用聚光光源45°角落入甲放大 60～80 倍镜下观察,毛细血管管袢数目、长度、畸形情况、血流情况等。

3. 治疗及检查步骤:先测定患者血压,再测定微循环,然后在金津、玉液以三棱针针刺放血,经 15 分钟后再测定血压及微循环,此后两周至 1 个月内连续观察血压及微循环 3～4 次。

(二)结果

1. 血压:12 例高血压患者,大部分经金津、玉液放血后收缩压及舒张压有不同程度下降,而以收缩压为最显著,其幅度收缩压 10～30 mmHg,舒张压 10～20 mmHg,持续时间 2～4 周(见表4-26)。

表 4-26　金津、玉液放血 15 分钟后血压下降情况

降压数	舒张压(mmHg)			收缩压(mmHg)			
	10	20	无效	10	20	30	无效
病例数	5	4	3	3	2	4	3

2. 甲皱微循环的变化:高血压患者甲皱微循环主要病变表现如下:

(1)管袢迂曲、静脉紧张度下降,管腔因而呈现波浪式。

(2)动静脉管径大致相等,或粗细不匀并呈结节状突起。

(3)管袢数目减少或紧张度升高。

(4)血流瘀滞、渗出,或有出血点。

甲皱微循环的改善表现在:迂曲管袢减少,开放管袢增多,血液瘀滞改善等(见表4-27)。

表 4-27　甲皱微循环的部分指标结果

观察指标	迂曲管袢		管袢数目		血流状态					
					郁滞		渗出		均匀度	
病例数	减少	不变	增多	不变	改善	不变	改善	不变	改善	不变
	5	4	2	7	5	4	3	6	2	7

（三）讨论

用现代科学手段观察，放血确实可以不同程度的改善机体状态，调节微循环。以达到降血压的治疗目的。

高血压病中医辨证，属于肾阴虚肝阳亢、血菀于上。《内经》中谈到"菀陈则除之者，去血脉也。"古代医学很早就掌握，了解这一规律，通过放血达到通经络调气血、治愈疾病的目的。用现代科学观察结果初步表明，放血确实可以不同程度地改善机体状态、调节微循环。

三、退热的临床观察

（一）放血疗法

"放血疗法"即《内经》中所说的"刺络"法，是用锋针（三棱针）根据不同的病情，刺破人体特定部位的浅表血管，放出适量的血液，达到和谐阴阳，调理气血的治病目的。

早在《内经》就有锋针的记载，如《灵枢·九针十二原》说："四日锋针，长一寸六分。"《灵枢·九针论》中说："故为之治针，必筩其身，而锋其末，令可以泻热出血……"

临床实践证明，凡遇实火之证，如高热、面红、口渴、小便黄、大便干之急性病，运用放血治疗多能奏效。在北京中医医院急诊室应用"放血疗法"对 100 例发热患者进行了观察，其结果如下。

（二）治疗及结果

1. 操作方法：放血穴位或部位常规消毒后，用左手拇、食、中三指捏住被刺的穴位或部位，右手持"三棱针"（锋针），针尖对准穴位迅速刺入皮肤内半分深，并即刻收针退出，再用手挤出血液 3 滴。如大椎放血多用挑刺法,然后在穴位上拔火罐,借以吸出血液, 1 ~ 2 分钟将罐启下。

2. 疗效标准:放血后 1 ~ 2 小时内测体温和查白细胞。凡体温下降 1℃,白细胞下降 $0.5 \times 10^9 / L$ 为有效(表 4-28 ~ 表 4-37)。

表 4-28　7 例十二井放血后血象变化

血象	例数	百分比(%)
下降	3	43
平稳	0	0
升高	4	57
合计	7	100

表 4-29　放血后血象总的变化情况

血象	例数	百分比(%)
下降	41	41
平稳	1	1
升高	58	58
合计	100	100

表 4-30　常用穴位情况

穴位	例数	百分比(%)
大椎	70	70
少商、商阳	10	10
十二井	7	7

说明:(1)另有用少商穴 3 例,曲池 2 例,委中 1 例,其他 7 例。

(2)其他即用大椎配以他穴,或他穴相配的复方。

表 4-31　70 例大椎放血后体温变化情况

体温	例数	百分比（%）
下降	47	67
稳定	10	14
上升	13	19
合计	70	100

说明：体温变化均为在放血后 1 小时许的数值，血象变化同此。

表 4-32　10 例少商、商阳放血后体温变化情况

体温	例数	百分比（%）
下降	7	70
稳定	0	0
上升	3	30
合计	10	100

表 4-33　7 例十二井放血后体温变化情况

体温	例数	百分比（%）
下降	3	43
稳定	0	0
上升	4	57
合计	7	100

表 4-34　放血后 100 例体温的变化情况

体温	例数	百分比（%）
下降	65	65
稳定	12	12
上升	23	23
合计	100	100

表 4-35　放血前血象情况

血象	例数	百分比（%）
升高	69	69
正常	31	31
合计	100	100

说明：正常是指白细胞总数 10 000 以下。发热病人血象可以正常。说明了发热与白细胞增高并非绝对一致。

表 4-36　70 例大椎放血后血象变化

血象	例数	百分比（%）
下降	27	39
稳定	1	1
升高	42	60
合计	70	100

表 4-37　10 例少商、商阳放血后血象变化

血象	例数	百分比（%）
下降	3	30
稳定	0	0
升高	7	70
合计	10	100

（三）体会

"放血疗法"是中医治疗急症有效方法之一，其见效之快值得推广。通过观察体会到大椎穴退热是很令人满意的，而且痛苦小，操作方便。

本组病人的近期效果，大多数体温下降，而白细胞大多数增高，体温和白细胞二者的变化不成正比。这一临床现象今后应进一步进行研究。

四、流脑的辨证施治

流脑即流行性脑脊髓膜炎,系内有蕴热感受流行时疫引起的急性传染病。临床以起病急、发热、头痛、呕吐、颈项强直及皮肤小瘀点为特征,多流行于冬春二季,14岁以下儿童发病率较高。

(一)病因病机

本病因感受温疫时邪而发,病邪经口鼻侵入人体。

(二)辨证施治

1. 临床表现

始见发热、恶寒、无汗。邪犯太阳经脉,则见颈项强直,病情进一步发展,邪毒入里,则见壮热、烦躁等。

邪火犯胃、热毒上冲,故呕吐频频,甚至喷射状呕吐,如邪热化火、扰乱心律,则见壮热、神昏,而邪气引动肝风,则病厥、抽搐,少数病儿发病急暴,起病不久因邪毒炽盛,病情急剧进展,临床又可表现为热深厥深的闭证,或者表现为阳气暴脱的脱证。

2. 治则　熄风泻热,解痉开窍。

3. 取穴　攒竹、印堂、十宣、人中、大椎等穴。

(三)医案

唐某,女,6岁。8天来发热39℃不退,头痛项强,精神不振,不思饮食,经某儿童医院诊为"流脑",欲做"腰穿检查",家长不同意,特转来北京中医医院求治。来院时仍高热39.6℃,神志时清时昧,面垢倦怠,项强。自云:"前额剧痛,心中烦躁,口苦,昼轻夜重。"

望诊:急性病容,舌苔腻黄。

脉象:浮数。

辨证:风热在表未解,邪热内蕴阳明,此乃表里同病。颇有热极生风之虞。

治则:外散表邪,内泻里热,表里同治。

取穴:手、足十宣,攒竹、大椎。

刺法:手、足十宣,攒竹用速刺放血法;大椎用挑刺放血,并用拔火罐,使血液出其充分,强通血脉。促邪外出。

二诊患儿体温降到38.6℃,诸症均大减轻,已能饮食,以原法治之。

三诊体温已恢复正常,诸症痊愈。

第四节　三通法联合应用部分

一、颈椎病验案

颈椎病又称颈椎综合征或颈肩综合征,多因颈部软组织损伤或发生慢性退行性变,产生椎体移位、骨质增生、椎间盘突出等病理改变,从而压迫、刺激颈神经根、脊髓、椎动脉、交感神经和颈部软组织,产生一系列临床症状和体征。按颈椎病的发病节段分为上、下颈段颈椎病,按退变的椎间盘所激惹或压迫的主要结构所引起的临床征象,分为神经根型、脊髓型、椎动脉型、交感神经型、食管型、混合型等颈椎病。祖国医学关于颈椎病的论述散见于"痹证"、"痿证"、"头痛"、"眩晕"、"项肩痛"。

(一)临床资料

1. 一般资料:265例病人均为笔者于1995年6月—2002年6月的门诊工作中采集的病例,其中男性159例,女性106例,男女比例为1.5∶1年龄最小22岁,最大78岁,平均47.6岁。病程最短1个月,最长22年。疗程最短为5天,最长为3个月,平均疗程1.6个月。265例病人均符合1994年国家中医药管理局《中医病证诊断疗效标准》中颈椎病的诊断标准。

2. 辨证分型

风寒湿型:颈、肩、上肢窜痛麻木,以痛为主,头有沉重感,颈部僵硬,活动不利,恶寒畏风,舌淡红,苔薄白,脉弦紧。

气滞血瘀型:颈肩部、上肢刺痛,痛处固定,伴有肢体麻木,舌质暗,脉弦。

痰湿阻络型:头晕目眩,头重如裹,四肢麻木不仁,纳呆,舌暗红,苔厚腻,脉弦滑。

肝肾不足型:眩晕头空痛,伴耳鸣耳聋,失眠多梦,肢体麻木,面红目赤,舌红少津,脉弦。

气血亏虚型:头晕目眩,面色苍白,心悸气短,四肢麻木,倦怠乏力,舌淡苔少,脉细弱。

其中风寒湿型 77 例,气滞血瘀型 68 例,痰湿阻络型 55 例,肝肾不足型 43 例,气血亏虚型 22 型。

3. 病理分型:神经根型 133 例,椎动脉型 89 例,混合型 43 例。

(二)治疗方法与结果

1. 微通法:即毫针刺法。

(1)取穴

主穴:大椎、大杼、养老、悬钟、后溪。

配穴:风寒湿型配外关、昆仑;气滞血瘀配支沟、膈俞;痰湿阻络配列缺、脾俞;肝肾不足配命门、太溪;气血亏虚配肺俞、膈俞。

(2)操作方法:针刺部位常规消毒,进针后捻转或平补平泻手法,以得气为度,针颈部穴位,针感向肩背部下传,针肩部穴位针感下传至手指。留针 30 分钟,每日针 1 次,10 次为一疗程。

2. 温通法:以火针疗法为代表。

(1)取穴:取夹脊穴、阿是穴(痛点及肌肉僵硬处)。

(2)操作方法:将针刺部位常规消毒,直径 0.5 mm 长 2 寸的钨锰合金针,置酒精灯上,将针身的前中段烧至通红,对准穴位,速刺疾出,深达肌腱与骨结合部,出针后用消毒干棉球重按针眼片刻,在每平方厘米的病灶上,散刺 2 ~ 6 针,每周治疗 2 次,嘱患者保持局部清洁,避免针孔感染。

3. 强通法:以拔罐法为主。

(1)取穴:行针前在颈部找到压痛点或阳性反应物,或相应穴位。

(2)操作方法:选用大小适当的火罐,在拔罐部位皮肤呈现紫色或拔至 10 分钟时起罐,每日 1 次,10 次为一疗程。

4. 治疗结果

(1)疗效标准:疗效评定标准以 1994 年国家中医药管理局《中医病证诊断疗效标准》中颈椎病的疗效评定为准。

治愈:原有各型病证消失,肌力正常,颈、肢体功能恢复正常,能参加正常劳动和工作。

好转:原有各型症状减轻,颈、肩、背疼痛减轻,颈肢体功能改善。

未愈:症状无改善。

(2)治疗效果:以上 265 例病人应用贺氏三通法治疗 5 天~3 个月,其中治愈者 212 例,占 80%;好转者 48 例,占 18.11%;无效者 5 例,占 1.89%。其总有效率为 98.11%。

不同年龄与疗效的关系见表 4-38,病理分型与疗效的关系见表 4-39。

表 4-38　不同年龄与疗效的关系(例)

年龄(岁)	例数	治愈	好转	无效	总有效率(%)
20$^+$ ~30	8	8	0	0	100
30$^+$ ~40	41	41	0	0	100
40$^+$ ~50	89	77	11	1	98.88
50$^+$ ~60	77	60	15	2	97.40
60$^+$ ~70	33	20	13	0	100
70$^+$ ~80	17	6	9	2	88.24

表 4-39　病理分型与疗效的关系(例)

分型	例数	治愈	好转	无效	总有效率(%)
神经根型	133	112	21		100
椎动脉型	89	73	14	2	97.75
混合型	43	27	13	3	93.02

结果表明,年龄小、病程短,疗效高。从临床情况分析,20~30 岁的病人均是 1998 年以后接诊的,说明颈椎病有逐渐年轻化的趋势,可能与现在的工作和生活方式如使用计算机、看电视等因素有关,而中年人因为社会压力较大,所以发病率高。疗效以混合型的疗效较差。

(三)典型病例

李某,男,49 岁。初诊日期:2001 年 11 月 14 日。主诉:颈部不适及右上肢麻木近半年。病史:患者颈部不适及右上肢麻木近半年,未予诊治。3 日前与朋友玩麻将 1 夜,颈部疼痛加剧,右上肢放射性疼痛,右拇、食、中指麻木加剧,3 天来因疼痛加剧而夜晚不能入睡。颈部僵直,活动不利,肩胛上下窝及肩头有压痛。舌质紫暗瘀点,脉涩弦。既往无其他慢性病史。

查体:C_3、C_4 棘突旁压痛明显,颈加压试验(+),肩胛上下窝及肩头有压痛。颈椎 X 线提示:颈椎生理曲度变直, $C_3 \sim C_4$、$C_4 \sim C_5$ 椎间隙变窄,椎体边缘明显增生,椎间孔变小。

诊断:颈椎病,中医辨证为气滞血瘀、肾髓亏虚型,病理分型为神经根型。治宜行气活血,补肾通督。以上述方法治疗,取颈部夹脊穴、大椎、大杼、风池、天柱、天宗、悬钟、外关、后溪、命门、支沟、阿是穴。经治疗 1 个疗程症状明显好转,治疗 2 个疗程症状基本消失,嘱其低枕睡眠习惯,颈部适当活动,随访 3 个月,症状未再复发。

（四）讨论

三通法即微通法、温通法、强通法,运用贺氏针灸三通法治疗各种疾病,临床上颈椎病有日益增多的趋势,通过三通法的治疗,都取得满意的疗效,故将其主要机理和作者的一些体会叙述于下,与大家共同探讨。

1. 三通法与气滞

贺老认为疾病的病理机制多由于"气滞",即当人体正虚或邪实之时,致病因素干扰了脏腑和经络的正常功能,出现了经络不调,气血瘀滞。据此"病多气滞"的理论,在针灸治疗方面提出了"法用三通,通为其本"。所谓通法,就是针对各种疾病的病机——经脉不通,利用针灸的不同治疗手段,来激发人体的正气恢复,迫邪外出,继而使经脉畅通,气血调和,百病消除。贺氏针灸三通法正是针对经络气血阻滞之病机,运用毫针、火针、拔罐等法疏通经络,调和气血。

2. 颈椎病

颈椎病又称颈椎间盘综合征或颈肩综合征,是由外伤、劳损、外感风寒湿邪所致的颈部曲线改变,以及椎间盘、关节、韧带的退行性改变,是中老年人的常见病、多发病。现代医学认为颈椎病发生的重要原因是颈椎及软组织退变导致脊椎内外平衡失调,关节突间关节面接近水平,椎间盘萎缩,间隙变窄,关节松弛,椎体易移位,使椎间孔变小,韧带增厚,关节肿胀等,由此压迫神经、脊髓、血管而引发的一系列症状。祖国医学关于颈椎病的论述散见于"痹证"、"痿证"、"头痛"、"眩晕"、"项肩痛",多因外伤劳损、感受寒湿、肝肾亏损、气血不足或闪挫扭伤等致气血失和、运行不畅、经脉阻滞、气滞血瘀、经脉筋骨失养、瘀血不通,不通则痛,筋肌失养而不能约束骨骼和稳定关节以致产生"骨错缝,筋出槽"。

3. 颈椎病取穴方解

穴解:大椎乃颈项之门户,为督脉与手足三阳经交会穴,督脉为"阳脉之海",总领诸阳经,气血经络由此而过,针刺大椎穴可振奋督脉之阳气,使气旺血行,从而改善颈项部的血液循环,缓解局部神经血管压迫。大杼为八会穴之骨会穴,对缓解颈神经压迫,改善颈椎局部水肿,解除神经根刺激具有良好效果。养老,属手太阳经郄穴,《针灸甲乙经》卷十:"肩痛欲折,臑如拔,手不能自上下,养老主之。"《针灸大成》卷六:"主肩臂酸疼,肩欲折,臂如拔,手不能自上。"说明养老有活血通络的作用。悬钟为八会穴之髓会穴,有补髓壮骨,通经活络的作用。后溪,属手太阳小肠经,是八脉交会穴之一,与奇经八脉相交会的关系是与督脉相通,据有关资料报道,后溪穴通督脉的循行路线是起于后溪穴,沿小肠经上行于腕部,从尺骨小头直上,沿尺骨下缘出于肘内侧(在肱骨内上髁和尺骨鹰嘴之间),向上沿上臂外后侧,出肩关节部,绕肩胛,交肩上,在大椎穴与督脉相交,然后督脉夹脊穴下行……因此针后溪穴治颈椎病是"经脉所过,主治所在"理论的具体应用。颈夹脊穴在局部解剖上每穴都有从相应的椎骨下方发出的脊神经后支及其相应的动脉、静脉丛分布。针刺颈夹脊穴通过神经和交感神经的体液调节作用,促进机体功能的改善,使交感神经释放缓激肽、5-羟色胺、乙酰胆碱等化学介质,从而疏导经气,缓解疼痛。

4. 火针治疗颈椎病的机制

毫针通过刺激穴位并用手法进行微调,来恢复机体的自稳调节机制,同时也调节局部体液代谢,在改善颈椎病动力平衡的基础上纠正其静力平衡,从而起到调节阴阳,动静平衡的效果。关于火针治疗机制,据有关研究资料表明:火针烧红时,针身温度可达800多摄氏度,且以极快的速度刺至粘连、瘢痕组织之中,针体周围微小范围内病变瘢痕组织被灼至炭化,粘连板滞的组织得到疏通松解,局部血循环状态随之改善,通过治疗、休整的交替,机体对灼伤组织充分吸收,新陈代谢,纤维组织增生所形成的粘连瘢痕组织得到质的改变。所以,火针疗法对于颈椎病有理想而巩固的疗效;拔罐可以祛风解表,疏通经络,行气活血,改善颈部血液循环,放松颈部紧张肌群而缓解痉挛。

综上所述,贺氏针灸三通法有其深刻的理论依据,其"病多气滞,法用三通"的学术思想更符合治疗颈椎病这类经络气滞血瘀之病证,临床观察各类型病人均取得了较为满意的疗效。为了巩固疗效,防止复发,除了及时正确治疗外,还要注意纠正工作生活中的不正确姿势和体位,避免大幅度或突然扭转颈部和长时间低头工作学习。注意睡眠时枕头不能太高或者太低,保持颈部正常生理曲度,并坚持每天早晚做颈部活动或适当自我按摩颈部,改善颈部的血液循环。

二、偏头痛验案

偏头痛是原发作性神经血管头痛之一,其特点为发作性、中度或重度搏动性跳痛,位于一侧或双侧的头痛,反复发作,严重影响到患者的正常工作与生活。西医治疗本病多采用对症治疗,如用止痛药物或改善脑供血药。采用贺普仁教授提出的针灸三通法,即微通法、温通法、强通法治疗本病 48 例,疗效满意,同时与西医对照组 38 例对照观察,现报道如下。

（一）临床资料

1. 一般资料　　根据 1996 年国际头痛学会学术会议制定的偏头痛分类及诊断标准,本组患者均为无先兆性偏头痛或有先天性偏头痛,经系统检查除外器质性疾患而确诊。其中门诊 40 例,急诊 46 例。中医诊断标准参照《中药新药临床研究指导原则》,采用简单随机分类法（投币法）,按病人就诊顺序,投掷硬币,以硬币正面为治疗组,反面为对照组,将病人随机分成两组:治疗组 48 例（贺氏针灸三通法组）,对照组 38 例（西药治疗组）。治疗组 48 例,男 19 例,女 29 例。年龄最小 21 岁,最大 68 岁。病程最短半个月,最长 30 年。对照组 38 例,男 15 例,女 23 例。年龄最小 19 岁,最大 65 岁。病程最短 1 周,最长 28 年。

2. 诊断分级标准

对照 1994 年中华医学会全国第三届头面痛学术讨论会（杭州）制定的偏头痛疗效评定标准,头痛程度可分 0 ~ 3 级:头痛出现,工作能力不受影响为 0 级;轻度头痛,工作能力受部分影响为 1 级;中度头痛,工作能力受到严重影响或不能工作为 2 级;重度头痛,卧床休息为 3 级。两组头痛情况见表 4-40。

表 4-40 经 Ridit 检验两组轻、中、重病人例数的构成比无统计学差异（$P > 0.05$）,具有

可比性。

表 4-40　两组头痛程度情况　　　　　　　　　　　　　　　　（例）

分组	例数	0 级	1 级	2 级	3 级
治疗组	48	5	10	24	9
对照组	38	4	9	18	7

（二）治疗与效果

1. 治疗组　采用贺氏三通法（微通法、温通法、强通法）分别应用于每位患者。

（1）微通法　穴取丝竹空透率谷，合谷、列缺、足临泣、风池、中脘、悬钟。用 32 号 1～3 寸毫针。针刺得气后平补平泻。每日 1 次。

（2）温通法　将痛点常规消毒后，用直径 0.5 mm、长 4 cm 的钨锰合金针，将针身的前中段烧至通红，对准痛点迅速刺入并拔出，出针后用消毒干棉球重按针孔片刻，隔日 1 次；气海穴用温和灸，每日灸 15 分钟。

（3）强通法　取头维、太阳、攒竹穴。常规消毒后，右手持针对准穴位迅速刺入 0.3 cm 左右，立即出针，挤压针孔，使出血 3～5 滴，然后用干棉球按压针孔止血，隔日 1 次。

2. 对照组

服尼莫地平 40 mg/次，每日 3 次；谷维素 20 mg/次，每日 3 次。

以上两组均 6 天为一疗程，休息 1 天后进行下一疗程，共治 3 个疗程。

3. 疗效标准

以《实用中西医结合神经病学》为参照。控制：疗程结束无发作头痛症状，停止治疗 1 个月不复发。显效：症状减轻 1 级以上，并达到至少 0～1 级。有效：治疗后发作频率、头痛持续时间、头痛程度及伴随症状 4 项指标至少有 1 项明显改善。无效：治疗后症状无明显改善。

4. 治疗效果

两组疗效比较见表 4-41。治疗后 2 组轻、中、重病人例数见表 4-42。

表 4-41　2 组治疗结果比较　　　　　　　　　　　　　　　（例）

组别	例数	控制	显效	有效	无效	总有效率(%)
治疗组	48	7	21	16	4	91.7
对照组	38	4	13	11	10	73.7

表 4-42　治疗后两组头痛分级情况　　　　　　　　　　（例）

组别	例数	控制	0 级	1 级	2 级	3 级
治疗组	48	7	17	12	9	3
对照组	38	4	7	9	13	5

表 4-41 两组总有效率经 Ridit 检验,$P < 0.01$,差异有非常显著性意义,治疗组优于对照组。

表 4-42 经 Ridit 检验,两组疗效差异有非常显著性意义($P < 0.05$),治疗组优于对照组。

(三)典型病例

景某,女,27 岁,干部。初诊日期 2002 年 6 月 8 日。主诉:左侧偏头痛 10 余年,加重 1 月。病史:于 10 年前因紧张出现偏头痛,以左侧为主,每遇情绪或环境变化而发作,工作能力受部分影响(属 1 级),服止痛药、按揉及转移注意力能缓解,但效果不稳定,经常反复。近 1 个月来,头痛加重,每天均有发作,工作能力受严重影响(属 2 级)服药及按摩效果不明显。全身症状:急躁易怒,口苦、夜寐可,纳可,二便调,月经调,舌质暗,苔薄黄,脉滑。诊断:血管神经性头痛。辨证:邪阻少阳,经脉不通。治则:疏通经络,缓急止痛。治法:采用针灸三通法治疗,针治 1 次后症状减轻,头痛次数减少,程度减轻,1 个疗程后,临床症状消失,停用温通法、强通法,只用微通法,继续治疗 2 个疗程,随访 3 个月未复发。

(四)讨论

1. 头痛的病因病机

祖国医学认为,根据经络循行的部位,少阳头痛多在头之两侧,并连及耳部,此为标;其多因风邪袭于少阳,或肝虚痰火郁结上逆,引起经络闭阻所致,此为本。古典医籍对偏头痛有很多论述。《名医类案·首风》："偏头痛，五七年，大溲燥结，双目赤肿，眩晕……诊之急数而有力，风热之甚也。此头角痛，是三焦相火之经，乃阳燥金胜也。"针灸治疗偏头痛的优势在于既治标又治本。《灵枢·厥病篇》云："头半寒痛，先取手少阳、阳明，后取足少阳、阳明。"所以笔者临床治疗以平泻肝胆之火，潜摄浮动之肝阳，化痰通络止痛为法则。

2. 三通法治疗偏头痛的方解

微通法即毫针法，取丝竹空为足少阳脉气所发之处，也是手少阳经脉的终止穴，率谷是足少阳、足太阳二经的会穴，两穴都位于头侧，因此，丝竹空透率谷是宣散少阳经脉风热、通络止痛的要穴。合谷是手阳明原穴，具有镇静止痛作用，列缺为手太阳经的络穴，《马丹阳天星十二穴治杂病歌》记载："列缺善治偏头患"，与合谷相配更有原络配穴之意。足临泣是足少阳胆经的木穴，《类经图翼》说："木有余者宜泻此，使火虚而木自平"，故针之疏泻少阳风热。风池、悬钟两穴加强了清泻肝胆实火的作用。用肝经的行间柔肝以育阴潜阳。中脘是六腑之会，对温化中焦痰湿、降胃气有卓效。

温通法即火针和艾灸治疗法。火针取痛点，《灵枢·经筋》上说"治在燔针劫刺，以知为数，以痛为输。"病在头侧，经络不通则痛，故火针痛点，通过温热作用，达到通络止痛的作用。灸气海，能加强中焦运化、下焦气化，从而清化痰湿，通络止痛。

强通法即放血疗法。《灵枢·厥病》中说："头痛甚，耳前后脉涌有热，泻出其血。"所以笔者取头维、太阳、攒竹，祛邪泻热，通络止痛。针灸三通法在临床上配合使用，可正邪兼顾，标本兼治。

现代医学认为偏头痛的发生与血管舒缩功能失调有密切关系。尼莫地平可抑制脑血管收缩，提高脑细胞对缺氧的耐受性，防止缺氧所致的及损伤和反应性颅内外血管病理性扩张引起的头痛发作。谷维素可使脑血管处于收缩与扩张的相对平衡状态，以起到治疗作用。

经过临床观察发现，西药治疗存在副作用，且复发率高。针灸三通法治疗无任何毒副作用，复发率低，疗效持续时间长。显示了针灸治疗偏头痛的优势。针灸三通法治疗偏头痛疗效确切，方法简便，无毒副作用，值得深入研究。

三、枕神经痛验案

枕神经痛是临床上常见的神经性疼痛疾病。笔者自 1995 年起，采用火针毫针并刺法治疗枕神经痛80例。取得了较好的疗效,现报道如下。

(一)临床资料

1.一般资料　本组病例共计120例,随机分为治疗组80例,对照组40例。其中男46例,女74例。年龄最小22岁,最大76岁,平均49岁。病程最短1天,最长9年。

2.诊断标准

(1)病前常有受凉、感染或落枕史。

(2)常见一侧或双侧枕下及乳突后呈针刺样或刀割样放射性疼痛,并向枕上、耳及顶部放散,呈阵发性出现,多数间歇期为钝痛。

(3)枕神经支配区域感觉过敏或减退,枕神经出口处压痛明显,并向同侧头顶及耳前方放射。

(4)少数病例有颈椎病或颈胸神经根炎症状。

(二)治疗方法与效果

1.取穴

局部取风池、天柱、玉枕、脑户、百会、率谷等穴。风寒外袭加外关穴;劳伤气血、经筋受损加后溪穴。其中治疗组加用火针点刺阿是穴。

2.毫针刺法

患者取坐位,穴位消毒后,取1寸毫针,风池穴针尖向对侧口角方向斜刺0.5寸;天柱穴直刺0.5寸,提插得气,使局部酸胀感适度即可,忌向上方深刺,以免伤及延髓。玉枕及脑户穴向下平刺约0.5寸。百会穴向后方斜刺0.5寸,局部呈酸胀感即可。率谷穴向后方平刺0.5~0.8寸,针感呈酸胀。留针约25分钟1次/天,5次为1个疗程。

3.火针刺法

起针后,使用贺普仁教授监制的中等粗火针,在酒精灯上烧红,对准阿是穴速刺,视疼点多寡,每次刺5~10针不等,不留针;出针后,速压针孔以止痛。如遇出血者,等恶血出尽,擦净后方按压针孔。火针疗法隔日1次,每个疗程针3次。

4.疗效标准

临床治愈:疼痛及压痛点消失,感觉基本恢复。显效:疼痛及压痛点明显减轻,发作性疼痛极少。有效:疼痛有所减轻。无效:症状无改善。

5. 治疗结果

经2个疗程后观察疗效,详见表4-43、表4-44。

表4-43　两组疗效表比较　　　　　　　　　　　（例,%）

组别	例数	临床治愈	显效	有效	无效	有效率
治疗组	80	57(70.1)	14(18.8)	9(11.3)	0	100
对照组	40	21(52.5)	11(27.5)	7(17.5)	1(2.5)	97.5

表4-44　治疗组证型与疗效关系　　　　　　　　（例,%）

组别	例数	临床治愈	显效	有效	无效	有效率
风寒外袭	34	24(70.6)	6(17.6)	4(11.8)	0	100
经筋劳损	46	33(71.7)	8(17.4)	5(10.9)	0	100

治疗组与对照组临床治愈经统计学处理有显著性差异（$P<0.05$），说明火针能明显提高针刺治疗枕神经痛的临床治愈率水平。

治疗组两种证型的临床疗效比较,无显著差异（$P<0.05$）,说明火针对不同证型的枕神经痛均有较好的治疗作用。

（三）病案举例

张某,女,47岁。后枕、颞及头顶部作痛1周。1周前因洗头后外出,继则头痛。近日来时如刀割样疼,后枕部疼痛常向头顶及颞部放散,痛苦难忍,项强酸楚,恶寒喜暖,夜卧不宁,舌苔白,脉弦。既往有颈椎病史。取坐位,毫针刺风池、玉枕、天柱、脑户、百会、率谷、外关穴,留针25分钟。起针后行火针速刺阿是穴7~8针,毫针共计治疗5次,火针3次,枕神经痛痊愈。

（四）讨论

枕神经痛属于中医:"头痛"、"头项痛"、"头风"范畴。《灵枢·经筋篇》指出:足太阳之筋"其直者,结于枕骨,上头……"又指出:足少阳之筋"……出太阳之前,循耳后,上额角,交巅上……"可见足太阳、足少阳经筋分布区域恰与枕神经分布区域相合,故枕神经痛当属太阳头痛和少阳头痛。因其有疼痛性质与经筋病疼痛相似,故神经痛亦属经筋病范围。本病多由劳损、气血郁滞、阳气不畅、经筋失于温煦,或感受风寒湿邪、痹阻经脉、经络不通、经筋拘急而作痛。

火针疗法属于温通法范畴,不仅具有毫针深刺微通的特点,又具有火热温通的效果。此法借助火力,助阳行气,祛寒止痛,是治疗经筋病的较佳方法。《灵枢经》多处记载"燔针劫刺"治疗经筋病。著名针灸专家贺普仁老师亦用此法治愈许多疑难顽证。本部分内容通过运用火针毫针治疗枕神经痛 80 例的分析,再次说明火针可提高针刺治愈率。

四、肩周炎验案

贺氏针灸三通法是著名针灸学家贺普仁教授积累 50 余年而提出的针灸治疗疾病的三种基本方法,即微通法、温通法、强通法。①微通法:以毫针针刺为主的一种针法;②温通法:指以火针和艾灸为主的刺灸方法;③强通法:典型的是刺络放血和拔罐疗法。

肩周炎又称"冻结肩"、"漏肩风"、"肩凝症"、"肩痹"、"五十肩"等,是一种由慢性损伤或退行性非细菌性炎症引起的肩部疾患,临床以肩部疼痛和运动功能障碍为特点,如得不到有效的治疗,有可能严重影响肩关节功能活动。笔者运用贺氏针灸三通法治疗本病,取得较好疗效,现叙述如下。

(一)一般资料

本资料共观察 80 例,其中男性 52 例,女性 28 例。年龄最小 41 岁,最大 72 岁。病程最短 5 天,最长 3 年。80 例病人均符合《实用外科学》肩关节周围炎的诊断标准以及全国中医学会内科学会痹证诊断标准。

(二)治疗方法与效果

1. 微通法:即毫针刺法。

取穴:条口、听宫。

操作方法:取患侧条口穴,采用平补平泻法,深刺,可直透承山,每日 1 次。

缪刺法:因劳损导致症状加重者,加刺健侧相对应痛点。

2. 温通法

（1）火针

适应证：局部组织粘连等症情顽固者。

取穴：阿是穴（痛点或肌肉僵硬处）、膏肓。

操作方法：将针刺部位常规消毒，用直径 0.5 mm、长 2 寸的钨锰合金针，置酒精灯上，将针身的前中段烧透至白，对准穴位，速刺疾出，深达肌腱与骨结合部，出针后用消毒干棉球重按针眼片刻。在每平方厘米病灶上，散刺 2～6 针，每周治疗 2 次。嘱患者保持局部清洁，避免针孔感染。

（2）艾灸

适应证：男性顽固患者。

取穴：关元。

操作方法：灸 30 分钟，每日 1 次。

3. 强通法：以拔罐法为主。

适应证：兼有风寒湿外感患者。

取穴：大椎、阿是穴。

操作方法：在针刺前根据穴位选用适当大小的火罐，当拔罐部位皮肤呈现紫红色或拔至 10 分钟时起罐，每日 1 次。

4. 疗效标准

治愈：临床症状完全消失，运动功能完全恢复正常；显效：临床症状基本消失，运动功能基本恢复正常；无效：治疗前后疼痛和运动障碍无明显变化。

5. 治疗结果

以上 80 例病人运用贺氏针灸三通法治疗 1～4 周，其中治愈者 76 例，占 95%；显效者 5 例，占 5%；无效者 0 例，总有效率为 100%。

（三）典型病例

张某，男，49 岁，干部。2002 年 9 月 20 日就诊。主诉：右肩关节疼痛 5 个月，每遇阴雨天及夜间疼痛加重，穿脱衣、梳头等困难。检查发现肩关节活动范围减小，前举、外展、后伸均受限，肩关节周围压痛明显。血沉、抗"O"、X 线片均正常。纳可，二便调。舌苔白略腻,脉弦细。曾经在某医院针灸及理疗,效果不显。辨证为寒湿凝滞,筋脉痹阻。治则:祛湿散寒,通络止痛。治法:三通法并用。经治疗 3 次后症情明显好转,10 次后症状消失,运动功能恢复正常。随访 1 年未复发。

（四）讨论

1. 本病病理机制及治疗原则

贺老认为疾病的病理机制多为"气滞",即当人体正虚或邪实之时,致病因素干扰了脏腑和经络的正常功能,出现了经络不调,气血瘀滞,据此提出了"法用三通,通为其本"的治疗方法。所谓通法,就是针对各种疾病的病机——经脉不通,利用针灸的不同治疗手段,来激发人体的正气恢复,迫邪外出,既而使经脉通畅,气血调和,百病消除。为提高临床疗效,现临床多采用综合疗法,三通法即是一种取各种方法所长的复合疗法。

2. 方义

听宫为太阳小肠经穴,主通行十二经,并有祛风散寒之功。条口穴为足阳明胃经之穴,足阳明多气多血,针刺条口穴能鼓舞脾胃中焦之气,令其透达四肢,濡筋骨,利关节,通经脉,驱除留着之风寒湿邪,促使凝泣之经脉畅通。膏肓可治"诸虚百损",扶助正气,又可疏通局部气血,祛除外邪,有攻补兼施之效,对顽固型患者有较好效果。灸关元旨在培补元阳之气。火针可以温其经脉,鼓舞人身的阳热之气,促进局部血液循环,疏通松解粘连板滞的组织。拔罐可以驱除外感之邪,疏通经络,活血祛瘀。三通法综合治疗,能扶正祛邪,通经活络,温经散寒,使症状迅速缓解。

3. 在治疗期间,可采取必要的肩关节功能锻炼,如让病人主动作前、后、左、右的病侧摆动,切记应以主动功能锻炼为主。随着疼痛减轻,才可以逐渐加大活动幅度,这样对治疗有较好的辅助作用。有因被动锻炼致症情加重者,加用缪刺法治疗。

综上所述,贺氏针灸三通法治疗肩周炎有其深刻的理论依据,临床疗效明显。

五、下肢静脉曲张验案

贺氏针灸三通法是著名针灸学家贺普仁教授提出的针灸治疗疾病 3 种基本方法,即微通法、温通法、强通法。笔者运用贺氏针灸三通法治疗静脉曲张 46 例,取得较好的疗效,现报告如下。

（一）临床资料

46 例病人均为近 2 年在特需门诊采集的病例，其中男 6 例，女 40 例。年龄最小 34 岁，最大 68 岁，平均 51 岁。病程最短 3 年，最长 30 年。患者常感下肢酸胀疼痛，行走时间长或站立久时便觉症状加重。查体主要是外形的改变，大隐静脉曲张的患者，肢体外形表现主要是蜿蜒、扩张而突出于皮肤的静脉，大多出现于小腿前内侧和后面；小隐静脉受累时，曲张的静脉往往分布于小腿的后而靠下部，可延伸至踝的外侧和足背，而小腿上部未见静脉曲张。

（二）治疗方法与结果

采用微通法（毫针刺法）、温通法（火针）、强通法（点刺放血）相结合的治法。治疗中首先温通法、强通法合而用之，取静脉曲张部位为阿是穴，将直径 0.5 mm、长 5 cm 的钨锰合金火针的前中段烧红，对准穴位，速刺疾出，刺破曲张的静脉；对静脉曲张较重者，用止血带结扎曲张静脉的上部，用火针点刺放血后，松开止血带，勿须干棉球按压，使血自然流出，"血变而止"，待血止后，用干棉球擦拭针孔。之后用微通法，以毫针刺血海，进针后捻转或平补平泻，得气后留针 20 分钟。每次治疗中三法合用，每周治疗 2 次，4 次为一疗程，1 个疗程后观察效果。嘱患者保持局部清洁，针后 24 小时内不要洗浴，避免针孔感染。

经用上述方法治疗后，其中 40 例痊愈，患肢静脉曲张消失，无肿胀疼痛等不适。4 例好转，患肢静脉不再怒张，但时有肿胀疼痛感。2 例无效，患肢静脉仍明显曲张，行走时肿胀疼痛症同前。总有效率 95.6%。

（三）典型病例

刘某，女，40 岁，于 2002 年 3 月 27 日就诊。主诉：左下肢静脉曲张近 8 年。症见小腿后面静脉迂曲隆起、高于皮肤，伴左下肢疼痛、乏力，站立及行走时症状加重，舌质暗淡、苔白，脉沉。西医诊为左下肢静脉曲张。中医诊断为筋聚，辨证为气滞血瘀。按上述方法先有火针点刺病灶，再用毫针针刺血海。共治疗 3 次，静脉曲张已消失，皮肤颜色明显变浅，无肿胀疼痛感。随访 1 年无复发。

（四）体会

贺老认为疾病的病理机制多由于"气滞"，在针灸治疗方面提出了"法用三通，通为其本"。所谓通法，就是针对各种疾病的病机——经脉不通，利用针灸的不同治疗手段，来激发人体的正气恢复，迫邪外出，继而使经脉畅通，气血调和，从而治愈疾病。贺老认为，对于一些疑难杂症，非火针而不能奏效。火针，古代又称"燔针"，能够激发局部经气，增加人体阳气，从而消除疾病，促进机体康复。

静脉曲张，中医称为筋聚。静脉壁软弱、静脉瓣缺陷以及浅静脉内压力升高，是引起静脉曲张的主要原因。其表现主要为下肢浅静脉蜿蜒扩张迂曲，症状重者可出现肿胀、皮肤色素沉着、皮肤和皮下组织硬结，甚至出现湿疹和溃疡。西医一般采取穿弹力袜或用绷带，使曲张的静脉处于萎瘪状态，或直接采用手术治疗。中医认为本病是因长久站立或行走，下肢气血不能畅达于上，血行缓慢，脉络滞塞不通所致，其病机多为气滞血瘀。火针点刺曲张的静脉，可直接使恶血出尽，祛瘀而生新，血脉畅通，临床效果颇佳。

贺老曾用三棱针放血治疗静脉曲张，取得明显疗效。但近年广泛应用火针放血治疗此病，将温通法与强通法有机结合，发现其疗效更为显著，可使疗程明显缩短，大大减少患者痛苦。贺氏三通法治疗下肢静脉曲张，操作简单，患者痛苦小，且疗效显著，不易复发，值得推广。

第五节　基础研究部分

一、火针疗法治疗机制的研究

贺普仁教授虽为名老中医，但并不保守，不墨守成规，在挖掘、整理、继承古人宝贵的针灸学经验的同时还注意扬长避短，取长补短，不断进取，不断进行知识更新，进一步充实和完善针灸理论，现将之整理如下：

（一）火针临床的痛觉激醒作用较针刺更强

针灸医师时常选用针具刺激人体体表比较敏感的部位（口唇、鼻尖、指尖等）来急救一些昏厥的病人,如临床中常规使用的醒脑开窍协定方就是例证。此外,我们也常常听到有些精神不振、头晕、头痛的病人经针灸治疗后告诉我们:"感觉精神爽快,头目清醒。"这就是由于针刺的痛觉激醒作用所致。而火针除具有针刺的痛觉激醒作用外,还有局部灼伤的刺激,故临床的痛觉激醒作用较前者更强、更持久。

(二)针灸致痛与内脏炎症致痛有痛觉刺激的重叠作用

已有资料表明因针刺或灸治所引起的疼痛可以通过皮肤的感觉神经向脊髓发出冲动,与内脏的炎性冲动通过同一根神经的通路而传至大脑皮层的痛觉中枢,由于这二个冲动混在一起,针灸所引起的疼痛必然会影响内脏炎性冲动的传达,使疼痛中枢全部或部分不能再感受到来自内脏炎性刺激的痛觉冲动。我们知道,火针的刺激量远远大于毫针,再加上病人对火针的注意力也远远超过毫针,即除了有通过皮肤的感觉神经经过脊髓传至大脑皮层疼痛中枢强烈信号外,再加上精神因素的作用,因而火针的止痛效果也明显优于毫针,如临床上我们用毫针治疗三叉神经痛未效时,再在同样的穴位上施以火针,常可取得较好的疗效。

(三)第二优势兴奋灶的原理

大部分针灸医生在治疗各种神经痛或带有疼痛症状的疾病时通常有以下4点体会。

1.疼痛的严重程度与留针的时间、艾灸的壮数成正比,即痛得愈厉害,留针的时间愈长,艾灸的壮数也愈多。只有这样才有可能取得较理想的疗效。

2.疼痛越厉害,针灸的刺激量也越大。就是人们所说的疼痛的轻重与针刺的刺激量大小和艾灸火炷的旺盛成正比。

3.新病人的治疗疗程短,可有"立竿见影"之效,而久病的病人疗程相对要长。

4.对于痛症的病人我们在取穴时不一定要采用"以痛为腧"的方式去止痛。如牙痛时临床医生常取合谷穴;腰背痛是取委中穴;胃脘痛时则取足三里等,以上都是很好的例证。依照乌赫托姆斯基(前苏联的生理学家)提出的第二"优势"灶现象来把上述的四项经验总结一下。当疼痛发生时,在中枢神经系统内形成一个兴奋灶。在针灸治疗中所发生的刺激也可在中枢神经系统内建立另一个兴奋灶。假如第二个兴奋灶的强度超过第一个兴奋灶的话,那么第一个兴奋灶的兴奋性将被抑制,而且将它的兴奋也"牵引"过来,由于前者的兴奋灶被抑制和"牵引"了过去,所以神经痛也就消失了。同理,疼痛程度越严重,则留针的时间与艾灸的壮数等也越增加。其原理就在于疼痛的兴奋灶的强度如果很大的话,那么另一个兴奋灶的强度必须比它更强才能将它抑制和"牵引"过去。这样我们就可以解释在病人刚刚得病时,由于中枢神经系统内形成的兴奋灶还较弱、较浅,所以新病的病人只要经过一至数次治疗即可痊愈,而久病的患者则需要多次的治疗方可痊愈,就是缘于上述道理。

由于火针对机体的刺激量远远大于毫针,其在大脑皮层形成的兴奋灶的强度也远远超过毫针,因而它对第一个兴奋灶的抑制与"牵引"作用也较之强,故临床中治疗各种疼痛甚至顽固性疼痛有较好的疗效。

(四)改善大脑皮层的调节作用

现代医学认为:大脑皮层除了调节身体内全部的机能活动和维持内外环境的统一性以外,还经常地调节皮层下各神经中枢的机能状态,当大脑皮层处于较高的紧张状态时,皮层下各神经中枢则受皮层的管束;当大脑皮层的机能活动降低时,则皮层下各神经中枢就开始占优势。我们从人类或动物的睡眠及清醒状态中就可以观察到这一现象。当人或动物处于睡眠状态时,心跳的次数减少,呼吸运动也变成深而长的形式,此乃大脑皮层在正常状态下对呼吸中枢与心跳抑制中枢进行抑制的结果,而当大脑皮层的机能活动降低的时候,呼吸中枢及心跳抑制中枢呈紧张性兴奋。相反,在人类或动物处于清醒的情况下,我们就不能发现上述的现象,其中的原因是当人或动物在觉醒的时候,其大脑半球就开始在积极活动的状态,皮层下各中枢则处于被管制的结果。因此,当大脑皮层的兴奋和抑制过程发生障碍时,首先受到影响的就是皮层下各中枢机能活动的改变,由此造成身体内部各器官或体内的其他部分发生一系列的变化,包括新陈代谢的障碍及各种内脏机能失调等情况的出现。

现已有越来越多的学者相信针灸的疗效很可能是建立在大脑皮质的调节作用基础上的。其原理就是针刺可以使大脑皮层产生保护性的抑制,因而对病理过程发生良好的影响。目前已有资料表明,针刺可以影响大脑皮质,使它对于皮层下中枢进行调节,特别是弱刺激常常能够使有机体从不正常的状态趋向正常。而我们经过近二年的临床观察发现,用火针治疗缺血性脑血管病的临床疗效优于毫针的临床疗效,并已经经颅多普勒超声仪证实。由弱刺激对临床疗效产生的影响是经动物实验与临床症状的改善得出的结论。而我们经临床实验发现火针强刺激对临床疗效产生的影响不仅仅是在临床症状得以改善,而且经现代化仪器检验得以证实。以上结论孰是孰非还有待今后临床工作的进一步验证。不论结果如何,火针治疗缺血性脑血管病的临床观察证实了火针确有改善大脑皮质的调节作用,进而影响血管的收缩功能,达到治疗疾病的目的。

（五）精神因子的作用

当病人接受火针治疗时,其注意力通常是集中在医生的火针针具与技术操作上,复加火针对于皮肤组织上引起的痛觉与烧灼感,在很大程度上分散了患者对身体上原有病灶处的疼痛刺激与其他不适等的注意力。

（六）皮肤局部充血烫伤的作用

我们知道,火针是利用特制的针具在火焰上加热到很高的温度后,来刺激皮肤上的刺激点,这种灼热刺激可以在皮肤上形成局部充血或是有红、肿、痛及轻微的水肿现象,相当于临床上的 I°～浅 II°烧伤。正是由于这种热力的刺激伤及了表皮与真皮,甚至达到肌层,进而使该部位附近的血管扩张,血管壁的渗透性增强,血浆由血管壁内渗出,从而使机体的应激性增强。故火针的作用机制并不是单纯的激惹皮肤,而是刺激神经末梢,使它能够发生冲动,反过来再影响机体。此外,当组织受到损伤的时候,就可以放出组胺样的物质（因为火针治疗本身就是对人体的一种伤害性刺激）。同时,那些变了性的组织逐步溶解,变成异体蛋白而被身体吸收,因此人体就呈现出一般性的全身反映,如白细胞数增高、血糖量升高、血清中补体和凝集素等增加的现象。从火针的整个治疗过程来看,可以肯定的说,火针是与皮肤的组织变化有着密切关系的。现代医学也已证实:皮肤具有一定的免疫作用,而火针的作用转机也与皮肤的免疫作用是分不开的。我们用火针治疗 10 余例类风湿性关节炎病人的临床观察也表明,火针确实具有使血液中抗体增强的作用。

（七）与内脏牵涉痛的关系

临床上通常将内脏引起的痛觉分为二大类。第一种是内脏真正的痛觉,即当内脏器官发生强烈的痉挛和强烈的伸展时而引起的疼痛,如幽门狭窄时可以形成疼痛,这种痛感能够使我们直接意识到是由内脏发出的。第二种是内脏牵涉性的痛觉,即当内脏有炎症等疾病存在时,由内脏发出的炎性冲动经后根传达到脊髓直至大脑皮层,并在大脑皮层形成刺激焦点。因为皮肤感受器的刺激感受性高于内脏,故由内脏的刺激感受低的部位通过大脑皮层向皮肤的刺激感受性高的部位形成刺激反射,于是该脊髓神经节所支配的皮肤领域内发生疼痛或形成知觉过敏带,即人们常称的"海特氏带",如心绞痛时往往被认为是手臂内侧、腋下或二肩所引起的痛觉。在医学界中常利用内脏与体表皮肤之间的相互关系来影响脊髓上同一段神经所支配的内脏,使它产生血管扩张或减少疼痛的疗效。这一机制在针灸疗法中应用得更早,一个例子是用华佗夹脊穴治疗心绞痛、肝胆区疼痛、哮喘等胸腹腔的疾患就是很好的例证。另一个例子就是根据内脏痛觉反射在皮肤上所表现的疼痛部位常常是针灸治疗中选穴所在,如胃部疾患常在中脘穴附近发生疼痛与不适,而该穴又恰恰是针灸治疗胃脘部疾患的主要刺激点,在临床上因胃脘部疼痛而进针于中脘穴的,大都能收到较好的疗效。

众所周知,针灸的止痛作用在国际上已得到认可,火针的止痛作用也经过了几千年的临床验证。火针的选穴方法中最常用的就是"以痛定腧",如腰痛取肾俞、三焦俞;痛经取中极、关元;急性胃肠炎取中脘、天枢、大肠俞、小肠俞等。因而,火针治疗也与内脏牵涉痛觉有着密切的关系。

(八)对血液成分的调节作用

血液循环在维持人体各个器官与组织的正常生理运动及防止疾病的侵袭方面有十分重要的地位,各种内外因素的刺激可以影响血液成分的改变,国内外已有很多报道证实这种改变可以通过针灸的作用得以调整,如对红细胞、白细胞、血小板、血沉、血糖、血钙等均有较明显的调整作用。

为了证实火针是否对外周血液成分有调整作用,我们在门诊及病房共观察了130例患者在火针治疗前后的血象,发现有如下变化。

1. 白细胞

火针前白细胞数值正常者,针刺后增减不一,经统计学处理无显著性差异(该组共观察了30例)。白细胞高于正常者,经火针治疗后有较明显的改变,统计学处理 $P < 0.05$,有显著性差异,这一点与以往报道的用毫针针刺后可引起各类炎症性白细胞总数减少的

结果是一致的,但不像有些报道那样,能使之大减。

大家知道,白细胞是血液中有形成分的重要组成部分,是体内的卫士,而其中的中性粒细胞属于吞噬细胞系统,是机体发生急性炎症时的主要反应细胞。火针后,除了局部的血液供应增强外(火针治疗前后的红外热像图观察已证实),还可促进白细胞的渗出和提高其吞噬机能,进而帮助炎症的消退,并使炎症局限化,不致蔓延到全身各处。由此,我们就能解释为什么传统医学常用火针治疗人体的疮痈疖肿、丹毒、脱疽、臁疮腿等感染性疾病。

2. 血小板

我们知道血小板在止血过程中起着重要的作用。在正常情况下,血液在血管内畅流,由于血管壁完整,血小板不被激活,凝血因子处于不活动状态,血小板可以填补血管内皮的间隙,使内皮完整化,而在血管壁受损后,通过神经反射,使血管立即发生收缩,使局部血流变缓慢。这样,不仅起到初步止血的作用,而且为血小板黏附血管内皮下胶原组织创造了条件。与此同时,从损伤的内皮中释放一种活性物质——二磷酸腺苷(ADP),它有促进血小板聚集的作用,随之,血小板本身亦释放出 ADP 和血栓素(TXA2),使聚集更加牢固,迅速形成了所谓的白血栓,可将微血管的创口完全堵塞,起到止血的作用。同时,血管内膜下的胶原和血小板聚集、释放,亦提供了凝血因子活化条件,最后形成红色血栓。这种血栓坚固、不易脱落、有利于巩固止血。以后就开始组织的修复,直至恢复正常。与此同时,被激活的血小板还可释放血管通透因子、趋化因子、血小板生长因子等活性物质,这些物质与炎症反应有关,而血小板生长因子又能促进细胞增殖,使创口愈合。

火针与毫针一样,是一种对机体带有创伤性的治疗手法,因其针具较之粗,并带有很高的热力,故在实施过程中必须对皮肤、肌肉、甚至血管造成一定的伤害。当我们治疗某些疾病时(如筋瘤、血瘤、脉痹等),还要专门从局部血管定位来进行针刺,有意造成对血管的伤害,引起局部流血,使原来局部血流不畅造成的病理性产物、机体新陈代谢产生的毒素排出体外,与此同时在此过程中被激活的血小板随着如前所述的一系列生理、病理变化外,不仅起到止血作用,同时在组织修复、机体恢复产生正常方面也发挥了较重要的作用。

二、火针疗法的作用机制

前面已经提到火针疗法对多种疾病具有肯定的临床疗效,为了探讨其作用机制,我们选择了两个对所有火针适应证都有意义的,非特异性的实验项目——红外热像图和甲皱微循环进行观察,以求从某些侧面初步揭示火针疗法的作用机制。

(一)火针治疗前后的红外热像图观察

1. 实验方法

(1)观察对象:本组共观察23例接受火针治疗的门诊患者。其中男性12例,女性11例。年龄在26~72岁。病种分布为:面肌痉挛者9例,坐骨神经痛者8例,肩周炎者3例,网球肘者2例,下肢静脉炎者1例。

(2)针刺方法:面肌痉挛和坐骨神经痛的针刺方法如前所述,肩周炎的治疗取局部压痛点加患侧条口穴,网球肘只取局部压痛点,二者均以中等粗细的火针,采用疾刺法,下肢静脉炎用中等火针进行围刺。

(3)实验过程:每例测试前后均在实验环境下适应20分钟,然后,火针治疗前记录一幅患痛部位的红外热像图,火针后20分钟左右记录第二幅,将记录到的热像图资料贮存于计算机磁盘中,前后用计算机分析和处理资料。

(4)观察内容:观察火针治疗(约20分钟)前后患痛部位的红外热像图。

2. 实验结果:火针治疗前后病变部位的温度变化较大,以升温为主,最高温度、平均温度均有所升高。

(1)最高温度:火针治疗后病变部位的最高温度以升温为主,在观察的23例患者中,有17例病变部位的最高温度升高,最高升温1.5℃,2例治疗前后无变化,4例治疗后较治疗前下降,经统计学处理,火针治疗前后温度的变化有极其显著性差异($P<0.001$)。

(2)平均温度:火针治疗后病变部位的平均温度也以升高的为主。治疗前平均温度的平均值为:32.6174(±1.4730)℃,治疗后为32.8565(±1.4491)℃,平均升高0.2391℃。经统计学处理,火针治疗前后平均温度的变化有极其显著性差异($P<0.001$)。

3. 结果分析:观察的结果显示:火针后病变部位的温度明显提高,说明火针疗法具有升温作用。温度的升高表明了局部血液循环的改善和局部组织代谢的加强,这种反应有利于炎症等病理反应的消失和肌肉等正常组织的营养。因此,可以认为,火针后温度升高所提示的血液循环和局部代谢的改善,可能是火针治疗疾病的机制之一。这与祖国医学将火针的基本功效归结于温通经络,行气活血的认识相吻合。

（二）火针治疗前后甲皱微循环的观察

1. 实验方法

（1）观察对象：本组共观察了 20 例接受火针治疗的门诊患者，其中男性 9 例，女性 11 例；年龄在 25~66 岁。病种分布为：面肌痉挛者 4 例，坐骨神经痛者 2 例，静脉炎者 3 例，肩周炎 3 例，麻木者 2 例，其他如类风湿关节炎、胃痉挛、面神经麻痹、卵巢囊肿和乳腺炎各 1 例。

（2）针刺方法：面肌痉挛、坐骨神经痛、静脉炎、肩周炎的针刺方法如前所述，麻木以细火针采用散刺法进行治疗；类风湿性关节炎的治疗以中等粗细的火针刺激病变关节的反应点；胃痉挛以细火针点刺左内关、右足三里；面神经麻痹用细火针轻浅刺激四白、头维、颊车、地仓、合谷及足三里；卵巢囊肿用中等粗细的火针深刺痞根；乳腺炎的治疗要根据肿块的大小和成脓与否选用不同粗细的火针和决定针数，针刺在肿块或脓肿上。

（3）观察部位：双侧无名指甲皱微循环。

（4）观察项目：血流速度、血流态。

（5）实验过程：每侧测试前均在实验环境下适应 20 分钟左右，然后，于火针治疗前观察记录 1 次甲皱微循环的情况，火针治疗后再观察记录 1 次。

2. 实验结果

（1）血流速度比较：本实验计算血流速度用秒表法测定红细胞经 0.2~0.3 mm 的微血管所需时间。本组 20 例患者治疗前有 2 例血流时间在 3~4 秒，7 例在 4~5 秒，2 例超过 5 秒，火针治疗后几乎所有观察对象的血流速度加快，前后对比有极其显著差异。（ $X = 9.2308, P < 0.01$ ）。

（2）血流态比较：火针治疗前大部分患者的甲皱微循环血流态呈各种异常，由于红细胞聚集而出现颗粒状血球悬浮者 19 例，占 95%，火针治疗后所有血流态异常者发生不同程度的改善，仅有 4 例呈现轻微的血流态异常，占 20%，火针前后对比有极其显著差异（ $X = 23.0178, P < 0.001$ ）。

3. 结果分析：通过本实验观察到：火针治疗后甲皱微循环的血流速度明显加快，血流态明显好转。这一观察结果表明火针疗法可以使微循环得到改善，改善微循环很可能是火针治愈疾病的机制之一。大量的科研结果认为血瘀是一个与微循环障碍有联系的病理过程,活血化瘀与微循环的改善有关。而火针疗法有明显的改善微循环的作用,所以说火针疗法具有活血行气,通经活络之功。这一结论与本课题的其他临床和实验观察所得结果是相一致的。

三、从贺普仁教授的"以血行气"、"络血学说"理论看血与气的关系

贺普仁教授曾任中国针灸学会副会长、北京针灸学会会长,从事针灸临床工作60余年。在丰富的临床经验及精研《内经》《难经》,通览《针灸甲乙经》等著作的基础上,对针灸疗法及理论不断地加以挖掘、整理、总结、提高,取其精华,推陈出新;并于20世纪80年代提出了针灸治病理论学说,其中"以血行气"、"络血学说"之说,对于指导我们的针灸临床工作尤有帮助。今整理如下,公诸同道。

1. 传统"气帅血行"理论

辩证唯物主义者认为,一切事物都存在着相互对立的两个方面,对立的双方是相互制约与相互依存的。人体中气血也是相互对立、相互依存的阴阳两个方面。《素问·调经论》指出:"人之所有者,气与血耳。"《素问·阴阳应象大论》也说:"阴阳者,血气之男女也。"由此可见,气与血是构成人体的基本物质。人体一旦发生病变,不是出于气,就是出于血。从其相对属性来分:气属阳,主动;血属阴,主静。气有温煦、推动的作用;血有濡养、滋润等作用。正如《难经·二十二难》所云:"气主煦之,血主濡之。"它不仅简要地概括了气和血在功能上的差别,还阐明了两者在生理上存在着"气为血之帅"、"血为气之母"的密切关系,在病理上则有"气滞血瘀"、"气随血脱"的相互影响。而历代医家在论述二者的关系时则偏重于对"气"的功能的论述,有"气能生血"、"气行则血行"和"气能摄血"等学说。认为在二者的关系中气的功能占主导地位,而血的功能则为从属的关系。

2. 贺氏"以血行气"新说

贺普仁教授认为:气血与经络既为人体正常的生理基础,也是疾病产生的重要病机转化所在。凡各种疾病皆由经络不畅、阴阳失衡所致,经络不畅则为经络之中气血运行不畅。血乃有形之物,气必须以血为基础,气属阳本主动,但必须依赖血以济,方可表现出它的机能活动。因此血就成为气血中的主帅。而"气为血之帅"、"血为气之母"是指二者相互为用,除了强调前者的功能,又切不可忽视后者的作用。因为气之所以能行血,是由于血能载气,气的活力虽很强,但易于逸脱,所以气必须依附于血而存于体内。当气附存于

血中时,血可载气并不断为气的功能活动提供水谷精微,使其不断得到营养补充,故血盛则气旺,气旺又能生血、行血、摄血。血虚则气衰,血脱气亦脱,即血病气亦病。故临床有血液瘀滞引起的气机不畅和失血过多时出现的气随血脱等现象。正如《医学入门》所云:"人知百病生于气,而不知血为百病之胎也。"

基于上述观点,贺氏提出了"以血行气"、"以血带气"的刺络放血法,以强令血气经脉通行。《灵枢·小针解》指出:"菀陈则除之者,去血脉也。"即凡郁滞过久的疾病均可用刺络方法治疗。《素问·调经论》也说:"气有余则泄其盛经,出其血。""病在脉,调之血;病在血,调之络。"说明了气血与经络之间有着不可分割的联系。当经络气血郁滞、经气不畅时当用刺络放血的方法加以疏通。故贺氏指出:凡诸证气机不调、血脉凝涩之顽证,非毫针微通所及。"气为血之帅"、"血为气之母"说明在生理上二者相辅相成,病理上相互影响。在治法上也当有所区别,除有"行气活血"、"益气活血"法外,还当有"以血行气"、"以血带气"的刺络放血方法刺血以调气,用于治疗病久入深的顽疾痼疴。其中因气血凝涩、或寒、或热者,必用放血法以强令血气通行,逼邪气随血外出,以祛瘀通闭,疏通脉络,使经气通畅,营血顺达,起到血行气通、血气调和之目的。正所谓:顽疾痼疴,其血气凝涩,如泥淤渠道,非强力掘而不通。

有了古人的气血理论,有了对气血理论的深刻理解,有了对气血理论在临床实践的深刻总结,才有了贺氏的"络血学说"和"以血行气"理论,并在此基础上将刺络放血疗法归纳为贺氏三通法之一——强通法。它不仅完成了实践、认识、再实践、再认识的过程,同时也丰富了气血理论,并为后人研究气血与经络的关系提供了一个新的思路。

3. 病案举例

患者,女,58岁。主诉双下肢冷痛30余年,于1999年6月6日来我院就诊。患者30余年前在东北居住,产后受风,感双下肢凉痛,遇冷尤甚。后到北京居住,冬穿皮裤,夏穿棉毛裤,不敢睡凉席。化验血沉:56 mm/h,类风湿因子(-),抗"O"(-)、C反应蛋白(+)。拍腰、双膝关节正侧位片未见异常。在外院服中药及针灸治疗,症状无明显改善。查体:双下肢肤色正常,肌肉丰满,关节无畸形。大腿及小腿背外侧可见明显血络。诊断:寒痹。治疗:三棱针刺络放血,隔日1次。3次后腿怕凉感稍减;1次后腿已发温,疼痛明显减轻;38次后症状基本消失,棉毛裤脱去,仅穿单裤。又巩固治疗5次,病人痊愈。1年后随访,未发。

按:贺氏认为,患者产后受风,寒客经脉日久,气血凝塞不通,血脉郁滞,泛于肌肤,故见腿之后外侧遍布血络。根据病在血脉当调之血络的道理,凡郁滞过久的疾病均可用三棱针决破皮肤,强迫恶血外出,通过治血达到调气的作用。血脉畅通,阳气恢复,故痛止冷消。

四、火针疗法对外周血象影响的实验研究

1. 病历选择

本研究共收集病历 191 例。全部病人均来自我科门诊及住院病人。采用随机分组方法,共分为二组:一组为脑血管病合并肺部感染的,共 90 例,其中治疗组 60 例,对照组 30 例。另一组为单纯脑血管病中血小板异于正常值和在正常值范围内的,其中治疗组 71 例,对照组 30 例。

2. 治疗方法

脑血管病合并肺部感染的,以下简称白细胞组;单纯脑血管病中血小板异于正常值和在正常值范围内的简称血小板组。

(1)白细胞组

治疗组:治疗期间静点伏乐新 1.5 g,每日 2 次。火针点刺:曲池、外关、合谷、足三里、丰隆、大椎。隔日 1 次。

对照组:治疗期间静点伏乐新 1.5 g,每日 2 次。

(2)血小板组

治疗组:静点中药血栓通 20 mL,每日一次,14 天为 1 个疗程。火针点刺:曲池、外关、合谷、血海、三阴交。

对照组:静点中药血栓通 20 mL,剂量于时间同上。

3. 观察方法

白细胞组:以治疗前后的体温、体征、白细胞数值的变化为依据,对疗效进行评估。血小板组:以治疗前后血小板数值的变化为依据,对疗效进行评估。

4. 结果

(1)一般资料:白细胞组共有病例 90 例,治疗组 60 例,对照组 30 例。血小板组共有病例 101 例,治疗组 71 例,对照组 30 例。

（2）二组可比性：见表4-45～表4-47。

（3）疗效比较：见表4-48～表4-57。

表4-45 白细胞组年龄比较（岁）

组别	例数	40～50	51～60	>60
治疗组	60	7	21	32
对照组	30	2	14	14

$x^2 = 1.39$　$P > 0.05$　无显著性差异。

表4-46 血小板组年龄比较（岁）

组别	例数	40～50	51～60	>60
治疗组	71	16	30	25
对照组	30	4	16	10

$x^2 = 1.42$　$P > 0.05$　无显著性差异。

表4-47 白细胞组性别比较

组别	例数	男	女
治疗组	60	38	22
对照组	30	17	13

$x^2 = 0.41$　$P > 0.05$　无显著性差异。

表4-48 血小板组性别比较

组别	例数	男	女
治疗组	71	38	33
对照组	30	16	14

$x^2 = 0.0002$　$P > 0.05$　无显著性差异。

表 4-49　白细胞治疗前体温比较

组别	例数	<30℃	37.1~38℃	38.1~39℃	>39℃
治疗组	60	2	44	13	1
对照组	30	3	18	9	0

$x^2 = 3.14$　$P > 0.05$　无显著性差异。

表 4-50　二组治疗前白细胞总数比较(万/mm^2)

组别	例数	<1	1.0001~1.5	1.5001~2
治疗组	60	0	42	18
对照组	30	0	19	11

$x^2 = 0.42$　$P > 0.05$　无显著性差异。

表 4-51　二组治疗前血小板总数比较(万/mm^2)

组别	例数	<10	正常		>30.1
			10~20	20.1~30	
治疗组	71	24	20	18	9
对照组	30	8	11	8	3

$x^2 = 0.965$　$P > 0.05$　无显著性差异。

表 4-52　白细胞治疗 2 周后总疗效比较

组别	例数	痊愈(%)	有效(%)	无效(%)
治疗组	60	53(88.3)	5(8.3)	2(3.3)
对照组	30	24(80)	5(16.7)	1(3.3)

$x^2 = 1.47$　$P > 0.05$　无显著性差异。

表 4-53　白细胞组体温达到正常时间比较

组别	例数	<2 天	3~5 天	6~10 天	>10 天
治疗组	60	4	40	14	2
对照组	30	2	11	16	1

$x^2 = 8.56$　$P > 0.05$　无显著性差异。

表 4-54　白细胞值降至正常时间比较

组别	例数	<2 天	3~5 天	6~10 天	>10 天
治疗组	60	8	38	11	3
对照组	30	3	11	14	2

$x^2 = 9.3$　$P > 0.05$　无显著性差异。

表 4-55　血小板总数恢复正常时间比较

组别	例数	<7 天	8~14 天	无效
治疗组	71	41	18	12
对照组	30	9	13	8

$x^2 = 6.72$　$P > 0.05$　无显著性差异。

表 4-56　治疗后血小板总数比较（万/mm³）

组别	例数	<10	正常		>30.1
			10~20	20.1~30	
治疗组	71	2	19	40	10
对照组	30	3	16	8	3

$x^2 = 10.6$　$P > 0.05$　无显著性差异。

表 4-57　血小板高于正常值者疗前、疗后的比较

组别	疗前	疗后		有效率（%）
		正常	异常	
治疗组	9	7	2	77.80
对照组	3	1	2	33.3

表 4-58　血小板低于正常值者疗前、疗后的比较

组别	疗前	疗后		有效率（%）
		正常	异常	
治疗组	24	14	10	58.2
对照组	8	2	6	25

表 4-59　血小板正常组治疗前、后变化的比较(例)

组别	疗　前		疗　后		数值增加
	10～20	21～30	10～20	21～30	(％)
治疗组	20	18	8	30	60
对照组	11	8	10	9	9.1

5. 讨论

本研究共收集病例 191 例。其中脑血管病中血小板高于正常值的 12 例,低于正常值的 32 例,血小板在正常范围内的 57 例。二组的治疗组分别为 60 例和 71 例,对照组分别为 30 例和 30 例。可比性检测表明在年龄、性别、体温及白细胞、血小板记数等方面比较差异性均无显著性意义。提示影响二组预后的主要因素具有均衡性。

火针治疗后的结果表明:白细胞组经二周治疗后总疗效比较,二组在治愈率(以体温、白细胞恢复正常、体征消失为治愈标准)、有效率、无效率等方面经统计学处理,无显著性意义。提示脑血管病合并肺部感染,无论是否采用火针治疗,其感染均能获得较好的控制。但通过疗效比较我们发现二周内白细胞降至正常的时间对照组与治疗组比较其差异性有显著意义,在体温恢复到正常的时间上二组比较亦有显著性差异,治疗组疗程也明显低于对照组。

在用火针治疗观察血小板变化的 71 例病例中,我们发现治疗组中血小板恢复正常的时间及其达到正常的例数均优于对照组,经统计学处理,有显著性差别,其中治疗前血小板异常者,经火针治疗后恢复正常者分别占 58.2% 和 77.8% ,明显优于对照组,提示火针对血小板异常者(无论高于或低于正常值),经治疗后有使其恢复正常的作用。而对正常范围的血小板,经火针治疗后,可使其数值在正常范围内增多。这与以往报道的针刺与艾灸对于血小板具有双重调整作用,并使之趋于平衡的结论是一致的。

与此同时,我们还观察了火针对于正常人外周血象的影响,发现其对正常的红细胞、白细胞、血色素等的影响无一定的规律,波动范围不大,增减不一,且持续时间短。而对外周血象中不正常的血色素、红细胞的影响,经统计学处理无显著性差异。这与过去报道的毫针与艾灸可以对白细胞、红细胞、血色素、血小板等均有较明显的调整作用有一定的出入。

在接受火针治疗的 131 例病例中无一例出现局部感染、出血不止、局部溃疡等现象。以上实验表明:火针对于病理情况下的白细胞、血小板是有调整作用的,可使之趋于生理平衡。

第二章　贺普仁教授对火针疗法的发展

面对着否定中医思想的偏见,针灸学术发展跌入低谷。解放后,党和政府制定了发展祖国医药卫生事业的政策,使中医学、针灸学重获新生。

从 20 世纪 50 年代起,针对逐渐衰落,濒于失传的火针疗法,贺普仁教授进行了反思。他认为火针疗法难于推广,除了上述种种原因外,还有火针工具独特,操作较复杂等原因。例如,火针烧针时间长、散热快、进针速、穴位不易刺准、深度难以掌握、适应证较难分清等特点,大大限制了火针疗法的发展,致使其能治疗更多常见病、疑难病的机会丧失。为此,他首先发起和倡导了火针疗法的临床使用,使这一古老疗法焕发出新的活力,几十年来,他做了大量的工作,不仅在临床实践中坚持应用火针治疗各种病症,还第一个指导研究生深入研究火针的治疗作用及其机理,并在各级学术刊物上发表多篇有关火针的论文,在全国各地及世界许多国家多次举办火针学习班及专题讲座、演示火针的操作过程,他的学生已遍布世界。

一、创立贺氏针灸温通法

迄今为止,贺普仁教授从事针灸临床工作已近 60 年,在有丰富的临床经验及精研《内经》、《难经》、通览《针灸甲乙经》等针灸著作的基础上对针灸疗法不断加以总结、提高,对传统的毫针、火针、三棱针、灸法、拔罐等疗法做了大量的挖掘和整理工作,取其精华,推陈出新,并对针灸中的诸多疗法加以概括和总结。

贺老认为:毫针疗法虽然具有治疗面广、操作简单、病人痛苦少、疗效好等特点,但从辩证唯物主义的角度看,任何事物的运动和发展都有一定的局限性,毫针疗法也不例外。而火针、三棱针疗法等与毫针疗法一样,既有治疗面广、效果好的特点,又有针对性强的一面,且在临床中常可用之治疗毫针所不能奏效的疾病。因此,在治疗手段方面与毫针疗法相互为伍,构成完整的传统医学疗法。贺老打比方说:看病就好似打仗一样,一个医生就好像国防部长,要有统领陆海空三军的本领,根据对手、战场、天时、地理决定使用何种部队及武器。医生对待病人则要全面掌握病情、根据病人体质的强弱、疾病的寒热虚实等因素决定使用何种针法。因而一个好的医生仅仅会使用毫针还远远不够,更多的疑难杂症是靠火针、三棱针等去治疗的。所以,全面掌握针刺技术才是一个合格医师必备的基本条件。

因此,贺普仁教授于20世纪80年代提出了针灸治病大法,并上升为新的学术思想理论——针灸三通法。三通法的治病原则是辨证施治,即根据不同患者的不同疾病,分别使用不同的工具、不同的刺法、采用不同的刺激量等,以激发患者的正气来复,使其经络通畅、血气调和,恢复正常的生理功能。贺老认为:"针灸疗法,经认真归纳,不外微通法、温通法、强通法,故称'三通法'。"其中"温通法"是指以火针和艾灸为工具,施术于穴位或一定的部位,借助火力的温热刺激,温阳祛寒,疏通气血,治愈疾病的方法。这一理论的提出,标志着贺普仁教授在中医针灸学术上的创新和对针灸临床治疗学的发展。随着火针治疗病种的不断增多,临床疗效的显著提高,温通法与微通法和强通法一样,已得到许多针灸专家的极大兴趣和高度重视。

二、丰富了火针疗法的病机学说

贺老认为:"人体疾病,不论外感内伤,其致病原因虽有各种各样,但病机所在不外气血不通、上下不达、表里不和。火针因其有针、有热,故集中了针刺与艾灸的双重优势,可借助针力与火力,无邪则温补,有邪则胜邪。"火针之热力大于艾灸,针具较一般毫针粗,所以可温通经脉,引邪外出,使经络通畅,气血调和,诸疾自愈。犹如腊月寒冰,得温则化,遇热则通,故"温通法"的提出是贺老对火针疗法的最大贡献。

贺老明确提出:"火针除有借火助阳、温通经络、以热引热等作用外,还同时具有疏导气血的作用。"见图 4-1 ~ 图 4-3。

患病以经脉瘀滞为常、气血不行为本,瘀血、痰浊、痈脓、水湿等均为致病性病理产物,它们有形,属阴,善凝聚,一旦形成,就会停滞于局部经络,使血气不能正常运行,导致气血郁滞,脏腑功能低下,进而又可引起各种病症;反过来,停滞的血气、功能低下的脏腑又能进一步产生新的瘀血、痰浊等有形之物,加重局部的病变,如此恶性循环,形成痼疾顽症。

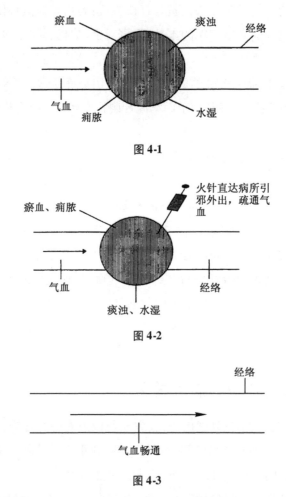

图 4-1

图 4-2

图 4-3

火针借助火力,灼烙病处,出针后针孔不会很快闭合,"火针大开其孔,不寒其门"(《针灸聚英》),加之针具较粗,又可加大针孔,故使瘀血、痈脓等有形之邪从针孔直接排出体外。若以毫针,功效甚微;若以三棱针,只有刺络排邪,而不能温经助阳,鼓舞血气运行。火针则可治本排邪,避开了关门缉邪,同时借火助阳,鼓舞血气运行,促进脏腑功能恢复,有事半功倍之效。

　　血气得热则行,得寒则凝,经络是气血运行的通道。正是由于有了"火",才有了"针"的灼烙病位;有了"针"的灼烙病位,才有了"开门";有了"开门",才有了引邪外出;又因为有了"火"的温通作用,才使血气通畅,疾病得愈。

三、规范了火针疗法的操作规程

贺老主张施用火针时,医者应用右手拇、食、中指持针柄,左手持酒精灯或火把,靠近穴位或部位,针头低下将针尖与针体下端烧红。初涉者可用指甲将穴位掐个" + "字,进行标记,针刺其交叉点。

在治疗过程中贺老还依据患者的年龄、体质、患病的部位(或取穴部位),不同的疾病等选用不同规模的针具。

1. 细火针:直径为 0.5 mm。主要用于面部、胸背部及肌肉较薄的部位。老人、儿童、体质虚弱及畏针者可用之。使用这种火针可免结痂,对抗体组织损伤较轻,且疼痛亦轻。如治疗口喎、面痛、麦粒肿、黑子痣等。

2. 中粗火针:直径为 0.8 mm。其适用范围广泛,四肢、腰腹等处皆可使用。如治疗血瘤、筋瘤、臁疮腿、腋臭、下肢丹毒等。

3. 粗火针:直径大于 1.1 mm。主要用于针刺病灶局部。如窦道、各种结节、胶瘤、皮肤肿瘤等。

4. 平头火针:主要用于灼烙浅表组织。如胬肉攀睛、雀斑等。

5. 多头火针:以三头火针多见。刺激面积较大,可免除普通火针反复点刺的烦琐。多用于面部扁平疣、皮肤斑点、黏膜溃疡等。

6. 三棱火针:具有火针与三棱针的双重特点。主要用于外痔、高凸的疣、瘤等,有切割灼烙之功。

四、对火针刺法进行归纳和分类

1. 按针刺方法进行分类

点刺法:指将针烧红后迅速刺入穴位或选定的部位,是常用的火针针刺方法。主要用于循环取穴或痛点取穴。

密刺法:是用火针密集地刺激局部病灶的一种刺法,一般每针相隔 1 cm 左右,病情重者可相对小些。适用于增生性及角化性皮肤病变。

散刺法:是用火针疏散地刺在病灶部位上的一种刺法,一般每针间隔 1.5 cm 左右。多用于治疗麻木、瘙痒、拘挛等病症。

围刺法:指用火针围绕病灶周围进行针刺的一种方法。适用于皮科、外科病症。

2. 按出针快慢进行分类

快出法:又称快针法、快速刺法,是进针后迅速出针的一种火针刺法,进出针不超过0.5 秒,与下法比较其优点是省时,对病人造成的痛苦小。该法最常用,适应证极广。

慢出法:又称慢针法,指火针刺入穴位或选定部位后留针1 ~ 5 分钟,然后再出针,留针期间可同毫针一样行各种补泻手法。适用于肿瘤、囊肿、淋巴结核等异常增生及各种坏死性组织病变。

五、火针施术间隔时间的确立及相关内容

贺老根据患者的病情、身体状况、病灶部位选择适当的经穴、阿是穴或循经取穴,一般病症刺浅,久病刺深;头、胸背及手足部位浅刺,腹及四肢丰满处深刺;新病、痛症多用点刺;久病、寒痹、癥瘕等病症可留针。患者的就诊间隔时间也视病情而定,急性期与痛症可连续每日施用火针,但不应超过 3 次;慢性病可隔 1 ~ 3 日一次,长期治疗,突破了古人"凡下火针须隔日以报之"的束缚。

六、扩大了施术的部位

1. 贺老突破了古人"面上忌火针"的局限,认为面上并非绝对禁针区,根据病情需要,完全可运用火针,只是接近五官部位的穴位要注意安全,避免误伤眼球及耳朵等器官。在针具上他选用细火针浅刺,火针术后遗留一个小的烧伤痕迹,数日即可消退,不会形成永久性痕迹,不影响面部容貌。

2. 打破了"凡近筋脉骨节处不得乱行针烙"的界限。观贺氏用火针:除眼部、耳朵、男性外生殖器的阴茎部位外,其余部位无所不针。如用火针刺大小关节处治疗痹症;刺皮肤表面处的血管治疗筋瘤、血瘤;甚至在治颈部病变时连颈部大动脉处也时常进针(实际上该处血管壁较厚,刺中也可自行滑开,但初学者还需谨慎小心),足见其火针手法之娴熟,技艺之高超。

3. 扩大了火针的适应证:贺氏认为火针的适应证无论病性的寒热虚实、病情的轻重、病灶的远近、无所不宜。"盖寒病得火而散者,犹烈日消冰,有寒随热散之意。热症得火而解者,暑极反凉,有火郁发之意。虚病得火而壮者,犹火迫水而气升,有温热补益之意。

实病得火而解者,犹火能消物,有实则泻之之意。痰病得火而解者,以热则气行,津液疏通故也。所以火针不伤人,以壮人为法。若年深日久,寒病痼疾,非药物所能除,需借火力以攻拔之。"只要"其人肌肉尚未尽脱,元气尚未尽虚,饮食能进","乃能任此火针痛楚"均可获得较好疗效。贺老用火针,不但治疗传统的痹症、疮疡、疼痛,且将其用于内、外、妇、儿、皮、五官科等百余种疾病,如癫狂、耳鸣、耳聋、呃逆、阳痿、遗精、黄褐斑、外阴白斑等,大大地扩大了火针的适应证。

七、归纳和探讨了火针疗法的注意事项与禁忌证

1. 火针前对有惧怕心理的患者做充分的解释工作,不让患者知道针已烧红,避免其紧张。

2. 施术者应掌握火针操作的"三要素":红,烧针必至通红,否则不易刺入且痛剧。准,进针时取穴准而不误,并能达到预定的深度。快,进出针时快速敏捷,避免针体粘住皮肉,不易拔出。

3. 体弱、老年患者在治疗时应取卧位。

4. 靠近五官、重要脏器的部位应慎重浅刺。

5. 精神过度紧张、饥饿、劳累、酒醉之人不宜火针。

6. 针前严格消毒,术后保护针眼,不要搔抓,当日不要洗澡,以防感染。

7. 严重糖尿病,有出血性疾患的病人忌用火针。

综前所述,从火针疗法的文献中可以看出,尽管火针疗法的历史可以追溯到《内经》之前,后世诸多医家都有应用,但对火针疗法的论述与记载从古至今可谓有二次大的、较为系统的总结:一是高武在《针灸聚英》中立专篇,对火针疗法从原理到临床应用诸多方面进行了言简意赅的论述,至今仍有重要的理论与临床意义。二是贺普仁教授的《针具针法》、《贺氏针灸三通法》、《针灸三通法临床应用》等书的出版。以上几部书中均有专篇就温通法即火针疗法进行了介绍。贺氏温通法不仅开创了火针疗法的新纪元,并对挽救濒于失传的火针疗法在历史的进程中起到了承前启后的作用。

第五篇　贺普仁临床治疗秘诀点滴

第一章 独特疗法

第一节 微通法治疗点滴

一、大椎、腰奇治癫痫

癫痫,中医称痫证,是一种发作性神志失常的疾病,俗称"羊痫风",发作时突然昏仆、不知人事,口吐涎沫,双目上视,四肢抽搐,或有鸣声,醒后如常人。中医病机病因多由心肝脾肾等脏器失调,导致一时性阴阳紊乱,阳升风动,痰阻清窍,而致发病。取穴主要为大椎、腰奇、四神聪。大椎为六阳经之交会穴,具有协调阴阳逆乱的功能,腰奇为治痫证的经验穴。四神聪为奇穴,有开窍醒脑的作用,三穴合用,作用更佳。针治时用3寸针,大椎针尖向下、腰奇针尖向上,沿皮刺,酸胀则止。

二、针灸治疗哮喘病

哮喘病也是常见病,病程长,难治愈。贺老治疗时多选大杼、风门、肺俞、曲垣、秉风、毫针或火针,取得较好效果。大杼、风门、肺俞均为足太阳膀胱经穴,分别位于第一、第二、第三椎下,旁开1.5寸,曲垣、秉风为手太阳小肠经穴,均位于肩胛冈上窝中。太阳主一身之表,而肺主皮毛,两经气不利皮毛自开,外邪侵入则瘀滞于肺,使肺气不利而发生哮喘,故取太阳振奋体表之气,使外邪难入,入侵之邪外出,再加上肺俞,健利肺气则哮喘缓解。另五穴均位于背部,背部为肺所居,故又有局部治疗作用,可刺激局部气血,加强肺脏气血供养,以利肺气。另膀胱与肾互为表里经,故针太阳又能补少阴肾。

三、听宫穴在半身不遂中的应用

听宫穴是临床常用之俞穴,多治疗半身性疾病,如半身不遂、肩周炎等。听宫穴本身为手太阳小肠经穴,在耳屏与下颌关节之间,微张口呈凹陷处取穴。试分析之,听宫穴是手足少阳、手太阳之会穴,少阳经起于小指末端,向上经第五掌骨外,沿腕背、前臂外、上臂外,上达肩,与足少阳经相交,由缺盆向下属于小肠,其支脉到达耳部,耳部支脉又达目外眦,与足少阳胆经相接。而足少阳胆经又行于人体侧面,从头至足。太阳主表,故取听宫穴能祛表邪,调三焦祛痰火、利肢体。半身不遂的发生多由风、火、痰三者引起,病变涉及心、肝、脾、肾等脏腑,即涉及中、上、下三焦,而病变反应多为一侧肢体的不利,故取听宫穴,能起到较好的治疗作用。

四、伏兔治腿麻木

麻木多为气血不能荣养经脉,筋肉失养所致。临床取伏兔穴治疗。伏兔为足阳明胃经穴,阳明胃经为多气多血之经,且阳明胃经行于大腿前侧,至第二足趾之端,故腿部的麻木之症取伏兔穴,能补养气血,荣养筋脉。临床治疗时让病人取跪姿。伏兔穴除治疗麻木以外,还治疗坐骨神经痛。

五、内关穴在心脏病中的应用

临床上治疗胸闷、心悸、心前区痛常取内关穴。内关为手厥阴心包经穴,也为八脉交会穴之一,通阴维脉。它又为络穴。心包经起于胸中,出心包络;阴维脉也过胸部,故内关穴是治心、胸病变的有效穴,又因它为络穴,故多治慢性病,如房颤、心律不齐。

从另一方面分析,胸痛、心悸都为虚证,是因各种致病因素导致心气、血、阴、阳的不足而引发,心包是心的外膜,附有络脉,为心的外卫,有保护心脏的作用,能代心受邪。《灵枢·邪客》中曰:"心者,五脏六腑之大主也,精神之所舍也……邪不能容,客之则心伤……故诸邪之在于心者,皆在于心之包络。包络者,心主之脉也。"由此可见取心包经的内关穴可治心、胸病证。

六、针灸治疗遗尿

遗尿是指患者于睡眠中小便自遗,醒后方觉的一种病证。本病多见于儿童。

本病的病因与肾和膀胱有直接关系,亦兼及它脏。肾主封藏,司气化,膀胱有储存和排泄小便的功能,若肾气不足,下元虚衰,每致膀胱约束无权,而发生遗尿;肺主一身之气,有通调水道下输膀胱的功能;脾主中气主湿制水,若因禀赋不足或病后体虚而致脾、肺气虚,则上虚不能制下,使下焦不固而出现遗尿。

年老取百会、气海、曲池、合谷、阴陵、足三里、三阴交,此采用的是补脾益肾,固涩下焦。小儿取关元、气海、三阴交,补肾气、通任脉。

七、治疗漏肩风验方

肩背痛之发生多系年过半百、肾气始衰、脾胃渐弱,加以饮食不节、劳役失度而风寒湿邪乘袭而成。治病求本,取多气多血的阳明经条口穴,鼓舞中焦之气,令其透达四肢。

1. 取穴条口(患侧)。祛风散寒,通调经络。主治肩周炎之轻症。症见:近期发病,肩部轻微疼痛,逐渐加重,或局部发凉以及肩部沉重发凉等不适。有的患者出现上肢活动受限、抬举轻微困难。

2. 取穴条口、肩部阿是穴。温经补气、祛邪通络。主治肩周炎之重症。症见:发病三月以上,肩部疼痛剧烈,入夜为甚,局部压痛明显,有凉感,得温则稍缓,肩部各向运动均受限,穿衣、梳头、系裤带都困难。

操作:条口穴操作同轻症,局部阿是穴用中号火针点刺。隔日或两日1次,10次为1个疗程,5~10个疗程可愈。

3. 取穴膏肓(患侧),局部阿是穴。扶正祛邪兼以通经活络。主治肩周炎之顽症。症见:发病多在半年以上,肩痛连绵不已,肩臂沉重,活动受限,不能高举,局部畏风怕凉,多数伴全身乏力、气短、食欲不振等。

操作:用3寸28号毫针,从患侧膏肓穴进针,沿肩胛骨两侧缘向肩部平刺,使肩周产生酸麻胀感。留针30分钟,局部阿是穴火针点刺。

隔2日1次,15天为1疗程,一般要治疗1~10个疗程。

第二节　温通法治疗点滴

一、火针治疗静脉炎

静脉炎又名裙边疮,俗称老烂脚。本病是小腿部的慢性溃疡。多因久站或担负重物,使经络不畅,气血运行受阻,复因湿热下注、气滞血凝所致。

用火针治疗静脉炎,临床取得了较好的疗效。火针有温阳益气的作用,能温通经络,行气活血,使气血运行畅通和加速,故疮口周围瘀积的气血可流动消散,以增加病灶周围的营养,促进组织再生,自然疮口愈合。

二、灸侠白治白癜风

白癜风的临床表现为皮肤突发圆形白斑,逐渐扩大,边缘肤色加深,中心或可有褐色斑点,日晒后灼热发红,周身上、下都可发病,常给病人造成心理压力。本病的病机主要为气机失和,气血凝滞所致。《圣济总录》中曰:"论曰白癜风……由肺热壅热,风热相并,传流荣卫,壅滞肌肉,久不消散故成此也。"

临床治疗白癜风除采用背部放血拔罐和局部围刺外,常配合灸"侠白"。侠白穴为手太阴肺经穴,部位在上膊,臑部内侧,白肉凸起之前方。垂手夹腋之处,故名"侠白"。因肺主皮毛,而"侠白"又为手太阴经行气之夹道,故取"侠白"可行气活血、调和气机,消除白斑。灸可通过微热刺激穴位,比单用毫针作用强。

第三节　强通法治疗点滴

痣点放血拔罐治内脏病。

经络有一定的循行部位和脏腑络属,它可以反映所属脏腑的病证,在某些疾病的过程中常发现在经络循行的通路上,或在经气聚集的某些穴位上,有明显的压痛、结节,这就是临床上称作的反应点。

十二经脉功能活动反应于体表的部位是十二皮部,也是经脉之气散布的所在,故当体内脏腑病变反映在皮肤上,可出现斑痕,或青或红或褐或有突起,这就是痣点。所以在胸、腹、背部出现的反应点或痣点上放血,可以起到治疗脏腑病变的作用。

《针灸聚英》中载:"偷针眼,视其背上有红点如疮,以针刺破即瘥。"因五脏俞位于背部,所以五脏病变多在背部有反应,而背部又适合拔罐。临床上常采取背部痣点放血拔罐,治疗多种病证,如白癜风、痤疮等,效果甚佳。

第二章　针灸杂谈

一、谈腧穴

腧穴,脏腑经络之气输注于体表的部位,"腧"与"输"通,有转输的含义,"穴"有孔隙的意思。

贺老认为全面的看应分3大类,一为人体腧穴,它又分为经穴。奇穴和阿是穴;二为气功腧穴,如丹田之类;三为武术上的腧穴,如点某些穴后人体就不动了。

目前主要是考察腧穴的源流,《内经》时期经穴很少,到《针灸甲乙经》增至349个穴,其发展过程有待于继续考察。现在临床针灸施术常用的人体腧穴是361个。腧穴在历代文献中又称"砭灸处"、"气穴"、"骨空"、"孔穴"、"腧穴"以及"穴位"等。腧穴与经络在针刺的作用下,调动人体的抗病能力,调节机体的虚实状态,以达到防治疾病的目的。研究腧穴可以从五方面进行:①位置变异;②功能作用;③穴位的配伍;④针刺深浅;⑤手法的不同。要取得好的疗效,就必须全面考虑这五方面问题。

二、谈《针灸甲乙经》

现在所云《针灸甲乙经》是由三部书组成,即《黄帝内经》、《针经》、《明堂孔穴针灸治要》。

《针灸甲乙经》是学习针灸的必读书,它保存了亡佚的古代针灸医籍《明堂孔穴针灸治要》的精华,此书虽然源于《内经》,但"若网在纲,披寻既易"。因此《针灸甲乙经》一书,是承前启后的重要医籍,《四库全书》总目提要认为它"至今与《内经》并行,不可偏废,盖有由矣"。

三、谈读书

贺普仁 1948 年开始行医，1949 年已小有名气，取得这样的成就，源于贺老勤奋读书，勇于实践的不懈奋斗，特别是大量阅读专业书籍。说起看书，贺老说："每日看书夜一点，多年成习惯，我们从少年随师学习，起的早，老师养鸟、出去溜弯，我们早起扫地，擦桌子，做准备，那时每天几十病人，上午门诊，下午学习念书，晚上挑灯夜读，几十年已习惯。"

贺老认为，现在年轻的中医应多看书，尤以《灵枢》经为主，可买一些古版书籍，对古代的有关针灸书籍，看时要加以分析，最主要的是要有个人的见解。

贺老认为，现在年轻中医在临床中存在的问题是穴位使用太多、不专，治疗的重点不突出，所以临床效果欠佳。另外重视文献不够，就如同木匠工具不齐全，做好手艺是不可能的。针灸治则关键 2 个字即"通"、"调"，意思是通经络、调气血。所以年轻中医有 3 个任务：①提高自己；②继承先辈经验；③治新病人、重病人，要有办法，有疗效。

四、对疾病治疗的独特见解

贺普仁行医 50 多年，几十年他博览群书，大胆实践，形成了自己的独特的学术思想。在病机方面提出"病多气滞"，在治疗方面提出"法用三通"的学说。

所谓"病多气滞"，即人体的生命活动离不开气血，气血是人体的精微物质，是生命的根本，而经络是气血运行的通道，经络内联脏腑，外络肢节，所以它是脏腑间、脏腑与体表间互相影响的途径。如经气强盛，气血调达则生命活动正常，如邪入于络引起经气不利，气血运行不畅，则出现气血瘀滞，产生各种病证。所以说虽然疾病千变万化、致病因素各异，但其病机均为经络不通、气血瘀滞。贺老的这一学说丰富了中医的气血辨证和脏腑辨证的理论。"法用三通"即用毫针、火针或灸、或三棱针，通过选择不同的穴位采用微通法、温通法、强通法来达到通经络、调气血的目的。

五、谈针刺手法

针灸的针刺手法基本有两种：提插和捻转。提插法是由浅入深、或由深出浅；捻转法为左右旋转。《千金方》中说："凡用针之法，以补泻为先。"使正气功能恢复为补，使邪气减弱，或使亢盛的功能下降为泻，针刺补泻效果是根据针刺时机体的状态决定的。要达到补泻的目的,进针以后,往往需要一定的手法,手法虽然形式不同,但对肌体产生的都是一种效应,这种效应,通过对肌体产生的治疗作用表现出来。

临床多用捻转补泻,并选择适当的刺激量,达到最佳效应,具体操作时还要强调重"神",即精神集中,全神贯注,做到心手相合、眼心相合,这样才能达到无痛进针,使病人痛苦小,疗效高。同时要练好气功,练好身体,把力与气运输到指尖,使气随针走,针随手入,这是进针的关键。

六、谈拔罐

拔罐,古称角法,以牛角制作。以后为竹罐、陶罐,它是利用燃烧的热力,排除罐中的空气,产生负压,使之吸附于皮肤,造成被拔部位的皮肤淤血,而达到治疗疾病的目的。

晋代葛洪《肘后备急方》中首提"角法",以后历代医籍中均有论述,但以明代《本草纲目》火部记载较详细。

罐子目前使用的仍有 5 种:竹罐、陶罐、玻璃罐、抽气罐、铜、铁罐。拔罐的方法有火罐、水罐、抽气罐(现在也有用橡胶罐);拔罐的形式有:单罐、多罐、问罐、留罐、推罐。贺老在临床上多用放血拔罐,治疗多种病证。放血拔罐的方法是用针具刺破人体特定的穴位或部位,赶出少量血液,再施以拔罐,以拔出更多的血液的一种方法。背部放血可以调脏腑,肢体局部放血可以治疼痛、麻木等。它的治病机制为疏通经络,调气理血,促邪外出。

七、对疼痛的认识

疼痛是人体接受体内、外的刺激后而产生的一种感觉反应。中医理论认为"不通则痛",气血运行障碍是各种致病因素导致的共同病理结果,是疼痛发生的病理基础。《素问·举痛论》中曰:"寒气入经而稽迟泣而不行,客于脉外则血少,客于脉中则气不通,故卒然而痛。"

贺普仁在前人的基础上进行了更进一步的探讨,在阐明气血运行障碍为什么会引起疼痛上有自己的见解。他认为疼痛是一种感觉机能,按照中医的理论,感觉属于神的活动,神由心所主,《灵枢·本神》中云:"所以任物者谓之心",所以疼痛也是气血运行障碍传导至心而产生的感觉。中医还认为心主血脉,心与脉相通,心气将血液灌注脉道,周流全身后又将血液流回至心,故当气血运行障碍时,心必然会有所感受,心感受到了这种病理变化,则有疼痛的证候产生。所以《素问·至真要大论》中云:"诸痛痒疮,皆属于心。"

针灸治疗疼痛可以通过 3 个途径来实现,阻断恶性循环。①病因治疗:纠正和消除使气血瘀滞,运行障碍的因素。②病机治疗:通经络、调气血,改善气血运行障碍。③症状治疗:移神宁心,阻断恶性循环。其中通经络、调气血是最关键的。

第三章　针灸三通法的形成

一、贺氏针灸三通法是以《内经》为理论基础的

贺氏针灸三通法是以《黄帝内经》理论为基础的,吸收历代医家思想的精华,并融合我个人的学术经验而形成的针灸理论体系。通过仔细研究《素问》、《灵枢》可知古人在论述治病的法则时强调的是通调理论,而该理论是建立在经脉对人体生理病理治疗的重要性基础之上,故通调理论是针灸治疗的重要法则。《中华大字典》中云:"痛,调也。"《灵枢·九针十二原》云:"欲以微针,通其经络,调其气血,营其顺逆,出入之会。"因此我以《内经》通调理论,作为针灸三通法学说的理论基础。

贺氏三通法包括:微通法、温通法和强通法。微通法即毫针刺法,古人将毫针称为"微针"、"小针",如《内经》所云:小针只要,易陈而难入,故代表此法代表的主要工具为毫针。温通法即火针疗法,"温"代表火针的特点,即借其温热效应。强通法即放血疗法,"强"表明放血的方法使用三棱针强刺激皮肤血络,迫使其出血。"微"、"温"、"强"反映了不同的针具、施术特点以及刺激量的强弱程度。

仔细研究《素问》、《灵枢》可知古人在论述治病法则时,强调的是通调理论,而该理论是建立在经脉对人体生理、病理、治疗的重要性基础上的,故通调理论是针灸治病的重要法则。

《素问·调经论》是《内经》中论述通调经脉重要性的专著,其论点是:五脏之道,皆出于经隧,以行血气,血气不和,百病乃变化而生,是故守经隧焉。其所言经脉内连五脏六腑,外联身体肢节,将人体五脏六腑、四肢百骸形成了一个有机的整体,经脉的运行使全身器官和脏腑,紧密的联系起来。若气血失和,则导致各种疾病的发生,治疗疾病应根据经脉气血虚实而调整,只有调经脉血才能治疗五脏病变。从而指出了经脉在生理病理及治

疗上的重要性。

《灵枢·九针十二原》云："欲以微针,通其经络,调其气血,营其顺逆,出入之会。"其所说通调理论是核心内容,针灸的治疗大法就是通经络调气血。

综上所述,贺氏针灸三通法的理论是源于《内经》的理论,《内经》的通调理论指导了针灸三通法的形成与发展。

二、贺氏针灸三通法是吸收了历代医家的思想精华

只从理论出发是不够的,但是作为一种实用有效的治疗方法,三通法由《内经》的通调理论为指导,又不断吸取历代医家之精华,使其更加完善。《内经》是针灸治疗的总则,而运用这一法则进行临床治疗,历代医家一直在不懈的努力,从针具、手法、辅助器具等多方面不断的创新。

我所创立之三通法中的"微通法"则是应用最为广泛的毫针刺法。元·杜思敬《针灸摘英集》云："毫针,调经络去疾病",故知毫针主要作用于经络,经络通、气血调则利五脏、六腑,百病可去。同时古人也认为,毫针是九针的主体,应用最广。

火针疗法古时称为燔针。在《内经》中《灵枢·经筋》、《灵枢·官针》、《灵枢·寿天刚柔》、《素问·调经论》等诸篇论及了火针疗法的针具、临床应用、禁忌证。可见早在《内经》成书的年代火针已广泛运用,后世张仲景《伤寒论》、晋·皇浦谧《针灸甲乙经》,唐代《千金要方》、宋《针灸资生经》、明《针灸聚英》,清《外科正宗》均论述了火针疗法,综合古人所述,火针疗法最大的特点,即具有火针和灸的双重作用。因人身体气血喜温而恶寒,寒则凝聚不通,温则流而通之,故火针具有通调之功。"凡属寒热虚实、病灶轻重远近,无所不宜。"同时火针与艾灸比较"灸则直守艾灼烧过,痛则久也,火针虽则视之畏人,其针下快疾,一针便去,痛不久也。以此则知灸壮候数满足,疼久也。火针只是一针,不再则过也。"指明火针优于艾灸。通过我对历代医家思想的提炼形成了以火针为特点的"温通法"。

三通法中的"强通法"为放血疗法。放血疗法已具有悠久的历史,自古人运用砭石刺破皮肤,放血治病在《内经》成书时代已建立基础,经汉代华佗,晋朝葛洪,唐代孙思邈,宋代娄全善,明朝薛立斋,清朝吴尚光等医家不断丰富完善,是放血疗法广泛运用于临床。因经脉运行气血,气血密切相联,刺血以调气,气调血和则经脉通调。

三、贺氏针灸三通法是融合了个人学术的经验

　　虽然针灸治疗从《内经》中就有记载,并通过历代医家的发展、改良,但清朝、民国期间针灸受到打击几近灭绝,许多的针灸书籍、技法失传,大量的针灸人才流失,建国以后由于国家的大力扶持,以及针灸界同仁的鼎力支持,使针灸得以再现光辉。由笔者所提出的"三通法"理论,不只是针刺方法,包括有笔者几十年的临床经验,结合新社会、新观念、新型材料的针灸器具、辅助器具的新的运用方法等,其主要体现在笔者所改良的新型贺氏火针针具和火针刺法。在针灸练习上笔者提出通过气功与针灸针刺相结合的针刺理论。笔者参考古籍和现代疾病的发展规律,对于一些无记载的疑难杂症,大胆的提出运用"三通法"进行治疗,并取得良好的疗效。归纳如下:

　　1. 内科:关节痛,腰腿痛,疟腮,肾虚腰痛,阳痿,遗精,胃脘痛,过敏性哮喘,慢性支气管炎,肺气肿,面肌痉挛,末梢神经炎,颈痛,背痛,类风湿关节炎等。

　　2. 外科:乳痈,腱鞘囊肿,瘰疬,缠腰火丹,脂肪瘤,纤维瘤,慢性溃疡如静脉炎,脉管炎等。

　　3. 妇科:子宫肌瘤,卵巢囊肿,外阴白斑等。

　　4. 皮科:神经性皮炎等。

　　5. 骨科:骨质增生,外伤等。

　　6. 五官科:眼病,鼻衄,息肉等。

　　由此可见大多数疾病,虽无治疗记载,但通过中医辨证,合理的运用"三通法",是有很好的疗效。

　　通过针灸界同仁的共同努力和实践,"贺氏针灸三通法"对于一些新型疾病的疗效正在逐渐展现出来,不断有新的科研成果面世造福患者,但我个人能力有限,望广大针灸界同仁为针灸事业的振兴与发展共同努力,造福社会,以此共勉之。

附录一　温通法常用腧穴位置表

图号	穴名	位　　置
2-22	大杼	第 1 胸椎棘突下,旁开 1.5 寸
	风门	第 2 胸椎棘突下,旁开 1.5 寸
	肺俞	第 3 胸椎棘突下,旁开 1.5 寸
2-23	风池	在颈部,当枕骨之下,与风府相平,胸锁乳突肌与斜方肌上端之间的凹陷处
	大椎	第 7 颈椎棘突下凹陷中
2-24	合谷	手背第 1、2 掌骨间,第 2 掌骨桡侧中点处
	曲池	在肘横纹外侧端,屈肘,当尺泽与肱骨外上髁连线中点
2-25	中脘	在上腹部,前正中线上,当脐中上 4 寸
2-26	足三里	在小腿前外侧,当犊鼻下 3 寸,距胫骨前缘 1 横指
	丰隆	在小腿前外侧,当外踝尖上 8 寸,条口外,距胫骨前缘 2 横指(中指)
2-27	阳陵泉	在小腿外侧,当腓骨头前下方凹陷处
2-28	行间	在足背侧,当 1、2 趾间,趾蹼缘的后方赤白肉际处
2-29	尺泽	在肘横纹中,肱二头肌腱桡侧凹陷处
	列缺	在前臂桡侧缘,桡骨茎突上方,腕横纹上 1.5 寸。当肱肌腱与拇长展肌腱之间
	太渊	在腕掌侧横纹桡侧,桡动脉搏动处
2-30	太溪	在足内侧,内踝后方,当内踝尖与跟腱之间的凹陷处
2-31	天突	在颈部,当前正中线上,胸骨上窝中央
2-32	定喘	第 7 颈椎棘突下,旁开 0.5 寸
2-33	中脘	脐上 4 寸,前正中线上
	天枢	在腹中部,距脐中 2 寸

续表

图号	穴名	位　置
	关元	在下腹部,前正中线上,当脐中下 3 寸
2-34	足三里	小腿前外侧,犊鼻下 3 寸,距胫骨前缘 1 横指处
	上巨虚	小腿前外侧,犊鼻下 6 寸,距胫骨前缘 1 横指(中指)
2-35	太冲	足背侧,当第 1 跖骨间隙的后方凹陷处
2-36	内关	在前臂掌侧,当曲泽与大陵的连线上,腕横纹上 2 寸,掌长肌腱与桡侧腕屈肌腱之间
2-37	脾俞	第 11 胸椎棘突下,旁开 1.5 寸
	胃俞	第 12 胸椎棘突下,旁开 1.5 寸
2-38	内关	前臂掌侧,腕横纹上 2 寸,掌长肌腱与桡侧腕屈肌腱之间
2-39	支沟	前臂背侧,当阳池与肘尖的连线上,腕背横纹上 3 寸,尺骨与桡骨之间
	外关	腕背横纹上 2 寸,尺骨与桡骨之间
2-40	足三里	犊鼻下 3 寸,胫骨前缘外 1 横指处
	丰隆	小腿前外侧,外踝尖上 8 寸,条口外,距胫骨前缘 2 横指(中指)
2-41	章门	侧腹部,当第 11 肋游离端的下方
	期门	胸部,当乳头直下,第 6 肋间隙,前正中线旁开 4 寸
2-42	中脘	在上腹部,前正中线上,当脐中上 4 寸
	气海	在下腹部,前正中线上,当脐中下 1.5 寸
2-43	合谷	在手背,第 1、2 掌骨间,第 2 掌骨桡侧的中点
2-44	膻中	在胸部,当前正中线上,平第 4 肋间,两乳头连线的中点
	中脘	前正中线上,脐中上 4 寸
	神阙	在腹中部,脐中央
	天枢	脐旁 2 寸
2-45	足三里	犊鼻下 3 寸,胫骨前缘外 1 横指处
2-46	公孙	足内侧缘,当第 1 跖骨基底的前下方
2-47	脾俞	第 11 胸椎棘突下,旁开 1.5 寸
	胃俞	第 12 胸椎棘突下,旁开 1.5 寸
2-48	里内庭	足底,第 2、3 趾间,与内庭相对处

续表

图号	穴名	位置
2-49	内关	前臂掌侧,腕横纹上 2 寸,掌长肌腱与桡侧腕屈肌腱之间
2-50	阳陵泉	小腿外侧,当腓骨头前下方凹陷处
	丘墟	足外踝前下方,当趾长伸肌腱的外侧凹陷处
2-51	太冲	足背侧,当第 1 跖骨间隙的后方凹陷处
2-52	腕骨	手掌尺侧,当第 5 掌骨基底与钩骨之间的凹陷处赤白肉际
2-53	命门	腰部后正中线上,第 2 腰椎棘突下凹陷中
	肝俞	第 9 胸椎棘突下,旁开 1.5 寸
	脾俞	第 11 胸椎棘突下,旁开 1.5 寸
	肾俞	第 2 腰椎棘突下,旁开 1.5 寸
	长强	在尾骨端下,当尾骨端与肛门连线的中点处
2-54	中脘	前正中线上,脐中上 4 寸
	神阙	脐中央
	天枢	脐旁 2 寸
	关元	前正中线上,脐中下 3 寸
2-55	商阳	食指末节桡侧,距指甲角 0.1 寸
2-56	内庭	在足背,当 2、3 趾间,趾蹼缘后方赤白肉际
2-57	曲池	肘横纹外侧端,屈肘,尺泽与肱骨外上髁连线中点
2-58	里内庭	足底,第 2、3 趾间,与内庭相对处
2-59	章门	侧腹部,第 11 肋游离端的下方
2-60	太冲	足背侧,第 1 跖骨间隙的后方凹陷处
2-61	尺泽	在肘横纹中,肱二头肌腱桡侧凹陷处
2-62	委中	腘横纹中点,当股二头肌腱与半腱肌肌腱的中间
2-63	足三里	小腿前外侧,犊鼻下 3 寸,胫骨前缘外 1 横指处
	丰隆	外踝尖上 8 寸,条口外,距胫骨前缘 2 横指(中指)
2-64	三阴交	小腿内侧,内踝尖上 3 寸,胫骨内侧缘后方
2-65	长强	尾骨端下,当尾骨端与肛门连线的中点处

图号	穴名	位　置
2-66	百会	头部前发际正中直上 5 寸,或两耳尖连线的中点处
2-67	丘墟	足外踝前下方,趾长伸肌腱的外侧凹陷处
2-68	合谷	手背第 1、2 掌骨间,第 2 掌骨桡侧的中点
2-69	足三里	小腿前外侧,犊鼻下 3 寸,胫骨前缘外 1 横指处
	太冲	足背侧,第 1 跖骨间隙的后方凹陷处
2-70	膈俞	第 7 胸椎棘突下,旁开 1.5 寸
2-71	血海	大腿内侧,髌底内侧端上 2 寸
2-72	阳陵泉	小腿外侧,腓骨头前下方凹陷处
2-73	太溪	足内侧,内踝后方,内踝尖与跟腱之间凹陷处
2-74	四神聪	头顶部,百会前后左右各 1 寸,共 4 个穴位
2-75	解溪	足背与小腿交界处的横纹中央凹陷中,拇长伸肌腱与趾长伸肌腱之间
	侠溪	足背外侧,第 4、5 趾间,趾蹼缘后方赤白肉际
	行间	足背侧第 1、2 趾间,趾蹼缘后方赤白肉际处
2-76	上星	头部前发际正中直上 1 寸
	头维	头侧部,额角发际上 0.5 寸,头正中线旁开 4.5 寸
	率谷	头部,耳尖直上入发际 1.5 寸,角孔直上方
	百会	前发际正中直上 5 寸,或两耳尖连线的中点处
	后顶	头部,后发际正中直上 5.5 寸
	风池	项部,当枕骨之下,与风府相平,胸锁乳突肌与斜方肌上端之间的凹陷处
	天柱	颈部,大筋(斜方肌)外缘之后发际凹陷中,约当后发际正中旁开 1.3 寸
2-77	外关	前臂背侧,腕背横纹上 2 寸,尺骨与桡骨之间
2-78	束骨	足外侧,足小趾本节(第 5 跖趾关节)的后方,赤白肉际处
2-79	曲池	肘横纹外侧端,屈肘,当尺泽与肱骨外上髁连线中点
	合谷	手背第 1、2 掌骨间,第 2 掌骨桡侧的中点
2-80	列缺	前臂桡侧缘,桡骨茎突上方,腕横纹上 1.5 寸
2-81	后溪	在手掌尺侧,微握拳,当小指本节(第 5 掌指关节)后的远侧掌横纹头赤白肉际

续表

图号	穴名	位 置
2-82	中脘	脐上 4 寸,前正中线上
2-83	丰隆	小腿前外侧,当外踝尖上 8 寸,条口外,距胫骨前缘 2 横指(中指)
2-84	公孙	足内侧缘,当第 1 跖骨基底的前下方
2-85	内关	前臂掌侧,腕横纹上 2 寸,掌长肌腱与桡侧腕屈肌腱之间
2-86	心俞	第 5 胸椎棘突下,旁开 1.5 寸
	脾俞	第 11 胸椎棘突下,旁开 1.5 寸
	肾俞	第 2 腰椎棘突下,旁开 1.5 寸
2-87	四神聪	百会前后左右各 1 寸
2-88	神庭	前发际正中直上 0.5 寸
2-89	膻中	前正中线上,平第 4 肋间,两乳头连线的中点
	中脘	脐上 4 寸,前正中线上
	神阙	腹中部,脐中央
	关元	前正中线上,脐中下 3 寸
2-90	内关	前臂掌侧,腕横纹上 2 寸,掌长肌腱与桡侧腕屈肌腱之间
2-91	肩髃	肩部,三角肌上,臂外展,或向前平伸时,当肩峰前下方凹陷处
	臂臑	臂外侧,三角肌止点处,当曲池与肩髃连线上,曲池上 7 寸
	手五里	臂外侧,当曲池与肩髃连线上,曲池上 5 寸处
	肘髎	肘外侧,屈肘,曲池上方 1 寸,当肱骨边缘处
	曲池	肘横纹外侧端,屈肘,当尺泽与肱骨外上髁连线中点
	手三里	前臂背面桡侧,当阳溪与曲池连线上,肘横纹下 2 寸
	上廉	前臂背面桡侧,阳溪与曲池连线上,肘横纹下 3 寸
	下廉	前臂背面桡侧,阳溪与曲池连线上,肘横纹下 4 寸
	温溜	屈肘,前臂背面桡侧,阳溪与曲池连线上,腕横纹上 5 寸
	偏历	屈肘,前臂背面桡侧,阳溪与曲池连线上,腕横纹上 3 寸
	阳溪	腕背横纹桡侧,手拇指向上翘起时,当拇短伸肌腱与拇长伸肌腱之间的凹陷中
	合谷	手背第 1、2 掌骨间,第 2 掌骨桡侧的中点

续表

图号	穴名	位　　置
	二间	食指本节(第2掌指关节)前,桡侧凹陷处
	三间	食指本节(第2掌指关节)后,桡侧凹陷处
	商阳	食指末节桡侧,距指甲角0.1寸
2-92	髀关	大腿前面,当髂前上棘与髌底外侧端的连线上,屈股时,平会阴,居缝匠肌外侧凹陷处
	伏兔	大腿前面,当髂前上棘与髌底外侧端的连线上,髌底上6寸
	阴市	大腿前面,当髂前上棘与髌底外侧端的连线上,髌底上3寸
	梁丘	屈膝,在大腿前面,当髂前上棘与髌底外侧的连线上,髌底上2寸
	犊鼻	膝部,髌骨与髌韧带外侧凹陷中
	足三里	小腿前外侧,犊鼻下3寸,距胫骨前缘1横指
	上巨虚	小腿前外侧,犊鼻下6寸,距胫骨前缘1横指(中指)
	条口	小腿前外侧,犊鼻下8寸,距胫骨前缘1横指(中指)
	下巨虚	小腿前外侧,犊鼻下9寸,距胫骨前缘1横指(中指)
	丰隆	小腿前外侧,外踝尖上8寸,条口外,距胫骨前缘2横指(中指)
	解溪	足背与小腿交界处的横纹中央凹陷中,当拇长伸肌腱与趾长伸肌腱之间
	冲阳	足背最高处,当拇长伸肌腱与趾长伸肌腱之间,足背动脉搏动处
	陷谷	足背第2、3跖骨结合部前方凹陷处
	内庭	足背第2、3趾间,趾蹼缘后方赤白肉际处
	厉兑	足第2趾末节外侧,距趾甲角0.1寸(指寸)
2-93	少商	拇指末节桡侧,距指甲角0.1寸(指寸)
	少冲	手小指末节桡侧,距指甲角0.1寸
	中冲	手中指末节尖端中央
	商阳	食指末节桡侧,距指甲角0.1寸
	少泽	手小指末节尺侧,距指甲角0.1寸
	关冲	手环指末节尺侧,距指甲角0.1寸
	八邪	手背侧,微握拳,第1~5指间,指蹼缘后方赤白肉际处,左右共8个穴位
2-94	厉兑	足第2趾末节外侧,距趾甲角0.1寸(指寸)

图号	穴名	位　　置
	至阴	足小趾末节外侧,距指甲根角 0.1 寸
	足窍阴	足第 4 趾末节外侧,距指甲角 0.1 寸
	隐白	足大趾末节内侧,距指甲角 0.1 寸
	大敦	足大趾末节外侧,距指甲角 0.1 寸
	八风	足背侧,第 1~5 趾间,趾蹼缘后方赤白肉际处,一侧 4 穴,左右共 8 个穴位
2-95	金津玉液	张口,舌转卷向后方,于舌面下,舌系带两旁之静脉取穴。左为金津,右为玉液
2-96	水沟	面部,当人中沟的上 1/3 与中 1/3 交点处
2-97	劳宫	手掌心,当第 2、3 掌骨之间偏于第 3 掌骨,握拳屈指时中指尖处
2-98	涌泉	足底部,卷足时足前部凹陷处,约当足底 2、3 趾趾缝纹头端与足跟连线的前 1/3 与后 2/3 交点上
2-99	风池	项部枕骨之下,与风府相平,胸锁乳突肌与斜方肌上端之间的凹陷处
	阳白	前额部,瞳孔直上,眉上 1 寸
	牵正	耳垂前 0.5~1 寸
	四白	面部,瞳孔直下,眶下孔凹陷处
	地仓	面部,口角外侧,上直瞳孔
	颊车	面颊部,下颌角前上方约 1 横指,当咀嚼时咬肌隆起,按之凹陷处
2-100	二间	食指本节(第 2 掌指关节)前,桡侧凹陷处
	合谷	手背第 1、2 掌骨间,第 2 掌骨桡侧的中点处
2-101	内庭	足背第 2、3 趾间,趾蹼缘后方赤白肉际
2-102	髀关	大腿前面,当髂前上棘与髌底外侧端的连线上,屈股时,平会阴,居缝匠肌外侧凹陷处
	伏兔	大腿前面,当髂前上棘与髌底外侧端连线上,髌底上 6 寸
	梁丘	大腿前面,当髂前上棘与髌底外侧的连线上,髌底上 2 寸
	犊鼻	膝部,髌骨与髌韧带外侧凹陷中
	阳陵泉	小腿外侧,当腓骨头前下方凹陷处
	足三里	小腿前外侧,犊鼻下 3 寸,距胫骨前缘 1 横指
	上巨虚	小腿前外侧,犊鼻下 6 寸,距胫骨前缘 1 横指

图号	穴名	位　　置
	下巨虚	小腿前外侧,犊鼻下 9 寸,距胫骨前缘 1 横指
	解溪	足背与小腿交界处的横纹中央凹陷中,拇长伸肌腱与趾长伸肌腱之间
	丘墟	足外踝前下方,趾长伸肌腱的外侧凹陷处
2-103	气海	前正中线上,脐中下 1.5 寸
	关元	前正中线上,脐中下 3 寸
2-104	肩髃	肩部,三角肌上,臂外展,或向前平伸时,当肩峰前下方凹陷处
	肩髎	肩髃后方,当臂外展时,于肩峰后下方凹陷处
	肩贞	肩关节后下方,臂内收时,肘后纹头上 1 寸
	臂臑	臂外侧,三角肌止点处,曲池与肩髃连线上,曲池上 7 寸
	曲池	肘横纹外侧端,屈肘,尺泽与肱骨外上髁连线中点
	手三里	前臂背面桡侧,阳溪与曲池连线上,肘横纹下 2 寸
	阳池	腕背横纹中,当指伸肌腱的尺侧缘凹陷处
	阳溪	腕背横纹桡侧,手拇指向上翘起时,拇短伸肌腱与拇长伸肌腱之间凹陷中
	合谷	手背第 1、2 掌骨间,第 2 掌骨桡侧的中点处
	八邪	手背侧,微握拳,第 1~5 指间,指蹼缘后方赤白肉际,左右共 8 个穴位
2-105	血海	大腿内侧,髌底内侧端上 2 寸
	内膝眼	髌韧带内侧凹陷处
	阴陵泉	小腿内侧,当胫骨内侧髁后下方凹陷处
	三阴交	小腿内侧,足内踝尖上 3 寸,胫骨内侧缘后方
	太溪	足内侧,内踝后方,内踝尖与跟腱之间凹陷处
	照海	足内侧,内踝尖下方凹陷处
2-106	大椎	第 7 颈椎棘突下凹陷中
	大杼	第 1 胸椎棘突下,旁开 1.5 寸
	风门	第 2 胸椎棘突下,旁开 1.5 寸
	肺俞	第 3 胸椎棘突下,旁开 1.5 寸
	肝俞	第 9 胸椎棘突下,旁开 1.5 寸

图号	穴名	位　　　置
	肾俞	第2腰椎棘突下,旁开1.5寸
2-107	尺泽	肘横纹中,肱二头肌腱桡侧凹陷处
	曲池	肘横纹外侧端,屈肘,尺泽与肱骨外上髁连线中点
	少海	屈肘,肘横纹内侧端与肱骨内上髁连线的中点
2-108	昆仑	足部外踝后方,外踝尖与跟腱之间的凹陷处
	申脉	足外侧部,外踝直下凹陷中
2-109	风池	项部枕骨之下,与风府相平,胸锁乳突肌与斜方肌上端之间的凹陷处
	风府	项部,后发际正中直上1寸,枕外隆凸直下,两侧斜方肌之间凹陷中
2-110	合谷	手背第1、2掌骨间,第2掌骨桡侧的中点处
	曲池	肘横纹外侧端,屈肘,当尺泽与肱骨外上髁连线中点
2-111	后溪	手掌尺侧,微握拳,当小指本节(第5掌指关节)后的远侧掌横纹头赤白肉际
2-112	人中	在面部,人中沟的上1/3与中1/3交点处
2-113	血海	大腿内侧,髌底内侧端上2寸
	阴陵泉	小腿内侧,当胫骨内侧髁后下方凹陷处
	蠡沟	小腿内侧,足内踝尖上5寸,胫骨内侧面的中央
	三阴交	小腿内侧,足内踝尖上3寸,胫骨内侧缘后方
	复溜	小腿内侧,太溪直上2寸,跟腱的前方
2-114	阳陵泉	小腿外侧,腓骨头前下方凹陷处
	足三里	小腿前外侧,犊鼻下3寸,距胫骨前缘1横指
2-115	太溪	足内侧,内踝后方,内踝尖与跟腱之间的凹陷处
	水泉	足内侧,内踝后下方,太溪直下1寸(指寸),跟骨结节的内侧凹陷处
	然谷	足内侧缘,足舟骨粗隆下方,赤白肉际
2-116	十宣	手十指尖端,距指甲游离缘0.1寸(指寸),左右共10个穴位
2-117	中封	足背侧,内踝前,商丘与解溪连线之间,胫骨前肌腱的内侧凹陷处
	太冲	足背侧,第1跖骨间隙的后方凹陷处
	行间	足背侧,第1、2趾间,趾蹼缘的后方赤白肉际处

图号	穴名	位　置
2-118	筋缩	第 9 胸椎棘突下凹陷中
	肾俞	第 2 腰椎棘突下,旁开 1.5 寸
	气海俞	第 3 腰椎棘突下,旁开 1.5 寸
	膀胱俞	骶正中嵴旁 1.5 寸,平第 2 骶后孔
2-119	中极	前正中线上,脐中下 4 寸
	水道	脐中下 3 寸,距前正中线 2 寸
2-120	委阳	腘横纹外侧端,当股二头肌腱的内侧
2-121	心俞	第 5 胸椎棘突下,旁开 1.5 寸
	命门	第 2 腰椎棘突下凹陷中
	肾俞	第 2 腰椎棘突下,旁开 1.5 寸
	志室	第 2 腰椎棘突下,旁开 3 寸
	腰阳关	第 4 腰椎棘突下凹陷中
2-122	阴陵泉	小腿内侧,胫骨内侧髁后下方凹陷处
	三阴交	小腿内侧,足内踝尖上 3 寸,胫骨内侧缘后方
	太溪	足内踝后方,内踝尖与跟腱之间凹陷处
2-123	风池	项部枕骨之下,与风府相平,胸锁乳突肌与斜方肌上端之间凹陷处
2-124	曲池	肘横纹外侧端,屈肘,尺泽与肱骨外上髁连线中点
2-125	足三里	小腿前外侧,犊鼻下 3 寸,距胫骨前缘 1 横指
2-126	气海	前正中线上,脐中下 1.5 寸
	关元	前正中线上,脐中下 3 寸
2-127	听宫	面部耳屏前,下颌骨髁状突的后方,张口时呈凹陷处
2-128	足三里	小腿前外侧,犊鼻下 3 寸,距胫骨前缘 1 横指
	条口	小腿前外侧,犊鼻下 8 寸,距胫骨前缘 1 横指
2-129	血海	大腿内侧,髌底内侧端上 2 寸
2-130	曲池	肘横纹外侧端,屈肘,尺泽与肱骨外上髁连线中点
2-131	命门	第 2 腰椎棘突下凹陷中

续表

图号	穴名	位　　置
	腰阳关	第 4 腰椎棘突下凹陷中
	肾俞	第 2 腰椎棘突下,旁开 1.5 寸
	大肠俞	第 4 腰椎棘突下,旁开 1.5 寸
2-138	昆仑	足外踝后方,外踝尖与跟腱之间凹陷处
2-139	冲阳	足背最高处,拇长伸肌腱与趾长伸肌腱之间,足背动脉搏动处
2-140	合谷	手背第 1、2 掌骨间,第 2 掌骨桡侧中点处
2-141	太冲	足背侧,第 1 跖骨间隙的后方凹陷处
	行间	足背侧第 1、2 趾间,趾蹼缘的后方赤白肉际处
2-142	曲池	肘横纹外侧端,屈肘,当尺泽与肱骨外上髁连线中点
2-143	太溪	足内侧,内踝后方,内踝尖与跟腱之间的凹陷处
	照海	足内侧,内踝尖下方凹陷处
2-144	丰隆	小腿前外侧,外踝尖上 8 寸,距胫骨前缘 2 横指
2-145	肘尖	肘后部,屈肘,当尺骨鹰嘴的尖端
2-146	肩井	肩上,前直乳中,当大椎与肩峰端连线的中点上
2-147	阑尾	小腿前侧上部,犊鼻下 5 寸,胫骨前缘旁开 1 横指
2-148	肾俞	第 2 腰椎棘突下,旁开 1.5 寸
	长强	尾骨端下,尾骨端与肛门连线的中点处
2-149	承山	小腿后面正中,委中与昆仑之间,当伸直小腿或足跟上提时,腓肠肌肌腹下出现尖角凹陷处
2-150	合谷	手背第 1、2 掌骨间,第 2 掌骨桡侧中点处
	曲池	肘横纹外侧端,屈肘,当尺泽与肱骨外上髁连线的中点
2-151	血海	大腿内侧,髌底内侧端上 2 寸
	阴陵泉	小腿内侧,胫骨内侧髁后下方凹陷处
2-152	外关	前臂背侧,当阳池与肘尖的连线上,腕背横纹上 2 寸,尺骨与桡骨之间
	合谷	手背第 1、2 掌骨之间,第 2 掌骨桡侧中点
2-153	大椎	第 7 颈椎棘突下凹陷中

图号	穴名	位　　置
2-154	中封	足背侧,当足内踝前,商丘与解溪连线之间,胫骨前肌腱的内侧凹陷中
	大敦	足拇指末节外侧,距指甲角 0.1 寸
2-155	人中	面部,人中沟的上 1/3 与中 1/3 交点处
2-156	十宣	手十指尖端,距指甲游离缘 0.1 寸,左右共 10 个穴位
2-157	尺泽	肘横纹中,肱二头肌腱桡侧凹陷处
	孔最	前臂掌面桡侧,尺泽与太渊连线上,腕横纹上 7 寸
	列缺	前臂桡侧缘,桡骨茎突上方,腕横纹上 1.5 寸
	经渠	前臂掌面桡侧,桡骨茎突与桡动脉之间凹陷处,腕横纹上 1 寸
	太渊	腕掌侧横纹桡侧,桡动脉搏动处
	鱼际	手拇指本节(第 1 掌指关节)后凹陷处,约当第 1 掌骨中点桡侧,赤白肉际处
	少商	拇指末节桡侧,距指甲角 0.1 寸
2-158	中脘	前正中线上,脐上 4 寸
2-159	龙眼	手小指近端指关节尺侧面上,握拳取之
2-160	丘墟	足外踝前下方,趾长伸肌腱外侧凹陷处
2-161	照海	足内侧,内踝尖下方凹陷处
2-162	行间	足背侧第 1、2 趾间,趾蹼缘的后方赤白肉际
2-163	合谷	手背第 1、2 掌骨间,第 2 掌骨桡侧中点处
	曲池	肘横纹外侧端,屈肘,尺泽与肱骨外上髁连线的中点
2-164	血海	大腿内侧,髌底内侧端上 2 寸
2-165	阴陵泉	小腿内侧,胫骨内侧髁后下方凹陷处
	三阴交	小腿内侧,足内踝尖上 3 寸,胫骨内侧缘后方
2-166	风门	第 2 胸椎棘突下,旁开 1.5 寸
	肺俞	第 3 胸椎棘突下,旁开 1.5 寸
	膈俞	第 7 胸椎棘突下,旁开 1.5 寸
	脾俞	第 11 胸椎棘突下,旁开 1.5 寸
2-167	风市	大腿外侧部的中线上,腘横纹上 7 寸。或直立垂手时,中指尖处

续表

图号	穴名	位　　　置
2-168	内庭	足背第 2、3 趾间,趾蹼缘后方赤白肉际处
2-169	膈俞	第 7 胸椎棘突下,旁开 1.5 寸
2-170	三阴交	小腿内侧,足内踝尖上 3 寸,胫骨内侧缘后方
	太溪	足内侧,内踝后方,内踝尖与跟腱之间凹陷处
2-171	曲池	肘横纹外侧端,屈肘,尺泽与肱骨外上髁连线的中点
2-172	太冲	足背侧,第 1 跖骨间隙的后方凹陷处
2-173	足三里	小腿前外侧,犊鼻下 3 寸,距胫骨前缘 1 横指
2-174	关元	前正中线上,脐下 3 寸
	中极	前正中线上,脐下 4 寸
2-175	肝俞	第 9 胸椎棘突下,旁开 1.5 寸
	肾俞	第 2 腰椎棘突下,旁开 1.5 寸
	次髎	髂后上棘内下方,适对第 2 骶后孔处
2-176	三阴交	小腿内侧,足内踝尖上 3 寸,胫骨内侧缘后方
	太溪	足内侧,内踝后方,内踝尖与跟腱之间凹陷中
	血海	大腿内侧,髌底内侧端上 2 寸
2-177	膈俞	第 7 胸椎棘突下,旁开 1.5 寸
	肝俞	第 9 胸椎棘突下,旁开 1.5 寸
	脾俞	第 11 胸椎棘突下,旁开 1.5 寸
	肾俞	第 2 腰椎棘突下,旁开 1.5 寸
	次髎	髂后上棘内下方,适对第 2 骶后孔处
	下髎	骶部,中髎下内方,适对第 4 骶后孔处
2-178	关元	前正中线上,脐下 3 寸
	中极	前正中线上,脐下 4 寸
	归来	脐中下 4 寸,距前正中线 2 寸
2-179	三阴交	小腿内侧,足内踝尖上 3 寸,胫骨内侧缘后方
	太溪	足内侧,内踝后方,内踝尖与跟腱之间凹陷处

图号	穴名	位　　置
	血海	大腿内侧,髌底内侧端上 2 寸
2-180	血海	大腿内侧,髌底内侧端上 2 寸
2-181	阴陵泉	小腿内侧,胫骨内侧髁后下方凹陷处
2-182	行间	足背第 1、2 趾间,趾蹼缘的后方赤白肉际
2-183	曲池	肘横纹外侧端,屈肘,尺泽与肱骨外上髁连线的中点
2-184	血海	大腿内侧,髌底内侧端上 2 寸
	阴陵泉	小腿内侧,胫骨内侧髁后下方凹陷处
	蠡沟	小腿内侧,足内踝尖上 5 寸,胫骨内侧面的中央
	三阴交	小腿内侧,足内踝尖上 3 寸,胫骨内侧缘后方
	太溪	足内侧,内踝后方,内踝尖与跟腱之间凹陷处
	行间	足背第 1、2 趾间,趾蹼缘的后方赤白肉际
2-185	百会	头部,前发际正中直上 5 寸,或两耳尖连线的中点处
2-186	气海	前正中线上,脐中下 1.5 寸
	关元	前正中线上,脐中下 3 寸
	水道	脐中下 3 寸,距前正中线 2 寸
	归来	脐中下 4 寸,距前正中线 2 寸
	中极	前正中线上,脐中下 4 寸
2-187	痞根	第 1 腰椎棘突下,旁开 3.5 寸
2-188	合谷	手背第 1、2 掌骨间,第 2 掌骨桡侧中点处
	少泽	手小指末节尺侧,距指甲根角 0.1 寸
2-189	间使	前臂掌侧,曲泽与大陵连线上,腕横纹上 3 寸,掌长肌腱与桡侧腕屈肌腱之间
2-190	三阴交	小腿内侧,足内踝尖上 3 寸,胫骨内侧缘后方
2-191	太冲	足背侧,第 1 跖骨间隙的后方凹陷处
2-192	曲池	肘横纹外侧端,屈肘,尺泽与肱骨外上髁连线的中点
2-193	足三里	小腿前外侧,犊鼻下 3 寸,距胫骨前缘 1 横指
2-194	长强	尾骨端下,尾骨端与肛门连线的中点处

续表

图号	穴名	位置
2-195	髀关	大腿前面,髂前上棘与髌底外侧端的连线上,屈股时,平会阴,居缝匠肌外侧凹陷处
	伏兔	大腿前面,髂前上棘与髌底外侧端的连线上,髌底上 6 寸
	犊鼻	膝部,髌底与髌韧带外侧凹陷中
	足三里	小腿前外侧,犊鼻下 3 寸,距胫骨前缘 1 横指
	上巨虚	小腿前外侧,犊鼻下 6 寸,距胫骨前缘 1 横指
	下巨虚	小腿前外侧,犊鼻下 9 寸,距胫骨前缘 1 横指
	解溪	足背与小腿交界处的横纹中央凹陷中,当拇长伸肌腱与趾长伸肌腱之间
2-196	气海	前正中线上,脐中下 1.5 寸
	关元	前正中线上,脐中下 3 寸
	中极	前正中线上,脐中下 4 寸
2-197	脾俞	第 11 胸椎棘突下,旁开 1.5 寸
	肾俞	第 2 腰椎棘突下,旁开 1.5 寸
	膀胱俞	骶部骶正中嵴旁,平第 2 骶后孔
2-198	肝俞	第 9 胸椎棘突下,旁开 1.5 寸
2-199	少商	拇指末节桡侧,距指甲角 0.1 寸
2-200	太溪	足内侧,内踝后方,内踝尖与跟腱之间的凹陷处

附录二　强通法常用腧穴位置表

图号	穴位	归经	位　置
3-11	脑户	督脉	在枕骨上,强间后 1.5 寸
3-12	囟会	督脉	在上星后 1 寸,骨间陷者中
	神庭	督脉	在发际直鼻
3-13	玉枕	膀胱经	在络却后 1.5 寸,侠脑户旁 1.3 寸,起肉枕骨入发际上 3 寸
	络却	膀胱经	在通天后 1.5 寸
3-14	承灵	胆经	在正营后 1.5 寸,当临泣与风池穴的连线上取穴
3-15	颅息	三焦经	在耳后间青络脉
	客主人	胆经	在耳前上廉起骨端,开口有孔
	（上关）		
	角孙	三焦经	在耳廓中间,开口有孔
3-16	承泣		
3-17	神道	督脉	在第 5 樵节下间
	灵台	督脉	在第 6 樵节下间
3-18	水分	任脉	在下脘下 1 寸,脐上 1 寸
	横骨	肾经	在大赫下 1 寸
	膻中	任脉	玉堂下 1 寸六分,直两乳间陷者是
	气冲	胃经	归来穴下,鼠䠙上 1 寸,动脉应手

续表

图号	穴位	归经	位　　　　置
	鸠尾	任脉	在臆前蔽骨下 5 分
	石门	任脉	在脐下 2 寸
3-19	会阴	任脉	在大便前小便后两阴之间
3-20	箕门	脾经	在鱼腹上越两筋间,动脉应手
	血海	脾经	在膝髌上内廉白肉际 2 寸
3-21	承筋	膀胱经	在腓肠中央陷者中
3-22	手五里	大肠经	在肘上 3 寸,行向里大脉中央
3-23	三阳络	三焦经	在前臂背侧,腕背横纹上 4 寸,尺骨与桡骨之间
	合谷	大肠经	在手背,第 1、2 掌骨间,第 2 掌骨桡侧的中点
3-24	青灵	心经	在臂内侧,当极泉与少海的连线上,时横纹上 3 寸,肱二头肌的内侧沟中
3-25	云门	肺经	在胸壁前外上方,肩胛骨喙突上方,锁骨下窝凹陷处,距前正中线 6 寸
3-26	肩井	胆经	在肩上,前直乳中,当大椎与肩峰端连线的中点上
3-27	三阴交	脾经	在小腿内侧,当足内踝尖上 3 寸,胫骨内侧缘后方
3-28	曲池	大肠经	在肘横纹外侧端,屈肘,当尺泽与肱骨外上髁连线中点
3-29	尺泽	肺经	在肘横纹中,肱二头肌腱桡侧凹陷中
	曲泽	心包经	在肘横纹中,当肱二头肌腱的尺侧缘
3-30	委中	膀胱经	在胸横纹中点,当肱二头肌腱与半腱肌肌腱的中间
3-31	金津 玉液	奇穴	正坐张口,舌转卷向后方,于舌面下,舌系带两旁之静脉上取穴,左称金津, 右称玉液
3-32	太阳	奇穴	在颞部,当眉梢与目外眦之间,向后约一横指的凹陷处
	风池	胆经	在项部,当枕骨之下,与风府相平,胸锁乳突肌与斜方肌上端之间的凹陷处
3-33	大椎	督脉	在后正中线上,第 7 颈椎棘突下凹陷中
3-34	丰隆	胃经	在小腿前外侧,当外踝尖上 8 寸,条口外,距胫骨前缘 2 横指
3-35	四神聪	奇穴	在头顶部,当百会前后左右各 1 寸,共 4 个穴位
3-36	合谷	大肠经	在手背,第 1、2 掌骨间,第 2 掌骨桡侧的中点处
3-37	太冲	肝经	在足背侧,当第 1 跖骨间隙的后方凹陷处

图号	穴位	归经	位　置
3-38	中脘	任脉	在上腹部;前正中线上,当脐中上4寸
3-39	肾俞	膀胱经	当第2腰椎棘突下,旁开1.5寸
3-40	大椎	督脉	第7颈椎棘突下凹陷中
3-41	曲池	大肠经	在肘横纹外侧端,屈肘,当尺泽与肱骨外上髁连线中点
3-42	十宣	奇穴	在手十指尖端,距指甲游离缘0.1寸,左右共10个穴
3-43	内关	心包经	在前臂掌侧,当曲泽与大陵的连线上,腕横纹上2寸,掌长肌腱与桡侧腕屈肌腱之间
3-44	人中	督脉	在面部,当人中沟的上1/3与中1/3交点处
3-45	曲池	大肠经	在肘横纹外侧端,屈肘,当尺泽与肱骨外上髁连线中点
	列缺	肺经	在前臂桡侧缘,桡骨茎突上方,腕横纹上1.5寸,当肱桡肌与拇长展肌腱之间
	合谷	大肠经	在手背,第1、2掌骨间,第2掌骨桡侧的中点处
3-46	丰隆	胃经	在小腿前外侧,当外踝尖上8寸,条口外,距胫骨前缘2横指
3-47	百会	督脉	在头部,当前发际正中直上5寸,或两耳尖连线的中点处
3-48	委中	膀胱经	在腘横纹中点,当股二头肌腱与半腱肌肌腱的中间
3-49	曲泽	心包经	在肘横纹中,当肱二头肌腱的尺侧缘
3-50	大椎	督脉	第7颈椎棘突下凹陷中
	肺俞	膀胱经	在第3胸椎棘突下,旁开1.5寸
	脾俞	膀胱经	当第11胸椎棘突下,旁开1.5寸
	肾俞	膀胱经	当第2腰椎棘突下,旁开1.5寸
3-51	阳陵泉	胆经	在小腿外侧,当腓骨头前下方凹陷处
3-52	太冲	肝经	在足背侧,当第1跖骨间隙的后方凹陷处
	太溪	肾经	在内踝后方,当内踝尖与跟腱之间的凹陷处
	三阳交	脾经	在小腿内侧,当足内踝尖上3寸,胫骨内侧缘后方
3-53	阳白	胆经	在前额部,当瞳孔直上,眉上1寸
	太阳	奇穴	在颞部,当眉梢与目外眦之间,向后约1横指的凹陷处

续表

图号	穴位	归经	位　置
	下关	胃经	在面部耳前,当颧弓与下颌切迹所形成的凹陷中
	迎香	大肠经	在鼻翼外缘中点,当鼻唇沟中
	地仓	胃经	在面部,口角外侧,上直瞳孔
	风池	胆经	在项部,当枕骨之下,与风府相平,胸锁乳突肌与斜方肌上端之间的凹陷处
	颊车	胃经	在面颊部,下颌角前上方约1横指,当咀嚼时咬肌隆起,按之凹陷处
3-54	列缺	肺经	在前臂桡侧缘,桡骨茎突上方,腕横纹上1.5寸,当肱桡肌与拇长展肌腱之间
3-55	足三里	胃经	在小腿前外侧,当犊鼻下3寸,距胫骨前缘1横指
	丰隆	胃经	当外踝尖上8寸,条口外,距胫骨前缘2横指
	内庭	胃经	在足背,当2、3趾间,趾蹼缘后方赤白肉际处
3-56	十二井	十二经	为十二经的井穴
	十宣	奇穴	在手十指尖端,距指甲游离缘0.1寸,左右共10个穴
3-57	血海	脾经	在大腿内侧,髌底内侧端上2寸
3-58	四神聪	奇穴	在头顶部,当百会前后左右各1寸,共4个穴位
3-59	曲泽	心包经	在肘横纹中,当肱二头肌腱的尺侧缘
	尺泽	肺经	在肘横纹中,肱二头肌腱桡侧凹陷中
3-60	委中	膀胱经	在腘横纹中点,当股二头肌腱与半腱肌肌腱的中间
	委阳	膀胱经	在腘横纹外侧端,当股二头肌腱的内侧
3-61	曲池	大肠经	在肘横纹外侧端,屈肘,当尺泽与肱骨外上髁连线中点
	合谷	大肠经	在手背,第1、2掌骨间,第2掌骨桡侧的中点处
	肩髃	大肠经	肩向前平伸时,当肩峰前下方凹陷处
3-62	阳陵泉	胆经	在小腿外侧,当腓骨头前下方凹陷处
	环跳	胆经	在股外侧部,侧卧屈股,当股骨大转子最凸点与骶管裂孔连线外1/3与中1/3交点处
3-63	中脘	任脉	在上腹部,前正中线上,当脐中上4寸
	气海	任脉	在下腹部,前正中线上,当脐中下1.5寸

续表

图号	穴位	归经	位　置
	关元	任脉	在下腹部,前正中线上,当脐中下3寸
3-64	阳白	胆经	在前额部,当瞳孔直上,眉上1寸
	太阳	奇穴	当眉梢与目外眦之间,向后约1横指的凹陷处
	下关	胃经	在耳前,当颧弓与下颌切迹所形成的凹陷中
	地仓	胃经	口角外侧,上直瞳孔
	颊车	胃经	下颌角前上方约一横指,当咀嚼时咬肌隆起,按之凹陷处
	上关	胆经	在耳前上廉起骨端,开口有孔
	鱼腰	奇穴	在额部,瞳孔直上,眉毛中
	颧髎	小肠经	在面部,当目外眦直下,颧骨下缘凹陷处
3-65	列缺	肺经	在前臂桡侧缘,桡骨茎突上方,腕横纹上1.5寸
3-66	曲池	大肠经	在肘横纹外侧端,屈肘,当尺泽与肱骨外上髁连线中点
	合谷	大肠经	在手背,第1、2掌骨间,第2掌骨桡侧的中点处
3-67	大椎	督脉	在第7颈椎棘突下凹陷中
3-68	内庭	胃经	在足背,当2、3趾间,趾蹼缘后方赤白肉际处
3-69	太溪	肾经	在内踝后方,当内踝尖与跟腱之间的凹陷处
3-70	曲泽	心包经	在肘横纹中,当肱二头肌腱的尺侧缘
3-71	委中	膀胱经	在腘横纹中点,当肱二头肌腱与半腱肌肌腱的中间
3-72	上脘	任脉	在上腹部,前正中线上,当脐上5寸
	中脘	任脉	前正中线上,当脐中上4寸
	神阙	任脉	在腹中部,脐中央
	天枢	胃经	在腹中部,距脐中2寸
3-73	十二井	十二经	为十二经的井穴
3-74	大椎	督脉	第7颈椎棘突下凹陷中
	陶道	督脉	第1胸椎棘突下凹陷中
	命门	督脉	第2腰椎棘突下凹陷中
	腰俞	督脉	当后正中线上,适对骶管裂孔

续表

图号	穴位	归经	位　置
	膈俞	膀胱经	当第7胸椎棘突下,旁开1.5寸
	肾俞	膀胱经	当第2腰椎棘突下,旁开1.5寸
	腰奇	奇穴	在骶部,当尾骨端直上2寸,骶角之间凹陷中
3-75	支沟	三焦经	在前臂背侧,当阳池与肘尖的连线上,腕背横纹上3寸,尺骨与桡骨之间
3-76	阳交	胆经	在小腿外侧,当外踝尖上7寸,腓骨后缘
	丘墟	胆经	在足外踝的前下方,当趾长伸肌腱的外侧凹陷处
3-77	人中	督脉	在面部,当人中沟的上1/3与中1/3交点处
3-78	肩贞	小肠经	在肩关节后下方,臂内收时,肘后纹头上1寸
	肩髃	大肠经	臂向前平伸时,当肩峰前下方凹陷处
3-79	肩前	奇穴	腋前皱襞顶端与肩髃连线的中点
3-80	后溪	小肠经	在手掌尺侧,微握拳,当小指本节后的远侧掌横纹头赤白肉际
3-81	少商	肺经	在拇指末节桡侧,距指甲角0.1寸
	鱼际	肺经	在手拇指本节后凹陷处,约当第1掌骨中点桡侧,赤白肉际处
	列缺	肺经	在前臂桡侧缘,桡骨茎突上方,腕横纹上1.5寸
	间使	心包经	在前臂掌侧,当曲泽与大陵的连线上,腕横纹上3寸
	通里	心经	在前臂掌侧,当尺侧腕屈肌腱的桡侧缘,腕横纹上1寸
3-82	商阳	大肠经	在食指末节桡侧,距指甲角0.1寸
	合谷	大肠经	在手背,第1、2掌骨间,第2掌骨桡侧的中点处
	关冲	三焦经	在手环指末节尺侧,距指甲根角0.1寸
	液门	三焦经	在手背部,当第四五指间,指蹼缘后方赤白肉际处
3-83	复溜	肾经	在小腿内侧,太溪直上2寸,跟腱的前方
	太溪	肾经	在内踝后方,当内踝尖与跟腱之间的凹陷处
3-84	金津 玉液	奇穴	正坐张口,舌转卷向后方,于舌面下,舌系带两旁之静脉上取穴。左称金津,右称玉液
3-85	风池	胆经	在项部,当枕骨之下,与风府相平,胸锁乳突肌与斜方肌上端之间的凹陷处
3-86	膈俞	膀胱经	在背部,当第7胸椎棘突下,旁开1.5寸

图号	穴位	归经	位　置
	肝俞	膀胱经	当第 9 胸椎棘突下,旁开 1.5 寸
	肾俞	膀胱经	当第 2 腰椎棘突下,旁开 1.5 寸
	次髎	膀胱经	在骶部,当髂后上棘内下方,适对第 2 骶后孔处
3-87	关元	任脉	前正中线上,当脐中下 3 寸
	中极	任脉	前正中线,当脐下 4 寸
3-88	血海	脾经	在膝髌上内廉白肉际 2 寸
	三阳交	脾经	在内踝上 3 寸,骨下陷者中
3-89	太冲	肝经	在足大指本节后 2 寸
	大敦	肝经	在足大指端,去爪甲角如韭叶及三毛中
3-90	然谷	肾经	在足内踝前,起大骨下陷者中
3-91	委中	膀胱经	在腘中央约纹中动脉
3-92	蠡沟	肝经	在内踝尖上 5 寸,胫骨内侧面中央取穴
3-93	少商	肺经	在手大指端内侧,去爪甲角如韭叶
3-94	人中	督脉	在鼻柱下人中
3-95	合谷	大肠经	在手大指、次指间
3-96	曲池	大肠经	屈肘,在肘横纹桡侧端凹陷处取穴
	外关	三焦经	阳池上 2 寸,当桡、尺两骨之间取穴
3-97	丰隆	胃经	在外踝上 8 寸,条口穴外 1 寸
3-98	四缝	奇穴	在手四指内中节是穴
3-99	脾俞	膀胱经	在 11 椎下,两旁各 1.5 寸
3-100	大椎	督脉	第 7 颈椎棘突下凹陷中
3-102	肝俞	膀胱经	在第 9 椎下,两旁各 1.5 寸
	脾俞	膀胱经	在第 11 椎下,两旁各 1.5 寸
	肾俞	膀胱经	在第 14 椎下,两旁各 1.5 寸
3-104	素髎	督脉	在鼻柱上端
3-106	肺俞	膀胱经	在第 3 椎下,两旁各 1.5 寸

图号	穴位	归经	位 置
	膈俞	膀胱经	在第 7 椎下,两旁各 1.5 寸
	脾俞	膀胱经	在第 11 椎下,两旁各 1.5 寸
	胃俞	膀胱经	在第 12 椎下,两旁各 1.5 寸
	大肠俞	膀胱经	在第 16 椎下,两旁各 1.5 寸
3-108	血海	脾经	在膝髌上内廉白肉际 2 寸
	阴陵泉	脾经	在胫骨内侧髁下缘凹陷处取穴
3-109	足三里	胃经	在犊鼻下 3 寸,距胫骨前嵴外侧 1 横指
3-110	曲池	大肠经	屈肘在肘横纹桡侧端凹陷处取穴
3-111	委中	膀胱经	在腘中央约纹中动脉
3-112	尺泽	肺经	在肘横纹上,肱二头肌腱的桡侧缘
3-113	上髎	膀胱经	在第 1 骶后孔中取穴
	次髎	膀胱经	在第 2 骶后孔中取穴
	中髎	膀胱经	在第 3 骶后孔中取穴
	下髎	膀胱经	在第 4 骶后孔中取穴
3-114	膈俞	膀胱经	在第 7 椎下,两旁各 1.5 寸
	肝俞	膀胱经	在第 9 椎下,两旁各 1.5 寸
3-115	太冲	肝经	在足大指本节后 2 寸
	太溪	肾经	在足内踝与跟腱之间的凹陷中取穴
3-116	足三里	胃经	在犊鼻下 3 寸,距胫骨前嵴外侧 1 横指
3-117	血海	脾经	在膝髌上内廉白肉际 2 寸
3-118	少商	肺经	在手大指端内侧,去爪甲角如韭叶
3-119	隐白	脾经	在足大趾端内侧,去爪甲如韭叶
3-120	大敦	肝经	在足大指端,去爪甲角如韭叶及三毛中
3-121	曲池	大肠经	在肘横纹桡侧端凹陷处取穴
3-122	太阳	奇穴	于眉梢与目外眦连线中点外开 1 寸的凹陷中取穴
	风池	胆经	在颞颥后发际陷者中

续表

图号	穴位	归经	位　置
3-123	阳陵泉	胆经	腓骨小头前下方凹陷中
	行间	肝经	在足第1、2趾缝间，趾蹼缘的上方纹头处取穴
3-124	足十宣	奇穴	足10指头，去爪甲1分
3-125	尺泽	肺经	在肘横纹上，肱二头肌腱的桡侧缘
3-126	肾俞	膀胱经	在第14椎下，两旁各1.5寸
	腰阳关	督脉	在第16椎节下间
3-127	阴陵泉	脾经	在胫骨内侧髁下缘凹陷处取穴
3-128	天枢	胃经	脐中旁开2寸
3-129	阑尾穴	奇穴	足三里下2寸稍前之处
3-130	曲池	大肠经	在肘横纹桡侧端凹陷处取穴
	合谷	大肠经	在手大指、次指间
3-131	风池	胆经	在颞颥后发际陷者中
3-132	睛明	膀胱经	在目内眦的外上方陷中取穴
3-133	行间	肝经	在足第1、2趾缝间，趾蹼缘的上方纹头处取穴
3-134	上迎香	奇穴	在鼻唇沟上端尽处
3-135	通天	膀胱经	在承光后1.5寸
3-136	肺俞	膀胱经	在第3椎下，两旁各1.5寸
	脾俞	膀胱经	在第11椎下，两旁各1.5寸
3-137	玉液金津	奇穴	舌系带两旁之静脉上取穴，左称金津，右称玉液
3-138	四缝穴	奇穴	手四指内中节是穴
3-139	劳宫穴	心包经	掌心横纹中，当第3掌骨的桡侧，屈指握拳时，中指指尖所点处取穴
3-140	少商	肺经	在手大指端内侧，去爪甲角如韭叶
	鱼际	肺经	在第1掌指关节后，掌骨中点，赤白肉际处取穴
3-141	照海	肾经	足内踝下1寸

附录三　微通法常用腧穴位置表

病名	穴名	位　　置
感冒	列缺	手臂桡骨茎突上方,腕横纹上 1.5 寸
	风门	背部第 2 胸椎棘突下,旁开 1.5 寸
	风池	颈项部胸锁乳突肌与斜方肌之间凹陷中,平风府穴处
	大椎	第 7 胸椎棘突下
	曲池	屈肘成直角,当肘横纹外端与肱骨外上髁连线的中点
	合谷	手背第 1、2 掌骨之间,约平第 2 掌骨中点处
	攒竹	眉头凹陷中
	少商	拇指桡侧指甲旁约 0.1 寸
	迎香	鼻翼外缘中点,旁开 0.5 寸,当鼻唇沟中
	上星	前发际正中直上 1 寸
咳嗽	大杼	第 1 胸椎棘突下,旁开 1.5 寸
	风门	第 2 胸椎棘突下,旁开 1.5 寸
	肺俞	第 3 胸椎棘突下,旁开 1.5 寸
	风池	胸锁乳突肌与斜方肌之间凹陷中,平风府穴处
	合谷	手背第 1、2 掌骨之间,约平第 2 掌骨中点处
	大椎	第 7 颈椎棘突下
	曲池	屈肘成直角,当肘横纹外端与肱骨外上髁连线的中点
	中脘	脐上 4 寸
	丰隆	腿部外踝高点上 8 寸,条口外 1 寸
	阳陵泉	腓骨小头前下方凹陷中
	行间	足背,第 1、2 趾间缝纹端

续表

病名	穴名	位　　置
咯血	太渊	掌后腕横纹桡侧端,桡动脉桡侧凹陷中
	太溪	踝部内踝高点与跟腱之间凹陷中
	肺俞	第 3 胸椎棘突下,旁开 1.5 寸
	膈俞	第 7 胸椎棘突下,旁开 1.5 寸
	脾俞	第 11 胸椎棘突下,旁开 1.5 寸
	膏肓	第 4 胸椎棘突下,旁开 3 寸
	尺泽	肘横纹中,肱二头肌腱桡侧
	孔最	手臂尺泽与太渊穴连线上,腕横纹上 7 寸处
哮喘	阳陵泉	腓骨小头前下方凹陷中
	行间	足背,第 1、2 趾间缝纹端
	鱼际	手部第 1 掌骨中点,赤白肉际
	水泉	足部太溪穴直下 1 寸
	大杼	第 1 胸椎棘突下,旁开 1.5 寸
	风门	第 2 胸椎棘突下,旁开 1.5 寸
	肺俞	第 3 胸椎棘突下,旁开 1.5 寸
	列缺	桡骨茎突上方,腕横纹上 1.5 寸
	尺泽	肘横纹中,肱二头肌腱桡侧
	太渊	掌后腕横纹桡侧端,桡动脉桡侧凹陷中
	太溪	内踝高点与跟腱之间凹陷中
	足三里	犊鼻下 3 寸,胫骨前嵴外 1 横指处
	天突	胸骨上窝正中
	定喘	大椎旁 0.5 寸
胃痛	中脘	脐上 4 寸
	足三里	犊鼻下 3 寸,胫骨前嵴外 1 横指处
	上脘	脐上 5 寸
	下脘	脐上 2 寸

病名	穴名	位　　置
	天枢	脐旁 2 寸
	内关	腕横纹上 2 寸,掌长肌腱与桡侧腕屈肌腱之间
	梁门	脐上 4 寸
呕吐	内关	腕横纹上 2 寸,掌长肌腱与桡侧腕屈肌腱之间
	足三里	犊鼻下 3 寸,胫骨前嵴外 1 横指处
	魄户	第 3 胸椎棘突下,旁开 3 寸
	中府	胸前壁外上方,前正中线旁开 6 寸,平第 1 肋间隙处
	金津、玉液	舌系带两侧,左为金津,右为玉液
	曲泽	肘横纹中,肱二头肌腱尺侧
呃逆	章门	第 11 肋端
	合谷	平背第 1、2 掌骨之间,约平第 2 掌骨中点处
	内关	腕横纹上 2 寸,掌长肌腱与桡侧腕屈肌腱之间
	足三里	犊鼻下 3 寸,胫骨前嵴外 1 横指处
	气海	脐下 1.5 寸
	期门	乳头直下,第 6 肋间隙
	膻中	前正中线上,平第 4 肋间隙
腹痛	天枢	脐旁 2 寸
	下脘	脐上 2 寸
	建里	脐上 3 寸
	神阙	脐的中间
	中脘	脐上 4 寸
	脾俞	第 11 胸椎棘突下,旁开 1.5 寸
	胃俞	第 12 胸椎棘突下,旁开 1.5 寸
	合谷	手背第 1、2 掌骨之间,约平第 2 掌骨中点处
	章门	第 11 肋端
	肝俞	第 9 胸椎棘突下,旁开 1.5 寸

病名	穴名	位　　置
黄疸	胆俞	第 10 胸椎棘突下,旁开 1.5 寸
	行间	足背,第 1、2 趾间缝纹端
	丘墟	外踝前下方,趾长伸肌腱外侧凹陷中
	阳陵泉	腓骨小头前下方凹陷中
	腕骨	后溪穴直上,第 5 掌骨基底与三角骨之间赤白肉际处
	足三里	犊鼻下 3 寸,胫骨前嵴外 1 横指处
	三阴交	内踝高点上 3 寸,胫骨内侧面后缘
	中脘	脐上 4 寸
痢疾	曲池	屈肘成直角,当肘横纹外端与肱骨外上髁连线的中点
	足三里	犊鼻下 3 寸,胫骨前嵴外 1 横指处
	中脘	脐上 4 寸
	关元	脐下 3 寸
	委中	腘横纹中央
	长强	尾骨尖下 0.5 寸,约当尾骨尖端与肛门的中点
泄泻	长强	尾骨尖下 0.5 寸,约当尾骨尖端与肛门的中点
	神阙	脐的中间
	曲池	屈肘成直角,当肘横纹外端与肱骨外上髁连线的中点
	内庭	足背 2、3 趾间缝纹端
	天枢	脐旁 2 寸
	合谷	手背第 1、2 掌骨之间,约平第 2 掌骨中点处
	里内庭	足底,第 2、3 趾间,与内庭相对处
	脾俞	第 11 胸椎棘突下,旁开 1.5 寸
	胃俞	第 12 胸椎棘突下,旁开 1.5 寸
	章门	第 11 肋端
	肝俞	第 9 胸椎棘突下,旁开 1.5 寸
	太冲	足背,第 1、2 跖骨结合部之前凹陷中

病名	穴名	位　　置
	肾俞	第 2 腰椎棘突下,旁开 1.5 寸
	命门	第 2 腰椎棘突下
便秘	丰隆	外踝高点上 8 寸,条口穴外 1 寸
	支沟	腕背横纹上 3 寸,桡骨与尺骨之间
	内庭	足背第 2、3 趾间缝纹端
	天枢	脐旁 2 寸
	中脘	脐上 4 寸
	太冲	足背第 1、2 跖骨结合部之前凹陷中
	足三里	犊鼻下 3 寸,胫骨前嵴外 1 横指处
	关元	脐下 3 寸
胸痹	膻中	前正中线,平第 4 肋间隙
	内关	腕横纹上 2 寸,掌长肌腱与桡侧腕屈肌腱之间
	关元	脐下 3 寸
	中脘	脐上 4 寸
	丰隆	外踝高点上 8 寸,条口穴外 1 寸
	然谷	足舟骨粗隆下缘凹陷中
惊悸	膻中	前正中线,平第 4 肋间隙
	内关	腕横纹上 2 寸,掌长肌腱与桡侧腕屈肌腱之间
	郄门	腕横纹上 5 寸,掌长肌腱与桡侧腕屈肌腱之间
胁痛	丘墟	外踝前下方,趾长伸肌腱外侧凹陷中
	照海	内踝下缘凹陷中
	合谷	手背第 1、2 掌骨中间,约平第 2 掌骨中点处
	太冲	足背第 1、2 跖骨结合部之前凹陷中
	膈俞	第 7 胸椎棘突下,旁开 1.5 寸
	血海	髌骨内上缘上 2 寸
	阳陵泉	腓骨小头前下方凹陷中

病名	穴名	位　　置
癫狂	阴陵泉	胫骨内侧髁下缘凹陷中
	足三里	犊鼻下 3 寸,胫骨前嵴外 1 横指处
	太溪	内踝高点与跟腱之间凹陷中
	合谷	手背第 1、2 掌骨中间,约乎第 2 掌骨中点处
	太冲	足背第 1、2 跖骨结合部之前凹陷中
	内关	腕横纹上 2 寸,掌长肌腱与桡侧腕屈肌腱之间
	丰隆	外踝高点上 8 寸,条口穴外 1 寸
	心俞	第 5 胸椎棘突下,旁开 1.5 寸
	谵语	第 6 胸椎棘突下,旁开 3 寸
痫证	百会	后发际正中直上 7 寸
	人中	人中沟的上 1/3 与中 1/3 交界处
	涌泉	足底,足趾跖屈时呈凹陷
	颊车	下颌角前上方 1 横指凹陷中,咀嚼时咬肌隆起最高点处
	地仓	口角旁 0.4 寸,巨髎穴直下取之
	大椎	第 7 颈椎棘突下
	腰奇	尾骨尖上 2 寸,骶角之间凹陷中
	四神聪	百会穴前后左右各 1 寸处
	中脘	脐上 4 寸
	合谷	手背,第 1、2 掌骨之间,约平第 2 掌骨中点处
	太冲	足背,第 1、2 跖骨结合部之前凹陷中
不寐	百会	后发际正中直上 7 寸
	神门	腕横纹尺侧端,尺侧腕屈肌腱的桡侧凹陷中
	三阴交	内踝高点上 3 寸,胫骨内侧面后缘
	肝俞	第 9 胸椎棘突下,旁开 1.5 寸
	太冲	足背第 1、2 跖骨结合部之前凹陷中
	心俞	第 5 胸椎棘突下,旁开 1.5 寸

病名	穴名	位　置
	脾俞	第 11 胸椎棘突下,旁开 1.5 寸
	胃俞	第 12 胸椎棘突下,旁开 1.5 寸
	内关	腕横纹上 2 寸,掌长肌腱与桡侧腕屈肌腱之间
	中脘	脐上 4 寸
	心俞	第 5 胸椎棘突下,旁开 1.5 寸
	肾俞	第 2 腰椎棘突下,旁开 1.5 寸
	大陵	腕横纹中央,掌长肌腱与桡侧腕屈肌腱之间
	太溪	内踝高点与跟腱之间凹陷中
脏躁	素髎	鼻尖正中
	内关	腕横纹上 2 寸,掌长肌腱与桡侧腕屈肌腱之间
	神门	腕横纹尺侧端,尺侧腕屈肌腱的桡侧凹陷中
	大陵	腕横纹中央,掌长肌腱与桡侧腕屈肌腱之间
	合谷	手背,第 1、2 掌骨之间,约平第 2 掌骨中点处
	太冲	足背,第 1、2 跖骨结合部之前凹陷中
	心俞	第 5 胸椎棘突下,旁开 1.5 寸
	哑门	后发际正中直上 0.5 寸
	隐白	拇指内侧趾甲角旁约 0.1 寸
	中脘	脐上 4 寸
	大椎	第 7 颈椎棘突下
	承浆	颏唇沟的中央
头痛	百会	后发际正中直上 7 寸
	合谷	手背,第 1、2 掌骨之间,约平第 2 掌骨中点处
	列缺	桡骨茎突上方,腕横纹上 1.5 寸
	后溪	握拳,第 5 指掌关节后尺侧,横纹头赤白肉际
	风池	胸锁乳突肌与斜方肌之间凹陷中,平风府穴处
	侠溪	足背,第 4、5 趾间缝纹端

续表

病名	穴名	位　　置
	行间	足背,第 1、2 趾间缝纹端
	中脘	脐上 4 寸
	丰隆	外踝高点上 8 寸,条口穴外 1 寸
	公孙	中部第 1 跖骨基底部前下缘赤白肉际
	内关	腕横纹上 2 寸,掌长肌腱与桡侧腕屈肌腱之间
	百会	后发际正中直上 7 寸
	心俞	第 5 胸椎棘突下,旁开 1.5 寸
	脾俞	第 11 胸椎棘突下,旁开 1.5 寸
	肾俞	第 2 腰椎棘突下,旁开 1.5 寸
	至阴	足小趾外侧趾甲旁约 0.1 寸
	丝竹空	眉梢处的凹陷中
	率谷	耳尖直上,入发际 1.5 寸
眩晕	百会	后发际正中直上 7 寸
	阳陵泉	腓骨小头前下方凹陷中
	合谷	手背,第 1、2 掌骨之间,约平第 2 掌骨中点处
	太冲	足背,第 1、2 跖骨结合部之前凹陷中
	足三里	犊鼻下 3 寸,胫骨前嵴外 1 横指处
	丰隆	外踝高点上 8 寸,条口穴外 1 寸
	内关	腕横纹上 2 寸,掌长肌腱与桡侧腕屈肌腱之间
	气海	脐下 1.5 寸
	三阴交	内踝高点上 3 寸,胫骨内侧面后缘
	太溪	内踝高点与跟腱之间凹陷中
中风	四神聪	百会穴前后左右各 1 寸处
	曲池	屈肘成直角,当肘横纹外端与肱骨外上髁连线的中点
	合谷	手背第 1、2 掌骨之间,约平第 2 掌骨中点处
	阳陵泉	腓骨小头前下方凹陷中

病名	穴名	位　　置
	足三里	犊鼻下 3 寸,胫骨前嵴外 1 横指处
	太冲	足背,第 1、2 跖骨结合部之前凹陷中
	太溪	内踝高点与跟腱之间凹陷中
	听宫	耳屏前,下颌骨髁状突的后缘,张口呈凹陷处
	列缺	桡骨茎突上方,腕横纹上 1.5 寸
	环跳	臀部,股骨大转子高点与骶管裂孔连线的外 1/3 与内 2/3 交界处
	金津、玉液	舌系带两侧,左为金津,右为玉液
	气海	脐下 1.5 寸
	水沟	人中沟的上 1/3 与中 1/3 交界处
	劳宫	第 2、3 掌骨之间,握拳,中指尖下是穴
	商阳	食指桡侧指甲旁约 0.1 寸
	少商	拇指桡侧指甲旁约 0.1 寸
	厉兑	足第 2 趾外测趾甲角旁约 0.1 寸
	隐白	拇指内侧趾甲角旁约 0.1 寸
	少冲	小指桡侧指甲旁约 0.1 寸
	少泽	小指尺侧指甲旁约 0.1 寸
	至阴	足小趾外侧趾甲旁约 0.1 寸
	涌泉	足底前 1/3 处,足趾跖屈时呈凹陷
	中冲	中指尖端的中央
	关冲	第 4 指尺侧指甲旁约 0.1 寸
	足窍阴	第 4 趾外侧趾甲角旁约 0.1 寸
	大敦	拇指外侧趾甲角旁约 0.1 寸
	关元	脐下 3 寸
	神阙	脐的中间
痹证	膈俞	第 7 胸椎棘突下,旁开 1.5 寸
	血海	髌骨内侧髁下缘凹陷中

病名	穴名	位　　置
	关元	脐下 3 寸
	气海	脐下 1.5 寸
	中脘	脐上 4 寸
	大椎	第 7 颈椎棘突下
	曲池	屈肘成直角,当肘横纹外端与肱骨外上髁连线的中点
	肩髃	肩峰端下缘,当肩峰与肱骨大结节之间,三角肌上部中央。肩平举时,肩部出现 2 个凹陷,前方的凹陷中
	肩髎	肩峰后下方,上臂外展,当肩髃穴后寸许的凹陷中
	肩贞	腋后皱襞上 1 寸
	尺泽	肘横纹中,肱二头肌腱桡侧缘
	曲泽	肘横纹中,肱二头肌腱尺侧
	少海	屈肘,当肘横纹内端与肱骨内上髁连线之中点
	阳溪	腕背横纹桡侧端,拇短伸肌腱与拇长伸肌腱之间的凹陷中
	阳池	腕背横纹中,指总伸肌腱尺侧缘凹陷中
	八邪	手背各指缝中的赤白肉际,左右共 8 穴
	犊鼻	髌骨下缘,髌韧带外侧凹陷中
	膝眼	髌尖两侧凹陷中
	阳陵泉	腓骨小头前下方凹陷中
	申脉	外踝下缘凹陷中
	照海	内踝下缘凹陷中
	丘墟	外踝前下方,趾长伸肌腱外侧凹陷中
	昆仑	外踝高点与跟腱之间凹陷中
	太溪	内踝高点与跟腱之间凹陷中
	八风	足背各趾缝端凹陷中,左右共 8 穴
落枕	听宫	耳屏前,下颌角髁状突的后缘,张口呈凹陷处
	绝骨	外踝高点上 3 寸,腓骨后缘

续表

病名	穴名	位　　　置
漏肩风	条口	外踝高点上 8 寸,上巨虚穴下 2 寸
	承山	腓肠肌两肌腹之间凹陷的顶端
	膏肓	第 4 胸椎棘突下,旁开 3 寸
腿股风	昆仑	外踝高点与跟腱之间凹陷中
	伏兔	髂前上棘与髌骨外踝连线上,髌骨外上缘上 6 寸
痿证	肩髃	肩峰端下缘,当肩峰与肱骨大结节之间,三角肌上部中央。肩平举时,肩部出现 2 个凹陷,前方的凹陷中
	曲池	屈肘成直角,当肘横纹外端与肱骨外上髁连线的中点
	手三里	在阳溪与曲池穴连线上,曲池穴下 2 寸
	合谷	手背,第 1、2 掌骨之间,约平第 2 掌骨中点处
	阳溪	腕背横纹桡侧端,拇短伸肌腱与拇长伸肌腱之间的凹陷中
	髀关	髂前上棘与髌骨外缘连线上,平臀沟处
	伏兔	在髂前上棘与髌骨外缘连线上,髌骨外上缘上 6 寸
	梁丘	在髂前上棘与髌骨外缘连线上,髌骨外上缘上 2 寸
	足三里	犊鼻穴下 3 寸,胫骨前嵴外 1 横指处
	解溪	足背踝关节横纹的中央,拇长伸肌腱与趾长伸肌腱之间
	肺俞	第三胸椎棘突下,旁开 1.5 寸
	尺泽	肘横纹中,肱二头肌腱桡侧缘
	中脘	脐上 4 寸
	阴陵泉	胫骨内侧踝下缘凹陷中
	肝俞	第 9 胸椎棘突下,旁开 1.5 寸
	肾俞	第 2 腰椎棘突下,旁开 1.5 寸
	三阴交	内踝高点上 3 寸,胫骨内侧面后缘
面瘫	阳白	目正视,瞳孔直上,眉上 1 寸
	四白	目正视,瞳孔直下,当眶下孔凹陷中
	瞳子髎	目外眦旁 0.5 寸,眶骨外缘凹陷中

续表

病名	穴名	位　　置
	颧髎	目外眦直下,颧骨下缘凹陷中
	颊车	下颌角前上方1横指凹陷中,咀嚼时咬肌隆起最高点处
	地仓	口角旁0.4寸,巨髎穴直下取之
	合谷	手背,第1、2掌骨之间,约平第2掌骨中点处
	下关	颧弓下缘,下颌骨髁状突之前方,切迹之间凹陷中。合口有孔,张口即闭
	迎香	鼻翼外缘中点,旁开0.5寸。当鼻唇沟中
	人中	人中沟的上1/3与中1/3交界处
	翳风	乳突前下方,平耳垂后下缘的凹陷中
面痛	鱼腰	眉毛的中心
	头维	额角发际直上0.5寸
	四白	目正视,瞳孔直下,平鼻翼下缘处
	颧髎	目外眦直下,颧骨下缘凹陷中
	下关	颧弓下缘,下颌骨髁状突之前,切迹之间凹陷处
	夹承浆	承浆穴旁开1寸
	曲池	屈肘成直角,当肘横纹外端与肱骨外上髁连线的中点
	合谷	手背第1、2掌骨之间,约平第2掌骨中点处
	天枢	脐旁2寸
	内庭	足背,第2、3趾缝间的纹头上端
	足临泣	第4、5跖骨结合部前方,小趾伸肌腱外侧凹陷中
	太溪	内踝高点与跟腱之间凹陷中
	照海	内踝下缘凹陷中
摇头风	长强	尾骨尖端与肛门之间的中点处,尾骨尖下0.5寸
腰痛	肾俞	第2腰椎棘突下,旁开1.5寸
	委中	腘横纹中央
	风府	后发际正中直上1寸
	腰阳关	第4腰椎棘突下

病名	穴名	位　　置
	大肠俞	第 4 腰椎棘突下,旁开 1.5 寸
	命门	第 2 腰椎棘突下
	养老	以掌向胸,当尺骨茎突桡侧缘凹陷中
	昆仑	外踝高点与跟腱之间凹陷中
	伏兔	髂前上棘与髌骨外踝连线上,髌骨外上缘上 6 寸
水肿	水沟	人中沟的上 1/3 与中 1/3 交界处
	支沟	腕背横纹上 3 寸,桡骨与尺骨之间
	风池	颈项部胸锁乳突肌与斜方肌之间凹陷中,平风府穴处
	曲池	屈肘成直角,当肘横纹外端与肱骨外上髁连线的中点
	阴陵泉	胫骨内侧髁下缘凹陷中
	肾俞	第 2 腰椎棘突下,旁开 1.5 寸
	中脘	脐上 4 寸
	足三里	犊鼻下 3 寸,胫骨前嵴外 1 横指处
	三阴交	内踝高点上 3 寸,胫骨内侧面后缘
	太溪	内踝高点与跟腱之间凹陷中
淋证	关元	脐下 3 寸
	水道	脐下 3 寸,前正中线旁开 2 寸
	中极	脐下 4 寸
	三阴交	内踝高点上 3 寸,胫骨内侧面后缘
	中封	内踝前 1 寸,胫骨前嵴肌腱内缘
	血海	髌骨内侧髁下缘凹陷中
	膈俞	第 7 胸椎棘突下,旁开 1.5 寸
	脾俞	第 11 胸椎棘突下,旁开 1.5 寸
	肾俞	第 2 腰椎棘突下,旁开 1.5 寸
	足三里	犊鼻穴下 3 寸,胫骨前嵴外 1 横指处
	大赫	脐下 4 寸,前正中线旁开 0.5 寸

续表

病名	穴名	位　　置
	气冲	脐下 5 寸,前正中线旁开 2 寸
	蠡沟	内踝高点上 5 寸,胫骨内侧面中央
	水泉	太溪穴直下 1 寸
癃闭	气海	脐下 1.5 寸
	关元	脐下 3 寸
	水道	脐下 3 寸。前正中线旁开 2 寸
	大赫	脐下 4 寸,前正中线旁开 0.5 寸
	气冲	脐下 5 寸,前正中线旁开 2 寸
	膀胱俞	第 2 骶椎棘突下,旁开 1.5 寸
	中极	脐下 4 寸
	三阴交	内踝高点上 3 寸,胫骨内侧面后缘
	阳陵泉	腓骨小头前下方凹陷中
遗尿	肾俞	第 2 腰椎棘突下,旁开 1.5 寸
	三阴交	内踝高点上 3 寸,胫骨内侧面后缘
	关元	脐下 3 寸
	中极	脐下 4 寸
	阴陵泉	胫骨内侧髁下缘凹陷中
	膀胱俞	第 2 骶椎棘突下,旁开 1.5 寸
	太冲	足背,第 1、2 跖骨结合部之前凹陷中
	百会	后发际正中直上 7 寸
遗精	环跳	股骨大转子高点与骶管裂孔连线的外 1/3 与内 2/3 交界处
	心俞	第 5 腰椎棘突下,旁开 1.5 寸
	肾俞	第 2 腰椎棘突下,旁开 1.5 寸
	志室	第 2 腰椎棘突下,旁开 3 寸
	太溪	内踝高点与跟腱间凹陷中
阳痿	环跳	股骨大转子高点与骶管裂孔连线的外 1/3 与内 2/3 交界处

病名	穴名	位　　置
	关元	脐下 3 寸
	大赫	脐下 4 寸,前正中线旁开 0.5 寸
	足三里	犊鼻下 3 寸。胫骨前外 1 横指处
	三阴交	内踝高点上 3 寸,胫骨内侧面后缘
疝气	大敦	拇指外侧趾甲旁约 0.1 寸
	中封	内踝前 1 寸,胫骨前肌腱内缘
	曲泉	屈膝,当膝内侧横纹头上方凹陷中
	足三里	犊鼻下 3 寸,胫骨前嵴外 1 横指处
	脐三角	脐左右两下侧各 1 寸
扭伤	血海	屈膝,髌骨内上缘上 2 寸
	足三里	犊鼻下 3 寸,胫骨前嵴外 1 横指处
瘿气	照海	内踝下缘凹陷中
	三阴交	内踝高点上 3 寸,胫骨内侧面后缘
	神门	腕横纹尺侧端,尺侧腕屈肌腱的桡侧凹陷中
	内关	腕横纹上 2 寸,掌长肌腱与桡侧腕屈肌腱之间
瘰疬	肘尖	屈肘,当尺骨鹰嘴尖端
	曲池	屈肘成直角,当肘横纹外端与肱骨外上髁连线的中点
	肩井	大椎穴与肩峰连线的中点
	照海	内踝下缘凹陷中
颈痛	曲池	屈肘成直角,当肘横纹外端与肱骨外上髁连线的中点
	肩井	大椎穴与肩峰连线的中点
乳痈	曲池	屈肘成直角,当肘横纹外端与肱骨外上髁连线的中点
	足临泣	第 4、5 跖骨结合部前方,小趾伸肌腱外侧凹陷中
	天宗	肩胛骨岗下窝的中央
乳癖	合谷	手背,第 1、2 掌骨之间,约平第 2 掌骨中点处
	太冲	足背第 1、2 跖骨结合部之前凹陷中

病名	穴名	位　置
	足临泣	第 4、5 跖骨结合部之前方,小趾伸肌腱外侧凹陷中
肠痈	阑尾穴	足三里下约 2 寸
	肘尖	屈肘,尺骨鹰嘴尖端
肠结	足三里	犊鼻下 3 寸,胫骨前嵴外 1 横指外
	上巨虚	足三里下 3 寸
	下巨虚	上巨虚下 3 寸
蛔虫症	天枢	脐旁二寸
	阴陵泉	胫骨内侧髁下缘凹陷中
	支沟	腕背横纹上 3 寸,尺桡骨之间
	阳陵泉	腓骨小头前下方凹陷中
	至阳	第 7 胸椎棘突下
胆囊炎	丘墟	外踝前下方,趾长伸肌腱外侧凹陷中
	照海	内踝下缘凹陷中
	曲池	屈肘成直角,当肘横纹外端与肱骨外上髁连线的中点
脱肛	百会	后发际正中直上 7 寸
痔疮	长强	尾骨尖下 0.5 寸,约当尾骨尖端与肛门中点处
	承山	腓肠肌两肌腹之间凹陷的顶端
	阳溪	腕背横纹桡侧端,拇短伸肌腱与拇长伸肌腱之间凹陷中
	后溪	握拳,第 5 指掌关节后尺侧横纹头赤白肉际
	肾俞	第 2 腰椎棘突下,旁开 1.5 寸
	曲池	屈肘成直角,当肘横纹外端与肱骨外上髁连线的中点
肛裂	承山	腓肠肌两肌腹之间凹陷的顶端
	孔最	尺泽与太渊连线上,腕横纹上 7 寸处
	阳溪	腕背横纹桡侧端,拇短伸肌腱与拇长伸肌腱之间凹陷中
	后溪	握拳,第 5 指掌关节后尺侧横纹头赤白肉际
疟腮	翳风	乳突前下方,平耳垂后下缘的凹陷中

续表

病名	穴名	位　　置
	颊车	下颌角前上方 1 横指凹陷中,咀嚼时咬肌隆起最高点
	外关	腕背横纹上 2 寸,尺骨、桡骨之间
	合谷	手背第 1、2 掌骨之间,约平第 2 掌骨中点处
	大椎	第 7 颈椎棘突下
	少商	拇指桡侧指甲旁约 0.1 寸
	大敦	指外侧指甲旁的 0.1 寸
	曲泉	屈膝,当膝内侧横纹头上方凹陷中
	人中	人中沟的上 1/3 与中 1/3 交界处
冻疮	中脘	脐上 4 寸
蛇丹	龙眼	握拳,小指近端关节尺侧横纹头处
	丘墟	外踝前下方,趾长伸肌腱外侧凹陷中
	照海	内踝下缘凹陷中
	阳陵泉	腓骨小头前下方凹陷中
	行间	足背,第 1、2 趾间缝纹端
	阴陵泉	胫骨内侧髁下缘凹陷中
	三阴交	内踝高点上 3 寸,胫骨内侧面后缘
湿疹	委中	腘横纹中央
	劳宫	第 1、2 掌骨之间,握拳,中指尖下是穴
	阴陵泉	胫骨内侧髁下缘凹陷中
	膈俞	第 7 胸椎棘突下,旁开 1.5 寸
风疹	曲池	屈肘成直角,当肘横纹外端与肱骨外上髁连线的中点
	合谷	手背第 1、2 掌骨之间,约平第 2 掌骨中点处
	血海	髌骨内上缘上 2 寸
	三阴交	内踝高点上 3 寸,胫骨内侧面后缘
	风市	大腿外侧正中,腘横纹水平线上 7 寸
	内庭	足背第 2、3 趾间缝纹端

续表

病名	穴名	位　　置
牛皮癣	曲池	屈肘成直角,当肘横纹外端与肱骨外上髁连线的中点
	血海	髌骨内上缘上 2 寸
	风市	大腿外侧正中,腘横纹水平线上 7 寸
	风门	第 2 胸椎棘突下,旁开 1.5 寸
	肺俞	第 3 胸椎棘突下,旁开 1.5 寸
	膈俞	第 7 胸椎棘突下,旁开 1.5 寸
	阴陵泉	胫骨内侧髁下缘凹陷中
白疕	血海	髌骨内上缘上 2 寸
	阴陵泉	胫骨内侧髁下缘凹陷中
	三阴交	内踝高点上 3 寸,胫骨内侧面后缘
	曲池	屈肘成直角,当肘横纹外端与肱骨外上髁连线的中点
	合谷	手背,第 1、2 掌骨之间,约平第 2 掌骨中点处
	行间	足背,第 1、2 趾间缝纹端
鹅掌风	曲池	屈肘成直角,当肘横纹外端与肱骨外上髁连线的中点
	外关	腕背横纹上 2 寸,尺骨与桡骨之间
	合谷	手背第 1、2 掌骨之间,约平第 2 掌骨中点处
	中渚	握拳,第四五掌骨小头后缘之间凹陷中,液门穴后 1 寸
	劳宫	第 1、2 掌骨之间,握拳,中指尖下是穴
皮肤瘙痒证		
	环跳	臀部,股骨大转子高点与骶管裂孔连线的外 1/3 与内 2/3 交界处
	曲池	屈肘成直角,当肘横纹外端与肱骨外上髁连线的中点
	合谷	手背第 1、2 掌骨之间,约平第 2 掌骨中点处
	风市	大腿外侧正中,腘横纹水平线上 7 寸
	血海	髌骨内上缘上 2 寸
	三阴交	内踝高点上 3 寸,胫骨内侧面后缘
痤疮	中极	脐下 4 寸

续表

病名	穴名	位　　　置
	大赫	脐下4寸,前正中线旁开0.5寸
	肺俞	第3胸椎棘突下,旁开1.5寸
	肝俞	第9胸椎棘突下,旁开1.5寸
斑秃	上廉	在阳溪与曲池连线上,曲池穴下3寸
	中脘	脐上4寸
	足三里	犊鼻下3寸,胫骨前嵴外1横指处
扁平疣	曲池	屈肘成直角,当肘横纹外端与肱骨外上髁连线的中点
	合谷	手背第1、2掌骨之间,约平第二掌骨中点处
	血海	髌骨内上缘上2寸
经早	气海	脐下1.5寸
	关元	脐下3寸
	三阴交	内踝高点上3寸,胫骨内侧面后缘
	曲池	屈肘成直角,当肘横纹外端与肱骨外上髁连线的中点
	太溪	内踝高点与跟腱之间凹陷中
	太冲	足背,第1、2跖骨结合部之前凹陷中
	足三里	犊鼻下3寸,胫骨前嵴外1横指处
经迟	气海	脐下1.5寸
	关元	脐下3寸
	三阴交	内踝高点上3寸,胫骨内侧面后面缘
	脾俞	第11胸椎棘突下,旁开1.5寸
	足三里	犊鼻下3寸,胫骨前嵴外1横指处
	归来	脐下4寸,前正中线旁开2寸
	血海	髌骨内上缘上2寸
经乱	肝俞	第9胸椎棘突下,旁开1.5寸
	中极	脐下4寸
	太冲	足背,第1、2跖骨结合部之前凹陷中

病名	穴名	位　　　置
	肾俞	第2腰椎棘突下,旁开1.5寸
	关元	脐下3寸
	太溪	内踝高点与跟腱之间凹陷中
痛经	气海	脐下1.5寸
	关元	脐下3寸
	中极	脐下4寸
	脾俞	第11胸椎棘突下,旁开1.5寸
	三阴交	内踝高点上3寸,胫骨内侧面后缘
	次髎	第2骶后孔中,约当髂后上棘与督脉的中点
	地机	阴陵泉穴下3寸
	血海	髌骨内上缘上2寸
	行间	足背,第1、2趾间缝纹端
	肝俞	第9胸椎棘突下,旁开1.5寸
	肾俞	第2腰椎棘突下,旁开1.5寸
	大赫	脐下4寸,前正中线,旁开0.5寸
	太溪	内踝高点与跟腱之间凹陷中
经闭	关元	脐下3寸
	中极	脐下4寸
	归来	脐下4寸,前正中线,旁开2寸
	膈俞	第7胸椎棘突下,旁开1.5寸
	肝俞	第9胸椎棘突下,旁开1.5寸
	脾俞	第11胸椎棘突下,旁开1.5寸
	肾俞	第2腰椎棘突下,旁开1.5寸
	血海	髌骨内上缘上2寸
	三阴交	内踝高点上3寸,胫骨内侧面后缘
崩漏	气海	脐下1.5寸

续表

病名	穴名	位　　置
	三阴交	内踝高点上 3 寸,胫骨内侧面后缘
	隐白	拇指内侧趾甲角旁约 0.1 寸
	太冲	足背,第 1、2 跖骨结合部之前凹陷中
	大敦	拇指外侧趾甲角旁约 0.1 寸
	血海	髌骨内上缘上 2 寸
	脾俞	第 11 胸椎棘突下,旁开 1.5 寸
	足三里	犊鼻下 3 寸,胫骨前嵴外 1 横指处
	肾俞	第 2 腰椎棘突下,旁开 1.5 寸
	命门	第 2 腰椎棘突下
	太溪	内踝高点与跟腱之间凹陷中
带下病	中极	脐下 4 寸
	带脉	第 11 肋端直下平脐处
	白环俞	第 4 骶椎棘突下,旁开 1.5 寸
	三阴交	内踝高点上 3 寸,胫骨内侧面后缘
	脾俞	第 11 胸椎棘突下,旁开 1.5 寸
	足三里	犊骨下 3 寸,胫骨前嵴外 1 横指处
	肾俞	第 2 腰椎棘突下,旁开 1.5 寸
	关元	脐下 3 寸
	阴陵泉	胫骨内侧髁下缘凹陷中
	下髎	第 4 骶后孔中,约当白环俞与督脉之间
	行间	足背,第 1、2 趾间缝纹端
阴痒	下髎	第 4 骶后孔中,约当白环俞与督脉之间
	阴陵泉	胫骨内侧髁下缘凹陷中
	三阴交	内踝高点上 3 寸,胫骨内侧面后缘
	血海	髌骨内上缘上 2 寸
	蠡沟	内踝高点上 5 寸,胫骨内侧面的中央

病名	穴名	位　　　置
	太溪	内踝高点与跟腱之间凹陷中
	曲骨	耻骨联合上缘中点处
阴挺	百会	后发际正中直上 7 寸
	大赫	脐下 4 寸,前正中线旁开 0.5 寸
	维道	五枢穴前下 0.5 寸。五枢穴位于髂前上棘之前 0.5 寸,脐下 3 寸处
	关元	脐下 3 寸
	曲骨	耻骨联合上缘中点处
不孕症	气海	脐下 1.5 寸
	曲骨	耻骨联合上缘中点处
	肾俞	第 2 腰椎棘突下,旁开 1.5 寸
	命门	第 2 腰椎棘突下
	气冲	脐下 5 寸,前正中线旁开 2 寸
	四满	脐下 2 寸,前正中线旁开 0.5 寸
	丰隆	外踝高点上 8 寸,条口外 1 寸
	地机	阴陵泉穴下 3 寸
石瘕	关元	脐下 3 寸
	中极	脐下 4 寸
	上髎	第 1 骶后孔中,约当髂后上棘与督脉的中点
	次髎	第 2 骶后孔中,约当髂后上棘下与督脉的中点
	中髎	第 3 骶后孔中,约当中膂俞与督脉之间
	下髎	第 4 骶后孔中,约当白环俞与督脉之间
	痞根	第 1 腰椎棘突下,旁开 3.5 寸
	行间	足背,第 1、2 趾间缝纹端
缺乳	乳根	乳头直下,第 5 肋间隙,前正中线旁开 4 寸
	膻中	两乳头之间中点处
	少泽	小指尺侧指甲旁约 0.1 寸

续表

病名	穴名	位　　置
产后发热	大椎	第 7 颈椎棘突下
	攒竹	眉头凹陷处
	阴陵泉	胫骨内侧髁下缘凹陷中
	曲池	屈肘成直角,当肘横纹外端与肱骨外上髁连线的中点
	合谷	手背第 1、2 掌骨之间,约平第 2 掌骨中点处
	列缺	手臂桡骨茎突上方,腕横纹上 1.5 寸
	风门	第 2 胸椎棘突下,旁开 1.5 寸
	肺俞	第 3 胸椎棘突下,旁开 1.5 寸
	归来	脐下 4 寸,前正中线旁开 2 寸
	膈俞	第 7 胸椎棘突下,旁开 1.5 寸
	血海	髌骨内上缘上 2 寸
	行间	足背,第 1、2 趾间缝纹端
	四花	即胆俞与膈俞,左右各二穴故名四花。胆俞位于第 10 胸椎棘突下旁开 1.5 寸
	膈俞	位于第 7 胸椎棘突下,旁开 1.5 寸
	肝俞	第 9 腰椎棘突下,旁开 1.5 寸
	肾俞	第 2 腰椎棘突下,旁开 1.5 寸
恶露不下	中极	脐下 4 寸
	血海	髌骨内上缘上 2 寸
	地机	阴陵泉穴下 3 寸
	太冲	足背,第 1、2 跖骨结合部之前凹陷中
	行间	足背,第 1、2 趾间缝纹端
	关元	脐下 3 寸
产后腹痛	关元	脐下 3 寸
	气海	脐下 1.5 寸
	脾俞	第 11 胸椎棘突下,旁开 1.5 寸
	足三里	犊鼻下 3 寸,胫骨前嵴外 1 横指处

续表

病名	穴名	位 置
	三阴交	内踝高点上 3 寸,胫骨内侧面后缘
	中极	脐下 4 寸
	归来	脐下 4 寸,前正中线旁开 2 寸
	膈俞	第 7 胸椎棘突下,旁开 1.5 寸
	血海	髌内内上缘上 2 寸
	太冲	足背,第 1、2 跖骨结合部之前凹陷中
	肾俞	第 2 腰椎棘突下,旁开 1.5 寸
	命门	第 2 腰椎棘突下
慢惊风	百会	后发际正中直上 7 寸
	印堂	眉头连线的中点,鼻尖直上
	中脘	脐上 4 寸
	脾俞	第 11 胸椎棘突下,旁开 1.5 寸
	胃俞	第 12 胸椎棘突下,旁开 1.5 寸
	肾俞	第 2 腰椎棘突下,旁开 1.5 寸
	足三里	犊鼻下 3 寸,胫骨前嵴外 1 横指处
	太冲	足背,第 1、2 跖骨结合部之前凹陷中
急惊风	大椎	第 7 颈椎棘突下
	攒竹	眉头凹陷处
	合谷	手背第 1、2 掌骨之间,约平第 2 掌骨中点处
	太冲	足背,第 1、2 跖骨结合部之前凹陷中
	少商	拇指桡侧指甲旁约 0.1 寸
	列缺	桡骨茎骨上方,腕横纹上 1.5 寸
	丰隆	外踝高点上 8 寸,条口外 1 寸
	印堂	两眉头中点处,鼻尖直上
	神门	腕横纹尺侧端,尺侧腕屈肌腱的桡侧凹陷中
疳积	脾俞	第 11 胸椎棘突下,旁开 1.5 寸

续表

病名	穴名	位　　置
	章门	第 11 肋端
	天枢	脐旁 2 寸
	中脘	脐上 4 寸
	足三里	犊鼻下 3 寸,胫骨前嵴外 1 横指处
	商丘	内踝前下方凹陷处
	四缝	食指、中指、无名指、小指掌面近端指关节横纹中点
	百虫窝	血海上 1 寸
小儿痿证	气冲	脐下 2 寸,前正中线旁开 2 寸
	髀关	髂前上棘与髌骨外缘连上,平臀沟处
	阴市	髂前上棘与髌骨外缘连线上,髌骨外上缘上 3 寸
	梁丘	髂前上棘与髌骨外缘连线上,髌内外上缘上 2 寸
	足三里	犊鼻穴下 3 寸,胫骨前嵴外 1 横指处
	上巨虚	足三里穴下 3 寸
	下巨虚	上巨虚穴下 3 寸
	解溪	足背踝关节横纹的中央,拇长伸肌腱与趾长伸肌腱之间
	内庭	足背第 2、3 趾间缝纹端
小儿泄泻	中脘	脐上 4 寸
	天枢	脐旁 2 寸
	上巨虚	足三里穴下 3 寸
	足三里	犊鼻穴下 3 寸,胫骨前嵴外 1 横指处
	曲池	屈肘成直角,当肘横纹外端与肱骨外上髁连线的中点
	阴陵泉	胫骨内侧髁下缘凹陷中
	四缝	食指、中指、无名指、小指掌面近侧指关节横纹中点
	肾俞	第 2 腰椎棘突下,旁开 1.5 寸
	长强	尾骨尖下 0.5 寸,约当尾骨尖端与肛门中点处
弱智	神庭	前发际正中直上 0.5 寸

病名	穴名	位　　置
	百会	后发际正中直上 7 寸
	大椎	第 7 颈椎棘突下
	心俞	第 5 胸椎棘突下,旁开 1.5 寸
	譩譆	第 6 胸椎棘突下,旁开 3 寸
	长强	尾骨尖下 0.5 寸,约当尾骨尖端与肛门中点处
	哑门	后发际正中直上 0.5 寸
	通里	腕横纹上 1 寸,尺侧腕屈肌腱的桡侧
	神门	腕横纹尺侧端,尺侧腕屈肌腱的桡侧凹陷中
	照海	内踝下缘凹陷中
百日咳	风门	背部第 2 胸椎棘突下,旁开 1.5 寸
	肺俞	第 3 胸椎棘突下,旁开 1.5 寸
	列缺	手臂桡骨茎突上方,腕纹上 1.5 寸
	丰隆	腿部外踝高点上 8 寸,条口外 1 寸
	脾俞	第 11 胸椎棘突下,旁开 1.5 寸
	膏肓	第 4 胸椎棘突下,旁开 3 寸
	足三里	犊鼻穴下 3 寸,胫骨前嵴外 1 横指处蛲虫病
	血海	髌骨内上缘上 2 寸
	阴陵泉	胫骨内侧髁下缘凹陷中
	阳溪	腕背横纹桡侧端,拇短伸肌腱与拇长伸肌腱之间的凹陷中
	后溪	握拳,第 5 指掌关节后,尺侧横纹头赤白内际
夜啼	中脘	脐上 4 寸
	关元	脐下 3 寸
	足三里	犊鼻穴下 3 寸,胫骨前嵴外 1 横指处
	通里	腕横纹上 1 寸,尺侧腕屈肌腱的桡侧
	郄门	腕横纹上 5 寸,掌长肌腱与桡侧腕屈肌腱之间
	劳宫	第 2、3 掌骨之间,握拳,中指尖下是穴

续表

病名	穴名	位　置
	百会	后发际正中直上 7 寸
	印堂	两眉头连线的中点
	神门	腕横纹尺侧端,尺侧腕屈肌腱的桡侧凹陷中
目赤肿痛	风池	胸锁乳突肌与斜方肌之间凹陷中,平风府穴处
	合谷	手背第 1、2 掌骨中点,约平第 2 掌骨中点处
	睛明	目内眦旁 0.1 寸
	太阳	眉梢与目外眦之间向后约 1 寸处
	曲池	屈肘成直角,当肘横纹外端与肱骨外上髁连线的中点
	少商	拇指桡侧指甲旁约 0.1 寸
	太冲	足背,第 1、2 跖骨结合部之前凹陷中
	侠溪	足背,第四五趾间缝纹端
	耳尖	折耳向前,耳尖上端处
	内迎香	鼻孔内,鼻翼软骨与鼻甲交界的黏膜处
青光眼	四神聪	百会穴前后左右各 1 寸
	曲池	屈肘成直角,当肘横纹外端与肱骨外上髁连线的中点
	合谷	手背第 1、2 掌骨之间,约平第二掌骨中心处
	太冲	足背第 1、2 跖骨结合部之前凹陷中
	内迎香	鼻孔内,鼻翼软骨与鼻甲交界的黏膜处
	风池	胸锁乳突肌与斜方肌之间凹陷中,平风府穴处
	太溪	内踝高点与跟腱之间凹陷中
	肝俞	第 9 胸椎棘突下,旁开 1.5 寸
	肾俞	第 2 腰椎棘突下,旁开 1.5 寸白内障
白内障	睛明	目内眦旁 0.1 寸
视网膜炎	睛明	目内眦旁 0.1 寸
	太阳	眉梢与目外眦之间向后约 1 寸处
	风池	胸锁乳突肌与斜方肌之间凹陷中,平风府穴处

续表

病名	穴名	位 置
视神经萎缩	光明	外踝高点上 5 寸,腓骨前缘
	肝俞	第 9 胸椎棘突下,旁开 1.5 寸
	睛明	目内眦旁 0.1 寸
	球后	目平视,于眶下缘的外 1/4 与内 3/4 交界处
	肝俞	第 9 胸椎棘突下,旁开 1.5 寸
	肾俞	第 2 腰椎棘突下,旁开 1.5 寸
	光明	外踝高点上 5 寸,腓骨前缘
	水泉	太溪穴直下 1 寸
斜视	听宫	耳屏前,下颌骨髁状突的后缘,张口呈凹陷处
	臂臑	在曲池与肩髃连线上,曲池穴上 7 寸处,约当三角肌下端
眼睑下垂	阳白	眉毛中点上缘 1 寸处
	鱼腰	眉毛中点处
	头临泣	瞳孔直上,入发际 0.5 寸
	合谷	手背第 1、2 掌骨之间,约平第二掌骨中点处
	足三里	犊鼻穴下 3 寸,胫骨前嵴外 1 横指处
耳鸣,耳聋	听宫	耳屏间,下颌骨髁状突的后缘,张口呈凹陷处
	翳风	乳突前下方,平耳垂后下缘的凹陷中
	中渚	握拳,第 4、5 掌骨小头后缘之间凹陷中,液门穴后 1 寸
	合谷	手背第 1、2 掌骨之间,约平第 2 掌骨中点处
	太冲	足背,第 1、2 跖骨结合部之前凹陷中
	太溪	内踝高点与跟腱之间凹陷中
	筑宾	太溪穴直上 5 寸,腓肠肌由缘处
耳轮痛	太溪	内踝高点与跟腱之间凹陷中
	涌泉	足底前 1/3 处,足趾跖屈时呈凹陷
过敏性鼻炎	迎香	鼻翼外缘中点,旁开 0.5 寸
	印堂	两眉头连线的中点

续表

病名	穴名	位　　置
	上星	前发际正中直上 1 寸
	合谷	手背第 1、2 掌骨中点,约平第 2 掌骨中点处
口唇痛	合谷	手背第 1、2 掌骨中点,约平第 2 掌骨中点处
	二间	握拳,当食指桡侧掌指关节前凹陷中
	内庭	足背,第 2、3 趾间缝纹端
	大迎	咬肌前缘,下颌角前凹陷处
	太冲	足背,第 1、2 跖骨结合部之前凹陷中
牙痛	合谷	手背第 1、2 掌骨中点,约平第 2 掌骨中点处
	下关	颧弓下缘,下颌骨髁状突之前,切迹之间凹陷处
	颊车	下颌角咬肌隆起最高点处
	外关	腕背横纹上 2 寸,尺桡骨之间
	内庭	足背第 2、3 趾间缝纹端
	太溪	内踝高点与跟腱间凹陷中
口疮	劳宫	第 2、3 掌骨之间,握拳,中指尖下是穴
	照海	内踝下缘凹陷中
咽喉肿痛	翳风	乳突前下方,平耳垂后下缘的凹陷中
	合谷	手背第 1、2 掌间之间,约平第 2 掌骨中点处
	少商	拇指桡侧指甲旁约 0.1 寸
	商阳	食指桡侧指甲旁约 0.1 寸
	太溪	内踝高点与跟腱之间凹陷中
	照海	内踝下缘凹陷中
	列缺	桡骨茎突上方,腕横纹上方 1.5 寸
失音	水突	胸锁乳突肌前缘,人迎至气舍连线的中点
	液门	握拳,第 4、5 指之间,指掌关节前凹陷中
	听宫	耳屏前,下颌骨髁状突的后缘,张口呈凹陷处
	照海	内踝下缘凹陷中

续表

病名	穴名	位 置
梅核气	水突	胸锁乳突肌前缘,人迎至气舍连线的中点
	内关	腕横纹上 2 寸,掌长肌腱与桡侧腕屈肌腱之间
	神门	腕横纹尺侧端,尺侧腕屈肌腱的桡侧凹陷中
	丰隆	外踝高点上 8 寸,条口外 1 寸
	太冲	足背第 1、2 跖骨结合部之前凹陷中
	照海	内踝下缘凹陷中
下颌关节功能紊乱		
	听宫	耳屏前,下颌骨髁状突的后缘,张口呈凹陷处
	下关	颧弓下缘,下颌骨髁状突之前,切迹之间凹陷处
	合谷	手背第 1、2 掌骨之间,约平第 2 掌骨中点处

图书购买或征订方式

关注官方微信和微博可有机会获得免费赠书

 淘宝店购买方式：
直接搜索淘宝店名：**科学技术文献出版社**

 微信购买方式：
直接搜索微信公众号：**科学技术文献出版社**

 重点书书讯可关注官方微博：
微博名称：**科学技术文献出版社**

 电话邮购方式：
联系人：王　静
电话：010-58882873, 13811210803
邮箱：3081881659@qq.com
QQ：3081881659

汇款方式：
户　名：科学技术文献出版社
开户行：工行公主坟支行
帐　号：0200004609014463033